Erich Jonasch · Das Kniegelenk

DAS KNIEGELENK

DIAGNOSE UND THERAPIE SEINER VERLETZUNGEN UND ERKRANKUNGEN

VON

DR. MED. ERICH JONASCH

FACHARZT FÜR UNFALLCHIRURGIE
OBERARZT AM UNFALLKRANKENHAUS WIEN XX DER ALLGEMEINEN UNFALLVERSICHERUNGSANSTALT

GELEITWORT VON PROFESSOR DR. MED. LORENZ BÖHLER

155 ABBILDUNGEN IM TEXT

WALTER DE GRUYTER & CO.

VORMALS G. J. GÖSCHEN'SCHE VERLAGSHANDLUNG · J. GUTTENTAG VERLAGSBUCHHANDLUNG · GEORG REIMER · KARL J. TRÜBNER VEIT & COMP.

BERLIN 1964

Geleitwort

Das Kniegelenk ist das größte und für Verletzungen und Erkrankungen anfälligste Gelenk des menschlichen Körpers. *Jonasch* hat sich seit 10 Jahren eingehend mit dem Studium dieses Gelenkes befaßt.

Von den 38 Arbeiten, die er darüber veröffentlicht hat, nenne ich als wichtigste die experimentellen und klinischen Arbeiten über die Seitenbandzerreißungen sowie die besonders gründliche Arbeit über die Verrenkungen des Kniegelenkes.

In diesem Buche legt er jetzt die Ergebnisse seiner Forschungen an den ungefähr 70000 Fällen des Unfallkrankenhauses Wien XX vor. Dabei geht er auf die normale und pathologische Anatomie des Kniegelenkes ein, beschreibt die klinische und röntgenologische Untersuchungstechnik, die Behandlung und auch die Begutachtung der verschiedenen Verletzungen und Erkrankungen. Außerdem wird eine große Anzahl weniger bekannter Zustände vom Autor eingehend beschrieben.

Besonders wertvoll ist auch die ausführliche Zusammenstellung des Schrifttums der letzten 50 Jahre.

Wien, Frühjahr 1964 *Lorenz Böhler*

Vorbemerkung

Die Häufigkeit von Verletzungen und Erkrankungen des Kniegelenkes wird aus der Tatsache ersichtlich, daß allein in zwei Unfallkrankenhäusern von 86 248 stationären und ambulanten Patienten, die während eines Jahres behandelt wurden, 5 768 Patienten (6,6 %) eine Verletzung oder Erkrankung des Kniegelenkes hatten.

Das Buch gibt eine lückenlose Übersicht über sämtliche Verletzungen und Erkrankungen des Kniegelenkes — mit Ausnahme der Tuberkulose. Dabei werden nicht nur das klinische und röntgenologische Erscheinungsbild erläutert, sondern auch die Behandlung aufgezeigt und die Technik der jeweils notwendigen Operationen beschrieben.

Die angegebene Behandlung deckt sich mit den im Unfallkrankenhaus Wien bei Professor *Böhler* geübten Methoden und fußt auf den Erkenntnissen und Erfahrungen, die sich der Verfasser in über ein Jahrzehnt währender besonderer Beschäftigung mit den Verletzungen und Erkrankungen des Kniegelenkes aneignen konnte.

Am Anfang des Buches werden die Anatomie, Entwicklung des Kniegelenkes und seine klinische Untersuchung besprochen.

Im Kapitel Röntgentechnik finden sämtliche für die Diagnosestellung wichtigen Spezialaufnahmen Berücksichtigung.

Jedem Kapitel ist ein bewußt sehr ausführlich gehaltenes Literaturverzeichnis angefügt, das dem wissenschaftlich arbeitenden Arzt als Nachschlagewerk dienen soll.

Die Literatur wurde von 1914 an berücksichtigt, jedoch wurden auch grundlegende Arbeiten, die vor 1914 erschienen sind, zitiert.

Bei deutschen, englischen, französischen und italienischen Arbeiten wurden die Originaltitel genannt. Von anderssprachigen Arbeiten sind die entsprechenden Referatstellen angegeben.

Wien, Frühjahr 1964 *Erich Jonasch*

Inhaltsübersicht

Anatomie des Kniegelenkes

1. Knochen

Im Kniegelenk sind die beiden größten Knochen des menschlichen Körpers, der *Femur* und die *Tibia*, miteinander gelenkig verbunden.

Die Gelenkfläche des Femur wird vom äußeren und inneren Oberschenkelkondyl gebildet, die beide an ihrer Außenfläche je einen Epikondyl zum Ansatz der Gelenkbänder tragen. Zwischen den beiden Femurkondylen liegt vorne die Facies articularis patellaris, hinten die Fossa intercondyloidea. Die beiden Kondylen sind in ihrem vorderen Anteil weniger gekrümmt als hinten. Der laterale Femurkondyl ist um 1 bis 2 cm kürzer als der mediale, springt jedoch nach vorne weiter vor und ist stärker gekrümmt.

Die Gelenkfläche des Schienbeines wird von den beiden nahezu planen Schienbeinkondylen gebildet, in deren Mitte die Eminentia intercondyloidea mit einem Tuberculum mediale und laterale liegt. Vor und hinter der Eminentia intercondyloidea befindet sich die Fossa intercondyloidea anterior et posterior zum Ansatz der Kreuzbänder und der Menisken.

Der Tibiakopf ist gegenüber dem Schaft nach rückwärts zu geneigt, was als *Retroversion* der Tibia bezeichnet wird. Der Retroversionswinkel nimmt während der embryonalen Entwicklung infolge der Raumbeengung im Mutterleib zu, erreicht seinen Höhepunkt zur Zeit der Geburt mit ungefähr 30°, um dann in den ersten Lebensmonaten, bevor das Kind gehen lernt, wieder abzunehmen. Neugeborene und Säuglinge können daher ihre Beine im Kniegelenk nicht ganz strecken. Beim Erwachsenen beträgt der Retroversionswinkel ungefähr 3° bis 7°. Die Gelenkfläche des Schienbeines ist auch gegenüber dem Schaft nach hinten zu verschoben, was als *Retroposition* bezeichnet wird.

Der dritte im Kniegelenk artikulierende Knochen, die *Kniescheibe*, ist ein in die Sehne des M. quadriceps femoris eingelagertes Sesambein, das größte des menschlichen Körpers. Die abgerundete Basis liegt kranial, die Spitze kaudal. Die Vorderfläche der Patella ist zur Insertion von Sehnenfasern rauh, die Hinterfläche ist überknorpelt und trägt entsprechend der Facies articularis des Oberschenkels eine Crista.

Das *Wadenbein* ist an seinem proximalen Ende zum Capitulum fibulae verdickt und zu einer Spitze, dem Apex capituli, ausgezogen. An seiner medialen Seite trägt das Capitulum fibulae eine Gelenkfläche zur Verbindung mit dem äußeren Schienbeinknorren.

2. Bänder

Die Führungsbänder des Kniegelenkes sind die Seiten- und Kreuzbänder. Die Seitenbänder sind extraartikulär gelegen und verbinden die Epikondylen des Oberschenkels mit jenen des Schienbeines bzw. mit dem Wadenbeinköpfchen.

a) Das äußere Knieseitenband ist ein gut ausgebildeter etwa 7 cm langer spulrunder Strang, dessen Faserzüge zueinander parallel verlaufen. Er zieht in freiem Verlauf vom Epicondylus lateralis femoris zum Capitulum fibulae und wird nahe dem Wadenbeinköpfchen von der Sehne des M. biceps femoris umschlungen. Zwischen dieser Sehne und dem Seitenband findet sich die Bursa musculi bicipitis distalis. Der Raum zwischen dem frei ziehenden Band und dem Ober- bzw. Unterschenkelknochen wird durch ein Fettpolster ausgefüllt, in welchem Blutgefäße verlaufen, die zu den Vasa genus distalia gehören. In der Literatur sind sowohl Verdoppelungen als auch das vollkommene Fehlen des äußeren Knieseitenbandes beschrieben worden.

Das äußere Knieseitenband ist bei Streckstellung und Innenrotation des Kniegelenkes gespannt, bei Beugung und Außenrotation entspannt.

b) Das innere Knieseitenband entspringt vom Epicondylus medialis femoris am tibialen hinteren Rand des Schienbeines ungefähr 6 cm unterhalb des Gelenkspaltes und wird vom Pes anserinus überdeckt. Es steht sowohl mit der Gelenkkapsel als auch mit dem medialen Meniskus in Verbindung. Man unterscheidet eine vordere längere und eine hintere kürzere Partie.

Bei Streckstellung des Kniegelenkes sind alle Faserzüge des inneren Knieseitenbandes gespannt, bei Beugestellung nur die hinteren kürzeren.

c) Das vordere Kreuzband entspringt von der lateralen Wand der Fossa intercondyloidea femoris und zieht schräg nach vorn tibial und distalwärts, um in der Fossa intercondyloidea anterior titiae anzusetzen.

d) Das hintere Kreuzband ist stärker als das vordere. Es entspringt von der medialen Wand der Fossa intercondyloidea femoris und zieht schräg nach rückwärts fibular- und distalwärts, um in der Fossa intercondyloidea posterior tibiae anzusetzen. Der Bandansatz liegt hinter den Ansatzstellen der Hinterhörner beider Menisken und greift auf den hinteren Rand der Tibia über.

Vom vorderen Kreuzband gehen Faserzüge zum vorderen Rand des Meniscus tibialis. Ein mehr oder weniger starker Faserzug des hinteren Kreuzbandes, das Lig. menisci fibulare, zieht zum hinteren Anteil des Meniscus fibularis.

3. Gelenkkapsel

Die Ansatzstellen der Gelenkkapsel und der Gelenkinnenhaut sind am Kniegelenk verschieden.

Die Gelenkkapsel entspringt am Oberschenkel 1 bis 2 cm proximal der Knorpelgrenze, an der Vorderseite weiter oben als an der Rückseite. Die Epikondylen liegen außerhalb der Kapsel. Der Ansatz an der Tibia ist ebenfalls distal des Knorpelrandes. In die Kapselvorderwand ist die Kniescheibe eingelassen, die Wand ist dort durch die Quadrizepssehne und das Retinaculum patellae tibiale et fibulare verstärkt. Die Retinacula patellae sind Faserzüge aus der Rektussehne, die zu beiden Seiten der Patella verlaufen und zur Tibia ausstrahlen. Sie werden auch als akzessorischer Streckapparat bezeichnet.

Die seitliche Kapselverstärkung bilden die Ligg. collateralia med. et lat., die hintere das Lig. popliteum obliquum. An der Kniekehlenseite sind Öffnungen, wo die Gefäße, meist von Fett umgeben, durchtreten.

4. Gelenkinnenhaut

Die synoviale Ansatzlinie verläuft, wie bereits betont, nicht kongruierend mit dem Kapselansatz.

An der Femurvorderseite zieht die Gelenkinnenhaut entsprechend der Größe der

Bursa suprapatellaris mehr oder weniger hoch am Schaft entlang, steigt dann nach lateral ab, um die Epikondylen auszusparen und verläuft an der Femurhinterseite im Epiphysenbereich. An der Tibiavorderseite werden die Gelenkflächen beider Tibiaknorren umrahmt; weiterhin dienen der obere und untere Außenrand beider Menisken als Ansatz. An der Tibiarückseite werden die Eminentia intercondyloidea und die beiden Kreuzbänder von der Ansatzlinie ausgespart. Die Kreuzbänder erhalten so vorn und seitlich einen synovialen Überzug.

5. Gelenkknorpel

Der Gelenkknorpel ist an den Stellen der stärksten Belastung dicker. Er ist verformbar, daher sind beim belasteten Knie größere Flächen des Gelenkes in Kontakt als beim unbelasteten.

6. Schleimbeutel

Die Gelenkhöhle des Kniegelenkes wird noch weiter kompliziert durch die Schleimbeutel, die zum Teil mit dem Gelenk in Verbindung stehen. Man unterscheidet zwei Gruppen von Schleimbeuteln.

a) Mit dem Kniegelenk kommunizierende Schleimbeutel

Die *Bursa suprapatellaris* liegt oberhalb der Facies patellaris des Femur und wird von der Quadrizepssehne, mit der sie verwachsen ist, bedeckt. Sie steht beim Erwachsenen meist mit dem Gelenk in Verbindung. Durch diesen Schleimbeutel wird die obere Gelenkbucht nach zentral erweitert. Die *Bursa M. poplitei* liegt zwischen der hinteren Gelenkwand und der Ursprungssehne des M. popliteus. Sie kann auch mit dem tibio-fibularen Gelenk zusammenhängen und dieses mit dem Kniegelenk in Verbindung setzen.

Die *Bursa M. semimembranacei* liegt unter der Sehne des M. semimembranaceus auf der hinteren Kapselwand.

Die *Bursa capitis tibialis M. gastrocnemii* liegt zwischen der Gelenkkapsel und der Ursprungssehne des tibialen Gastroknemiuskopfes. Sie kann mit dem Kniegelenk in Verbindung stehen.

b) Nicht oder nur selten mit dem Kniegelenk kommunizierende Schleimbeutel

Die *Bursa praepatellaris subcutanea* liegt zwischen der Haut und Faszie, die *Bursa praepatellaris subfascialis*, zwischen Faszie und Vastusapponeurose und die *Bursa praepatellaris subtendinea* zwischen Rektussehne und Kniescheibe.

7. Muskulatur

a) Strecker

Der Hauptstrecker des Kniegelenkes ist der *M. quadriceps fem.* mit seinen vier Köpfen (M. rectus fem., M. vastus tib., M. vastus fib., M. vastus intermedius). Die gemeinsame Endsehne setzt teils an der Kniescheibe an, zieht zum anderen Teil über deren ventrale Fläche hinweg, um an der Tuberositas tibiae als Lig. patellae proprium anzusetzen. Die Patella wird dadurch zum Sesambein. Der *M. tensor fasciae latae* wirkt bei der Schlußrotation im Kniegelenk und sichert das gestreckte Knie. Er entspringt an der Spina ilica ventralis, verläuft schräg nach hinten, strahlt in den Tractus iliotibialis ein und setzt mit diesem am lateralen Tibiakondyl an.

Von der Adduktorengruppe des Oberschenkels (M. pectineus, M. gracilis, M. adductor longus, M. adductor brevis, M. adductor magnus) setzt die Sehne des *M. gracilis* gemeinsam mit der Sehne des *M. sartorius*, *M. semitendineus* und der Fascia lata an der Innenseite des Kniegelenkes im sog. *Pes anserinus* an.

b) Beuger

Der *M. semimembranaceus* entspringt wie der *M. semitendineus* am Tuber ossis ischii. Er teilt sich in Höhe des Kniegelenkes in drei Stränge. Der tibiale Strang inseriert, in seiner letzten Partie nach medial umbiegend, unter dem medialen Seitenband des Kniegelenkes am Condylus tibialis tibiae. Der mittlere Strang zieht zur Rückseite des Condylus tibialis tibiae und benützt zum Teil den M. popliteus und dessen Faszie zur Insertion.

Der fibulare Strang tritt als Lig. popliteum obliquum in die dorsale Wand der Kniegelenkkapsel ein und zieht schräg proximal und fibularwärts. Beide Muskel beugen den Unterschenkel und drehen ihn einwärts.

Der *M. biceps femoris* entspringt mit seinem Caput longum vom Tuber ossis ischii, mit seinem Caput breve von der Crista femoris und setzt am Capitulum fibulae hinter dem lateralen Seitenband des Kniegelenkes an. Er beugt das Knie und dreht den Unterschenkel auswärts.

Der M. sartorius dreht bei gebeugtem Knie den Unterschenkel nach innen, hilft andererseits das gestreckte Knie feststellen. Er zieht von der Spina ilica ventralis zur Tibiainnenseite, wo er nahe der Tuberositas tibiae ansetzt.

c) Unterschenkelmuskulatur

Das Muskelrelief der Wade wird in der Hauptsache vom *M. triceps surae* gebildet. Die beiden Gastroknemiusköpfe entspringen mit einem Caput tibiale und fibulare am tibialen und fibularen Femurkondyl. Der darunterliegende M. soleus entspringt an der proximalen Tibia, teilweise an der Fibula und einem Sehnenbogen, dem Arcus tendineus m. solei. Alle drei Köpfe vereinigen sich und ziehen als Achillessehne zum Fersenbein. Die Mm. gastrocnemii wirken im Kniegelenk als Beuger. Der *M. plantaris* wirkt als Synergist der Mm. gastrocnemii. Er zieht vom fibularen Femurkondyl und der Kniegelenkkapsel zum medialen Rand der Achillessehne. Der *M. popliteus* entspringt von der Seitenfläche des Epicondylus fibularis femoris und von der Kniegelenkkapsel und setzt am Planum popliteum tibiae an. Er beugt das Kniegelenk und dreht den Unterschenkel nach innen.

8. Menisken

Die zwei Menisken des menschlichen Körpers sind von unterschiedlicher Form. Der tibiale Meniskus ist halbmondförmig und wird daher oft als „C"-Knorpel bezeichnet, während der fibulare mehr kreisförmig ist. Die beiden Enden jedes Meniskus sind durch feste Faserzüge im knorpelfreien Gebiet der Schienbeinkopfmitte befestigt, während ihre Außenkante mit der Gelenkkapsel verwachsen ist. Der tibiale Meniskus ist außerdem noch mit dem Lig. collaterale tibiale verbunden. Der fibulare Meniskus steht vorn mit dem vorderen Kreuzband, hinten mit dem hinteren Kreuzband in Verbindung. Beide Menisken sind vorn miteinander durch das Lig. transversum genus verbunden, das aber auch fehlen kann. Histologisch bestehen die Menisken aus derben Bindegewebe und elastischen Fasern und sind sowohl an der Ober- als auch an der Unterseite von einer dünnen elastischen Knorpelschicht überzogen. Ihr Querschnitt ist keilförmig bei breiter Außenkante und dünnem Innenrand.

Bei Bewegungen im Kniegelenk werden die Menisken auf ihrer Unterlage verschoben, bei der Streckung nach vorne, bei der Beugung nach hinten. Die Verschiebung des fibularen Meniskus ist dabei größer als die des tibialen.

9. Fettkörper

Zwischen der Kniescheibe und dem Schienbein liegt ein Fettkörper, das *Corpus adiposum genus*, der in den Gelenkraum hineinragt. Von beiden Seiten des Fettwulstes ziehen zwei Falten, die Plicae alares, zu den Seitenrändern der Kniescheibe. Von der Mitte des Fettpolsters zieht frei durch das Gelenk gegen das vordere Kreuzband ein synoviales Band, die Plica synovialis patellaris.

10. Gefäße

Die Hauptgefäße des Kniegelenkes liegen an der Beugeseite und sind in der Kniekehle in einen großen Fettkörper eingelagert. Sie sind in jeder Stellung des Kniegelenkes der Betastung unzugänglich.

a) Arterien

Unterhalb des Leistenbandes findet die A. ilica externa ihre Fortsetzung in der *A. femoralis*, der Hauptarterie des Beines. Sie gibt etwa 3 bis 6 cm später an ihrer dorsalen Seite als stärksten Ast die *A. profunda femoris* zur Versorgung der Strecker und Adduktoren ab, verläuft dann innerhalb des Adduktorenkanals und versorgt nach Verlassen des Hiatus adductorius als *A. poplitea* den Unterschenkel.

Die A. femoralis verläuft in ihrer Richtung fast entsprechend dem Oberschenkelknorren schief nach distal medial. Es besteht in ihrem Verlauf sowohl in der Lacuna vasorum, wo man sie gegen den Schenkelkopf pressen kann, als auch in der Kniekehle die Möglichkeit einer Blutstillung durch Kompression. Die A. femoralis verläuft unterhalb des Leistenbandes medial vom Nerv und lateral von der Vena femoralis und legt sich zwischen mittlerem und distalem Drittel des Oberschenkels in der Gegend der Spitze des Trigonum femorale Scarpae vor und dann medial der Vene.

Die A. poplitea verläuft somit in der Kniekehle medial und knochenwärts der Vene, durch straffes Bindegewebe fest mit ihr verbunden, anfangs geschützt durch den Fettkörper der Kniekehle, am Planum popliteum des Femur, dann an der Hinterwand der Kniegelenkkapsel, um unter dem Sehnenbogen des M. soleus in den Canalis popliteus einzutreten und sich dann in die A. tibialis ant. und A. tibialis post. zu teilen. Zur Versorgung der Ligg. decussata wird von der A. poplitea die A. genus media abgegeben. Sie gibt Äste zum Rete articulare genus ab, das außerdem noch aus der A. genus sup. tib. et fib und A. genus inf. tib. et fib. gespeist wird.

Die Unterbindung der A. poplitea in der Mitte ihres Verlaufs führt mit Sicherheit zum Absterben des Unterschenkels, da dann das Rete articulare genus, das von der A. femoralis, A. poplitea und A. tibialis anterior gebildet wird, nicht für einen Kollateralkreislauf ausreicht.

b) Venen

Subfaszial liegen die V. femoralis und die V. poplitea, die die gleichnamigen Arterien begleiten.

Die *praefaszialen* sind zu Netzen angeordnet und haben viele Verbindungen mit den tiefen Venen. Die V. saphena magna verläuft an der Innenseite des Unterschenkels vor dem inneren Knöchel neben dem N. saphenus. Sie gelangt hinter dem inneren Oberschenkelkondyl an die Innenseite des Oberschenkels um schließlich in die V. femoralis einzumünden. Die V. saphena parva zieht hinter dem äußeren Knöchel zur Wade und neben dem N. suralis gegen die Kniekehle, durchbohrt die Faszie zwischen den beiden Köpfen des M. gastrocnemius und mündet in die V. poplitea.

11. Nerven

Die Teilung des *N. ischiadicus* in den *N. fibularis communis* (*peroneus*) und den *N. tibialis* erfolgt in wechselnder Höhe, oft schon beim Foramen infrapiriforme oder erst in der Kniekehle. Der N. ischiadicus gibt noch vor seiner Teilung Rami articulares genus ab.

Der N. fibularis communis verläuft am medialen Rand des M. biceps femoris, dann distal des Kapitulum um die Fibula herum zur Streckseite des Unterschenkels, wo er sich unter dem Ursprungskopf des M. fibularis longus in einen Ramus superficialis und einen Ramus profundus teilt. Noch am Oberschenkel gibt er unter anderem den Ramus articularis genus für das Kniegelenk und den N. cutaneus surae fibularis ab. Der N. cutaneus surae fibularis tritt aus der Fossa poplitea zur Wadenhaut, die er bis in die Gegend des äußeren Knöchels versorgt.

Der N. tibialis zieht fibular von der V. poplitea und etwas oberflächlicher als diese gelegen durch die Kniekehle und gelangt unter dem Sehnenbogen des M. soleus zwischen die oberflächliche und die tiefe Beugermuskulatur. Er gibt unter anderem einen Ramus articularis genus und den N. cutaneus surae fibularis ab, der mit der V. saphena parva fußwärts zieht und sich mit dem Ramus fibularis des N. cutaneus surae fibularis zum N. suralis vereint.

Vom N. femoralis zieht der *N. saphenus* lateral neben der A. femoralis, um dann über den inneren Oberschenkelkondyl hinweg nach Durchbohrung der Faszie zur Haut des Unterschenkels zu gelangen, wo er zusammen mit der V. saphena magna in die Gegend des inneren Knöchels hinabsteigt. Zweige des N. saphenus ziehen zum Kniegelenk und versorgen die Haut des Knies an der Innenseite und vorn.

12. Lymphgefäße

Die Lymphknoten sind in dem Fettkörper der Kniekehle eingebettet. Sowohl die Knoten der oberflächlichen als auch der tiefen Lymphbahnen liegen unter der Faszie. Die oberflächlichen nehmen die Hautlymphe auf, die tiefe Gruppe die Lymphgefäße des Gefäß-Nervenstranges.

Weder die oberflächlichen noch die tiefen Lymphknoten sind unter normalen Verhältnissen palpabel. Man kann daher mit Sicherheit annehmen, daß sie krankhaft vergrößert sind, wenn man sie tasten kann.

Literatur

Braus, H.: Anatomie des Menschen. Springer Verlag, Berlin 1940.

Lanz-Wachsmuth: Praktische Anatomie. Springer Verlag, Berlin 1938.

Rauber-Kopsch: Lehrbuch und Atlas der Anatomie des Menschen. 16. Aufl. Thieme Verlag, Leipzig 1940.

Sieglbauer, F.: Normale Anatomie des Menschen. 6. Aufl. Verlag Urban u. Schwarzenberg, Berlin 1944.

Toldt-Hochstetter: Anatomischer Atlas. 19. Aufl. Verlag Urban u. Schwarzenberg, Wien 1945.

Waldeyer, A.: Anatomie des Menschen. Band I, 4. Aufl.; Band II, 2. u. 3. Aufl. Walter de Gruyter Verlag, Berlin 1963.

Brantigan, O.: The mechanics of the ligaments and menisci of the knee joint. J. Bone Jt. Surg. **23**, 44–66 (1941).

Ciociola: Contributo allo studio della reparazione delle ferite delle cartilagini articolari. Policlinico Sez. chir. **28**, 229–240 (1921).

Davies, D.: The blood supply of the synovial membrane and intraarticular structures. Ann. Roy. Coll. Surg. **2**, 142–156 (1947).

Dettmar, N.: Elektronenoptische Untersuchungen über das Bindegewebe der Gelenkkapsel. Z. Orthop. **96**, 186–196 (1962).

Dubois, M.: Muskelphysiologische Probleme im orthopädischen Alltag. Z. Orthop. **79**, 244–249 (1950).
Efskind, L.: Klinische Untersuchung über die Funktion der Kniegelenkinnenhaut. Acta chir. Scand. **88**, 37–48 (1943).
Ders.: Studies on the anatomy of the knee joint capsule. Acta pathol. microbiol. Scand. **24**, 59–75 (1947).
Eleckij, A.: Zur Frage über die Innervation der Gelenkkapsel und der Knochenenden des Kniegelenkes. Vestn. Chir. **65**, 74–112 (1931), russisch. Ref. Z. org. ges. Chir. **57**, 510.
Francillon, M.: Die Knieflexoren in kinetischer und phylogenetischer Betrachtung. Z. Orthop. **72**, 122–141 (1941).
Ders.: Über funktionelle Beziehungen zwischen Kniegelenk und Extensor fasciae latae. Schweiz. med. Wschr. **77**, 425–427 (1947).
Freehafer, A.: A study of the function of the patella. Clin. Orthop. **25**, 162–167 (1962).
Fujiwo, A.: Über die Veränderungen der Kniegelenkkapselelastizität. Fuk. Acta med. **29**, 54–55 (1936), japanisch. Ref. Z. org. ges. Chir. **79**, 398.
Godounoff, S.: Die Entfernung des Wadenbeins und die anatomisch topographischen Beziehungen des Knie- und des oberen Schienbein-Wadenbeingelenks. Ortop. Travmat. **3**, 37–40 (1940), russisch. Ref. Z. org. ges. Chir. **100**, 317.
Groh, W.: Kinematische Untersuchungen des menschlichen Kniegelenkes. Arch. orthop. Unfallchir. **47**, 637–645.
Hare, R.: The knee joint: anatomy and physiology. Lancet **34**, 153–159 (1914).
Herzog, K.: Der Bewegungsbedarf der großen Gliedmaßengelenke bei der Arbeit und seine Bedeutung in der Unfallheilkunde. Zbl. ges. Chir. **74**, 69–72 (1949).
Horwitz, M.: An investigation of the surgical anatomy of the ligaments of the knee joint. Surg. Gyn. Obstetr. **67**, 287–292 (1938).
Jeletzky, A.: Über die Innervation der Kapsel und der Epiphysen des Kniegelenks. Arch. klin. Chir. **158**, 237–275 (1930).
Kaplan, E.: The lateral menisco-femoral ligament of the knee joint. Bull. hosp. Jt. Dis. **17**, 176–182 (1956).
Ders.: The ilio-tibial tract. J. Bone Jt. Surg. **40 A**, 817–832 (1958).
Ders.: The fabellofibular and short lateral ligaments of the knee. J. Bone Jt. Surg. **43 A**, 169–179 (1961).
Knese, K.: Kinematik des Kniegelenkes. Zschr. Anat. **115**, 287–322 (1950).
Kosicyn, J.: Über die Blutversorgung des Kniegelenkes. Chirurgija **2**, 43–46 (1949), russisch. Ref. Z. org. ges. Chir. **113**, 452.
Krüger, E.: Das Sehnenfach des M. popliteus. Bruns Beitr. klin. Chir. **193**, 253–263 (1956).
Laarmann, A.: Die Septumreste des Kniegelenkes. Arch. orthop. Unfallchir. **38**, 529–538 (1937).
Martin, A.: The pathomechanics of the knee joint. J. Bone Jt. Surg. **42 A**, 13–22 (1960).
Lord, G.: Physiologie et pathomécanisme du genou sans muscles extenseurs. Rev. Orthop. Paris **43**, 64–71 (1957).
Orlovskii, A.: Die Gefäßversorgung der Menisci des menschlichen Kniegelenkes. Arkh. Anat. Gistol. i. Embriol. **43**, 77–83 (1962), russisch. Ref. Exerpta med. **8**, 1024 (1963).
Pirro, A.: Dimonstrazioni istologiche di anastomosi arterovenose e dispositivi di blocco nelle minute arterie dei muscoli articolari del ginocchio. Boll. Soc. ital. Biol. sper. **26**, 546–548 (1950).
Raszeja, F.: Über die Innervation der Kniegelenkkapsel. Chir. Narz. Ruchu **6**, 687 bis 704 (1933), polnisch. Ref. Z. org. ges. Chir. **68**, 142.
Rebustello, E.: Capacità articolare nelle varie posizioni del ginocchio. Chir. Org. Movim. **19**, 493–498 (1934).
Rosen, H.: The measurement of tibiofibular torsion. J. Bone Jt. Surg. **37 A**, 847–855 (1955).
Ross, R.: A quantitative study of rotation of the kneejoint in man. Anat. Rec. **52**, 209 bis 223 (1932).
Schangina, L.: Zur Innervation des Ligamentum patellae proprium. Mediz. Fakultät Irkutsk **1**, 201–202 (1922), russisch. Ref. Z. org. ges. Chir. **22**, 533.
Schmidt, M.: Die Hautinnervation der Regio genus anterior. Dtsch. Z. Chir. **245**, 411 bis 419 (1935).
Sonnenschein, A.: Die Evolution des Kniegelenkes innerhalb der Wirbeltierreihe. Acta Anat. Basel **13**, 288–328 (1951).
Sunder, P.: Die vegetative Innervation der Synovialmembran des Kniegelenkes. Dtsch. Z. Chir. **250**, 158–166 (1938).
Tretter, H.: Beiträge zur Mechanik des Kniegelenkes. Dtsch. Z. Chir. **212**, 93–100 (1928).
Volkmann, J.: Über die Bedeutung der Plica synovialis patellaris. 61. Tag. Dtsch. Ges. Chir. Sitzg. 31. 3.–3. 4. 1937. Z. org. ges. Chir. **83**, 78.
Weeks, C.: The surgical importance of occasional communications between the synovial sacs of knee and proximal tibiofibular joints. Amer. J. Surg. 8, 798–800 (1930).

Entwicklung des Kniegelenkes

Im Bereich des Kniegelenkes sind zur Zeit der Geburt je ein Knochenkern in der *unteren Oberschenkel-* und *oberen Schienbeinepiphyse* vorhanden. Beide Kerne gelten gerichtsmedizinisch als Reifezeichen.

Im *Wadenbeinköpfchen* tritt zwischen dem 3. bis 6. Lebensjahr ein Knochenkern auf.

Bei der *Kniescheibe* wird das Vorhandensein eines oder mehrerer Knochenkerne

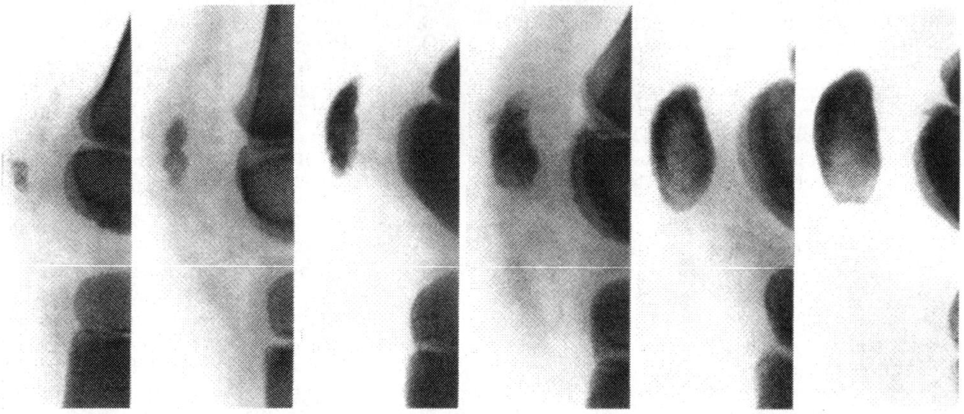

Abb. 1. Die Kniescheibe entwickelt sich aus einem oder mehreren Knochenkernen. Sie treten beim weiblichen Geschlecht frühestens nach dem 2. Lebensjahr und beim männlichen nach dem 4. Lebensjahr auf. Die Verknöcherung beginnt in der Mitte der Kniescheibe. Die in Entwicklung befindliche Kniescheibe zeigt eine unregelmäßig begrenzte Oberfläche

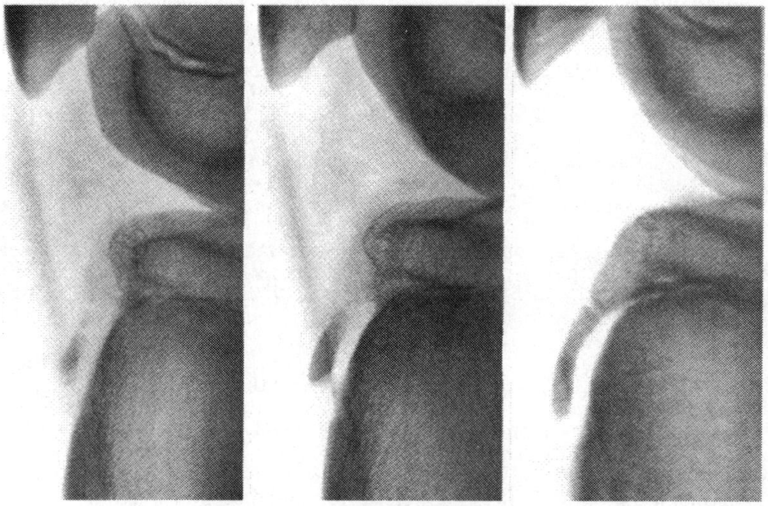

Abb. 2. Entwicklung der Tuberositas tibiae durch schnabelartiges Auswachsen der Schienbeinepiphyse nach unten *und* einem gleichzeitig in der Apophyse des Schienbeins auftretenden Knochenkern. Beide wachsen einander entgegen, vereinigen sich und ossifizieren um das 16. Lebensjahr miteinander

beim weiblichen Geschlecht frühestens nach dem 2. Lebensjahr und beim männlichen Geschlecht nach dem 4. Lebensjahr beobachtet. Unter normalen Umständen soll jedoch beim Mädchen mit dem 4. und beim Knaben mit dem 6. Lebensjahr ein Ossifikationszentrum vorhanden sein. Die Verknöcherung beginnt in der Mitte der Kniescheibe und schreitet nach ventral vermehrt fort, bis nur noch die Gelenkfläche einen hyalinen Knorpelüberzug aufweist (Abb. 1).

Die Entwicklung der *Tuberositas tibiae* (Abb. 2 u. 3) beginnt zwischen dem 11. bis

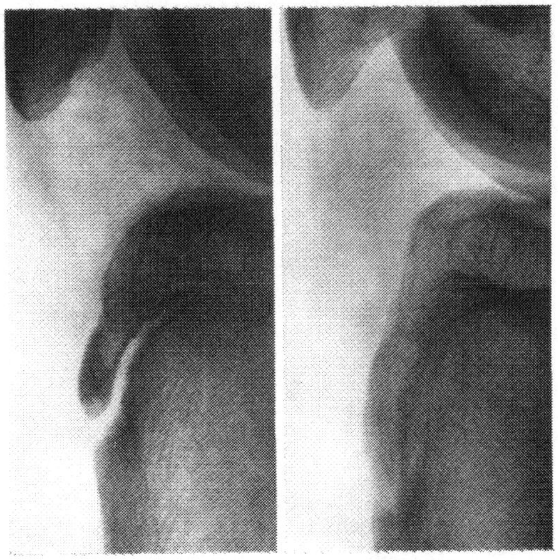

Abb. 3. Entwicklung der Tuberositas tibiae nur durch schnabelartiges Auswachsen der Schienbeinepiphyse nach unten. Die Verknöcherung des Spaltes zwischen Schienbeindiaphyse und Tuberositas tibiae erfolgt erst zwischen dem 17. bis 20. Lebensjahr

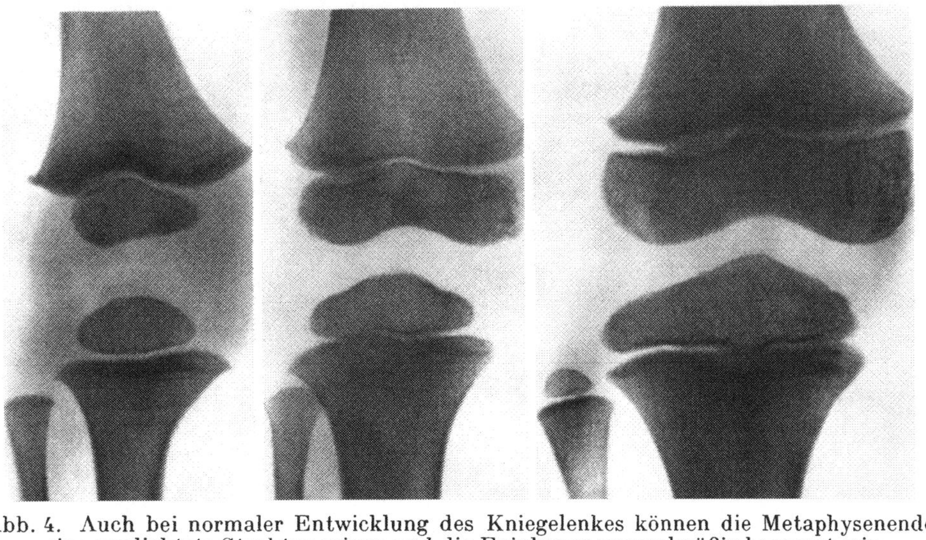

Abb. 4. Auch bei normaler Entwicklung des Kniegelenkes können die Metaphysenenden eine verdichtete Struktur zeigen und die Epiphysen unregelmäßig begrenzt sein

14. Lebensjahr. Sie kann entweder durch ein schnabelartiges Auswachsen der Schienbeinepiphyse nach unten oder auch durch einen gleichzeitig in der Apophyse des Schienbeines auftretenden Knochenkern erfolgen. Im letzteren Fall wachsen beide Teile einander entgegen, um sich schließlich zu vereinigen und dann zu ossifizieren. Um das 16. Lebensjahr ist diese Ossifikation beendet. Die Verknöcherung des Spaltes zwischen Schienbeindiaphyse und Tuberositas tibiae erfolgt erst zwischen dem 17. bis 20. Lebensjahr.

Die Begrenzung der unteren Oberschenkel- und oberen Schienbeinepiphyse kann auch unter normalen Verhältnissen bis zum 6. Lebensjahr unregelmäßig sein, genau so wie die Struktur der Metaphysenenden oft verdichtet ist (Abb. 4). Diese Tatsachen sind insofern von Bedeutung, als diese Veränderungen oft als tuberkulös angesprochen werden.

Der Epiphysenschluß im Kniegelenkbereich erfolgt in unseren Breiten beim weiblichen Geschlecht zwischen dem 17. bis 20. Lebensjahr und etwas später beim männlichen.

Literatur

Caffey, J.: Ossification of the distal femoral epiphysis. J. Bone Jt. Surg. **40A**, 647–655 (1958).

Eberl-Rothe, G.: Die ontogenetische Ausbildung des Kniegelenkes beim Menschen. Z. Anat. Entwgesch. **115**, 251–272 (1950).

Ehrenborg, G.: The normal arterial pattern of tuberositas tibiae in adolescents and in growing dogs. Acta chir. scand. **121**, 500 bis 510 (1961).

Fèvre, M.: Les épiphysites fémorales inferieures. Rev. Orthop. Paris **47**, 64–74 (1961).

Geldern, D.: Eine Anomalie in der oberen Epiphysenlinie der Tibia. Nederl. Tijdschr. Geneesk. 1388–1390 (1933), holländisch. Ref. Z. org. ges. Chir. **63**, 125.

Gickler, H.: Wachstumsstörungen der Tibiaepiphyse. Z. Orthop. **32**, 20–26 (1932).

Herzmark, M.: The evolution of the knee joint. J. Bone Jt. Surg. **20**, 77–84 (1938).

Hipp, E.: Die embryonale Entwicklung der Retroposition und Retroversion der Kniegelenkkörper. Z. Anat. Entwgesch. **117**, 346–381 (1953).

Kosowicz, J.: The deformity of the medial tibial condyle in nineteen cases of gonadal dysgenesis. J. Bone Jt. Surg. **42A**, 600 bis 604 (1960).

Lima, B.: Verbildende Entzündung der Schienbeinepiphyse. Arqu. brasil. cir. **5**, 53–59 (1937), portugiesisch. Ref. Z. org. ges. Chir. **90**, 623.

Mariani, G.: Il legamento adiposo e la cavità articolare del ginocchio durante il periodo fetale. Clin. Ortop. **14**. (392–397) (1962).

Ders.: Legamenti crociati e sinoviale nella loro morfogenesi. Clin. Ortop. **14**, 398–403 (1962).

Marsh, H.: An experimental attemt to stimulate growth by a distracting force across the lower femoral epiphysis. Amer. Surg. **27**, 615–618 (1961).

Neves, B.: Entwicklung der Kniescheibe. Arqu. brasil. cir. **6**, 172–186 (1938), portugiesisch. Ref. Z. org. ges. Chir. **97**, 618.

Russu, T.: Trügerische Röntgenbilder der Oberflächen der Oberschenkelknorren bei Kindern von 2 bis 5 Jahren. Revista med. chir. Iasi **63**, 989–991 (1959), rumänisch Ref. Z. org. ges. Chir. **162**, 342.

Scheller, S.: Roentgenographic studies on epiphysical growth and ossification in the knee. Acta radiol. Stockh. Suppl. **195**, 5–303 (1960).

Schneider, P.: Die Tuberositas tibiae und ihre Entwicklung im Röntgenbild. Arch. orthop. Unfallchir. **50**, 321–323 (1959).

Schüle, F.: Beiderseitige Aplasie der Tuberositas tibiae. Z. Orthop. **66**, 413–414 (1937).

Tallquist, G.: The reaction to mecanical trauma in growing articular cartilage. Acta orthop. Scand. suppl. **53**, 1–112 (1962).

Klinische Untersuchung des Kniegelenkes

Im folgenden soll eine kurze Übersicht über den klinischen Untersuchungsgang bei Verdacht einer Verletzung des Kniegelenkes gegeben werden.

Nachdem man Name, Alter, Beruf, Wohnadresse, Größe und Gewicht (Knieschmerz der schweren Frau) des Verletzten aufgenommen hat, läßt man sich vom Verletzten den Unfallhergang genau schildern, bevor man mit der klinischen Untersuchung beginnt. Oft wird man allein durch die Vorgeschichte auf die Art der Verletzung, z. B. Seitenband, Meniskus usw., hingewiesen.

Dann läßt man den Verletzten *beide* Beine entkleiden, um einen Vergleich zwischen verletztem und unverletztem Knie zu haben. Wenn es möglich ist, läßt man den Verletzten einige Schritte auf- und abgehen und achtet auf *Schmerzhinken*, *Verkürzungshinken* oder *Zwangshaltung* im Kniegelenk.

Anschließend erfolgt die Betrachtung der *Form* des Knies. Physiologisch besteht im Kniegelenk zwischen Ober- und Unterschenkel eine Valgusstellung von ungefähr 10°. Bei Männern kann auch eine leichte Varusstellung, bei Frauen eine geringe Vermehrung der Valgusstellung noch als physiologisch bezeichnet werden. Bei Betrachtung der Haut wird man Wunden, Hämatome oder Entzündungserscheinungen feststellen.

Bei einem Kniegelenkerguß oder bei einer Schwellung der Umgebung des Kniegelenkes sind die Gelenkkonturen verstrichen. Bei der Betrachtung der Muskulatur muß man vor allem auf den M. quadriceps achten, der bei einer Verletzung im Kniegelenkbereich bereits nach ungefähr 3 Wochen eine Verminderung seines Umfanges erfährt.

Die weitere Untersuchung erfolgt am *liegenden Patienten.* Man läßt aktiv das Bein von der Unterlage abheben, wenn möglich in Streckstellung des Kniegelenkes. Auf diese Weise sind Verletzungen des Streckapparates leicht festzustellen. Es empfiehlt sich sowohl bei der Prüfung des aktiven Beinhebens als auch bei der Prüfung der Gelenkbeweglichkeit, die Bewegungen zuerst mit dem gesunden Bein durchführen zu lassen, da man so eine einfache Kontrolle hat, ob der Verletzte die Aufforderungen richtig verstanden hat.

Die Prüfung der *aktiven Beweglichkeit* der Beingelenke beginnt mit der Prüfung der Beweglichkeit der Zehen (Peroneusverletzungen), über die Sprunggelenke zum Knie- und Hüftgelenk. Die Beweglichkeit des Kniegelenkes wird in Winkelgraden angegeben, wobei die Streckstellung mit 180°, eine Beugung des Unterschenkels bis zum rechten Winkel mit 90° angegeben wird usw. (Abb. 5). Die Überstreckung wird von der Streckstellung des Kniegelenkes, also von 180° aus, gemessen. Man spricht von einer Überstreckung von 5°, 10° usw.

Die Drehmöglichkeit im Kniegelenk wird bei rechtwinkelig gebeugtem Gelenk untersucht, wobei man darauf zu achten hat, daß der Fuß genau nach vorn gerichtet ist. Man bezeichnet z. B. 40° Auswärtsdrehung oder 10° Einwärtsdrehung.

Bei den Beweglichkeitsprüfungen ist auch die Beweglichkeit der nicht verletzten Seite zu untersuchen, da man nur auf diese Weise die Größe der tatsächlichen Bewegungseinschränkung erhält. Nach Prüfung der aktiven Beweglichkeit erfolgt bei Gelenken mit einer Bewegungseinschränkung die Prüfung der *passiven Beweglichkeit.*

Die *Untersuchung der Seitenbänder* erfolgt in der Weise, daß man zuerst versucht, das Kniegelenk in X-Vermehrung aufzuklappen (Prüfung des inneren Seitenbandes) und dann in O-Vermehrung (Prüfung des äußeren Seitenbandes).

Die *Prüfung der Kreuzbänder* erfolgt bei einer Beugestellung des Kniegelenkes von

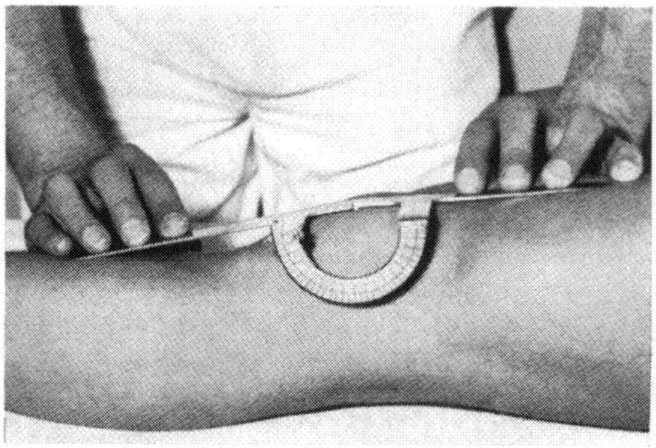

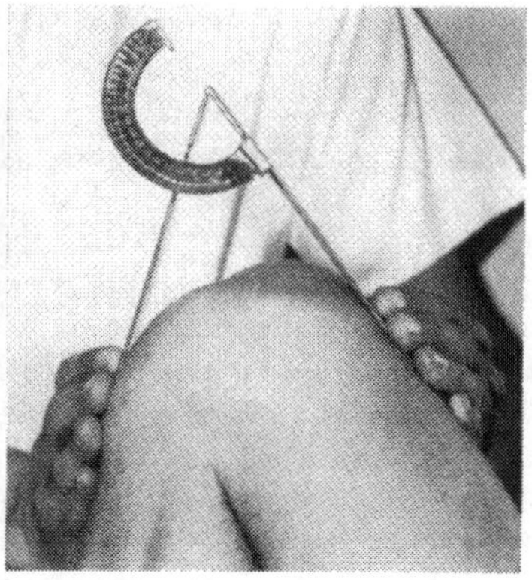

Abb. 5. Bei der Messung der Kniegelenkbeweglichkeit wird die Streckstellung mit 180° angegeben, die Beugung bis zum rechten Winkel mit 90° usw.

ungefähr 100° und auf der Unterlage aufliegendem Fuß. Während man mit der einen Hand das Bein oberhalb der Knöchelgabel anfaßt und so feststellt, versucht man mit der anderen Hand, die unterhalb des Kniegelenkes an der Beugeseite des Unterschenkels anfaßt, den Unterschenkel in der Pfeilrichtung nach vorn und nach hinten zu verschieben (Abb. 6) (*Prüfung der Schublade*). Auch hier ist die Prüfung der nicht verletzten Seite von großer Bedeutung, da oft bei nicht pathologischen Zuständen eine Verschiebung des Kniegelenkes in dieser Richtung möglich ist.

Die Prüfung auf eine *Meniskusverletzung* erfolgt zuerst durch passive Überstreckung des Kniegelenkes, dann durch passive Innen- und Außendrehung des Unterschenkels, wobei das Kniegelenk in einer Beugestellung von 90° ist.

Bei der *Palpation* ist auf besondere Druckpunkte zu achten. Bei der Verletzung des inneren Seitenbandes ist ein Druckschmerz am sog. „Skipunkt" am inneren Oberschenkelknorren vorhanden. Bei einer Meniskusverletzung wird der entsprechende Gelenkspalt druckempfindlich sein usw. Freie Gelenkkörper sind, wenn sie entsprechend liegen, durch die Haut zu tasten.

Arthrotische Gelenkveränderungen sind oft durch vermehrtes Reiben bei Gelenkbewegungen festzustellen. Man legt die flache Hand auf die Vorderseite des Knies und fordert den Verletzten auf das Kniegelenk zu bewegen.

Auch die passive Beweglichkeit der Kniescheibe nach der Seite ist zu untersuchen. Bei einer habituellen Kniescheibenverrenkung wird die Beweglichkeit vermehrt, bei einer alten Kniescheibenverletzung vermindert bzw. nicht möglich sein.

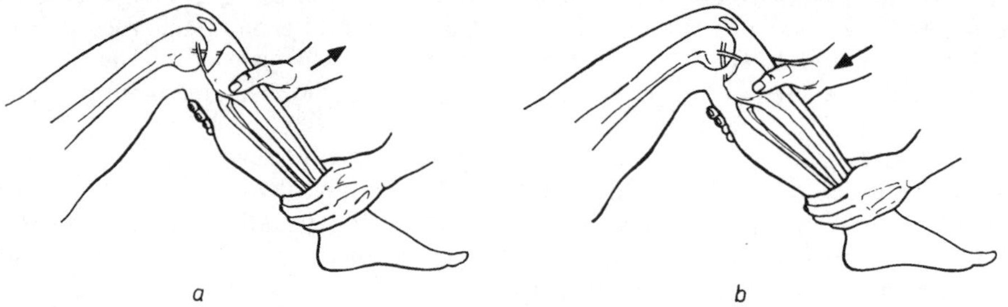

a b

Abb. 6a und 6b. Prüfung der „Schublade"

Die *Hauttemperatur* gibt uns einen Hinweis auf entzündliche Prozesse. Bei Entzündungen sind auch die Lymphknoten in der Kniekehle und in der Leistengegend vergrößert und oft druckempfindlich.

Die *Umfangmaße* werden bei gestrecktem Kniegelenk in Höhe der Kniescheibenmitte und 15 cm oberhalb der Kniescheibenbasis am Oberschenkel sowie über der Wade bestimmt. Auch hier sind die Vergleichsmaße der nicht verletzten Seite wichtig.

Zum Abschluß der klinischen Untersuchung ist bei jedem Verletzten der Puls am Fußrücken und hinter dem inneren Knöchel beiderseits zu prüfen (*Popliteazerreißungen*). Weiterhin sind noch die Kniesehnenreflexe, die Pupillen auf Form, Weite, Reaktion, auf Lichteinfall und Nahesehen zu untersuchen, um nicht Erkrankungen des Zentralnervensystems zu übersehen.

Bei Einhaltung dieses allgemeinen Untersuchungsganges wird man bereits auf eine bestimmte Verletzung oder Erkrankung des Kniegelenkes hingewiesen. Der spezielle Untersuchungsgang und die Differentialdiagnose werden bei den einzelnen Kapiteln besprochen.

Die erhobenen Befunde sollen *schriftlich* niedergelegt werden, um immer einwandfreie Unterlagen zu besitzen.

Der genau erhobene Unfallhergang ist nicht nur, wie oben angeführt, für die Untersuchung von Bedeutung, sondern auch für die Sozialversicherungsträger (Betriebsunfall, Wegunfall usw.). Auch soll der Verletzte über frühere Verletzungen und Leiden befragt werden. Manchmal werden von dem Verletzten bewußt falsche Angaben gemacht, alte Unfälle oder Leiden verschwiegen und diese dann auf ein entschädigungspflichtiges Unfallereignis zurückgeführt. In diesen Fällen hilft uns nicht nur die genaue Befragung, sondern auch die Prüfung der Umfangmaße. Deutliche Umfangunterschiede sprechen für einen chronischen Schaden.

Röntgenaufnahmen in mehr als einer Ebene sind wichtig, um nicht einen Bruch (z. B. Eminentia intercondyloidea tibiae) zu übersehen, andererseits um einen genauen Überblick über Arthrose, Bandverknöcherungen usw. zu erhalten.

Literatur

Baumann, J.: Differentialdiagnose und Behandlung der Schmerzen in der Kniegegend. Z. ärztl. Fortbg. **37**, 104–109 (1940).

Berger, W.: Diagnostische Betrachtungen über den Kniegelenkerguß. Münch. med. Wschr. **89**, 426–431 (1942).

Bonola, A.: La fonoartrografia, nuovo mezzo di indagine nelle artropatie. Clin. ortop. Parma **13**, 107–117 (1961).

Dittrich, H.: Ein neues Zeichen der Knieinnenverletzung. Z. Orthop. **62**, 144–148 (1935).

Efimov, A.: Auskultation des Kniegelenkes bei Meniscusverletzungen. Chirurgija 56 bis 59 (1961), russisch. Ref. Excerpta med. **7**, 523 (1962).

Fleischer, H.: Einklemmungssymptomenkomplexe bei Kniegelenkleiden und ihre Bedeutung für Diagnose und Behandlung. Bibl. laeger. **128**, 333–351 (1936), dänisch. Ref. Z. org. ges. Chir. **84**, 523.

Hadjistamoff, B.: Ein neues Symptom zur Feststellung kleinster Mengen von Kniegelenkerguß. Schweiz. med. Wschr. **78**, 205–206 (1948).

Hinricsson, H.: Kurzgefaßte Übersicht der Diagnostik chirurgischer Kniegelenkerkrankungen. Tskr. mil. hälsov. **67**, 174 bis 182 (1941), schwedisch. Ref. Z. org. ges. Chir. **107**, 335.

Horvath, S.: Intra-articular temperature as a measure of joint reaction. J. Clin. Invest. **28**, 469–473 (1949).

Ipsen, J.: Hauttemperaturmessungen bei chronischen posttraumatischen Kniegelenkerkrankungen. Zbl. Chir. **63**, 2008 (1936).

Krenn, L.: Das Schubladensymptom bei anscheinend gesunden Kniegelenken. Chirurg **7**, 324–327 (1925).

Lengenhager, K.: Über Genese, Symptomatologie und Therapie des Schubladensymptoms des Kniegelenkes. Zbl. Chir. **67**, 1810–1825 (1940).

Lühmann, H.: Die Bewegungsgeräusche im Kniegelenk und ihre Bewertung. Med. Klinik **53**, 1340–1342 (1958).

Michele, A.: The spring sign. N. Y. St. J. Med. **61**, 1534–1536 (1961).

Mommsen, F.: Zur Diagnostik der Lockerung des äußeren Seitenbandes des Kniegelenkes. Z. Orthop. **86**, 210–216 (1955).

Schüler, H.: Die Erstuntersuchung unfallverletzter Kniegelenke. Medizinische, Stuttgart 1571–1576 (1958).

Schwetlick, W.: Die Kniegelenkuntersuchung in der Praxis. Mschr. Unfallheilk. **65**, 346 bis 350 (1962).

Staffel, A.: Zur Würdigung der Quadricepsatrophie. Dtsch. med. Wschr. **47**, 126 (1921).

Röntgentechnik des Kniegelenkes

Kniegelenk von vorn (*Film 24 × 30 cm, Querformat; die rechte Hälfte der Kassette wird mit einer Bleiplatte abgedeckt, hierher kommt dann die Seitenaufnahme*).

Die Aufnahme wird in Rückenlage des Patienten gemacht. Das Kniegelenk ist gestreckt, der innere Fußrand steht senkrecht zur Unterlage. Der Unterschenkel kann durch einen Sandsack beschwert werden, um Wackelbewegungen während der Aufnahme zu vermeiden. Der Zentralstrahl wird auf die Mitte des Kniegelenkspaltes eingestellt und um ungefähr 5° von kopfwärts nach fußwärts eingeneigt, da die Gelenkfläche des Schienbeinkopfes nach hinten abfällt. Die Mitte der Kassette soll unter dem Gelenkspalt liegen. Sowohl der Gelenkspalt, als auch der untere Kasettenrand werden vor der Aufnahme mit einem Fettstift auf der Haut angezeichnet. Diese Markierungen sind notwendig, um beim Seitenbild die gleiche Höhe zu haben (Abb. 7).

Kann das Kniegelenk nicht gestreckt werden, dann muß der Zentralstrahl so von kopfwärts nach fußwärts eingeneigt werden, daß er wie die Schienbeingelenkfläche verläuft.

Kniegelenk von der Seite (*Film 24 × 30 cm, Querformat; die linke Hälfte der Kassette wird mit einer Bleiplatte abgedeckt, da sich hier die Aufnahme von vorne befindet*).

Die Aufnahme wird in Seitenlage des Patienten bei gestrecktem oder leicht gebeugtem Kniegelenk (165° bis 170°) gemacht. Der Unterschenkel kann durch einen Sandsack beschwert werden. Die Kassettenhöhe und der Gelenkspalt wurden bereits bei der Aufnahme von vorn mit Fettstift angezeichnet (Abb. 8).

Der Zentralstrahl wird senkrecht auf den Kniegelenkspalt eingestellt. Die Aufnahme war dann richtig eingestellt, wenn sich die beiden Oberschenkelknorren decken und die Kniescheibe streng von der Seite getroffen ist.

Kniegelenk von hinten (*Film 13 × 18 cm, Hochformat*).

Bei der Aufnahme befindet sich der Patient in Bauchlage. Die Technik ist die gleiche wie bei der Aufnahme von vorn, nur muß der Zentralstrahl 5° von fußwärts nach kopfwärts eingeneigt werden (Abb. 9).

Einsichtsaufnahme des Kniegelenkes nach *Frik* (*Sinofilm 13 × 18 cm, Hochformat*). Man verwendet die Einsichtsaufnahme vor allem zur besseren Darstellung bei Verletzungen im Bereich der Eminentia intercondyloidea, aber auch zur besseren Sichtbarmachung von Osteochondrolysisherden und von freien Gelenkkörpern.

Die Aufnahme wird in Rückenlage des Patienten bei gebeugtem Kniegelenk gemacht. Um immer die gleiche Beugung zu erhalten, wird unter das Knie ein Lindenholzkeil von 17 cm Höhe, 9 cm Breite und 6 cm Dicke gelegt. Der Keil muß aus Lindenholz sein, da diese Holzart strahlendurchlässig ist und keinen Schatten gibt. Der Unterschenkel kann mit einem Sandsack beschwert werden. Der Zentralstrahl

Abb. 7. Kniegelenk von vorne. Der Zentralstrahl ist entsprechend der Gelenkfläche des Schienbeinkopfes von kopfwärts nach fußwärts eingeneigt

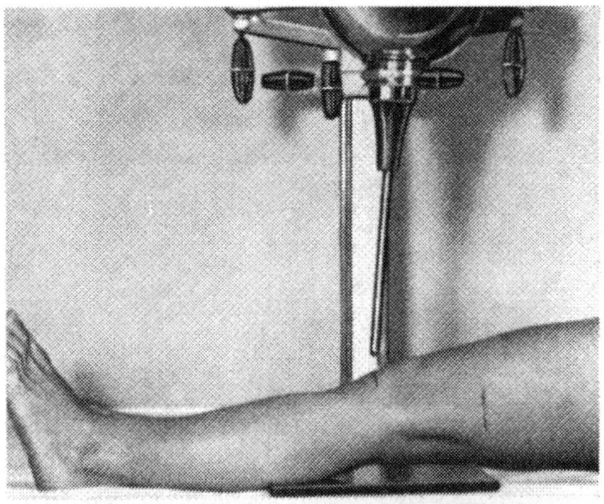

Abb. 8. Kniegelenk von der Seite. Der Zentralstrahl wird senkrecht auf den Kniegelenkspalt eingestellt

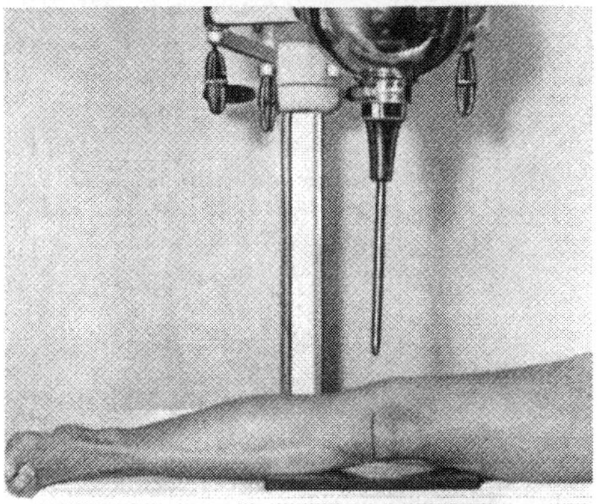

Abb. 9. Kniegelenk von hinten. Der Zentralstrahl ist entsprechend der Schienbeingelenkfläche von fußwärts nach kopfwärts eingeneigt

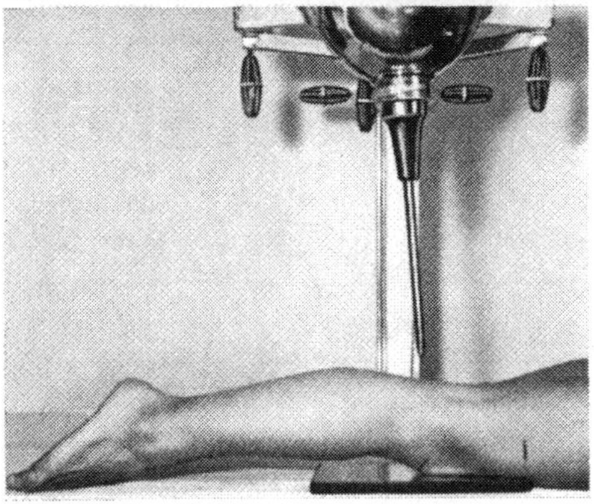

wird auf das Gelenk eingestellt und so von fußwärts nach kopfwärts eingeneigt, daß er wie die Schienbeingelenkfläche verläuft, das ist in einem Winkel von ungefähr 60° zur Unterlage (Abb. 10).

Tangentialaufnahme der Kniescheibe nach *Knutsson* (*Film 13 × 18 cm, Querformat*). Diese Aufnahme ist vor allem dann anzuwenden, wenn man sich einen Überblick über die Gelenkfläche der Kniescheibe bzw. die Gleitfläche an den Oberschenkelknorren machen will.

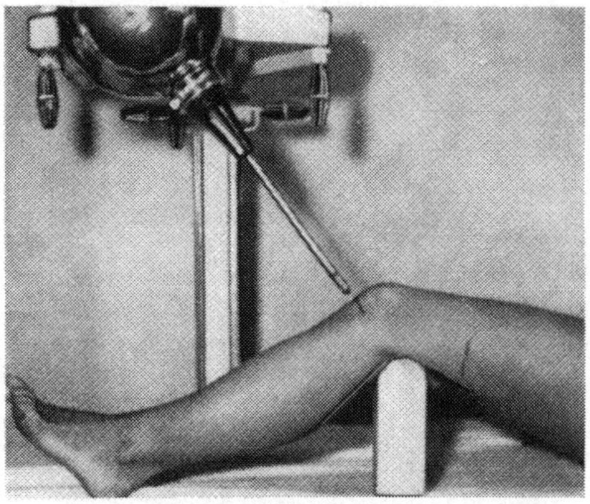
Abb. 10

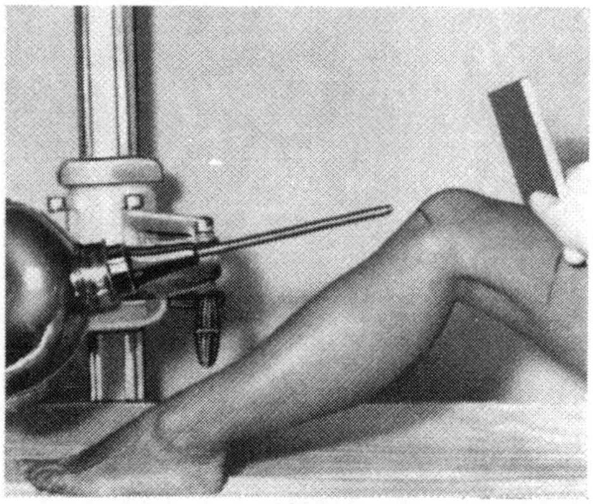
Abb. 11

Abb. 10. Einsichtsaufnahme des Kniegelenkes. Ein Lindenholzkeil von 17 cm Höhe ist unter das Kniegelenk gelegt. Der Zentralstrahl ist entsprechend der Gelenkfläche des Schienbeinkopfes eingestellt

Abb. 11. Tangentialaufnahme zur Darstellung der Kniescheibengelenkfläche und ihrer Gleitbahn am Oberschenkel. Der Zentralstrahl ist entsprechend der Gelenkfläche der Kniescheibe eingestellt (Aufnahmetechnik nach *Knutsson*)

Die Aufnahme wird in Rückenlage des Patienten bei einer Stellung des Kniegelenkes von 140° gemacht. Der Fuß liegt dabei auf dem Tisch auf. Der Zentralstrahl wird parallel zur Kniescheibengelenkfläche eingestellt und die Kassette knapp oberhalb des Kniegelenkes so gehalten, daß sie senkrecht zum Zentralstrahl steht (Abb. 11).

Die Tangentialaufnahme der Kniescheibe kann auch in Bauchlage des Patienten gemacht werden. Das Kniegelenk wird gebeugt und der Zentralstrahl wird parallel zur Kniescheibengelenkfläche eingestellt (Aufnahme nach *Settegast*) (Abb. 12).

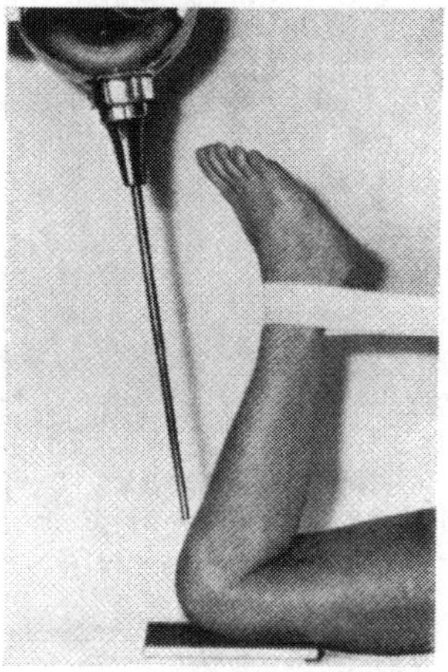
Abb. 12. Tangentialaufnahme der Darstellung der Kniescheibengelenkfläche nach *Settegast*

Gehaltene Aufnahmen. Bei allen gehaltenen Röntgenaufnahmen müssen Vergleichsaufnahmen der nicht verletzten Seite angefertigt werden, da es auch eine physiologische Aufklappbarkeit des Gelenkspaltes bzw. eine Schublade gibt.

Gehaltene Aufnahmen zur Prüfung der Seitenbänder (*Film 24 × 30 cm, Querformat. Die gehaltenen Aufnahmen beider Kniegelenke kommen nebeneinander, so daß der Film entsprechend abzudecken ist*).

Die Aufnahme wird in Rückenlage des Patienten bei leichter Beugestellung des Kniegelenkes gemacht. Um immer eine gleiche Beugung zu haben, wird ein Lindenholzkeil von 18 cm Länge, 13 cm Breite und 4,5 cm Dicke unter das Knie gelegt.

Der Zentralstrahl wird auf die Mitte des Kniegelenkspaltes eingestellt und um ungefähr 10° von kopfwärts nach fußwärts eingeneigt, da die Gelenkfläche des Schienbeinkopfes nach hinten abfällt.

Bei der Prüfung des *inneren Seitenbandes* fixiert die eine Hand des Untersuchers den Oberschenkel an der

Außenseite oberhalb des Kniegelenkes, während die andere Hand oberhalb der Knöchelgabel ansetzt und den Unterschenkel abduziert. Bei der Prüfung des *äußeren Seitenbandes* fixiert die eine Hand des Untersuchers den Oberschenkel an der Innenseite des Kniegelenkes, während die andere Hand den Unterschenkel adduziert. Die Aufklappbarkeit des äußeren bzw. des inneren Kniegelenkspaltes wird in Millimetern angegeben (Abb. 13).

In den ersten 24 Stunden nach der Verletzung werden die gehaltenen Röntgenaufnahmen in Lokalanästhesie gemacht. Dazu infiltriert man das Seitenband und das umgebende Gewebe mit einer 2%-Novokainlösung. Dann kann man ohne Schmerzen die Aufklappbarkeit des Kniegelenkes prüfen und läuft nicht Gefahr, ein falsches Ergebnis zu erhalten. Ist der Schmerz nicht ausgeschaltet, so kommt es bei der Prüfung der Aufklappbarkeit zu einer reflektorischen Muskelspannung. die die Größe der Aufklappbarkeit beeinträchtigt.

24 bis 48 Stunden nach der Verletzung werden die gehaltenen Aufnahmen ohne Lokalanästhesie gemacht, da man durch die bei der Prüfung auftretenden Schmerzen

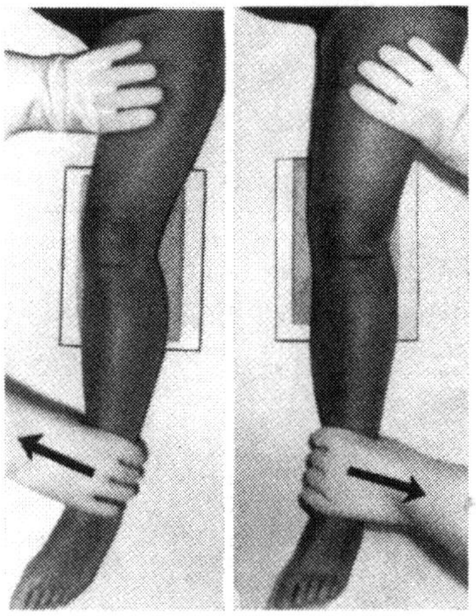

Abb. 13. Gehaltene Aufnahme zur Prüfung der Festigkeit des äußeren und inneren Knieseitenbandes. Ein Lindenholzkeil von 4,5 cm Dicke ist unter das Kniegelenk gelegt, um immer die gleiche leichte Beugung zu haben. Die eine Hand setzt am *Oberschenkel* an, während die andere den Unterschenkel ad- oder abduziert

das Kniegelenk nicht zu stark aufklappt. Dadurch wird verhindert, daß beginnende Verklebungen wieder gelöst werden.

Später als 48 Stunden nach der Verletzung dürfen keine gehaltenen Röntgenaufnahmen mehr gemacht werden. Man stellt die Größe der Aufklappbarkeit nur mehr klinisch fest.

Gehaltene Aufnahmen zur Prüfung der Kreuzbänder (*Film 18 × 24 cm, Hochformat*). Die Aufnahme wird in Rückenlage des Patienten bei einer Stellung des Kniegelenkes von ungefähr 100° gemacht. Der Zentralstrahl wird von der Seite in Richtung des Kniegelenkspaltes auf diesen eingestellt. Zuerst wird eine nicht gehaltene Aufnahme gemacht. Dann wird der Unterschenkel unterhalb des Kniegelenkes von einer Hand des Untersuchers umfaßt und in der Sagittalebene nach vorn bzw. nach hinten zur Auslösung einer vorderen bzw. hinteren Schublade verschoben. Am Endpunkt der vorderen und der hinteren Schublade wird je eine Röntgenaufnahme gemacht. Gemessen wird die Verschiebung aus der Mittelstellung heraus (1. Aufnahme) im Sinne einer vorderen bzw. hinteren Schublade und in Millimeter angegeben (Abb. 14).

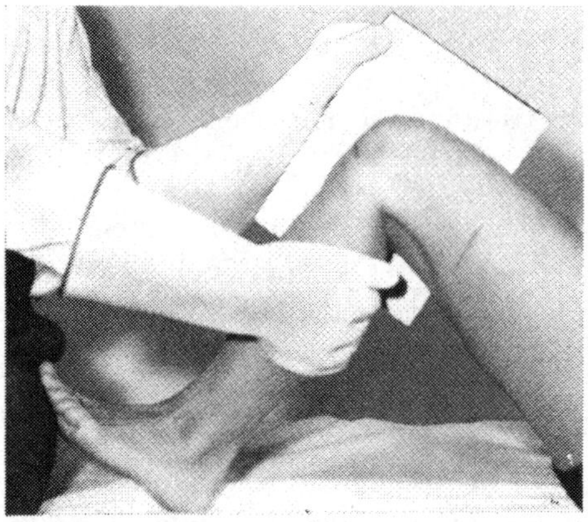

Abb. 14. Gehaltene Aufnahme zur Prüfung der Festigkeit der Kreuzbänder. Das Kniegelenk ist in ungefähr 100°. Mit einer Hand wird der Unterschenkel in der Sagittalebene nach vorne zur Auslösung der vorderen Schublade, bzw. nach hinten zur Auslösung der hinteren Schublade verschoben

Literatur

Böhler, J.: Röntgenologische Darstellung von Kreuzbandverletzungen. Chirurg **16**, 136–138 (1944).

Kaiser, R.: Die röntgenologische Darstellung der Fossa intercondyloidea und ihre Bedeutung für die Kniegelenkdiagnostik. Bruns' Beitr. klin. Chir. **161**, 528–538 (1935).

Kirchmayr, L.: Das Röntgenbild als diagnostisches Hilfsmittel bei Zerreißung der Kniegelenkbänder. Fortschr. Röntgenstr. **27**, 425–426 (1920).

Poigenfürst, J.: Technik und Bedeutung gehaltener Röntgenbilder. Chir. Praxis 467 bis 488 (1960).

Schüler, W.: Diagnose von Schleimhautveränderungen am Kniegelenk durch gezielte Röntgenuntersuchung. Medizinischer Bilddienst 22–25 (1963).

Arthroskopie des Kniegelenkes

Die Endoskopie verschiedener Körperhöhlen ließ bei unklaren Kniegelenkerkrankungen und -verletzungen den Gedanken aufkommen, auch das Kniegelenk endoskopisch zu untersuchen.

In den letzten Jahren hat die Untersuchungs- und Röntgentechnik des Kniegelenkes solche Fortschritte gemacht, daß nur eine geringe Zahl diagnostisch zweifelhafter Fälle bleibt, bei denen aber m. E. auch eine Arthroskopie keine Klärung bringt.

Von einigen Autoren wurde die Arthroskopie des Kniegelenkes als kleiner Eingriff hingestellt, der auch *ambulant* durchgeführt werden kann.

Technisch wird mit Hilfe eines Trokars ein Arthroskop in das Kniegelenk eingeführt. Das Gelenk wird nach Entleerung eines vorhandenen Ergusses und eventueller Spülung mit physiologischer Kochsalzlösung gefüllt. Durch Hin- und Herführen des Arthroskopes versucht man einen Überblick über das Gelenk zu gewinnen. Es ist klar, daß dabei die Sichtmöglichkeit sehr begrenzt ist.

Die Arthroskopie stellt *keinen kleinen ungefährlichen Eingriff* dar, sondern trägt all die Gefahren einer Eröffnung des Kniegelenkes mit sich, *ohne den wirklichen Überblick einer Probearthrotomie zu bieten.*

Literatur

Burman, M.: Arthroskopy of the knee joint. J. Bone Jt. Surg. **16**, 255–268 (1934).
Ders.: The injection of eosin into the knee joint. Arch. Surg. **32**, 524–527 (1936).
Ders.: Arthroscopic examination of the knee joint. Arch. Surg. **32**, 846–874 (1936).
Mayer, L.: Arthroscopy in the diagnosis of meniscal lesions of the knee joint. Amer. J. Surg. **43**, 501–511 (1939).
Sommer, R.: Arthroskopie des Kniegelenkes. Zbl. Chir. **64**, 1496–1497 (1937).
Ders.: Die Endoskopie des Kniegelenkes. Zbl. Chir. **64**, 1692–1697 (1937).
Suckert, R.: Die Photoarthroskopie des Kniegelenkes. Z. Unfallmed. Zürich **53**, 65–68 (1960).
Vaubel, E.: Die Endoskopie des Kniegelenkes. Z. Rheumaforsch. **1**, 210–213 (1938).
Wilcke, K.: Endoskopie des Kniegelenkes an der Leiche. Bruns Beitr. klin. Chir. **169**, 75–83 (1939).

Punktion des Kniegelenkes

Die Durchführung einer Kniegelenkpunktion ist technisch einfach und erfordert keine besonderen Hilfsmittel. Trotzdem muß die Indikation sehr streng gestellt werden, da es, wie bei jedem intraartikulären Eingriff, zu einer Gelenkinfektion mit allen ihren Folgen kommen kann.

Die Punktion ist angezeigt

Bei Gelenkergüssen, die durch *längere* Zeit unverändert bestehen und sich durch konservative Maßnahmen nicht beeinflussen lassen.

Bei Ergüssen, die bei der Infektion des Kniegelenkes auftreten. Diese müssen, im Gegensatz zu den posttraumatischen Ergüssen, *frühzeitig* punktiert werden. Nach Entleerung des Ergusses wird ein Antibiotikum oder Chemotherapeutikum eingespritzt. Das gewonnene Punktat soll bakteriologisch untersucht werden, um gezielt antibiotisch oder chemotherapeutisch vorgehen zu können.

Durch rechtzeitige Punktion bei einer beginnenden Infektion gelingt es mit den uns heute zur Verfügung stehenden Mitteln fast immer, die Gelenkinfektion zu beherrschen.

Die Punktion ist nicht angezeigt

Bei frischen traumatischen Ergüssen, da sie in der Regel durch Hochlagerung, Ruhigstellung oder Kompression zum Verschwinden gebracht werden können.

Bei Ergüssen, die bei chronischen Leiden, wie Lues, Go und Tb auftreten, außer zu diagnostischen Zwecken.

Technik der Punktion

Voraussetzung für eine Kniegelenkpunktion ist eine einwandfreie Asepsis, da es sich um einen intraartikulären Eingriff handelt.

Aus diesem Grund muß auch die Haut in der Umgebung der Punktionsstelle vollkommen in Ordnung sein. Hautabschürfungen, auch wenn sie trocken überkrustet sind, lassen eine Punktion nicht zu.

Bei der Punktion liegt der Patient auf dem Rücken, unter das Kniegelenk kommt ein Holzkeil, so daß eine leichte Beugestellung entsteht. Lateral vom äußeren oberen Rand der Patella wird die Punktionsstelle mit Jod desinfiziert und die Haut und das subkutane Fettgewebe durch eine 2%-Novokainlösung unempfindlich gemacht. Dann folgt die Abdeckung der Unterlage mit einem sterilen Tuch und des Knies mit einem sterilen Schlitztuch. Der Operateur zieht sterile Handschuhe an.

Mit einer Punktionsnadel wird durch die vorher unempfindlich gemachte Haut neben dem äußeren oberen Rand der Patella in medial kaudaler Richtung eingegangen, so daß die Nadel unter der Kniescheibenhinterseite liegt. Ist der Erguß groß, so wird er sich von selbst durch die Nadel entleeren, sonst kann man ihn auch mit einer 20-ccm-Spritze abziehen und dabei den oberen Rezessus mit der Hand komprimieren. Ist die Flüssigkeit abgelassen, wird die Nadel herausgezogen, die Einstichstelle mit Jod betupft und ein steriler Gazetupfer aufgelegt. Anschließend ist ein Kompressionsverband in der auf Seite 35 beschriebenen Weise anzulegen und das Bein auf einer *Braun*schen Schiene zu lagern.

Soll eine Gelenkspülung durchgeführt werden, so wird nach dem Einstich der Punktionsnadel an der Gegenseite ebenfalls eine Nadel eingeführt, durch die die zugeführte Flüssigkeit wieder ablaufen kann.

Oft gibt uns die Punktionsflüssigkeit wichtige diagnostische Hinweise. Aus diesem Grund sind die gewonnene Menge und das Aussehen des Punktates zu vermerken. Die Punktionsflüssigkeit kann sein:

1. serös
2. serös mit Flockung
3. blutig
4. blutig mit Fetttröpfchen
5. blutig serös
6. serös mit Blutkoagula
7. serös eitrig
8. eitrig

Unter normalen Umständen finden sich im Kniegelenk ungefähr 4 ccm klare, fadenziehende, gelbliche Gelenkflüssigkeit. Bei Reizzuständen kann eine Vermehrung bis zu 500 ccm erfolgen. Ein frischer Erguß ist dünnflüssig und wird bei längerem Bestehen dicker.

Ein traumatischer Erguß sieht wie frisches, nicht geronnenes Blut aus. Blutige Beimengungen in serösen Ergüssen können auch durch Verletzung von Blutgefäßen bei der Punktion zustande kommen. Das Blut ist dabei im Punktat in streifiger Form zu sehen oder als leicht hämorrhagische Beimengung.

Bei einer intraartikulären Knochenverletzung sind an der Oberfläche des Punktates Fetttröpfchen zu sehen.

Literatur

Baumgartl, F.: Kniegelenkergüsse durch Veränderungen im Femoropatellargelenk. Klin. Med. **17**, 359–362 (1962).

Cotta, H.: Die perligamentäre Punktion des Kniegelenkes. Münch. med. Wschr. **100**, 1574–1575 (1958).

Eichler, J.: Vergleichende rheumaserologische Untersuchungen mit Gelenkpunktaten und Seren. Arch. orthop. Unfallchir. **55**, 50–57 (1963).

Goertler, K.: Grenzen und Möglichkeiten der Diagnostik „entzündlicher" Kniegelenkerkrankungen durch Punktion und Excision. Z. Orthop. **92**, 275–293 (1959).

Hempel, C.: Über knorpelabbauende Fermente in Kniegelenkpunktaten. Zbl. Chir. **54**, 2377–2380 (1927).

Herrmann, H.: Hat die Tryptophanbestimmung im Gelenkpunktat praktische Bedeutung. Münch. med. Wschr. **88**, 734–736 (1941).

Holmgren, B.: Flüssiges Fett im Kniegelenk nach Trauma. Acta radiol. Stockholm **23**, 131–137 (1942).

King, D.: Fat in traumatic effusions of the knee joint. Amer. J. Surg. **6**, 71–74 (1929).

Ders.: Erythroblasts and myelocytes in traumatic effusions of the knee joint. Amer. J. Surg. **7**, 824–830 (1929).

Kyllönen, J.: Über das Vorkommen von Fett in der Gelenkflüssigkeit. Duodecim Helsinki **49**, 173–180 (1933), finnisch. Ref. Z. org. ges. Chir. **62**, 285.

Schürch, O.: Elektrophoretische Untersuchung von Kniegelenkergüssen. Schweiz. med. Wschr. **80**, 711–715 (1950).

Streng, H.: Das Serum und die Gelenkflüssigkeit betreffende Untersuchungen bei Kniegelenkerkrankungen. Duodecim Helsinki **21**, 1–418 (1939), finnisch. Ref. Z. org. ges. Chir. **97**, 395.

Verbände

1. Technik des Kompressionsverbandes

Das Knie wird zuerst mit einer dünnen Lage Zellstoff umwickelt, da es unter dem Schwammgummi zu erhöhter Schweißsekretion kommt, die das Auftreten von Ekzemen begünstigt. Zur Kompression nimmt man eine Schwammgummiplatte von 2 cm Stärke, deren Größe so gewählt wird, daß sie einige Zentimeter über den Recessus suprapatellaris und einige Zentimeter über den Gelenkspalt hinausragt und den ganzen vorderen Umfang des Kniegelenkes bedeckt.

Quickley und *Streli* haben entsprechend der Größe der Kniescheibe eine Aussparung in der Schwammgummiplatte angegeben, um keinen Druck auf die Kniescheibe zu erzeugen, da dieser oft schmerzhaft ist.

Der Schwammgummi wird mit einer elastischen Binde, die gleichmäßig gewickelt sein muß, unter mäßigem Zug angelegt und so das Knie komprimiert. Treten Schmerzen auf, so ist dies ein Zeichen dafür, daß der Verband zu fest angelegt wurde. Die elastische Binde ist dann sofort abzunehmen und unter weniger kräftigem Zug erneut anzulegen.

Literatur

Streli, R.: Zur Technik der Schwammkompression des Kniegelenkes. Chir. Praxis 529–530 (1957).

2. Zinkleim-Idealbindenverband und Oberschenkelgipshülse

Diese Verbände werden bei den Verletzungen oder Erkrankungen des Kniegelenkes am meisten gebraucht.

Der *Zinkleim-Idealbindenverband* darf nicht sofort nach der Verletzung, solange noch eine Schwellung oder Schwellneigung besteht, sondern erst nach 2 bis 3 Tagen angelegt werden. Der Zinkleimverband soll von den Zwischenzehenfalten bis in die Kniekehle zu den Ansätzen der Beugesehnen reichen. Für das Kniegelenk selbst verwendet man eine elastische Binde von 10 cm Breite, die während der Nacht abgenommen wird. Verbände aus Zinkleim, Stärkebinden oder elastischem Pflaster sollen für das Kniegelenk *nicht* verwendet werden, da sie leicht einschnüren.

Die *Oberschenkelgipshülse* soll von 4 Querfingern oberhalb der Knöchelspitze bis zum Trochanter maior reichen, um eine ausreichende Ruhigstellung zu gewährleisten.

Bei frischen Verletzungen muß die Gipshülse nach dem Anlegen sofort gespalten werden, um Störungen des Blutumlaufs zu vermeiden.

Ist der Verletzte über 40 Jahre alt, so wird bei der geschlossenen Gipshülse vorher ein kurzer Zinkleimverband von den Zwischenzehenfalten bis 10 cm oberhalb des Knöchels angelegt und darüber erst die Gipshülse, um Schwellungen des Fußes zu verhindern.

Je nach der Art der Verletzung soll das Kniegelenk entweder in Streckstellung von 180° oder in leichter Beugestellung von 165° bis 170° stehen. Die richtige Stellung des Kniegelenkes wird nach dem Anlegen der Hülse durch eine Röntgenaufnahme von der Seite kontrolliert.

Prellung und Quetschung des Kniegelenkes

Durch Sturz auf das Knie oder durch Anschlagen kommt es zu einer Kniegelenk*prellung*, durch Einklemmen des Kniegelenkes zwischen zwei Gegenständen zu einer *Quetschung*.

Ist die Gewalteinwirkung schwach, so werden die Beschwerden in Form von Schwellung, Erguß und Bewegungseinschränkung nur gering und von kurzer Dauer sein. Ist die Gewalteinwirkung jedoch stark, so kann es zu einer mächtigen Schwellung des Kniebereiches mit Blutunterlaufungen und Bildung von Spannungsblasen an der Haut (Abb. 15), zu einem prallen Gelenkerguß und zu einer starken Bewegungseinschränkung des Kniegelenkes bis zur Gehunfähigkeit kommen. Werden durch das Trauma kleine Kapselgefäße zerrissen, so kommt es zu einem blutigen Gelenkerguß (Abb. 16).

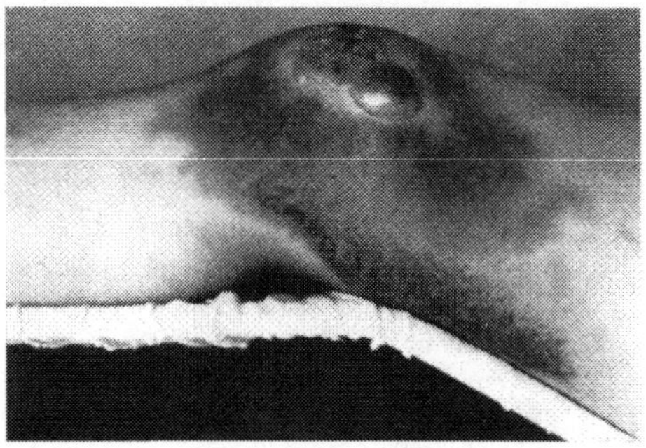

Abb. 15. Blutunterlaufungen und Spannungsblasen nach Quetschung des rechten Knies

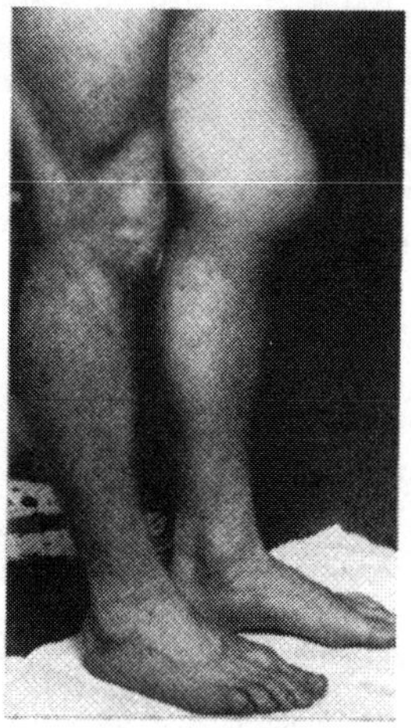

Abb. 16. Frischer Erguß des linken Kniegelenkes nach Sturz auf das Knie aus 2 m Höhe

Besteht nur eine leichte Prellung oder Quetschung des Kniegelenkes, so verordnet man Umschläge mit abgestandenem Wasser und zum Herumgehen eine elastische Binde. Bestehen Schürfwunden an der Haut, so dürfen keine Umschläge gemacht werden. Bei einem starken Gelenkerguß lagert man das Bein am besten auf einer *Braun*schen Schiene. Durch die starke Spannung, unter der die Gelenkkapsel durch den Erguß steht, können starke Schmerzen auftreten. Diese Schmerzen kann man durch kalte Umschläge lindern. Nach 2 Tagen legt man einen Kompressionsverband mit Schwammgummi an, um den Kniegelenkerguß rascher zur Resorption zu bringen.

Die Punktion eines Kniegelenkergusses soll nur bei schweren Fällen durchgeführt werden.

Sobald die starke Schwellung und somit die Schmerzen verschwunden sind, legt man einen Zinkleimverband für den Unterschenkel und eine elastische Binde für das Kniegelenk an. Die elastische Binde soll nur während des Tages getragen werden. Diese Verbandanordnung beläßt man so lange noch ein Erguß und Beschwerden bestehen, mitunter sogar einige Wochen.

Literatur

Alsen, P.: Einfache und wirksame Methode für die Behandlung von Ergüssen im Kniegelenk. Svenska läkartidn. **1941** bis 1945 (1938), schwedisch. Ref. Z. org. ges. Chir. **92**, 638.

Bartels, C.: Über das Spätschicksal des nicht artgebundenen, längeranhaltenden Kniegelenkergusses. Zbl. Chir. **64**, 778–783 (1937).

v. Brandis, H.: Der seröse Kniegelenkerguß und seine Behandlung mit intraartikulären Gaben von Cortison. Med. Klin. **50**, 1467 bis 1469 (1955).

Ders.: Die intraartikuläre Cortisonbehandlung beim Kniegelenkerguß. Langenbecks Arch. klin. Chir. **282**, 276–278 (1955).

Cotte, M.: Hémarthrose du genou traitée par la marche immédiate (méthode de Willems). Presse méd. Paris **28**, 187 (1920).

Czipott, Z.: Hydrocortisonwirkung auf die Resorption aus dem Kniegelenk unter normalen und pathologischen Verhältnissen. Bruns Beitr. klin. Chir. **197**, 347–357 (1958).

Ehlert, H.: Funktionell-pathologische Betrachtungen über den Kniegelenkerguß. Zbl. Chir. **74**, 375–382 (1949).

Forrester, C.: A simple expedient for the treatment of acute and chronic synovitis of the knee joint following trauma. Amer. J. Surg. **28**, 145–149 (1935).

Frankel, C.: The use of hydrocortone in traumatized knees of rabbits. J. Bone Jt. Surg. **39 A**, 224 (1957).

Haldbo, H.: Hydarthron genus. Ugeskr. Laeg. 1277–1281 (1937), dänisch. Ref. Z. org. ges. Chir. **87**, 557.

Hirsch, C.: Some views on the pathology of synovial fluid Acta orthop. Scand. **20**, 121–129 (1950).

Laroyenne: Les hydro-hémarthroses du genou. Lyon chir. **37**, 79–80 (1942).

Magnusson, R.: Some views of knee joint exudate Acta orthop. Scand. **20**, 130–135 (1950).

Oudard, J.: Hydarthroses et hémarthroses. Arch. méd. pharm. navales Paris **113**, 5–50 und 97–151 (1923).

Risak, E.: Die traumatischen Gelenkergüsse. Arch. klin. Chir. **161**, 190–214 (1930).

Rostock, P.: Der Flüssigkeitsdruck in Kniegelenkergüssen. Dtsch. Z. Chir. **213**, 314 bis 321 (1929).

Ders.: Die Resorptionsfähigkeit des Kniegelenkes bei verschiedenen Krankheitszuständen. Dtsch. Z. Chir. **215**, 76–84 (1929).

Roy, A.: A propos du traitement des épanchements traumatiques récents du genou. Mém. Acad. Chir. Paris **66**, 648–652 (1940).

Spira, E.: Ein experimenteller Beitrag zur Frage des Resorptionsvorganges im Kniegelenk des Kaninchens. Bruns Beitr. klin. Chir. **165**, 647–652 (1937).

Szimenatsh, V.: Einige diagnostische und therapeutische Fragen der infolge von geschlossenem Trauma entstandenen Kniegelenkentzündung. Magy. Traum. Orthop. hely. Seb. **5**, 263–275 (1962), ungarisch. Ref. Z. org. ges. Chir. **175**, 314.

Umberto: Il metodo cinetico del de Thooris nelle emartrosi traumatiche del ginocchio. Riv. osp. **4**, 282–287 (1914).

Zanuso, F.: Sul trattamento dell'emartro post-traumatico del ginocchio. Arch. ortop. Milano 236–252 (1958).

Schleimbeutel im Kniebereich

Die *Schleimbeutel* der Kniegelenkgegend, die am *häufigsten von einer Verletzung oder Erkrankung betroffen* werden, sind die *drei vor der Kniescheibe gelegenen:* die Bursa praepatellaris subcutanea zwischen Haut und Faszie, die Bursa praepatellaris subfascialis zwischen Faszie und Vastusaponeurose und die Bursa praepatellaris subtendinea zwischen Rektussehne und Kniescheibe. Sehr oft stehen alle drei Schleimbeutel miteinander in Verbindung.

1. Verletzung der Schleimbeutel

Kommt es durch eine Verletzung im Kniebereich zur Eröffnung eines Schleimbeutels, so ist nach erfolgter Wundausschneidung der Haut der Schleimbeutel *ganz zu entfernen.* Nach der Entfernung des Schleimbeutels wird nur die Haut genäht, ein Kompressionsverband angelegt und das Bein auf einer *Braun*schen Schiene gelagert. Nach 24 Stunden wird der Verband abgenommen und die Wunde verbandlos weiter behandelt. Der Verletzte kann bei glatter Wundheilung nach einer Woche aufstehen und herumgehen. Die Nähte sollen erst am 14. Tag entfernt werden, um eine Nahtdehiszenz zu verhindern.

Hat man nach Eröffnung eines Schleimbeutels diesen nur in seinem verletzten Bereich ausgeschnitten und nicht ganz entfernt, so kommt es häufig zu Fistelbildungen und zur Infektion.

2. Akute seröse oder blutige Ergüsse im Schleimbeutel

Die akuten serösen oder blutigen Ergüsse im Schleimbeutel entstehen in der Regel durch stumpfe Gewalteinwirkung. Je nachdem, ob dabei kleine Blutgefäße verletzt wurden oder nicht, ist der Erguß blutig oder serös. Der Schleimbeutel erscheint klinisch je nach der Stärke des Ergusses als eine bis halbkugelige Vorwölbung, die der Kniescheibe aufsitzt. Die Haut zeigt keine Entzündungserscheinungen. Das Kniegelenk ist nicht betroffen und seine Beweglichkeit nur mäßig behindert.

Differentialdiagnostisch muß ein Erguß der praepatellaren Schleimbeutel gegen einen intraartikulären Kniegelenkerguß abgegrenzt werden.

Ist ein Erguß im Kniegelenk vorhanden, so liegt die Kniescheibe nicht mehr der Facies patellaris des Oberschenkelknochens auf, sondern ist durch die Flüssigkeit von ihr abgehoben. Drückt man stoßartig die Kniescheibe gegen die Facies patellaris, dann spürt man, wie die Kniescheibe an den Oberschenkelknorren anstößt. Bei einem größeren Kniegelenkerguß ist dieses „*Anschlag-Phänomen*“ leicht festzustellen. Ist der Erguß nicht genügend groß um die Kniescheibe vom Oberschenkelknorren anzuheben, so muß man vor der Prüfung des Anschlag-Phänomens mit der einen Hand den Inhalt des oberen Knierezessus in den Gelenkraum ausdrücken. Dadurch wird die Kniescheibe auch bei einem nur geringen Erguß von der Unterlage abgehoben. Ist kein Erguß im Kniegelenk vorhanden, so kann das Anschlag-Phänomen nicht ausgelöst werden.

Das Kniegelenk wird durch Lagerung auf einer *Braun*schen Schiene ruhiggestellt und der Vorfuß mit einem dreieckigen Tuch aufgehängt. Um das Knie gibt man feuchte Umschläge.

Kommt es unter dieser Behandlung nach 3 bis 4 Tagen zu keiner Resorption des Ergusses, so soll der Schleimbeutel punktiert und anschließend ein Kompressionsverband angelegt werden.

3. Chronisch seröse Schleimbeutelentzündung (Hygrom)

Die chronische seröse Schleimbeutelentzündung (Abb. 17) entwickelt sich aus der akuten, nicht eitrigen Schleimbeutelentzündung oder entsteht primär chronisch durch fortgesetzte Traumen. Es kommt im Laufe der Zeit zu zottenartigen Verdickungen der Schleimbeutelinnenwand, so daß sich der Schleimbeutel bei der Betastung wie eine unregelmäßige Vorderfläche der Kniescheibe anfühlt. Das Knien kann dadurch schmerzhaft sein.

Man kann den Versuch machen, durch Punktion des Schleimbeutels und anschließendem Kompressionsverband den chronischen Erguß zum Verschwinden zu bringen. Von der Einspritzung eines Hydrocortisons in den abpunktierten Schleimbeutel ist abzuraten, da es dadurch zu akuten Entzündungserscheinungen und Nekrosen

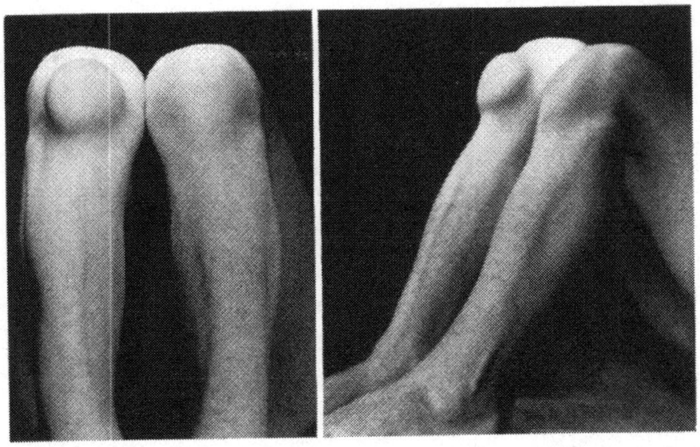

Abb. 17. Chronische Bursitis infrapatellaris bei einem 36jährigen Bergmann, der seit 10 Jahren in diesem Beruf arbeitet. Die Bursa wurde operativ entfernt

kommen kann. Führen die Punktion und der Kompressionsverband zu keinem Erfolg, so kommt nur die operative Entfernung des Schleimbeutels in Frage.

Die Entfernung der Bursa praepatellaris erfolgt von einem seitlichen halben Bogenschnitt aus, entweder medial oder lateral von der Kniescheibe. Man soll den Schleimbeutel, ohne ihn zu eröffnen, zur Gänze entfernen.

Die chronische Bursitis im Bereich des Kniegelenkes kommt häufig als Berufserkrankung bei knieenden Berufen, z. B. Fußbodenlegern, Bergleuten, Putzfrauen usw. vor. Sie ist daher bei den einschlägigen Berufen als Berufserkrankung anzuerkennen. Bei der Beurteilung ist nach Bauer *auch darauf zu achten, ob etwa Exostosen oder andere Knochenunebenheiten unter dem erkrankten Schleimbeutel als körpereigene Ursache für derartige Reizzustände in Frage kommen. Als Mindestdauer der als Ursache angeschuldigten Arbeit sind 3 Monate zu fordern* (Hagen).

4. Eitrige Entzündung der Schleimbeutel

Die eitrige Schleimbeutelentzündung entsteht durch eine Verletzung und durch Eindringen von pyogenen Keimen oder auch metastatisch auf dem Blutweg.

Es kommt zu einer mächtigen Schwellung nicht nur des Schleimbeutels, sondern auch der Umgebung. Die Haut ist gerötet und fühlt sich heiß an (Abb. 18). Bei schweren Entzündungen ist das ganze Kniegelenk druckempfindlich und stark bewegungsbehindert. Die Lymphknoten in der Leistengegend sind vergrößert und ebenfalls druckempfindlich.

Als *Behandlung* kommt nur die Inzision in Frage. In Narkose und Blutleere werden zwei parallele Schnitte entlang des inneren und äußeren Kniescheibenrandes angelegt, der Schleimbeutel mit einer Kornzange gespreizt und zwei Laschendrains eingeführt (Abb. 19). Bei der Inzision ist darauf zu achten, daß es zu keiner Eröffnung des Kniegelenkes kommt, da sonst die Gefahr eines Gelenkempyems besteht. Nach der Inzision wird ein Salbenverband angelegt und das Bein auf einer *Braun*schen Schiene gelagert. Der Vorfuß wird mit einem dreieckigen Tuch aufgehängt. Wenn

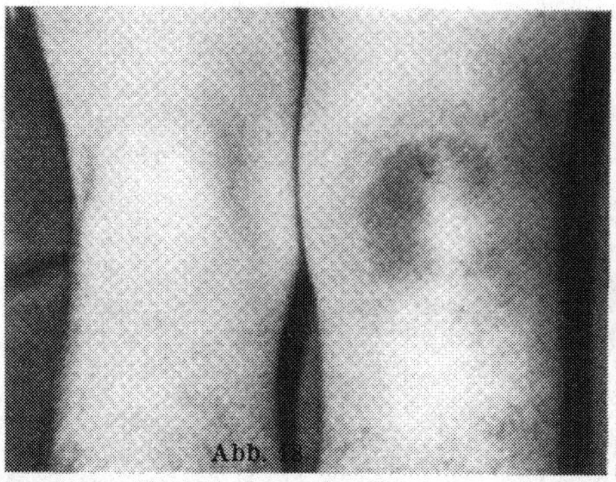

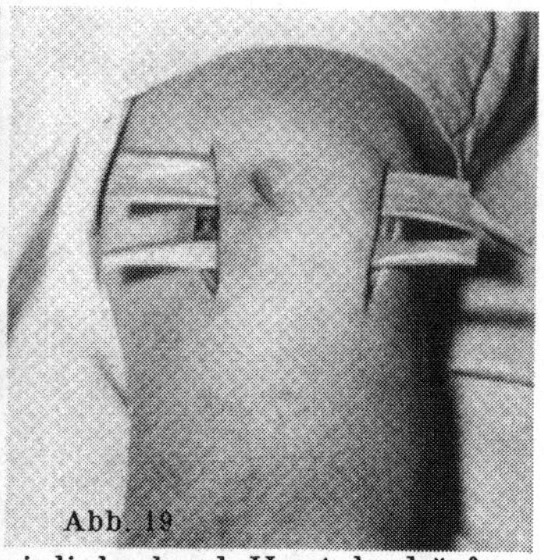

Abb. 18. Akute eitrige Entzündung der Bursa praepatellaris links durch Hautabschürfungen an der Knievorderseite bei einem 45jährigen Fleischhauer, entstanden nach Sturz im Schlachthof aus 3 m Höhe auf das linke Kniegelenk

Abb. 19. Nach der Inzision (beachte die Schnittführung!) und dem Einführen von 2 Laschendrains

die Inzisionen genügend groß gemacht wurden, kommt es rasch zum Abklingen der akuten Entzündungserscheinungen und zur Schmerzfreiheit. Gaben von Antibiotika sind daher nicht nötig.

Von den *anderen Schleimbeuteln* des Kniebereichs sind vor allem noch die beiden an der Ansatzstelle des Lig. patellae gelegenen Bursae infrapatellaris und praetibialis häufig Verletzungen und Infektionen unterworfen. Ihre Behandlung entspricht der der praepatellaren Schleimbeutel, ebenso entsprechend ist die Begutachtung als Berufserkrankung.

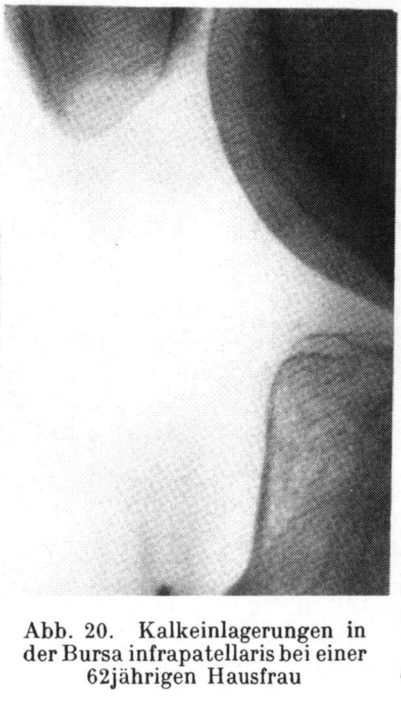

Abb. 20. Kalkeinlagerungen in der Bursa infrapatellaris bei einer 62jährigen Hausfrau

Seltener sind die Bursa anserina, Bursa M. poplitei und die Bursa gastrocnemio-menbranacea chronischen Entzündungen unterworfen. Am besten werden sie dann entfernt.

Sind die in der Kniekehle gelegenen Schleimbeutel vergrößert, so können sie mit den in der Kniekehle gelegenen Ganglien verwechselt werden. Die Ganglien kommunizieren aber immer mit der Gelenkkapsel.

Vergrößerungen des Schleimbeutels im Bereich des Pes anserinus können zu Verwechslungen mit einer medialen Meniskuszyste führen.

5. Kalkeinlagerungen in den Schleimbeuteln

Es kann in jedem Schleimbeutel, der chronischen Reizungen ausgesetzt ist, zu Kalkablagerungen kommen, die gut im Röntgenbild zu sehen sind und meist eine traubenartige Form haben (Abb. 20).

Bestehen durch diese Kalkablagerungen *Beschwerden*, so ist der *Schleimbeutel operativ zu entfernen.*

Literatur

Bauer, M.: Die entschädigungspflichtigen Berufskrankheiten. Thieme Verlag, Stuttgart 1953.
Becker, G.: Arthrocele der Bursa suprapatellaris. Z. Orthop. **81**, 431–433 (1952).
Bocchi, L.: Borsite ipertrofica simulante un corpo mobile prerotuleo. Ateneo parmense **9**, 29–37 (1937).
Borroni, V.: Su di un caso di borsite cronica emorragica della borsa prepatellare. Osp. Bergamo **3**, 151–160 (1934).
Eufinger, H.: Über Schleimbeutelverletzungen und Erkrankungen. Med. Klinik 1871 bis 1876 (1957).
Grospić, F.: Ein Fall von Kniegelenkhernie. Z. Orthop. **62**, 326–329 (1934).
Gruber, G.: Zur Pathologie der Hygrome und Bursitiden. Bruns Beitr. klin. Chir. **181**, 401–418 (1950).
Hellgren, E.: Un cas d'hygroma calculeux pré-rotulien. Acta orthop. Scand. **2**, 289 bis 297 (1932).
Hohlbaum: Die Bursa suprapatellaris und ihre Beziehungen zum Kniegelenk. Bruns Beitr. klin. Chir. **128**, 481–498 (1923).
Karp, M.: Hygroma präpatellare et olecrani eine Berufskrankheit der Bergarbeiter. Bratislavké lek. listy **17**, 141–144 (1937), tschechisch. Ref. Z. org. ges. Chir. **84**, 373.
Kulowski, J.: Medial parameniscus bursitis of the knee. Amer. J. Surg. **91**, 409–412 (1956).
Norley, T.: Calcification of the bursae of the knee. J. Bone Jt. Surg. **31 A**, 417–420 (1949).
Pagliani, F.: Sulle borsiti croniche del cavo popliteo. Ortop. app. motore Roma **5**, 1–19 (1933).
Palma, A.: Bursitis under fibular collateral ligament. Ann. Surg. **127**, 564–568 (1948).
Petrvalsky: Endothelioma bursae M. poplitei. Čas. česk. lék. **52**, 193–198 (1913), tschechisch. Ref. Z. org. ges. Chir. **1**, 487.
Plenz, P.: Periostitis albuminosa oder Hygroma migrans. Zbl. Chir. **56**, 1947–1948 (1929).
Romich, S.: Konservative Behandlung der Bursitis praepatellaris. Wien. med.Wschr. **82**, 1144–1147 (1932).
Rönicke, H.: Beitrag zur Diagnose des Knieschmerzes. Z. Orthop. **95**, 514–519 (1962).
Siebert, K.: Kniescheibenschutzbandage zur Verhütung der Bursitis praepatellaris. Mschr. Unfallheilk. **58**, 279–282 (1955).
Snodgrass, L.: Compound cystic bursitis of the knee joint. J. Bone Jt. Surg. **18**, 229 (1936).
South, C.: Gas gangrene of the infrapatellar bursa. Amer. J. Surg. **97**, 350–353 (1959).
Stumpfegger, L.: Verödungsvorgänge bei der Claudenbehandlung der chronischen Schleimbeutelentzündung. Zbl. Chir. **68**, 779–782 (1941).
Sutro, C.: Trauma to the region of the bursa anserina. Amer. J. Surg. **75**, 489–492 (1948).
Welcker, E.: Die Claudeninjektionsbehandlung der chronischen Bursitiden. Zbl. Chir. **69**, 1698–1703 (1942).
Wolf, J.: Über paraarticuläre Schleimbeutelchondrome. Z. Orthop. **52**, 629–633 (1930).

Offene Kniegelenkverletzungen

Die Mortalität der offenen Kniegelenkverletzungen ist heute, wenn der Verletzte rechtzeitig in Behandlung kommt, die Verletzung richtig erkannt und nach den jetzigen unfallchirurgischen Erkenntnissen behandelt wird, sowie mit Hilfe der Antibiotika praktisch auf Null gesunken.

1. Frische offene Kniegelenkverletzungen

Wenn nach der Wundausschneidung Verdacht auf Eröffnung des Kniegelenkes besteht, vor allem bei Stichverletzungen, so ist, um eine *ausreichende Übersicht* zu schaffen, die Wunde zu verlängern. Wenn die Diagnose auch dann noch nicht einwandfrei geklärt ist, kann man zu diagnostischen Zwecken eine wässrige Penizillinlösung in das Gelenk einspritzen. Liegt eine Gelenkeröffnung vor, so entleert sich an der fraglichen Stelle Flüssigkeit. Manchmal kann auch eine Röntgenaufnahme Aufschluß geben und zwar dann, wenn Luft in das Gelenk eingedrungen ist.

Die Wunde und ihre Umgebung werden mit einem Desinfektionsmittel bestrichen, die Wundausschneidung gewöhnlich in Lokalanästhesie vorgenommen. Es ist dabei wichtig, alle Wundschichten auszuschneiden und sämtliche Wundwinkel zu erfassen. Nötigenfalls müssen Erweiterungsschnitte angelegt werden, z.B. ist bei Schleifverletzungen oft Straßenschmutz weit unter die Haut hinaufgeschoben. Sind Fremdkörper im Gelenk, werden sie entfernt, kleinere Teilchen mit Tupfern weggewischt. Eine Spülung des Gelenkes mit Wasserstoffsuperoxyd, Äther und dergleichen ist nicht angebracht, da dadurch kleinste Fremdkörper in tiefere Gelenkanteile verlagert werden und es außerdem zu einer Schädigung des Gelenkknorpels und damit später zu Arthrosen kommen kann. Die lokale Verabreichung von Antibiotika ist aus dem gleichen Grund zu vermeiden.

Beim Auswischen des Gelenkes mit dem Tupfer bleiben sicher Keime zurück, mit denen aber die Gelenkinnenhaut, wenn die Durchblutung gut ist, ebenso fertig wird wie das Bauchfell. Sind Fremdkörper im Knorpel oder Knochen imprimiert, sind diese mit dem Meißel zu entfernen. Vor der Wundnaht wird ein Gummidrain, bei größeren Wunden werden zwei eingelegt, wobei diese niemals durch die Wunde, sondern durch die *gesunde Haut* an der tiefsten Stelle herauszuleiten sind. Die Gummidrains müssen nach längstens 24 Stunden entfernt werden. Anschließend wird *nur* die Haut genäht, wobei besonders darauf zu achten ist, daß dieser Verschluß möglichst spannungsfrei erfolgt. Hautverluste sind durch Lappenverschiebung zu decken und die dabei entstehenden Defekte mit Dermatomlappen.

Ein Verschluß der Gelenkkapsel durch Naht darf *nicht* erfolgen, da das Nahtmaterial Fremdkörperreizerscheinungen hervorrufen kann. Aus diesem Grunde sind auch Gefäßunterbindungen zu vermeiden. Besteht ein Defekt in der Gelenkkapsel, so ist er mit Synovialis zu decken.

Nach der Hautnaht wird die Wunde mit einem sterilen Tupfer bedeckt und je nach Ausdehnung der Weichteilwunde und Schädigung der Haut eine Gipshülse von der Hüfte bis zum Sprunggelenk oder ein Beckenbeingipsverband für 2 bis 8 Wochen angelegt. Die Gipshülse bzw. der Beinteil des Beckenbeingipsverbandes ist sofort zu spalten. Das Bein wird auf einem Keilpolster gelagert.

Nach 24 Stunden werden über der Wunde der Gips und der Tupfer entfernt und die Wunde verbandlos weiter behandelt. Die Drains sind ebenfalls nach 24 Stunden zu entfernen, wobei man die Drainstellen mit einem sterilen Tupfer bedeckt.

Die Hautnähte werden zwei Wochen belassen. Antibiotika gibt man parenteral.

Bei glatter Wundheilung kann der Gipsverband nach 2 Wochen entfernt werden. Ist es jedoch zu Hautnekrosen oder einer Infektion gekommen, so muß er so lange liegen bleiben, bis entweder die Haut vollkommen in Ordnung ist oder keine Eiterung mehr besteht.

Nach Entfernung des Gipsverbandes wird ein Zinkleimverband für den Unterschenkel und eine elastische Binde für das Kniegelenk angelegt. Dann kann auch mit aktiven Bewegungsübungen begonnen werden, die aber keine Schmerzen bereiten dürfen. Es kommt sonst zu Reizung und Ergüssen im Kniegelenk.

2. Nicht frische offene Kniegelenkverletzungen

Bei einer offenen Kniegelenkverletzung, die älter als 12 Stunden ist, soll keine Wundausschneidung mehr gemacht werden. Auf die Wunde gibt man einen Tupfer mit Perubalsam. Je nach der Größe der Wundöffnung und den Hautverhältnissen wird eine Oberschenkelgipshülse oder ein Beckenbeingipsverband angelegt. Antibiotika werden allgemein gegeben.

Literatur

Ahrer, E.: Offene Kniegelenksverletzungen. Klin. Med. **17**, 591–595 (1962).

Allen, A.: Lacerated wound into the knee joint, treated by complete closure and immediate active mobilization. Boston Med. Surg. J. **184**, 167–172 (1921).

Ders.: Penetrating wounds of the knee. S. Afr. J. Med. Sc. **1**, 31–41 und 42–56 (1935).

Betzel, F.: Die offenen Kniegelenkverletzungen, ihre Behandlung und Ergebnisse. Bruns Beitr. klin. Chir. **183**, 226–240 (1951).

Buchberger, R.: Perforierende Verletzungen des Kniegelenkes, Therapie und Prognose. Wien. klin. Wschr. **65**, 633–637 (1953).

Eising, E.: Willems treatment of knee joint injuries. N. Y. Med. J. **113**, 734–738 (1921).

Etienne, E.: Plaie articulaire du genou, souillée de terre. Arch. Soc. sc. méd. biol. Montpellier **9**, 191–192 (1928).

Ferguson, E.: Wounds penetrating the knee joint. Brit. med. J. **4130**, 339–340 (1940).

Gelehrter, G.: Erkennung und Behandlung der offenen Kniegelenkverletzungen. Friedenserfahrungen aus den Jahren 1929 bis 1950. Wien. klin. Wschr. **63**, 889–892 (1951).

Groß, C.: Offene Knieverletzungen und ihre Behandlungsergebnisse. Arch. orthop. Unfallchir. **40**, 221–226 (1939).

Hansen, J.: Die offenen Verletzungen der großen Gelenke. Dtsch. Z. Chir. **235**, 468 bis 483 (1932).

Hayem, L.: Les plaies du genou et leur traitement. Rev. Chir. Paris **34**, 607–622 (1914).

Holm, H.: Behandlung der penetrierenden Knieverletzungen im Odenser Krankenhaus 1922–1934. Hosp. tid. K'hvn 1–5 (1936), dänisch. Ref. Z. org. ges. Chir. **80**, 558.

Jonasch, E.: Offene Kniegelenkverletzungen. Münch. med. Wschr. **101**, 1481–1483 (1959).

Kortzeborn, A.: Die Behandlung der offenen Gelenkverletzung durch den praktischen Arzt. Z. ärztl. Fortbildg. **30**, 640–642 (1933).

Kroh, F.: Folgen und Behandlung großer Defekte der Gelenkkapsel. Arch. klin. Chir. **155**, 365–404 (1929).

Ders.: Synovialisplastik bei großen Kapseldefekten des Kniegelenkes. Zbl. Chir. **64**, 596 (1937).

Laroyenne, M.: Emphysème aérieu traumatique. Presse méd. Paris **28**, 186 (1920).

Lenggenhager, K.: Zur Verbesserung der Behandlungsresultate offener Gelenkverletzungen und Gelenkeiterungen. Helv. chir. acta **17**, 10–29 (1950).

Ludwig, C.: Offene Kniegelenkverletzungen und ihre Behandlungsergebnisse. Arch. orthop. Unfallchir. **40**, 221–226 (1939).

Mandl, F.: Über penetrierende und Binnenverletzungen des Kniegelenkes. Wien. med. Wschr. **78**, 149–152 (1928).

Marquis, E.: Sur la suture primitive des plaies articulaires. Mém. Acad. chir. Paris **65**, 487–490 (1939).

Mondor, H.: Les plaies du genou. Presse méd. Paris **89**, 961–965. (1922)

Müller, R.: Penetrierende Kniewunden des Friedens. Zbl. Chir. **40**, 1108 (1913).

Ders.: Über penetrierende Kniegelenkwunden. Arch. klin. Chir. **101**, 398–425 (1913).

Nasaroff, W.: Zur Frage der Behandlung von Kniegelenkverletzungen. Verh. Russ. Chir. Ges. Ref. Z. org. ges. Chir. **20**, 461.

Pacher, W.: Hackverletzungen des Kniegelenkes. Arch. orthop. Unfallchir. **41**, 334 bis 342 (1941).

Parker, J.: Compound injuries of the knee joint. Ann. Surg. **125**, 341–348 (1947).

Passarge, E.: Über die Füllung offen verletzter Kniegelenke mit Marfanil-Prontalbinbrei. Zbl. Chir. **72**, 1233–1234 (1947).

Querneau, J.: Deux cas de plaie pénétrante du genou traités par la mise à plat sans suture et les pansements rares. Mém. Acad. Chir. Paris **64**, 1409–1418 (1938).

Saegesser, M.: Die Behandlung der offenen Gelenkwunde und der Gelenkeiterung. Med. Klin. **37**, 298 (1941).

Schmidt, R.: Die Behandlung der offenen Kniegelenkverletzung. Klin. Med. **5**, 267 bis 274 (1950).

Scott, J.: Early treatment of penetrating wounds of joints. Brit. J. Surg. **36**, 310 bis 324 (1949).

Treister, G.: Ein seltener Fall von mehreren Nadeln im Kniegelenk. Acad. Leningrad **3**, 79–81 (1935), russisch. Ref. Z. org. ges. Chir. **78**, 735.

Volkmann, J.: Plastische Deckung großer Defekte der Kniegelenkkapsel. Arch. klin. Chir. **155**, 714–716 (1929).

Ders.: Zur Behandlung offener Kniegelenkverletzungen. Chirurg **19**, 343–347 (1948).

Wittek, A.: Die Behandlung der Knieverletzungen. Zbl. Chir. **57**, 371–372 (1930).

Ders.: Über Verletzungen des Kniegelenkes. Wien. med. Wschr. **80**, 295–297 (1930).

Zahradnicky: Die Behandlung der Kniegelenkverletzungen. Roz. chir. gyn. **1**, 34–41 und 52–59 (1921), tschechisch. Ref. Z. org. ges. Chir. **16**, 540.

Zeis, M.: Fortschritte in der Behandlung der offenen Kniegelenkverletzungen. Zbl. Chir. **85**, 1202–1214 (1960).

Zikev, V.: Die Behandlung offener Kniegelenkverletzungen durch Dauerextension. Chirurgija **6**, 116–117 (1940), russisch. Ref. Z. org. ges. Chir. **101**, 526.

Infektionen des Kniegelenkes

1. Synovitis serosa

Bei der Synovitis serosa ist das Knie prall geschwollen, die Haut gerötet und fühlt sich heiß an.

Das Gelenk ist in diesen Fällen *unter streng aseptischen* Bedingungen zu punktieren, der Erguß abzulassen und Antibiotika sind sowohl in das Gelenk einzubringen, als auch in hohen Dosen allgemein zu geben. Das gewonnene Punktat soll auf Keime untersucht werden. Das Kniegelenk wird bei einer Beugestellung von 165 bis 170° durch einen Beckenbeingipsverband ruhiggestellt, wobei der Gipsverband an der Vorderseite im Bereich des Knies zu fenstern ist, um genau beobachten und notwendige neuerliche Punktionen durchführen zu können.

Der Gipsverband soll, nachdem der Verletzte fieberfrei und das Gelenk äußerlich unauffällig geworden ist, noch 2 Wochen liegen bleiben.

Zum Aufstehen wird ein Zinkleimverband für den Unterschenkel und eine elastische Binde für das Kniegelenk angelegt.

2. Kniegelenkempyem

Beim Kniegelenkempyem ist meist eine mächtige Schwellung der Kniegelenkgegend vorhanden. Das Gelenk wird in leichter Beugestellung (Entlastungsstellung) gehalten und ist bei jeder Bewegung schmerzhaft. Der Gelenkspalt ist druckempfindlich. *Differentialdiagnostisch* muß das Kniegelenkempyem gegen die Kapselphlegmone abgegrenzt werden, da die Kapselphlegmone eine sofortige ausgiebige Eröffnung des Gelenkes erfordert.

Das Kniegelenk wird in Lokalanästhesie punktiert, der Eiter entleert, Antibiotika werden eingespritzt und auch in hohen Dosen allgemein gegeben. Man kann auch eine Spül-Saugdrainage anlegen, die den Vorteil hat, daß das Sekret dauernd abgesaugt wird und ständig gleichmäßig Antibiotika eingebracht werden können (Abb. 21). Die Ruhigstellung erfolgt mit einem Beckenbeingipsverband bei einer Stellung des Kniegelenkes von 165 bis 170°.

Wenn sich trotz wiederholter Punktionen das Kniegelenk wieder mit Eiter füllt und der Verletzte nicht abfiebert, muß inzidiert werden. Die Schnitte für die Gelenkeröffnung werden in einer Länge von mindestens 10 cm zu beiden Seiten der Kniescheibe angelegt und ein oder zwei Laschendrains quer durchgezogen. Wird nach dieser Inzision die Eiterung nicht beherrscht oder ist die Kniekehle auf Druck empfindlich, so muß das Kniegelenk auch an der Hinterseite eröffnet werden.

Der Gipsverband bleibt nach der Abfieberung noch ungefähr 6 Wochen liegen.

Ist es durch das Kniegelenkempyem nur zu einer weitgehenden Zerstörung des Gelenkes, nicht aber zu einer Ankylose gekommen, so kann nach einem halben Jahr eine Kompressionsarthrodese gemacht werden.

3. Kapselphlegmone

Bei der Kapselphlegmone ist die Entzündung nicht nur auf die Synovialis beschränkt, sondern greift auch auf die fibröse Gelenkkapsel über. Die Form des Knies ist nicht mehr erhalten, es besteht auch eine mächtige entzündliche Schwellung der umgebenden Weichteile. Eine Bewegung des Gelenkes ist wegen der starken Schmerzhaftigkeit in der Regel unmöglich. Der Druckschmerz, der beim Gelenkempyem nur

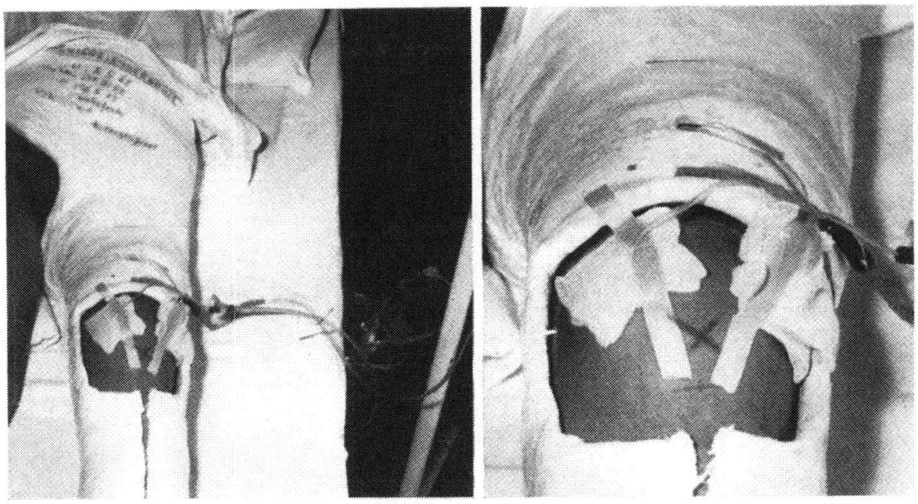

Abb. 21. Kniegelenkempyem bei einem 15jährigen Knaben. Das Bein ist durch einen Becken-Bein-Gipsverband ruhiggestellt, wobei an der Knievorderseite ein Fenster ausgeschnitten ist. Durch den oberen Recessus ist eine Spül-Saugdrainage angelegt

auf den Gelenkspalt lokalisiert ist, findet sich nun über der gesamten Kapsel und der Umgebung des Gelenkes. Die Verletzten machen einen schwerkranken Eindruck und haben septische Temperaturen.

Wird bei der Kapselphlegmone das Gelenk nicht rechtzeitig *breit* eröffnet, so steigt der Eiter unter dem Quadriceps, zwischen Vastus medialis und der Adduktorenmuskulatur auf und gelangt unter dem Vastus lateralis auf die Beugeseite. Weiter kann der Eiter noch unter die tiefe Unterschenkelmuskulatur und den M. soleus oder zwischen diesen und den M. gastrocnemius gelangen.

In Allgemeinnarkose und Blutleere muß das Gelenk von vorne und hinten eröffnet (Kondylenabmeißelung nach *Läwen*) und drainiert werden. Anschließend legt man bei einer Stellung des Kniegelenkes von 165 bis 170° einen Beckenbeingipsverband an. Kann trotz breitester Eröffnung die Kapselphlegmone *nicht beherrscht* werden, so soll man mit der *Amputation* nicht zu lange zuwarten, damit sich der Allgemeinzustand des Patienten nicht zu sehr verschlechtert.

Die *Amputation* soll in Blutleere ausgeführt werden. Nach der Absetzung darf der Amputationsstumpf *nicht* genäht werden. Wenn die Wunden rein sind und kein Fieber besteht, kann der Stumpf nach 5 Tagen sekundär genäht werden.

Wurde die Infektion beherrscht, so muß bei einer Kapselphlegmone der Gipsverband nach der Entfieberung noch ungefähr 6 Wochen liegen bleiben. Anschließend gibt man eine Oberschenkelgipshülse bis es zur knöchernen Ankylosierung des Kniegelenkes gekommen ist. Auf die Beugestellung des Kniegelenkes von 165 bis 170° im Gipsverband ist zu achten.

4. Technik der Eröffnung des Kniegelenkes bei Infektionen

1. *Von vorn:* Die Schnitte werden in Längsrichtung zu beiden Seiten neben der Kniescheibe angelegt.

2. *Von hinten innen:* Die Schnittführung in der Kniekehle erfolgt in Richtung des

M. semimembranaceus, d. h. daß der Schnitt nicht an der Innenseite, sondern mehr nach medial zu liegt. Nach Durchtrennung der Haut und der Fascia poplitea werden die Sehnen der Mm. semimembranaceus und semitendineus mit einem stumpfen Haken nach medial gezogen, das Caput laterale des M. gastrocnemius wird nach lateral zu gehalten. So kommt der über dem inneren Knorren liegende Kapselanteil gut zur Darstellung. An dieser Stelle wird die Kapsel in der Längsrichtung eröffnet.

3. *Von hinten außen:* Der Hautschnitt wird medial der Bizepssehne angelegt und die Fascia poplitea durchtrennt. Der M. biceps femoris wird mit einem stumpfen Haken nach lateral und der laterale Gastroknemiuskopf nach medial gezogen. Dabei ist besonders auf den N. peroneus zu achten. Der so zur Darstellung gekommene Gelenkkapselanteil wird der Länge nach eröffnet.

Die oben angegebenen Schnittführungen haben den Vorteil, daß sie entweder medial oder lateral vom Gefäßnervenbündel der Fossa poplitea verlaufen.

5. Kondylenabmeißelung nach Läwen

Um den Eiterabfluß aus dem Recessus popliteus zu erleichtern, hat *Läwen* die Kondylenabmeißelung angegeben und dabei die wichtigste Forderung erfüllt, nämlich die *Abflußmöglichkeit des Eiters nach dem tiefsten Punkt.*

Zur Kondylenabmeißelung wird der Verletzte auf den Bauch gelagert und am Bein eine Blutsperre angelegt. Bei leicht gebeugtem Kniegelenk wird an der Innen- und Außenseite durch je einen Schnitt von 10 cm Länge das Gelenk eröffnet und die Oberschenkelknorren dargestellt. Mit dem Meißel werden die über die Hinterfläche des Oberschenkelschaftes vorragenden Teile der Oberschenkelknorren horizontal abgetragen und Gummidrains eingelegt, die an der Haut durch Nähte fixiert werden. Dann wird in einer Stellung des Kniegelenkes von 165 bis 170° ein Beckenbeingipsverband angelegt, der über den Operationswunden gefenstert werden muß. Für das Kniegelenk soll eine Spüldrainage angelegt werden und bis zum Abklingen des Fiebers liegen bleiben.

Vor der Operation muß man eine *Resistenzbestimmung der Keime* durchführen lassen, um Antibiotika gezielt anwenden zu können.

Literatur

Albert, F.: Les possibilités de la mobilisation active dans le traitement des arthrites suppurées du genou. Procès.-verb. 43. Congr. franç. chir. 587–589 (1934).

Ambrumjanz, G.: Zur Behandlung der acuten eitrigen Gonitis der Friedenszeit. Z. sovrem. chir. **5**, 616–623 (1930), russisch. Ref. Z. org. ges. Chir. **52**, 239.

Barret, M.: La résection intra-fébrile du genou dans le traitement des arthrites suppurées. Mém. Acad. Chir. Paris **68**, 360–362 (1942).

Berceanu, D.: Behandlung eitriger Entzündungen des Kniegelenkes nach der Methode von Willems. Rev. chir. Bucuresti **39**, 72–76 (1936), rumänisch. Ref. Z. org. ges. Chir. **81**, 79.

Best, F.: Die Resektion bei der Kniegelenkeiterung mit einigen Bemerkungen über technische Fehler. Chirurg **19**, 162–163 (1948).

Billet, H.: A propos du traitement des arthrites suppurées du genou chez l'enfant. Procès.-verb. 43. Congr. franç. chir. 610 bis 614 (1934).

Bøe, J.: Fall von metastatischer Kniegelenkentzündung verursacht durch den Balkaligines. Norsk. Mag. **99**, 853–858 (1938), norwegisch. Ref. Z. org. ges. Chir. **90**, 560.

Boeminghaus, H.: Zur Behandlung der eitrigen Kniegelenkinfektionen. Zbl. Chir. **63**, 1682–1696 (1936).

Böhler, L.: Verhütung des postoperativen Kniegelenkinfektes. Zbl. Chir. **63**, 41–42 (1936).

Böhm, F.: Erfahrungen mit der *Payr*schen Behandlungsmethode der Kniegelenkeiterung. Arch. klin. Chir. **202**, 750–758 (1941).

Boppe, Traitement des arthrites suppurées du genou. Procès.-verb. 43. Congr. franç. chir. 598–599 (1934).

Bourde, J.: Sur le traitement des arthrites suppurées du genou chez l'enfant. Procès.-verb. 43. Congr. franç. chir. 600–602 (1934).

Budde: Über die Behandlung des Pyarthros genu durch frontale Resektion der hinteren Femurkondylenabschnitte nach *Läwen*. Zbl. Chir. **54**, 2141–2142 (1927).

Carajannopoulos, G.: Deux cas d'arthrite purulente amicrobienne du genou. Bull. Soc. nat. Chir. Paris **58**, 1262–1264 (1932).

Cauchoix, J.: La synovectomie dans le traitement des arthrities suppurées du genou. Acta orthop. Belg. **28**, 218–225 (1962).

Charrier, A.: La méthode de Willems dans les arthrites suppurées du genou. J. med. Bordeaux **92**, 63–66 (1921).

Chaton, M.: A propos des arthrites suppurées du genou. Procès.-verb. 43. Congr. franç. chir. 620–623 (1934).

Chiarolanza, R.: Indications et résultats éloignés du traitement des arthrites purulentes du genou par la méthode de Willems. Procès.-verb. 43. Congr. franc. chir. 553–558 (1934).

Conor, J.: The treatment by rest of acute infection of the knee joint. Brit. Med. J. **3188**, 182–184 (1922).

Coryn, G.: Le traitement des arthrites purulentes du genou par l'extension continue. J. chir. Bruxelles **2**, 69–73 (1938).

Cotte, M.: Traitement des arthrites suppurées du genou par la mobilisation active immédiate. Presse méd. Paris **28**, 186–187 (1920).

Cramer, P.: Über die Behandlung von 10 Kniegelenkempyemen mit Penicillin. Zbl. Chir. **75**, 1019–1028 (1950).

Delagenière, Y.: Des arthrites partielles et des fausses arthrites suppurées du genou. Procès.-verb. 43. Congr. franç. chir. 615 bis 619 (1934).

Delrez, L.: Traitement de l'arthrite purulente du genou. Procès.-verb. 43. Congr. franç. chir. 548–561 (1934).

Despontin, A.: Behandlung der eitrigen Kniegelenkentzündungen. Sem. méd. **2**, 780 bis 790 (1935), spanisch. Ref. Z. org. ges. Chir. **79**, 158.

Diessl, F.: Über die acute eitrige Kniegelenkentzündung im Säuglingsalter. Arch. klin. Chir. **160**, 716–724 (1930).

Dziembowski, S.: Sur les arthrites suppurées du genou. Procès.-verb. 43. Congr. franç. chir. 542–547 (1934).

Eberle, F.: Beiträge zur Therapie infizierter Kniegelenkverletzungen. Arch. klin. Chir. **113**, 353–373 (1920).

Erb, K.: Die moderne Behandlung akuter Kniegelenkeiterungen; die *Läwen*sche Operation als Methode der Wahl bei ihren schweren Formen. Bruns Beitr. klin. Chir. **155**, 437–452 (1932).

Ders.: Spätresultate der *Läwen*schen Femurkondylenabmeißelung bei akuter Kniegelenkeiterung. Bruns Beitr. klin. Chir. **157**, 351–358 (1933).

Ders.: Dauer und Spätresultate der *Läwen*schen Femurkondylenabmeißelung bei Kniegelenkeiterung. Z. Orthop. **58**, 320 bis 322 (1933).

Fabris, U.: Osservazioni sperimentali e cliniche sulle artriti purulente del ginocchio secondarie ad eresipela della faccia. Gazz. internaz. med.-chir. **6**, 593–601 (1928).

Ferran: Arthritis suppurées du genou traitées par la ponction au bistouri et le lavage à l'éther suivis de la mobilisation immédiate. Marseille méd. **59**, 647–649 (1922).

Foster, W.: Ist metastatische Knieeiterung Unfall oder Furunkelfolge? Mschr. Unfallheilk. **46**, 329–332 (1939).

Fourmestraux, J.: Mobilisation active immédiate et anesthésie locale dans le traitement des arthrites suppurées du genou. Bull. Soc. nat. Chir. Paris **60**, 757–761 (1934).

Froelich: Traitement de l'arthrite suppurée du genou par l'ouverture en tabatière de cette articulation. Procès.-verb. 43. Congr. franç. chir. 564–566 (1934).

Gheorghiu, J.: Ein Fall von Streptokokkeninfektion des Kniegelenkes mit Endocarditis. Rev. stiint. med. Bucuresti **16**, 829 bis 831 (1927), rumänisch. Ref. Z. org. ges. Chir. **40**, 750.

Giusti, G.: Il lavaggio con soluzione fisiologica e la penicillina intraarticolare nel tratamento delle artriti seropurulente e acute del ginocchio. Chirurgia Milano **5**, 21–30 (1950).

Golobowodko, P.: Über die Arthrotomie des Kniegelenkes bei eitriger Entzündung. Ortop. Travmatol. **10**, 41–54 (1936), russisch. Ref. Z. org. ges. Chir. **82**, 34.

Hampton, O.: Observations on the management of suppurative arthritis of the knee joint. Amer. J. Surg. **74**, 631–645 (1947).

Hattink, J.: Die Behandlung von Kniegelenkentzündungen mit Solutio Chlumsky. Nederl. Tijdschr. Geneesk. 2724–2728 (1935), holländisch. Ref. Z. org. ges. Chir. **74**, 124.

Heck, F.: Die *Läwen*sche Operation bei der Kapselphlegmone des Kniegelenkes. Chirurg **20**, 612–615 (1949).

Hetzar, W.: Die *Läwen*sche Kondylenabmeißelung bei Kniegelenkkapselphlegmonen. Zbl. Chir. **69**, 897–909 (1942).

Hohlweg,: Die Bewegungsbehandlung der Kniegelenkeiterung nach *Willems* und ihre Erfolge. Arch. orthop. Unfallchir. **38**, 268 bis 270 (1937).

Ders.: Über Bewegungsbehandlung von Kniegelenkeiterung nach *Willems.* Zbl. Chir. **65**, 891–892 (1938).

Hortolomei: Sur le traitement des arthrites suppurées du genou. Procès.-verb. 43. Congr. franç. chir. 539–541 (1934).

Huet, P.: Traitement des arthrites suppurées du genou. J. chir. Paris **44**, 537–553 (1934).

Ingebrigtsen, R.: Über die Behandlung des Pyarthros genu. Acta chir. Scand. **62**, 373–398 (1927).

Janas, A.: Beitrag zum Studium der Behandlung eitriger Kniegelenkentzündungen nach *Willems.* Spitalul Bucuresti **50**, 97 bis 100 (1930), rumänisch. Ref. Z. org. ges. Chir. **50**, 870.

Kandelis, V.: Paraarticuläre Phlegmonen bei Osteoarthriden des Kniegelenkes. Chirurgija 46–50 (1951), russisch. Ref. Z. org. ges. Chir. **127**, 230.

Kappis, M.: Erfahrungen mit der Bewegungsbehandlung der Kniegelenkeiterung nach *Willems.* Zbl. Chir. **58**, 579–581 (1931).

Keefer, C.: Histologic changes in the knee joint in various infections. Arch. Pathol. Boston **18**, 199–215 (1934).

Kehl: Zur horizontalen Resektion der hinteren Femurkondylen. Med. Klin. **19**, 752 bis 753 (1923).

Klapp, R.: Behandlung des Kniegelenkempyems nach *Willems.* Zbl. Chir. **66**, 1681–1683 (1939).

König, S.: Über die Behandlung von akuten Kniegelenkeiterungen mit Rivanollösungen. Med. Welt 410 (1934).

Kroh, F.: Indikationen zur Eröffnung der hinteren Kapseltaschen des Kniegelenkes. Arch. orthop. Unfallchir. **42**, 95–115 (1942).

Küttner, H.: Über die isolierte hämatogene Staphylokokkenvereiterung des Kniegelenkes bei Erwachsenen. Zbl. Chir. **57**, 2631–2634 (1930).

Ders.: Die isolierte hämatogene Staphylokokkenvereiterung des Kniegelenkes bei Erwachsenen. Bruns Beitr. klin. Chir. **151**, 528–536 (1931).

Ladwig, A.: Die Behandlung der Eiterung großer Gelenke früher und heute. Zbl. Chir. **76**, 396–401 (1951).

Lambert, G.: A propos d'une arthrite aigne du genou. Acta orthop. Belg. **15**, 54–58 (1949).

Lambotte: Le traitement de l'arthrite suppurée du genou. Procès.-verb. 43. Congr. franç. chir. 562–563 (1934).

Lauber, H.: Über Gelenkeiterungen mit besonderer Berücksichtigung des Kniegelenkempyems. Med. Klinik. **36**, 360–361 (1940).

Lauenstein: Folgen der Kniegelenkeiterung im Kindesalter. Verh. Dtsch. Orthop. Ges. 36. Kongr. 298–301 (1948).

Läwen, A.: Über die Behandlung schwerer Kniegelenkeiterungen durch tiefen Seitenschnitt und horizontaler Resektion der hinteren Femurkondylen. Bruns Beitr. klin. Chir. **121**, 479–480 (1921).

Ders.: Primäre Knochennaht bei Operation schwerer Kniegelenkeiterungen durch horizontale Resektion der Femurkondylen. Zbl. Chir. **56**, 1858–1859 (1929).

Ders.: Résection horizontale de la partie postérieure des condyles fémoraux dans les cas de suppuration grave de l'articulation du genou. Procès.-verb. 43. Congr. franç. chir. 532–533 (1934).

Ders.: Über die Behandlung der Eiterung der großen Gelenke. Chirurg **19**, 1–5 (1948).

Lindbery, R.: Arthrites suppurées du genou dans la draconculose et arthrites suppurées cryptogénétiques. Rev. méd. trop. **27**, 215–230 (1935).

Lindström, L.: Behandlung der Kniegelenkeiterung nach Willems. Nord. Med. 3193 bis 3197 (1939), schwedisch. Ref. Z. org. ges. Chir. **97**, 158.

Lund, F.: A case of infection of the knee joint treated by early and continous active motion. Boston Med. Surg. J. **182**, 631 bis 633 (1920).

Mandl, F.: Prophylaxe und Therapie des postoperativen Kniegelenkinfektes. Zbl. Chir. **63**, 38 bis 40 (1936).

Manine: Note sur un cas d'arthrite purulente du genou à diplocoque non encapsulé, guèrie après injection de rhodium β colloidal électrique. Bull. mém. Soc. méd. hôp. Paris **29**, 1138–1139 (1913).

Marino, V.: La cura delle artriti purulente del ginocchio e un nuovo metodo di resezione di drenaggio. Policlinico Sez. chir. **49**, 337–354 (1942).

Masini, P.: Traitement des arthrites suppurées du genou. Procès.-verb. 43. Congr. franç. chir. 602–605 (1934).

May, H.: Über die akute, eitrige Kniegelenkentzündung im Säuglingsalter. Arch. klin. Chir. **165**, 110–112 (1931).

Mermingas, K.: Zur Behandlung der traumatischen Kniegelenkeiterung. Zbl. Chir. **49**, 1129–1132 (1922).

Miller, M.: Willem's treatment of septic knees. Ann. Surg. **76**, 116–117 (1922).

Mouat, T.: A note on the treatment of acute infective arthritis of the knee joint. Brit. med. J. **3830**, 980–981 (1934).

Napalkov, P.: Zur Frage der Behandlung eitriger Kniegelenkentzündungen. Chirurgija **4**, 103–110 (1938), russisch. Ref. Z. org. ges. Chir. **87**, 320.
Nicolescu, V.: Ein Fall von eitriger Entzündung des Kniegelenkes behandelt nach Willems. Rev. san. mil. med. **36**, 169–171 (1937), rumänisch. Ref. Z. org. ges. Chir. **88** 302.
Ober, F.: Some points on immobilisation of septic knee joints. J. Orthop. Surg. **3**, 689–697 (1921).
Owen, W.: The treatment of knee joint infections. Amer. J. Surg. **34**, 202–205 (1920).
Papin, E.: Le désarticulation temporaire dans les arthrites suppurées graves du genou. Bordeaux chir. **3**, 283–290 (1930).
Patel: Traitement des arthrites suppurées du genou par l'arthrotomie et la suspension du membre inferieur. Procès.-verb. 43. Congr. franç. chir. 572–573 (1934).
Patoir: Traitement des arthrites suppurées par les sulfamides. Mém. Acad. Chir. Paris **68**, 261–262 (1942).
Plaas, E.: Zur Frage der Drainage bei der Behandlung des Kniegelenkempyems nach Läwen. Zbl. Chir. **75**, 209–213 (1950).
Pereyra, R.: Betrachtungen über die Drainage des Kniegelenkes. Arch. urug. med. **6**, 531 (1935), spanisch. Ref. Z. org. ges. Chir. **77**, 734.
Phélip, J.: Arthrite suppurée traumatique du genou. Bull. Soc. nat. Chir. Paris **60**, 851–853 (1934).
Poli, A.: Ginocchio recurvato anchilotico consecutivo ad artrite piogena post-traumatica. Arch. ortop. Milano **52**, 167–183 (1936) .
Rieß, J.: Knorpelschäden nach antibiotischer Behandlung von Kniegelenkinfektionen. Z. Orthop. **84**, 445–448 (1954).
Safta, E.: Die Behandlung der eitrigen, nicht spezifischen Kniegelenkentzündungen. Cluj. med. **18**, 664–671 (1937), rumänisch. Ref. Z. org. ges. Chir. **90**, 367.
Satzkij, A.: Zur Therapie der akuten eitrigen Gonitis. Z. org. ges. Chir. **40**, 683–684 (1928)
Schäffer, W.: Funktionelle Ergebnisse nach eitriger Gelenkentzündung bei Kindern. Wien. klin. Wschr. **59**, 68–72 (1947).
Shoemaker, H.: Infected knee joint. New York med. J. **97**, 25–26 (1913).
Soeur, M.: Les plaies articulaires et les arthrites purulentes traumatiques du genou. J. chir. Bruxelles **6**, 179–220 (1933).
Sorrell, E.: A propos des arthrites purulentes du genou. Procès.-verb. 43. Congr. franç. chir. 606–610 (1934).
Stearns, T.: Septic infections of the knee joint. China Med. J. **44**, 244–248 (1930). Ref. Z. org. ges. Chir. **51**, 61.
Steele, P.: Suppurative arthritis of the knee joint. Amer. J. Surg. 805–807 (1929).
Thompson, J.: Resection of the knee joint for suppurative arthritis. Surgery **85**, 701 bis 711 (1947).
Tixier, L.: L'arthrotomie des arthrites suppurées du genou. Procès.-verb. 43. Congr. franç. chir. 567–571 (1934).
Uppleger, H.: Kondylenabmeißelung oder Synovektomie bei der Kapselphlegmone des Kniegelenkes? Chirurg **21**, 487–488 (1950).
Voroncov, L.: Zur Behandlung infizierter penetrierender Verletzungen des Kniegelenkes. Ortop. Travmat. **2**, 45–54 (1935), russisch. Ref. Z. org. ges. Chir. **78**, 634.
Weatherbe, P.: Cases of infectes knee joint treated by incision drainage and movement. Lancet **201**, 1271 (1921).
Westhues, H.: Zur Indikationsstellung bei eitriger Kniegelenkentzündung im Kriege. Münch. med. Wschr. **89**, 637–641 (1942).
Ders.: Zur Technik der sparsamen Resektion des vereiterten Kniegelenkes. Dtsch. Mil. Arzt. **7**, 502–509 (1942).
Wiart, P.: Arthrite suppurée du genou guérie sans arthrotomie et avec un résultat fonctionnel excellent à la suite d'injections de bactériophage. Bull. Soc. nat. Chir. Paris **57**, 234–240 (1931).
Woernle, K.: Zur Technik der Gelenkresektion und Versteifungsbehandlung beim Kniegelenkempyem. Zbl. Chir. **76**, 743 bis 748 (1951).
Wulif, H.: Behandlung des Pyarthros des Kniegelenkes nach der Methode Willems. Zbl. Chir. **62**, 2005–2007 (1935).
Zahradnický: Behandlung infizierter Kniegelenkverletzungen. Z. Tschechoslov. orthop. Ges. **2**, 468–484, tschechisch. Ref. Z. org. ges. Chir. **40**, 750.
Zalewski, A.: Eitrige Kniegelenkentzündung. Chir. Narz. Ruchu **7**, 11–50 (1934), polnisch. Ref. Z. org. ges. Chir. **68**, 764.

Riß der Rektussehne

Bei den Rissen der Rektussehne kann man nach ihrer Entstehung zwei Arten unterscheiden:

1. Subkutane Risse

Diese können durch eine direkte starke Gewalteinwirkung entstehen und zwar dann, wenn die Rektussehne zum Zeitpunkt der Gewalteinwirkung angespannt ist.

2. Spontanrupturen

Bei den viel häufigeren *Spontanrupturen* steht die Gewalteinwirkung in keinem Verhältnis zur Festigkeit der Sehne. Das Alter der Verletzten, bei denen es zu einer Spontanruptur kommt, ist meist zwischen dem 50. bis 60. Lebensjahr.

Während früher vor allem chronischer Rheumatismus, Arteriosklerose, Lues und Stoffwechselerkrankungen als Ursache dieser Spontanrupturen angesehen wurden, besteht heute die ziemlich einhellige Ansicht, daß die Ursache in einer *mit dem Alter zunehmenden Degeneration* der Rektussehne zu suchen ist. Die histologischen Untersuchungen bei diesen Spontanrupturen ergaben, daß es zu einem weitgehenden Schwund der elastischen Fasern der Sehne gekommen ist und im umgebenden lockeren Zellgewebe chronisch-entzündliche Infiltrate bestehen.

Die Rektussehne kann am Übergang zum Muskel, in ihrem Verlauf oder von der Kniescheibe abreißen. Manchmal bricht auch ein kleines Stück von der Kniescheibenbasis mit ab.

Sofort nach dem Riß der Rektussehne sieht man oberhalb der Kniescheibe eine deutliche Dellenbildung (Abb. 22). Nach einigen Stunden, wenn es bereits zu einer stärkeren Schwellung gekommen ist, ist diese Delle nicht mehr zu sehen und oft auch nicht mehr zu tasten. Die Kniescheibe steht tiefer als auf der unverletzten Seite. Ist auch der Reservestreckapparat gerissen, so kann das gestreckte Bein nicht von der Unterlage abgehoben werden. Läßt man beide Kniegelenke *beugen*, so ist *der Kniescheibentiefstand deutlicher* zu sehen.

Da es in der Regel nach dem Riß der Rektussehne zu einem starken Erguß kommt, wird der Riß oft übersehen. Führt man jedoch die oben angegebenen klinischen Untersuchungen durch, so ist die richtige Diagnose in der Regel leicht zu stellen.

Zur Erleichterung der richtigen *Diagnosestellung* macht man von *beiden Kniegelenken Röntgenaufnahmen* von der Seite (Abb. 23). Dabei sollen die Kniegelenke in einer Stellung von 120° sein, da durch die Beugung der Tiefstand der Kniescheibe vergrößert wird.

Auf weichen Röntgenaufnahmen kann man auch die Rißenden der Sehne sehen.

Ein Rektussehnenriß kann *nur durch Naht* einer Heilung zugeführt werden. Die Sehnennaht soll entweder sofort, bevor es zu einer starken Schwellung gekommen ist, oder nach dem Abschwellen, das ist nach einer Woche, gemacht werden.

In Allgemeinnarkose werden durch einen bogenförmigen Schnitt, der über die Kniescheibenspitze geht, die beiden Rißenden der Rektussehne dargestellt. Meist sind auch der M.vastus medialis und lateralis quer eingerissen, nicht immer der M.vastus intermedius. Die Rißenden werden angefrischt und durch Seidennähte vereinigt. Nach Naht der Faszie und der Haut wird ein Zellstoffkompressionsverband angelegt und das Bein auf einer *Braun*schen Schiene gelagert. Nach 14 Tagen werden die Nähte entfernt und eine Zinkleimgipshülse für weitere 3 Wochen angelegt, mit der der Verletzte aufstehen und herumgehen kann.

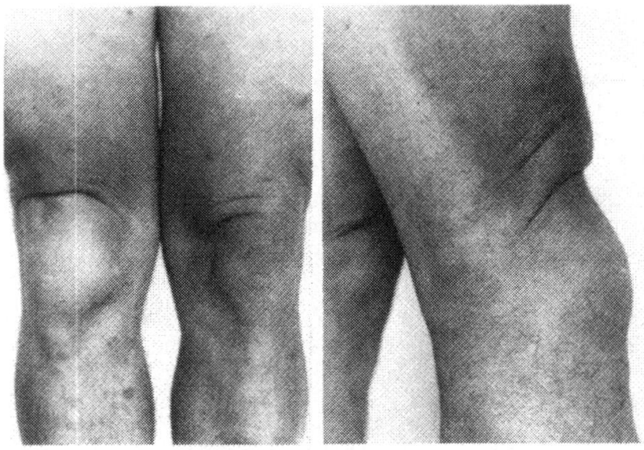

Abb. 22. 7 Monate alter Spontanriß der Rektussehne des rechten Beins bei einem 48jährigen Fuhrwerker entstanden beim Abrutschen von einem Stein. Wurde vom praktischen Arzt als Kniegelenkzerrung und Bluterguß mit Bettruhe und Umschlägen und anschließend mit einer Gipshülse behandelt.
Man sieht den Tiefstand der Kniescheibe und oberhalb von ihr eine Delle, die der Diastase der beiden Rißenden entspricht

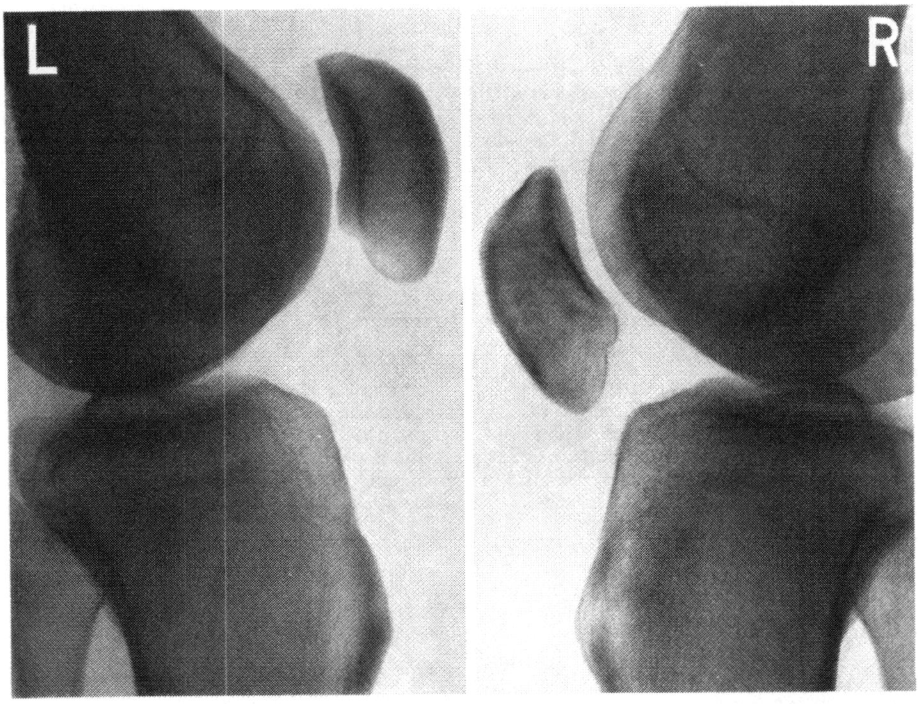

Abb. 23. Röntgenkontrolle zu Abb. 22. Die rechte Kniescheibe steht um 3 cm tiefer als die linke. Werden die Röntgenaufnahmen in Beugestellung des Kniegelenkes von 120° gemacht, so ist der Kniescheibentiefstand noch deutlicher

3. Veraltete Risse der Rektussehne

Bei veralteten Rissen der Rektussehne gelingt es oft nicht mehr, nach dem Anfrischen der Rißenden beide Stümpfe durch eine einfache Naht zu vereinigen, da es meist zu einer beträchtlichen Retraktion des proximalen Stumpfendes gekommen ist. Bei diesen Fällen spaltet man nach Entfernung des Narbengewebes die Sehne in der Längsrichtung, schlägt einen Teil nach kaudal um und führt auf diese Weise die Vereinigung der beiden Sehnenstümpfe herbei.

Die weitere Behandlung erfolgt in gleicher Weise wie bei den frischen Rektussehnenrissen.

Als Unfallfolge sind nur die Fälle von Rektussehnenrissen anzuerkennen, bei denen es durch ein direktes starkes Trauma zum Riß der Sehne gekommen ist.

Fehlt ein Unfallereignis, das mit großer Wahrscheinlichkeit solche Kräfte auslösen konnte, daß die hohe Zerreißfestigkeit des Sehnengewebes überschritten wurde, so ist der Unfallzusammenhang abzulehnen (Ruptur infolge Degeneration des Sehnengewebes).

Literatur

Aldinio, V.: Su alcuni casi di rottura sottocutanea soprarotulea del tendine del quadricipite femorale. Osp. maggiore Milano **28**, 285–289 (1940).

Austoni, A.: Rottura totale soprarotulea del tendine de quadricipite. Chir. org. movim. **21**, 381–415 (1936).

Birgfeld, E.: Eine seltene Kniegelenkverletzung. Münch. med. Wschr. **78**, 748 (1931).

Brofeldt, S.: Durch chronisches oder acutes Trauma hervorgerufene Erkrankung der Basis patellae. Duodecim Helsinki **14**, 1–33 (1932), finnisch. Ref. Z. org. ges. Chir. **61**, 76.

Büttner, A.: Zur Klinik und Begutachtung der Quadrizepssehnenrisse. Bruns Beitr. klin. Chir. **179**, 247–272 (1950).

Carboneschi, W.: Sulle disinserzioni tendine del quadricipite femorale. Rass. ital. chir. med. **4**, 39–52 (1955).

Carlucci, G.: Rupture of the quadriceps extensor tendon. J. Bone Jt. Surg. **16**, 456 bis 458 (1934).

Carossini, G.: Rottura del tendine del quadricipite femorale e stappamento del tendine rotuleo dalla sua inserzione tibiale. Giorn. med. ferrov. **1**, 407–417 (1921).

Casciaro, G.: Rottura soprarotulea del tendine del quadricipite femorale. Policlinico sez. prat. Roma 1630–1638 (1939).

Compere, E.: Lesions of the extensor apparatus of the knee. Surg. Clin. N. Amer. **17**, 341–354 (1937).

Conway, F.: Rupture of the quadriceps tendon. Amer. J. Surg. **50**, 3–16 (1940).

Estor, H.: Arachement du tendon du quadriceps au niveau de son insertion rotulienne. Arch. Soc. sc. méd. biol. Montpellier **9**, 187–191 (1928).

Fèvre: Ostéome de prolongation de la rotule et rupture du ligament rotulien chez l'enfant. Rev. Orthop. Paris **38**, 175–182 (1952).

Gerber, B.: Zwei Fälle von subcutaner Quadricepsruptur. Therapia Budapest **5**, 424 bis 425 (1928). Ref. Z. org. ges. Chir. **45**, 303.

Guillemin, A.: Deux observations de rupture du tendon rotulien du quadriceps. Bull. Soc. nat. Chir. Paris **54**, 1464–1466 (1928).

Hinkamp, J.: Bilateral rupture of the quadriceps tendon. Arch. Surg. **74**, 562–564 (1957).

Horst: Patellectomy and fascial grafting in certain cases of long standing disruption of the quadriceps mechanism. J. Bone Jt. Surg. **39A**, 403–407 (1957).

Ingerslev, M.: Ruptur der Sehne des Quadriceps femoris. Nord. med. 723–725 (1943), dänisch. Ref. Z. org. ges. Chir. **110**, 286.

Jensen, E.: Subcutaneous rupture of the quadriceps femoris tendon. Nord. med. **61**, 364–368 (1959). Ref. Excerpta med. Sect. IX B **4**, 1511.

Jovanović, B.: Über suprapatellare Rupturen des M. quadriceps femoris. Med. pregl. **11**, 115–120 (1936), serbo-kroatisch. Ref. Z. org. ges. Chir. **81**, 238.

Klink: Verletzungen am Kniestreckapparat. Zbl. Chir. **61**, 2388–2389 (1934).

Kolb, A.: Achilles- und Quadrizepssehnenverletzungen. Chirurg **24**, 271–276 (1953).

Lang, H.: Untersuchungen über Aufbrauchveränderungen an der Quadrizepssehne. Z. Orthop. **80**, 171–194 (1951).

McLaughlin, H.: Repair of major tendon ruptures by buried removable suture. Amer. J. Surg. **74**, 758–764 (1947).

Lenormant, C.: Les ruptures sus rotuliennes du quadriceps fémoral. Presse méd. Paris 1561–1566 (1933).
Meyerding, H.: Bilateral rupture of the quadriceps tendon. Surg. clin. N. Amer. **15**, 1213–1216 (1935).
Navés, J.: Zerreißung des Kniestreckapparates. Rev. Ortop. Traum. Ed. ibér. **5**, 345 bis 356 (1961), spanisch. Ref. Z. org. ges. Chir. **167**, 263.
Oden, H.: Abriß des gesamten Streckapparates vom Kniegelenk. Zbl. Chir. **64**, 1286 bis 1288 (1937).
Payr, E.: Über die operativen Wiederherstellungen der zerrissenen Streckapparate Quadrizepssehne und Kniescheibenband. Münch. med. Wschr. **83**, 1–6 (1936).
Platzgummer, H.: Die spontane Quadrizepssehnenruptur. Z. Orthop. **80**. 195–201 (1951).
Regele, H.: Zur Behandlung subkutaner Sehnenrisse. Arch. orthop. Unfallchir. **34**, 556–564 (1934).
Rizvas, S.: Zur Frage des spontanen Abrisses des Quadrizepssehne von der Kniescheibe. Ortop. Travmat. **4**, 28–35 (1930), russisch. Ref. Z. org. ges. Chir. **56**, 525.
Schönbauer, H.: Gedeckte Risse großer Sehnen am Bein. Mschr. Unfallheilk. Beiheft **48**, 201–203 (1955).
Ders.: Riß beider Quadrizepssehnen. Zbl. Chir. **85**, 70–72 (1960).
Schosserer, W.: Die Verletzungen des Kniestreckapparates. Arch. orthop. Unfallchir. **30**, 176–193 (1931).
Schultze, G.: Doppelseitige Quadricepsruptur. Zbl. Chir. **88**, 408–411 (1963).
Scuderi, C.: Ruptures of the quadriceps tendon. Arch. Surg. **61**, 42–54 (1950).
Spatolisano, B.: Le rotture soprarotulee del quadricipite femorale. Ortop. appar. motore **12**, 70–83 (1940).
Thomsen, W.: Über eine kombinierte Verletzung der linken Kniescheibe und des Streckapparates. Arch. orthop. Unfallchir. **36**, 179–183 (1936).
Vanlande, M.: Ruptures du tendon quadricipital et du ligament rotulien. Bull. soc. nat. chir. Paris **54**, 1461–1464 (1928).
Wetzler, S.: Bilateral simultaneous and spontaneous rupture of the quadriceps tendon. J. Amer. med. Assoc. **144**, 615–616 (1950).
Ziegler, A.: Skalpierung der Patella. Radiol. Rdsch. **7**, 161–164 (1938).

Quadrizepsplastik nach *Payr*

1917 veröffentlichte *Payr* eine Operationsmethode *zur Behandlung der myogenen Strecksteife des Kniegelenkes.* Der Zweck der Operation ist, eine möglichst große aktive Beugefähigkeit im Kniegelenk zu gewinnen, ohne dabei von der aktiven Streckfähigkeit etwas einzubüßen.

Die Operation ist bei all den Fällen angezeigt, bei welchen es nach einer Verletzung im Bereich des Oberschenkels oder Kniegelenkes zu einer myogenen Strecksteife oder zu einer hochgradigen Einschränkung der Beugefähigkeit des Kniegelenkes gekommen ist.

Da sich die *Payr*sche Operation nur auf den Streckapparat beschränkt, dürfen an den Gelenkflächen des Oberschenkels und des Schienbeines *keine* wesentlichen Veränderungen vorhanden sein. Bestehen an der Haut große, eingezogene Narben, so muß vorher eine Narbenkorrektur gemacht werden, um für die Operation einwandfreie Hautverhältnisse zu schaffen. War eine Narbenkorrektur erforderlich, so soll man die Quadrizepsplastik erst nach 6 Monaten anschließen.

Als Altersgrenze für die *Payr*sche Operation ist das 40. bis 45. Lebensjahr anzunehmen.

Die *Quadrizepsplastik* soll in Blutleere ausgeführt werden. Der Hautschnitt — ungefähr 25 bis 30 cm lang — reicht von der Tuberositas tibiae über die Kniescheibenmitte bis zum mittleren Drittel des Oberschenkels. Die Faszie wird durchtrennt und nach beiden Seiten abgeschoben. Hierauf werden der Vastus medialis und lateralis scharf von der Rektussehne und Kniescheibe auf ungefähr 10 bis 12 cm abgetrennt und zurückgeschlagen. Neben der Kniescheibe soll man ungefähr 5 mm Weichteile stehen lassen, um später leichter nähen zu können.

Dann löst man die Kniescheibe und die Rektussehne, die meist durch Stränge mit der Unterlage fest verwachsen sind. Der Recessus suprapatellaris ist entweder geschrumpft oder vollständig verödet. Nach Entfernung aller Narben ist manchmal der geschrumpfte Vastus intermedius das letzte Beugehindernis. In diesen Fällen muß der Vastus intermedius durchtrennt werden.

Wenn nach suprakondylären Oberschenkelbrüchen Knochenzacken vorhanden sind, so glättet man diese mit dem Meißel.

Sind alle Verwachsungen gelöst, so beugt man das Kniegelenk *vorsichtig* unter wippenden Bewegungen bis über den rechten Winkel. Wenn man gewaltsam und rasch beugt, kann es zu einem Bruch der Kniescheibe oder zu einem Riß der Rcktussehne kommen.

Hat man das Kniegelenk bis über den rechten Winkel gebeugt, wird die Blutleere aufgemacht und die Blutstillung durchgeführt.

Nach der Blutstillung wird das Kniegelenk auf 90° gebeugt und in dieser Stellung werden der Vastus medialis und lateralis mit Wäscheklemmen an der Rektussehne und Kniescheibe befestigt. Die Vasti sind dabei ungefähr 4 bis 5 cm proximal von ihrer früheren Ansatzstelle.

In Streckstellung des Kniegelenkes werden die beiden Vasti an ihrer neuen Ansatzstelle angenäht. Nach dem Einlegen einer Saugdrainage werden Faszie und Haut durch Knopfnähte verschlossen.

Anschließend wird ein Kompressionsverband angelegt und das Bein auf einer *Braun*schen Schiene gelagert.

Die *Technik der Nachbehandlung ist mindestens ebenso wichtig, wie die Operation selbst.*

Nach 8 Tagen wird bei glattem Heilungsverlauf das Bein während des Tages auf einer verstellbaren Schiene gelagert. Durch Heben der Schiene soll die Beugung des Kniegelenkes jeden Tag um 10 bis 15° vermehrt werden, bis ein Winkel von 90° erreicht ist. Während der Nacht wird die *Braun*sche Schiene verwendet.

Mit aktiven Übungen am Kniebeugegestell soll man 14 Tage nach der Operation beginnen. In der 4.Woche gibt man einen Zinkleimverband für den Unterschenkel und eine elastische Binde für das Kniegelenk.

Wenn nach 3 bis 4 Wochen das Kniegelenk passiv nicht ganz gestreckt werden kann, so legt man durch mehrere Stunden am Tag oder während der Nacht eine Extension mit einer Fußlasche von 2 bis 3 kg an.

Ungefähr nach 2 Monaten erreicht man unter dieser Behandlung eine Beweglichkeit im Kniegelenk von 90°, die noch während der nächsten 6 Monate zunehmen kann.

Von einer *postoperativen Mobilisierung* des Kniegelenkes in Narkose *ist abzuraten*, da es dabei immer zu einer *schweren Schädigung* der aktiven Streckfähigkeit kommt.

Literatur

Ahrer, E.: Zur operativen Mobilisierung bei Einschränkung der Kniebeugung. Bruns. Beitr. klin. Chir. **192**, 283–290 (1956).

Blohmke, F.: Die fibröse Kniesteife. Arch. orthop. Unfallchir. **44**, 86–94 (1949).

Creyssel, J.: Les interventions mobilisatrices dans les raideurs du genou post-traumatiques en extension. Rev. Orthop. Paris **46**, 721–733 (1960).

Fischer, A.: Operative Behandlung von Gelenksteifen. Zbl. Chir. **73**, 642–643 (1948).

Ders.: Die Kniesteife durch die sogenannte Quadrizepskontraktur. Zbl. Chir. **74**, 822 bis 828 (1949).

Fusi, F.: Osservazioni sul trattamento delle rigidità in estensione del ginocchio mediante mioteno-plastiche quadricipitali. Minerva ortop. Torino **8**, 1–8 (1957).

Hesketh, K.: Experiences with the Thompson quadricepsplasty. J. Bone Jt. Surg. **45 B**, 491–495 (1963).
Hohmann, G.: Zur operativen Behandlung der Kniestrecksteife. Arch. orthop. Unfallchir. **44**, 224–225 (1950).
Ders.: Zur operativen Behandlung der Kniestrecksteife. Zbl. Chir. **76**, 777 (1950).
Kortzeborn: Die myogene Versteifung des Kniegelenkes in Streckstellung (Quadrizepskontraktur). Arch. orthop. Unfallchir. **23**, 467–539 (1925).
Marschner, G.: Über die Operation der Quadrizepskontraktur nach Payr. Zbl. Chir. **84**, 99—104 (1959).
Merle d'Aubigné, R.: Su 50 casi di rigidità in estensione del ginocchio curate mediante operazioni mobilizzatrici. Arch. Putti **5**, 112–121 (1954).
Nes v.: Fibruos ankylosis of the extended knee. Arch. chir. neerl. **10**, 357–368 (1958).
Nicoll, E.: Quadricepsplasty. J. Bone Jt. Surg. **45 B**, 483–490 (1963).
Payr, E.: Zur operativen Behandlung der Kniegelenksteife nach langdauernder Ruhigstellung. Zbl. Chir. **44**, 809–816 (1917).
Ders.: Über Wesen und Ursachen der Versteifung des Kniegelenkes nach langdauernder Ruhigstellung und neue Wege zu ihrer Behandlung. Münch. med. Wschr. **64**, 673–675 (1917).
Ramadier, J.: Traitement des raideurs du genou. Rev. Orthop. Paris **39**, 453–494 (1953).
Schnetz, K.: Die posttraumatische myogene Strecksteife des Kniegelenkes. Z. Unfallmed. Zürich **45**, 106–116 (1952).
Schwädt, K.: Zur operativen Behandlung der Strecksteife des Kniegelenkes. Zbl. Chir. **88**, 809–813 (1963).
Thompson, T.: Quadriceps plasty to improve knee function. J. Bone Jt. Surg. **26**, 366 bis 379 (1944).
Trojan, E.: Spätergebnisse der operativen Behandlung der myogenen Strecksteife des Kniegelenkes mit der Payrschen Operation. Mschr. Unfallheilk. Beiheft **48**, 197–201 (1955).
Yamada, K.: A new form of arthroplasty for the stiffened knee joint. Operative reconstruction of the sliding apparatus in the stiffened knee joint. Tokushima J. Exp. Med. **8**, 285–300 (1962).

Ausrisse und Brüche der Tuberositas tibiae oder ihrer Epiphyse

Ausrisse der Tuberositas tibiae oder ihrer Epiphyse (Abb. 24) entstehen bei einem plötzlichen Einknicken im Kniegelenk während der M. quadriceps angespannt ist.

Die Brüche der Tuberositas tibiae oder ihrer Epiphyse entstehen in der Regel durch ein direktes Trauma.

Besteht eine starke Verlagerung der ausgerissenen Tuberositas, so kann das Bein aktiv *nicht* von der Unterlage abgehoben werden. Es findet sich eine starke Schwellung des Knies und ein umschriebener Druckschmerz.

Die *Behandlung* der Ausrisse oder der Brüche der Tuberositas tibiae oder ihrer Epiphyse richtet sich nach der Schwere der aufgetretenen Verschiebung oder Kippung. Ist diese gering, so genügt das Anlegen einer gespaltenen Oberschenkelgipshülse in Streckstellung des Kniegelenkes, die nach dem Abschwellen, d. i. innerhalb der ersten Woche durch eine geschlossene zu ersetzen ist. Die Dauer der Ruhigstellung beträgt 6 Wochen.

Ist eine stärkere Kippung vorhanden und läßt sich die Tuberositas in Allgemeinnarkose bei Überstreckung des Kniegelenkes manuell nicht in ihr Bett zurückdrücken, oder ist die Tuberositas gänzlich aus dem Zusammenhang mit dem Schienbein gelöst, so soll *operativ* vorgegangen werden.

Durch einen Längsschnitt über der Tuberositas wird die Bruchstelle freigelegt, die Tuberositas mit einem Einzinker in ihr altes Bett zurückgelagert und mit 1 oder 2 Schrauben am Schienbein befestigt. Ist die Tuberositas in mehrere Teile zerbrochen, so daß sie nicht mit einer Schraube gefaßt werden kann, so stellt dies keine Kontraindikation für die Operation dar. In diesen Fällen sind die Knochenstücke an das

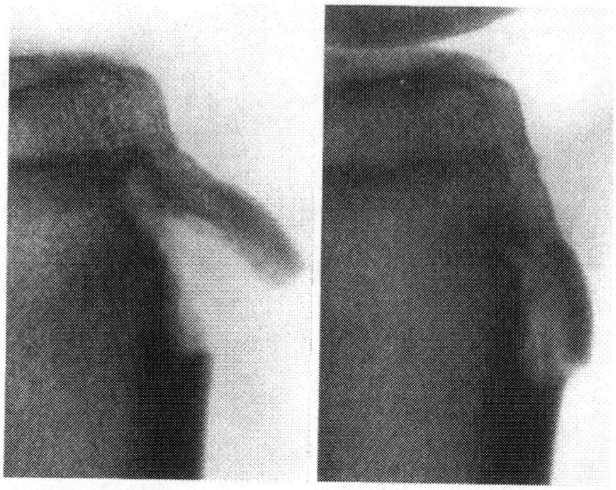

a b

Abb. 24a. Ausriß der Tuberositas tibiae bei einem 17jährigen Oberschüler, der beim Sprung in ein seichtes Wasserbassin mit dem linken Bein schlecht aufkam. Er hatte sofort starke Schmerzen und konnte nicht mehr gehen.

In LA wurde die ausgerissene und gekippte Tuberositas bei Überstreckung des Kniegelenkes manuell in ihr altes Bett zurückgedrückt und eine gespaltene Oberschenkelgipshülse angelegt. Nach einer Woche wurde die gespaltene Gipshülse durch eine geschlossene ersetzt. Die Dauer der Ruhigstellung betrug 6 Wochen. Das Röntgenbild Abb. 24b zeigt den Zustand nach der Gipsabnahme

Periost der Umgebung anzunähen. Nach Naht der Haut wird ein Kompressionsverband angelegt und das Bein auf einer *Braun*schen Schiene gelagert.

14 Tage nach der Operation werden die Nähte entfernt und eine Oberschenkelgipshülse in Streckstellung des Kniegelenkes für weitere 4 Wochen angelegt, mit der der Verletzte aufstehen und herumgehen kann.

Literatur

Abesser, E.: Zur Fraktur der Tuberositas tibiae. Zbl. Chir. **79**, 1997–1999 (1954).

Bosworth, D.: Lesions of the tibial tubercle and their treatment. Amer. J. Surg. **43**, 526–531 (1939).

Brandesky, G.: Die Fraktur der Tuberositas tibiae. Chirurg **32**, 517–519 (1961).

Cancelmo, R.: Isolated fracture of the anterior tibial tubercle. Amer. J. Roentgenol. **87**, 1064–1066 (1962).

Krenn, L.: Ausrißbruch der Tuberositas tibiae. Klin. Med. **17**, 150–152 (1962).

Morganti, R.: Sul distacco traumatico della tuberosità anteriore della tibia. Boll. sc. med. Bologna **111**, 370–383 (1939).

Muschler, H.: Abrißfraktur des Schienbeinkopfes mit Beteiligung des Kniegelenkes. Med. Welt **1374**–1375 (1960).

Nierstrasz, J.: Apophysiolysis der Tuberositas tibiae. Nederl. Tijdschr. Geneesk. 4834 bis 4838 (1939), holländisch. Ref. Z. org. ges. Chir. **97**, 620.

Obermayr, E.: Abrißbruch beider Ansätze des Ligamentum patellae proprium. Arch. orthop. Unfallchir. **47**, 141–144 (1955).

Schönbauer, H.: Brüche der Tuberositas tibiae. Mschr. Unfallheilk. **60**, 83–88 (1957).

Tessari, L.: Il distacco traumatico della tuberosita tibiale anteriore. Minerva ortop. **12**, 888–892 (1961).

Unglaube, H.: Ein Beitrag zur Abrißfraktur der Tuberositas tibiae. Zbl. Chir. **80**, 1372 bis 1375 (1955).

Venable, C.: Fracture of the tibial spine. Amer. J. Surg. **24**, 478–486 (1934).

Will, H.: Die Fraktur der Tuberositas tibiae. Zbl. Chir. **77**, 1793–1798 (1952).

Winterstein, O.: Zur Abrißfraktur der Tuberositas tibiae. Schweiz. med. Wschr. **61**, 761–763 (1931).

*Osgood-Schlatter*sche Erkrankung

Während *Osgood* und *Schlatter* die nach ihnen benannte Erkrankung als „partiellen Abriß" der Tuberositas tibiae, also rein mechanisch entstanden, auffaßten, wurden in der Folgezeit für dieses Krankheitsbild sowohl Entwicklungsstörungen als auch entzündliche oder infektiöse Prozesse als Ursache angenommen. Andere Autoren reihen die *Osgood-Schlatter*sche Erkrankung wieder in den Kreis der aseptischen Knochennekrosen ein.

Die *Osgood-Schlatter*sche Erkrankung kommt vor allem beim männlichen Geschlecht im Wachstumsalter zwischen dem 11. bis 18.Lebensjahr vor. Ab und zu wird auch ein doppelseitiges Vorkommen beobachtet.

Der Beginn der Erkrankung ist in der Regel schleichend mit unbestimmten Beschwerden im Bereich des Knies. Oft wird ein Trauma als Ursache der Beschwerden angenommen.

Klinisch findet sich eine leichte ödematöse Schwellung im Bereich der Tuberositas tibiae und ein Druckschmerz, der genau über der Tuberositas liegt. Bestehen die Beschwerden schon durch einige Monate, so findet man manchmal eine Streckbehinderung im Kniegelenk und eine Atrophie der Oberschenkelmuskulatur.

Die Dauer der *Osgood-Schlatter*schen Erkrankung beträgt in der Regel 2 bis 3 Jahre.

Das Röntgenbild kann bei der *Osgood-Schlatter*schen Erkrankung *sehr* verschiedenartig sein (Abb. 25). Bei der Betrachtung des Röntgenbildes muß man sich im klaren sein, daß hinsichtlich des Zeitpunktes und der Form der Entwicklung der Tuberositas erhebliche Unterschiede, selbst bezüglich *beider* Seiten bestehen können.

Bei der *Osgood-Schlatter*schen Erkrankung zeigt das Ossifikationszentrum der Tuberositas eine unregelmäßige Struktur. Ihre Kontur ist ebenfalls unregelmäßig und zeigt häufig Spaltbildungen. Meist weist auch die angrenzende Schienbeinmetaphyse eine Osteoporose auf. Die Apophyse ist vergrößert, Kalkschatten finden sich sowohl im Verlauf des Ligamentum patellae, als auch am unteren Pol der Apophyse.

Die klinischen Erscheinungen der *Osgood-Schlatter*schen Erkrankung gehen auch ohne Behandlung *von selbst* zurück, da es nach längstens 2 Jahren zur Ausheilung kommt (Abb. 26).

Bestehen jedoch starke Schmerzen, so injiziert man mit einer Nadel direkt in das Knochengewebe der Tuberositas 2 ccm eines Kortisonpräparates, nachdem man vorher die Haut und das Periost mit 2 ccm einer 2% Novokainlösung unempfindlich gemacht hat. Die Injektionen soll man durch 3 Wochen einmal wöchentlich wiederholen.

Klingen die starken Schmerzen unter dieser Behandlung nicht ab, so kann man an der Tuberositas eine *Beck*sche Bohrung ausführen. Nach der Bohrung soll man eine Gipshülse für 3 Wochen anlegen.

Literatur

Ahrens: Zur Behandlung der Osgood-Schlatterschen Erkrankung. Zbl. Chir. **58**, 2405 bis 2406 (1931).

Benassi, V.: Sulla malattia di Osgood-Schlatter. Chir. org. movim. **48**, 202–208 (1960).

Bozsan, E.: Treatment of Osgood-Schlatter disease with drill channels. J. Bone Jt. Surg. **16**, 290–297 (1934).

Brocher, J.: Apophysite tibiale antérieure guérie. Paris méd. 214–216 (1933).

Ders.: Die Späterscheinungen bei der Osgood-Schlatterschen Erkrankung. Schweiz. med. Wschr. **79**, 890–891 (1949).

Chakir, A.: A propos d'une apophysite tibiale antérieure chez un malade de 59 ans. Rev. Orthop. Paris **22**, 123–128 (1935).

Chomutowa, A.: Das Röntgenbild der Weich-

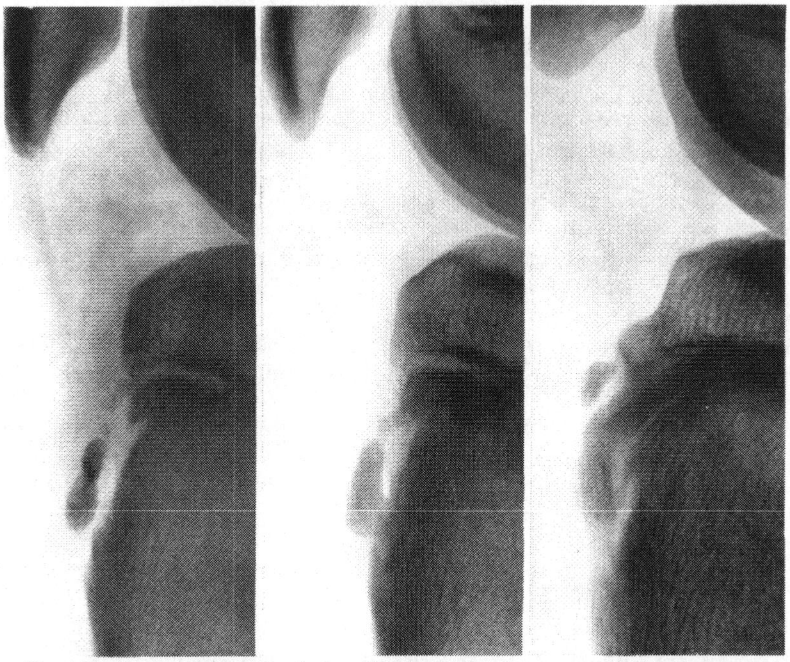

Abb. 25. Verschiedene röntgenologische Formen der *Osgood-Schlatter*schen Erkrankung

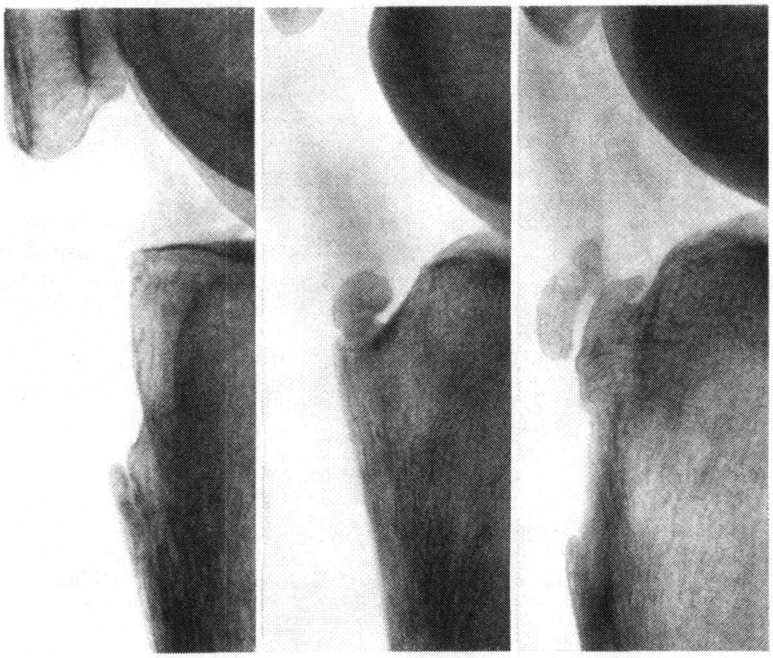

Abb. 26. Nach Abheilung der *Osgood-Schlatter*schen Erkrankung können die verschiedensten Formen der Tuberositas tibiae gefunden werden

gewebe des vorderen Kniegelenkabschnittes bei Osgood-Schlatterscher Erkrankung. Vestn. Roentgenol. **25**, 61–73 (1941), russisch. Ref. Z. org. ges. Chir. **107**, 244.
Cohen, B.: The Osgood-Schlatter lesion. Amer. J. Surg. **95**, 731–742 (1958).
Desaive, P.: Note thérapeutique à propos de la maladie d'Osgood-Schlatter. Rev. méd. Liège **10**, 70–72 (1955).
Desenfans, A.: Ostéochondrose et maladie de Schlatter-Osgood. Rev. path. physiol. Trav. **13**, 18–21 (1936). Ref. Z. org. ges. Chir. **82**, 735.
Dussaut, A.: Osgood-Schlattersche Krankheit. Semana méd. 498–502 (1934), spanisch. Ref. Z. org. ges. Chir. **69**, 587.
Eban, J.: A note on a case of Schlatter's disease. Lancet **5088**, 482 (1921).
Ehrenborg, G.: Roentgenologic changes in the Osgood-Schlatter lesion. Acta Chir. Scand. **121**, 315–327 (1961).
Ders.: The insertion of the ligamentum patellae on the tibial tuberosity. Acta Chir. Scand. **121**, 491–499 (1961).
Ders.: On the aetiology of the Osgood-Schlatter lesion. Acta Chir. Scand. **122**, 445–457 (1961).
Gavrilenko, B.: Die Osgood-Schlattersche Krankheit. Ortop. Travmat. **6**, 37–47 (1932), russisch. Ref. Z. org. ges. Chir. **64**, 752.
Hörbst, L.: Mikroskopische Befunde bei der sogenannten Schlatter-Osgoodschen Erkrankung. Arch. orthop. Unfallchir. **33**, 229–247 (1933).
Hughes, E.: Osgood-Schlatter's disease. Surgery **86**, 323–328 (1948).
Jonecko, A.: Die Ätiologie der Osgood-Schlatterschen Krankheit im Lichte der Hydrocortisonbehandlung. Zbl. Chir. **84**, 629–633 (1959).
Kaisin, L.: A propos du mal de Schlatter. Jour. radiol. électrol. Paris **9**, 92–96 (1920).
King, E.: Osgood-Schlatter's disease and patella partita. J. Bone Jt. Surg. **17**, 88 bis 90 (1935).
Klopfer, F.: Zur Ätiologie und operativen Therapie der Osgood-Schlatterschen Tibiaapophysenstörung. Arch. orthop. Unfallchir. **45**, 39–52 (1952).
Kridelbaugh, W.: Osgood-Schlatter's disease. Amer. J. Surg. **75**, 553–561 (1948).
Lehmann, E.: Beobachtungen über die als Schlatter-Osgoodsche Erkrankung bezeichneten Veränderungen an der Tuberositas tibiae. Bruns Beitr. klin. Chir. **151**, 537–554 (1931).
Lutterotti, M.: Beitrag zur Genese der Schlatterschen Krankheit. Z. Orthop. **77**, 160–175 (1947).
Mandl, F.: Die Schlattersche Krankheit als Systemerkrankung. Bruns Beitr. klin. Chir. **126**, 707–713 (1922).
Maselli, V.: Ulteriore contributo allo studio del morbo di Schlatter-Osgood. Riv. Chir. Roma **1**, 473–488 (1935).
Müller, W.: Multiple spontane Epiphysenlockerungen und Frakturen in der Adoleszenz. Ein Beitrag zur Schlatterschen Krankheit. Bruns Beitr. klin. Chir. **120**, 389–398 (1920).
Osgood, R.: Lesions of the tibial tubercle during adolescence. Boston Med. Surg. **148**, 114–116 (1903).
Peracchia, G.: Sul trattamento chirurgico nel morbo di Osgood-Schlatter. Bol. Soc. piemont. chir. **2**, 889 (1932).
Petersen, F.: Ossifikationsstörungen an der Tibia und Patella. Fortschr. Röntgenstr. **84**, 259–260 (1956).
Pfeiffer, R.: Bericht über die Behandlung der Schlatterschen Erkrankung mit dem Entspannungsgipsverband nach Pitzen. Z. Orthop. **85**, 416–421 (1954).
Santacroce, A.: La malattia di Osgood-Schlatter. Clinica Bologna **16**, 3–49 (1955).
Schlatter, C.: Verletzungen des schnabelförmigen Fortsatzes der oberen Tibiaepiphyse. Bruns Beitr. klin. Chir. **38**, 874–887 (1903).
Ders.: Unvollständige Abrißfrakturen der Tuberositas tibiae oder Wachstumsanomalien. Bruns Beitr. klin. Chir. **59**, 518–546 (1909).
Schneider, W.: Über die Behandlung der Schlatterschen Krankheit mit Hydrocortison. Z. Orthop. **88**, 243–247 (1956).
Schott, L.: Hydrocortisonbehandlung der Schlatterschen Krankheit und ihre örtlichen Nebenwirkungen. Med. Klin. **56**, 1834–1838 (1961).
Seyss, R.: Das Epiphysenwachstum bei der Osgood-Schlatterschen Störung. Z. Orthop. **80**, 623–626 (1951).
Stephens, R.: Tibial tubercle affections. Ann. Surg. **73**, 77–83 (1921).
Stracker, O.: Zur operativen Behandlung und Histologie der Schlatterschen Erkrankung. Z. Orthop. **58**, 242–256 (1932).
Ders.: Zur operativen Behandlung und Histologie der Schlatterschen Erkrankung. Zbl. Chir. **59**, 2167–2170 (1932).
Thomson, J.: Operative treatment of osteochondritis of the tibial tubercle. J. Bone Jt. Surg. **38 A**, 142–148 (1956).
Vischia, O.: Il morbe di Osgood-Schlatter in rapporto alla patogenesi. Arch. radiol. Napoli **10**, 415–420 (1934).
Woolefrey, B.: Manifestations of Osgood-Schlatter's disease in late teen age and early adulthood. J. Bone Jt. Surg. **42 A**, 327–332 (1960).
Zaaijer, J.: Osteochondropathia juvenilis parosteogenetica. Dtsch. Z. Chir. **163**, 229–256 (1921).

Riß des Ligamentum patellae

Genauso wie bei den Rissen der Rektussehne kann man beim Ligamentum patellae sowohl die *Spontanrupturen*, die infolge einer Degeneration des Bandes entstehen, als auch die *subkutanen Risse*, die durch eine direkte Gewalteinwirkung zustande kommen, unterscheiden.

Sofort nach dem Riß des Lig. patellae sieht man eine deutliche Delle unterhalb der Kniescheibe, die dann, wenn bereits eine stärkere Schwellung besteht, nicht mehr zu sehen und oft auch schlecht zu tasten ist. Die Kniescheibe selbst steht *höher* als auf der nicht verletzten Seite. Ist auch der Reservestreckapparat gerissen, so kann das gestreckte Bein aktiv nicht von der Unterlage abgehoben werden.

Der *Kniescheibenhochstand* kommt bei der seitlichen Röntgenaufnahme, die in einer Stellung des Kniegelenkes von 120° zu machen ist, gut zur Darstellung. Eine Vergleichsaufnahme der nicht verletzten Seite erleichtert die Diagnosestellung.

Als *Behandlung* kommt nur die *operative* Vereinigung der Rißenden durch Seidennähte in Frage. Um bei der Operation eine gute Übersicht über das Lig. patellae und den Reservestreckapparat zu haben, soll der Hautschnitt wie zur Kniescheibendrahtnaht bogenförmig angelegt werden, nur mit dem Unterschied, daß sein tiefster Punkt über der Tuberositas tibiae liegt.

Literatur

Boros, L.: Operation des gerissenen Ligamentum patellae proprium. 15. Verh. ung. Ges. Chir. Sitzg. 27.–29. 5. 1929. Ref. Z. org. ges. Chir. **47**, 667.

Chandler, A.: Repair of ruptured patellar tendon with airplane control cable. J. Amer. med. Assoc. **153**, 1093 (1953).

Cochrane, W.: Traumatic rupture of the infrapatellar tendon. Lancet **583–584** (1940).

Cole, F.: Rupture of the infrapatellar ligament with plastic reconstruction. J. Internat. Coll. Surg. **19**, 363–365 (1953).

Cravener, E.: Repair of a torn patellar ligament. J. Amer. med. Assoc. **98**, 1157 (1932)

Erb, K.: Bemerkenswerte Folgen einer 40 Jahre alten Unfallverletzung des Ligamentum patellae. Dtsch. Z. Chir. **236**, 357–362 (1932).

Fowler, A.: Bilateral rupture of extensor tendons of the knee. Lancet 205–206 (1950).

Frisch, O.: Zum Mechanismus der Ruptur des Ligamentum patellae. Zbl. Chir. **64**, 2034–2035 (1937).

Guiliani, G.: Antica e completa recisione del tendine sottorotuleo del quadricipite curata chirurgicamente. Chir. org. movim. **23**, 567–574 (1938).

Hanke, H.: Über doppelseitigen gleichzeitigen Riß des Ligamentum patellae. Zbl. Chir. **50**, 2786–2790 (1923).

Hecker, H.: Gleichzeitiger Abriß beider Kniescheibenbänder. Dtsch. Z. Chir. **243**, 371 bis 372 (1934).

Holm, N.: Zerreißung des Ligamentum patellae. Ugeskr. Laeg. 360–362 (1942), dänisch. Ref. Z. org. ges. Chir. **107**, 430.

Kapel, O.: Über die gleichzeitige doppelseitige Ruptur des Ligamentum patellare und über Entstehung indirekter Rupturen des Kniestreckapparates im allgemeinen. Dtsch. Z. Chir. **233**, 756–765 (1931).

Kelikian, H.: Restoration of quadriceps function in neglected tear of the patellar tendon. Surg. Gyn. Obstetr. **104**, 200 bis 204 (1957).

Lanzetta, A.: Ricostruzioni precoci e tardive nelle rotture del tendine rotuleo. Arch. Ortop. Milano **75**, 606–613 (1962).

Linde, F.: Kann die alte Anschauung von der stets unfallsweisen Entstehung des Kniescheibenbandrisses gerettet werden? Med. Klin. **30**, 1556–1558 (1934).

Marks, V.: Zur Frage der Ruptur des Ligamentum patellae proprium. Ortop. Travmat. **2**, 63–69 (1928), russisch. Ref. Z. org. ges. Chir. **45**. 238.

Nitsche, F.: Ruptur des Ligamentum proprium patellae. Zbl. Chir. **65**, 2716–2717 (1938).

Paulucci, F.: Ricostituzione del tendine rotuleo e plastiche della rotula. Riv. osp. Verona **10**, 517–523 (1920).

Rüd, H.: Dauererfolg bei plastischem Ersatz des Ligamentum patellae. Dtsch. Ges. Chir. Sitzg. 27.–30. 3. 1940. Ref. Z. org. ges. Chir. **98**, 159.

Saxl, A.: Zerrungsschäden der Kniescheibensehne. Z. Orthop. **65**, 129–133 (1936).
Schnek, F.: Zerreißung des Ligamentum proprium. Zbl. Chir. **65**, 1072–1074 (1938).
Shands, A.: Havy braided silk used to replace a destroyed patella tendon. Virginia med. monthly. **19**, 31–33 (1914).
Shukowski, A.: Zur Kasuistik der Rupturen des Ligamentum patellae proprium. Chirurgija **34**, 687–693 (1913), russisch. Ref. Z. org. ges. Chir. **5**, 191.
Snoke, P.: The tendo patella. A roentgen consideration of its length. J. Bone Jt. Surg. **14**, 830–833 (1932).
Sorrel, E.: Quelques cas de déchirures traumatiques du tendon rotulien. Mém. Acad. Chir. Paris **64**, 55–58 (1938).
Thiessbürger, B.: Die gleichzeitig entstandenen subkutanen Zerreißungen beider unteren Kniescheibenbänder. Bruns Beitr. klin. Chir. **157**, 286–304 (1933).
Waelder, M.: Zur Kenntnis der Zerreißung des Ligamentum patellae proprium. Med. Korresp. **83**, 60–61 (1913). Ref. Z. org. ges. Chir. **1**, 232.
Wagner, L.: Complete rupture of infra-patella tendon and adjacent capsular ligament. Ann. Surg. **86**, 787–789 (1927).
Wahlig, F.: Ersatz des Kniescheibenbandes. Zbl. Chir. **68**, 1616–1618 (1941).
Wulsten, J.: Zum Mechanismus der Ruptur des Ligamentum patellae. Zbl. Chir. **64**, 1344–1347 (1937).

Verknöcherungen der Rektussehne und des Ligamentum patellae

Die Verknöcherungen können an den *Ansatzstellen der Sehnen* (Abb. 27a—c), *in den Sehnen* selbst und am *Übergang von der Sehne in den Muskel* auftreten.

Am häufigsten sind die Verknöcherungen der Ansatzstellen an der Kniescheibe. Sie finden sich an den extraartikulären Rändern an der Kniescheibenvorderseite.

In der Regel überragen diese Verknöcherungen den oberen und unteren Rand der Kniescheibe um nicht mehr als 10 mm.

Röntgenologisch zeigen sie zu Beginn ein lockeres Gefüge und eine unregelmäßige Begrenzung. Ist ihre Ausbreitung abgeschlossen, so werden sie kalkdichter und ihre Begrenzung glatt.

Die Ansatzstellenverknöcherungen treten um das 40. Lebensjahr auf, werden mit fortschreitendem Alter immer zahlreicher, so daß um das 60. Lebensjahr ungefähr ein Drittel aller Fälle eine Verknöcherung der Ansatzstellen der Rektussehne oder des Ligamentum patellae haben. Die *Ansatzstellenverknöcherungen* sind daher als *Alters- oder Aufbrauchserscheinungen* aufzufassen.

Klinisch machen sie in der Regel *keine* Beschwerden und werden meist als Zufallsbefunde anläßlich einer Röntgenuntersuchung gefunden.

Die viel selteneren *teilweisen oder vollständigen Verknöcherungen der Rektussehne oder des Lig. patellae* hingegen sind, wenn keine Systemerkrankung vorliegt, in der Regel auf *traumatischer Basis* entstanden.

Sind die Verknöcherungen in den Sehnen klein, so machen sie *keine* besonderen Beschwerden. Erst wenn sie größer werden, können sie die Beweglichkeit des Kniegelenkes beeinträchtigen.

Bestehen Beschwerden und eine stärkere Einschränkung der Kniegelenkbeweglichkeit, so kommt nur die *operative* Entfernung der Verknöcherung in Frage.

Die Verknöcherungen im Bereich der Ansatzstellen der Rektussehne und des Lig. patellae sind als Unfallfolge abzulehnen, da sie eine normale Aufbrauchserscheinung darstellen. Sind jedoch Verknöcherungen im Verlauf der Sehne selbst und nur einseitig vorhanden und ist ein entsprechendes schweres Trauma nachweisbar, so sind diese Verknöcherungen als Unfallfolge anzuerkennen.

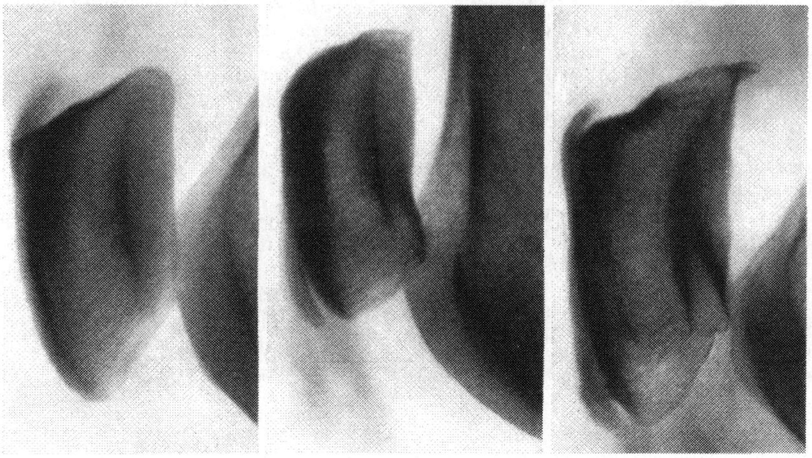

Abb. 27a. Verknöcherung an der Ansatzstelle der Rektussehne an der Kniescheibe
Abb. 27b. Verknöcherung an der Ansatzstelle des Lig. patellae an der Kniescheibe
Abb. 27c. Verknöcherung der Ansatzstelle der Rektussehne und des Lig. patellae. Die Ansatzstellenverknöcherungen liegen *immer* an der Vorderseite der Kniescheibe und nicht an der Gelenkfläche. An der Gelenkfläche sind arthrotische Randwülste

Literatur

Eitrem, E.: Metaplastic ossification of the inferior patellar ligament with evident clinical symptoms. Acta chir. Scand. **99**, 234–236 (1949).

Gockel, H.: Über Knocheninseln im Ligamentum patellae. Mschr. Unfallheilk. **64**, 278–280 (1961).

Gumpel, F.: Behandlung der posttraumatischen Verknöcherung des Kniescheibenbandes. Zbl. Chir. **66**, 2451–2453 (1939).

Hafer, K.: Mitteilung über eine heterotrope Ossifizierung nach einer Quadrizepssehnenverletzung an der Basis patellae. Münch. med. Wschr. **100**, 1368–1369 (1961).

Hartmann, K.: Posttraumatische Verknöcherung im Kniescheibenband. Mschr. Unfallheilk. **56**, 205–214 (1953).

Klingelhöffer, F.: Zur Pathologie der Patellarsehnenverknöcherung und Osteomatose des Kniegelenkes. Zbl. allg. Path. **91**, 433–440 (1954).

Laurence, J.: Les ostéomes juxta – tibiaux du ligament rotulien. J. practiciens **37**, 140 (1923).

Paas, H.: Seltene posttraumatische Kniescheibenbefunde. Dtsch. Z. Chir. **240**, 734–742 (1933).

Podio, G.: Ossificazione del legamento rotuleo. Osp. magg. Milano **25**, 213–215 (1937).

Rinonapoli, G.: Ossificazioni della rotula. Arch. med. chir., Milano **11**, 363–369 (1942).

Seyss, R.: Posttraumatische Verkalkung unterhalb der Patella. Mschr. Unfallheilk. **63**, 428–431 (1960).

Ders.: Zur Röntgendiagnostik der Patella. Klin. Med. **15**, 179–182 (1960).

Sonnenschein, A.: Die Knochenbildung in der Ansatzpartie der Kniescheibenspannsehne. Arch. orthop. Unfallchir. **46**, 362 bis 379 (1954).

Stolzer, G.: Ein Fall von Verknöcherung des Lig. patellae mit Pseudoarthrosenbildung nach einer Fraktur. Sovet. Chir. **7**, 719 bis 720 (1934), russisch. Ref. Z. org. ges. Chir. **72**, 478.

Angeborenes Fehlen beider Kniescheiben

Bisher sind nur einige wenige Fälle bekannt geworden, bei denen ein angeborenes Fehlen beider Kniescheiben *ohne* sonstige Mißbildungen (Abb. 28) am Skelett bestand.

Nach den Veröffentlichungen von *Holldack* und *Unger* läßt sich bei dieser Anomalie eine Vererbbarkeit *nicht* nachweisen. Es ist eine embryonale Entwicklungsstörung unbekannter Ursache anzunehmen.

Das Fehlen beider Kniescheiben in Verbindung *mit* Mißbildungen anderer Skelettteile, vor allem mit einer Verrenkung der Speichenköpfchen hingegen ist häufiger. Bei diesen Fällen ist die dominante Erblichkeit nachgewiesen.

Beim Fehlen der Kniescheibe ist das Knie an seiner Vorderseite abgeflacht. An

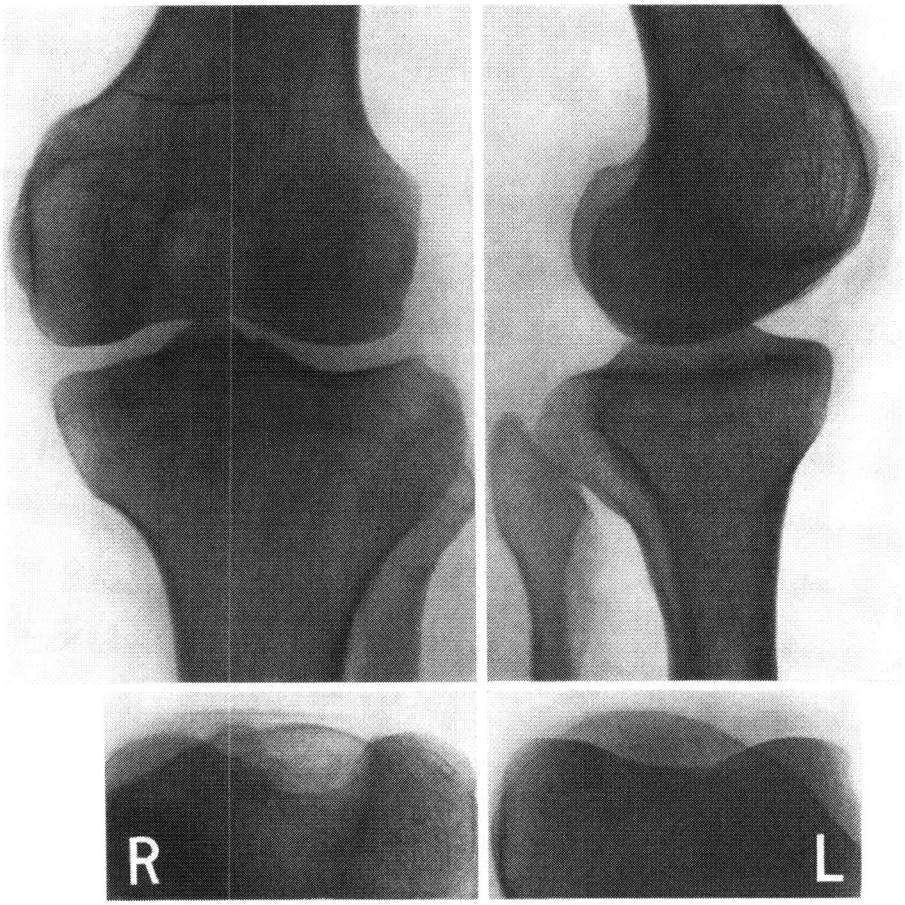

Abb. 28. Aplasie beider Kniescheiben bei einem 22jährigen Mann. Am übrigen Skelett sind *keine* Anomalien vorhanden. Eltern und Großeltern haben normal entwickelte Kniescheiben. Auffallend ist noch das Fehlen der Tuberositas tibiae und die flache Fossa intercondyloidea am Oberschenkel

Stelle der Kniescheibe tastet man die Strecksehne. Im Röntgenbild ist außer dem Fehlen der Kniescheibe oft auch ein Fehlen der Tuberositas tibiae nachzuweisen.

Eine Behandlung beim angeborenen Fehlen der Kniescheibe ist *nicht* notwendig, da außer einer gewissen Schwäche des M.quadriceps keine Beschwerden bestehen.

Literatur

Brock, A.: Fehlen der Kniescheibe. Ned. Tijdschr. Geneesk. 948–953 (1942), holländisch. Ref. Z. org. ges. Chir. **108**, 91.

Ders.: Agnesie beider Kniescheiben und Bedeutung der Sesamknochen. Acta anat. Basel **4**, 54–59 (1947).

Cornet, J.: Absence congénitale de rotule. Arch. franco – belges chir. **30**, 536–540 (1927).

Hindse, S.: Über angeborenen Kniescheibendefekt. Bibliothek Laeger **119**, 148–173 (1927), dänisch. Ref. Z. org. ges. Chir. **41**, 685.

Hohmann, G.: Bemerkenswerter Befund bei angeborenem doppelseitigen Fehlen der Kniescheibe. Z. Orthop. **68**, 460–464 (1938).

Poli, A.: Sulla rigidità articolare multipla congenita e sull' assenza congenita della rotula. Arch. ortop. Milano **43**, 796–825 (1927).

Unger, H.: Zur Frage der Erblichkeit des angeborenen Fehlens beider Kniescheiben. Zbl. Chir. **79**, 1186–1189 (1954).

Hyperplasie der Kniescheibe

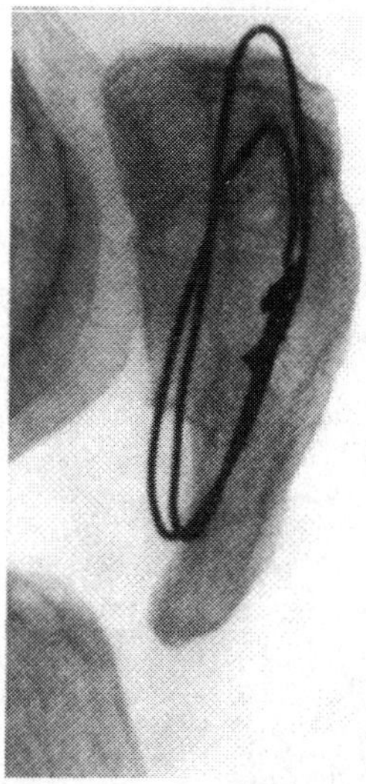

Abb. 29. Querbruch der Kniescheibe mit Diastase mit Drahtnaht behandelt. Die Röntgenkontrolle 12 Jahre nach der Operation zeigt eine Vergrößerung der Kniescheibe in ihrem Längsdurchmesser

Nach Kniescheibenbrüchen kann es zu einer Vergrößerung der Kniescheibe in ihrem *Längsdurchmesser* kommen (Abb. 29). Auf diese Tatsache hat besonders *Bennet* hingewiesen, der auch eine Vergrößerung der Kniescheibe nach Infektionen beobachten konnte.

Die zwei einzigen Mitteilungen über eine einseitige Vergrößerung der Kniescheibe in ihrem Längsdurchmesser *ohne* Trauma stammen von *Viehweger* und *Sanquirico. Viehweger* fand bei seinem Fall in beiden Oberarmknochen typische Veränderungen, wie sie bei einer *Paget*schen Erkrankung auftreten. Auch *Sanquirico* faßt die Patellahyperplasie als atypische Form der *Paget*schen Erkrankung auf.

Literatur

Bennet, G.: Operation for hypertrophied patella. J. Bone Jt. Surg. **4**, 593–599 (1922).

Sanquirico: Zit. nach Viehweger.

Viehweger, G.: Patellarhyperplasie als Ausdruck einer seltenen Lokalisation der Ostitis deformans Paget. Fortschr. Röntgenstr. **84**, 261–262 (1956).

Hypoplasie der Kniescheibe

Die Ursache für die Unterentwicklung einer Kniescheibe (Abb. 30) ist bis heute *nicht* geklärt.

Bei den bisher bekannt gewordenen Fällen konnte eine dominante Erblichkeit nachgewiesen werden, ebenso die Kombination mit anderen Dysplasien des Beckengürtels, der Fingernägel, Verrenkung des Speichenköpfchens usw. Auch besteht bei den hypoplastischen Kniescheiben immer die *Neigung zur Verrenkung nach außen.*

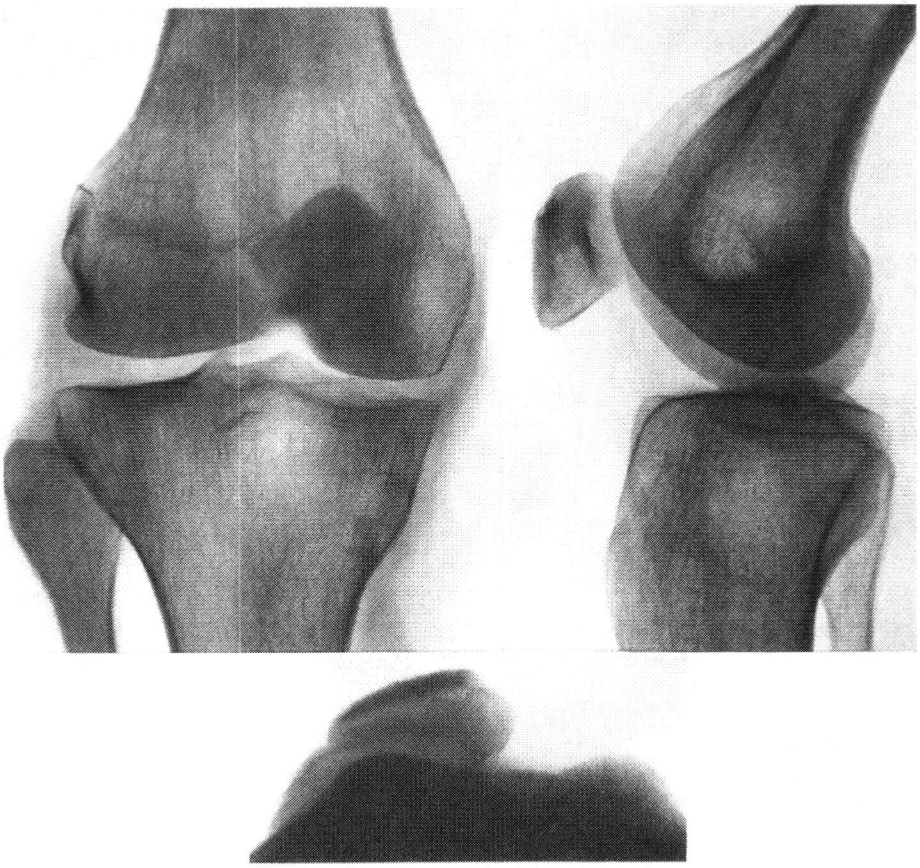

Abb. 30. Hypoplasie beider Kniescheiben bei einer 41jährigen Frau. Im Röntgenbild von vorne ist die Kniescheibe auffallend weit nach innen zu verzogen. Bei Beugung hingegen subluxiert die Kniescheibe nach außen und liegt *nicht* in der Facies patellaris, sondern dem äußeren Oberschenkelknorren an

Literatur

Bogen, H.: Über familiäre Luxation und Kleinheit der Patella. Z. Orthop. **16**, 357–419 (1906).

Roeckerath, W.: Hereditäre Osteo-onychodysplasie. Fortschr. Röntgenstr. **75**, 700 bis 711 (1951).

Starup, E.: Ein Fall Hypoplasie und abnormer Lage der Kniescheibe. Hosp.tid. 1421–1428 (1934), holländisch. Ref. Z. org. ges. Chir. **71**, 478.

Doppelte Kniescheibe

Bisher sind in der Literatur 10 Fälle von sog. angeborener einseitiger *doppelter* Kniescheibe beschrieben worden. Die letzten Veröffentlichungen stammen von *Wütschke*, *Swaton* und *Tosatti*. In den meisten Fällen wird ein abirrender Knochenkern als Ursache der zweiten Kniescheibe angeschuldigt.

Es ist jedoch anzunehmen, daß es sich bei allen veröffentlichten Fällen einer sog. angeborenen Verdoppelung der Kniescheibe *nicht um eine Anomalie, sondern um eine viele Jahre zurückliegende traumatische Absprengung von der Kniescheibe handelt.*

Durch die funktionelle Beanspruchung kam es aus dem abgesprengtem Stück schließlich zur Ausbildung einer sog. „zweiten Kniescheibe". Denn bei allen veröffentlichten Fällen war die sog. zweite Kniescheibe bedeutend kleiner als die normale. Auch wies die normal geformte Kniescheibe einen Hoch- oder Tiefstand gegenüber der Vergleichsseite auf.

Das *beidseitige* Vorkommen einer sog. angeborenen Verdoppelung einer Kniescheibe ist bis heute in der Weltliteratur nicht beobachtet worden.

Literatur

Hodkinson, H.: Double patellae in multiple epiphysial dysplasia. J. Bone Jt. Surg. **44 B**, 596–572 (1962).

Swaton, S.: Einseitige, angeborene doppelte Kniescheibe. Zbl. Chir. **85**, 2270–2274 (1960).

Tosatti, E.: Su di un rarissimo caso di rotula doppia monolaterale. Minerva ortop. Torino **10**, 483–486 (1959).

Vajano, D.: Anomalia del ginocchio non descritta. Riforma med. 1862–1866 (1935).

Wütschke, J.: Ein Fall von linksseitiger doppelter Patella. Fortschr. Röntgenstr. **78**, 218–220 (1935).

Mehrgeteilte Kniescheibe — Patella partita

Bei der Patella partita liegt eine *angeborene Spaltbildung* der Kniescheibe vor. Je nachdem aus wieviel Stücken die Kniescheibe besteht, spricht man von einer Patella bipartita, tripartita usw. Die *Form der Kniescheibe* ist aber in *allen Fällen erhalten.*

Am häufigsten kommt die Patella bipartita (Abb. 31) vor. *Saupe* teilte sie nach ihrem Erscheinungsbild in *3 Gruppen* ein:

1. Die Kniescheibenspitze ist quer von der übrigen Kniescheibe getrennt.
2. Die Kniescheibe ist vertikal in 2 Teile geteilt, und zwar in ein breites mediales und in ein schmales laterales Stück, und
3. der äußere obere Quadrant der Kniescheibe ist abgespalten. Diese Form der Patella bipartita ist die häufigste.

Im *Röntgenbild* von hinten nach vorn und in der Tangentialaufnahme ist die Patella partita gut zu erkennen, während sie in der seitlichen Aufnahme nur schlecht zur Darstellung kommt.

Klinisch macht die mehrgeteilte Kniescheibe in der Regel keine Beschwerden und wird meist als Zufallsbefund erhoben.

Die Bedeutung der mehrgeteilten Kniescheibe liegt darin, daß sie *mit einem Kniescheibenbruch verwechselt* werden kann.

Die *wichtigsten Merkmale einer Patella partita gegenüber einem Kniescheibenbruch* sind folgende:

1. Ihre typische Lokalisation.

2. Sowohl die isolierten Knochenstücke als auch das Hauptstück zeigen eine gleichmäßige glatte Begrenzung, während diese bei einem Kniescheibenbruch mehr unregelmäßig ist.

3. Das häufige beidseitige Vorkommen der Patella partita, wobei auf einer Seite eine Patella bipartita und auf der anderen Seite eine Patella tripartita usw. vorhanden sein kann.

4. Bei Unklarheiten zeigt eine nach 4 Wochen gemachte Röntgenkontrolle, daß sich beim Vorliegen einer Patella partita das Knochenbild nicht geändert hat.

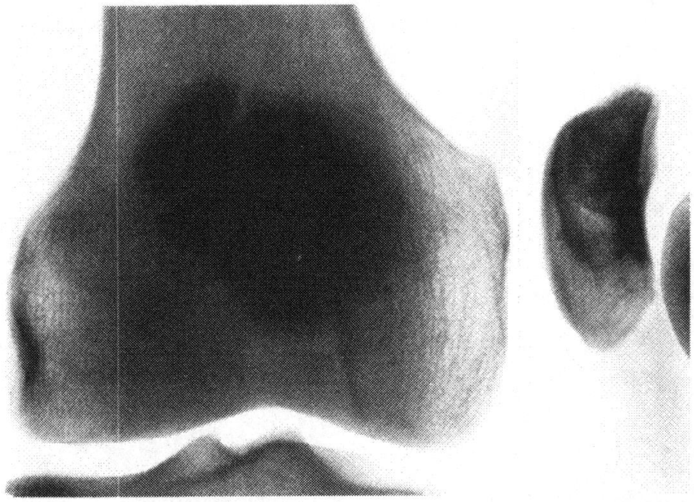

Abb. 31. Patella bipartita bei einem 33jährigen Mann. Die Form der Kniescheibe ist erhalten, der äußere obere Teil der Kniescheibe ist abgeteilt. In seltenen Fällen ist die Patella partita auch im Seitenbild zu erkennen

Odermatt wies darauf hin, daß es zu einer frühzeitigen Arthrose im Kniescheibenbereich kommen kann, wenn leichte Unebenheiten an den Trennungsspalten einer Patella partita bestehen.

Patella partita dolorosa

Werden durch ein Trauma die Weichteil-Knorpelmassen, die bei einer Patella partita die einzelnen Knochenstücke verbinden, *stark gedehnt*, so daß sie sich bei Bewegungen gegeneinander verschieben, so können Schmerzen auftreten. Man spricht dann von einer Patella partita dolorosa.

Klinisch ist vor allem die Beugung des Kniegelenkes über den rechten Winkel hinaus schmerzhaft, da dabei die Kniescheibe gegen die Unterlage gedrückt wird und es zu feinen Verschiebungen zwischen den Kniescheibenstücken kommt. Meist ist eine maximale Beugung des Kniegelenkes infolge der Schmerzen nicht möglich.

In diesen Fällen legt man am besten eine Oberschenkelgipshülse für 6 Wochen an. Dadurch kommt es zu einer weitgehenden Festigung der Spalten und somit zum Verschwinden der Schmerzen.

Die Patella partita dolorosa ist als Unfallfolge anzuerkennen, wenn eine entsprechende Gewalteinwirkung nachzuweisen ist.

Traumatische Lösung einer Patella partita

Durch eine entsprechend *starke* Gewalteinwirkung kann es nicht nur zu einer Zerrung der Weichteilknorpelmassen, sondern auch zu einer *Lösung* eines Knochenteiles einer Patella partita kommen (Abb. 32).

Beträgt die *Verschiebung weniger als 5 mm*, so genügt die Ruhigstellung mit einer Oberschenkelgipshülse für 6 Wochen. Ist jedoch eine stärkere Verschiebung vorhanden, so ist die Vereinigung des isolierten und verlagerten Knochenstückes mit dem Hauptstück der Kniescheibe durch eine Drahtnaht notwendig. Die Technik ist die gleiche wie bei der Drahtnaht eines Kniescheibenbruches.

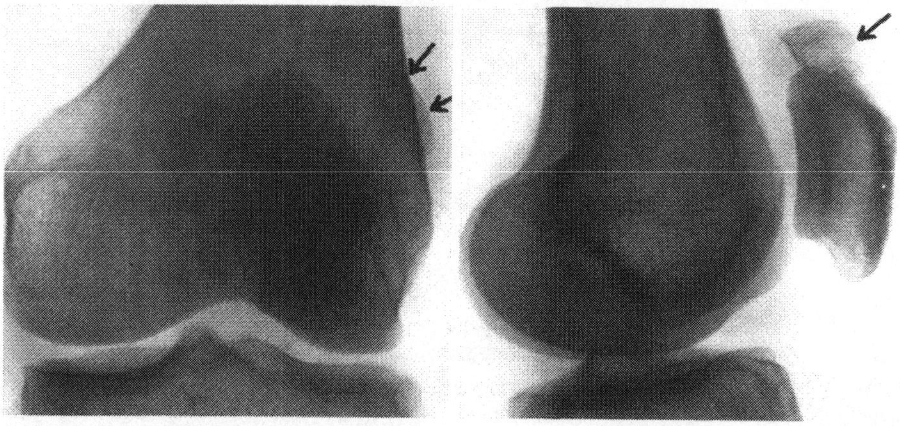

Abb. 32. Lösung einer Patella bipartita durch Sturz auf das Knie bei einem 42jährigen Maurer. Das gelöste Knochenstück ist außerdem noch gebrochen. Die Behandlung bestand in einer Drahtnaht der Kniescheibe

Literatur

Adams, L.: A development anomaly of the patella frequently diagnosed as fracture. Surg. Gyn. Obstetr. **41**, 601–609 (1925).

Alberti, O.: Sulla rotula partita. Radiol. Med. Torino **13**, 216–228 (1926).

D'Alo, R.: Rotula partita. Arch. Ortop. Milano **75**, 855–873 (1962).

Annecchino, A.: La rotula partita. Riforma med. Napoli **18**, 104–116 (1942).

Barettoni, F.: Anomalia o frattura della rotula? Rass. previd. Soc. Roma **18**, 45–56 (1931).

Baudet, G.: Un cas de patella tripartita. Bull. soc. nat. Chir. Paris **58**, 1358–1361 (1932).

Benedetti, G.: Il quadro anatomo-istologico della rotula partita. Arch. ortop. Milano **72**, 1409–1421 (1959).

Blencke, H.: Beitrag zur Patella bipartita. Z. Orthop. **42** 291–297 (1922).

Blumensaat, C.: Gibt es eine traumatische Patella partita? Zbl. Chir. **59**, 2539–2540 (1932).

Ders.: Patella partita – traumatische Spaltpatella – Patellarfraktur. Arch. orthop. Unfallchir. **32**, 263–282 (1932).

Breitenfelder, H.: Patella partita dolorosa. Z. Orthop. **81**, 434–441 (1951).

Brunelli, G.: La patella partita. Acta orthop. belg. **19**, 125–138 (1953).

Businco, O.: Rotula partita. Radiol. med. Torino **12**, 812–820 (1925).

Callahan, J.: Interesting notes on bipartite patellae. US Naval Med. Bull. **48**, 235–240 (1948).

Calvetti, P.: Sindrome dolorosa da rotula partita. Minerva ortop. Torino **5**, 242–244 (1954).

Canepa, G.: Rotula partita congenita. Arch. ortop. Milano **71**, 268–282 (1958).

Coureaud, L.: Un cas de patella pluripartita. Bull.soc.nat.Chir.Paris **59**, 434–437 (1933).

Crinelli, A.: Aspetti particolari e difficoltà diagnostiche della rotula partita. Nuntius radiol. **22**, 295–302 (1956).

Dastoli, D.: Su un caso di partizione della rotula. Giorn. med. mil. Roma **87**, 412–415 (1939).
Didiè, J.: Fractures et fragmentations non traumatiques de la rotule. Presse méd. Paris, 987–988 (1932).
Drenkhahn, R.: Patella partita. Med. Welt, 693 (1934).
Dueño, F.: Das Problem der nicht traumatischen Fragmentationen am Kniegelenk. Rev. Cir. Barc. **3**, 137–149 (1932), spanisch, Ref. Z. org. ges. Chir. **61**, 621.
Eichengrün, W.: Die Patella bipartita und ihre Begutachtung für die Unfallversicherung. Bruns Beitr. klin. Chir. **148**, 311–319 (1929).
Enderle, W.: Über einen seltenen Fall von doppelseitiger Spaltbildung der Patella. Med. Klin. **37**, 979–986 (1926).
Esau, P.: Bemerkungen zu der Arbeit von Pytel: Patella bipartita. Zbl. Chir. **57**, 2382 (1930).
Favuzzi, E.: Rotula bipartita. Recentia med. Roma **26**, 839–846 (1961).
Feistkorn, W.: Über patella partita. Röntgenpraxis **3**, 945–951 (1931).
Fiorentini, A.: Sulla rotula partita. Arch. ortop. Milano **49**, 789–842 (1933).
Fleischner, M.: Gehört die Patella bipartita zum Kreis der Osteochondropathia juvenilis? Fortschr. Röntgenstr. **31**, 209–212 (1923).
Fournier, J.: La patella bipartita. Rev. Orthop. Paris **10**, 393–401 (1923).
Franciosi, A.: Rotula partita congenita a caratere familiare. Radiol. Med. Torino **35**, 811–822 (1949).
Geissendörfer, H.: Die Bedeutung der geteilten Kniescheibe für den Truppenarzt. Dtsch. Mil. Arzt **8**, 286–290 (1943).
Girardi, G.: Rotula partita congenita o esito di trauma? Giorn. med. mil. Roma **84**, 674–679 (1936).
Gorzawski, H.: Beitrag zur Ätiologie und Pathogenese der Patella partita. Arch. klin. Chir. **188**, 538–556 (1937).
Grado, G.: Rotula partita. Radiol. Med. Torino **28**, 393–403 (1941).
Greeley, P.: Multiple ossification centres of the patella. Amer. J. Surg. **18**, 456–459 (1932).
Gruber, W.: Bildungsanomalie mit Bildungshemmung begründete Bipartion beider Patellae eines jungen Subjektes. Virch. Arch. **94**, 358–366 (1883).
Haenisch: Verdoppelung der Patella in sagittaler Richtung. Fortschr. Röntgenstr. **33**, 678 (1925).
Hellmer, H.: Patella bipartita. Acta radiol. Stockholm **4** 137–145 (1925).
King, J.: Osgood–Schlatter disease and Patella partita. J. Bone Jt. Surg. **17**, 58–64 (1935).
Kitahara, M.: Ein Fall von Doppelbildung der Kniescheibe. J. med. Ass. Formosa **33**, 153 (1934), japanisch. Ref. Z. org. ges. Chir. **72**, 159.
Lavaca, J.: Dreigeteilte Kniescheibe. Sem. méd. B. Aires **2**, 1150–1153 (1935), spanisch. Ref. Z. org. ges. Chir. **78**, 633.
Leni, E.: Distorsione del ginocchio in portatore di rotula partita. Ortop. app. Motore **5**, 513–522 (1933).
L'Heureux, R.: La patella partita. Rev. Orthop. Paris **13**, 35–46 (1926).
Link, K.: Nicht traumatische Längsteilung der Kniescheibe. Dtsch. Z. Chir. **237**, 768–774 (1932).
Mouchet, A.: Anomalies d'ossification de la rotule. Paris méd. **11**, 289–291 (1921).
Neviaser, J.: Bipartite patella. Ann. Surg. **94**, 150–153 (1931).
Nikolai, P.: Ein Fall von Patella bipartita. Acta chir. Scand. **1** 44–51 (1927).
Nuboer, J.: Patella bipartita. Nederl. tijdschr. geneesk., 3363–3370 (1929), holländisch. Ref. Z. org. ges. Chir. **47**, 668.
Odermatt, W.: Zwei- und Mehrteilung der Patella. Schweiz. med. Wschr. **51**, 1263 bis 1264 (1921).
Oetteking, B.: Anomalous patellae. Anat. Rec. **23**, 269–278 (1922).
Paal, E.: Beiträge zur nicht-traumatischen Teilung der Kniescheibe. Dtsch. Z. Chir. **237**, 626–631 (1932).
Paas, H.: Zur Frage der Patella partita und ihre Entstehung. Dtsch. Z. Chir. **230**, 261–277 (1931).
Ders.: Über eine seltene Form der Kniescheibenteilung. Arch. klin. Chir. **165**, 322–335 (1931).
Ders.: Traumatische oder nicht traumatische Schrägteilung der Kniescheibe. Arch. klin. Chir. **171**, 605–617 (1932).
Pasquali, E.: Pluripartizione della rotula. Chir. org. movim. **17**, 305–317 (1932).
Pickhan, A.: Beiträge zur pathologischen Osteologie. Röntgenpraxis **2**, 969–976 (1930).
Ders.: Röntgenologische und anatomische Beobachtungen über den Verknöcherungsvorgang der Kniescheibe. Fortschr. Röntgenstr. **53**, 458 (1936).
Potenza, V.: Un caso di rotula tripartita. Radiol. med. Torino **17**, 289–293 (1930).
Pytel, A.: Über eine seltene Form der Kniescheibenteilung. Arch. klin. Chir. **172**, 718–723 (1933).
Ders.: Patella partita. Nov. chir. Arch. **32**, 206–216 (1934), russisch. Ref. Z. org. ges. Chir. **77**, 80.

Radojevič, S.: Patella bipartita. Srpski Arh. lek. **32**, 505–512 (1930). Ref. Z. org. ges. Chir. **52**, 477.
Reinbold: Patella bipartita et fractures de rotule. Rev. suisse accid. travail. **14**, 385–389 (1920).
Rischel, A.: Bemerkungen über die Patella partita. Hosp. tid. **2**, 1068–1079 (1930), dänisch. Ref. Z. org. ges. Chir. **53**, 268.
Rothenberg, M.: Patella multipartita non traumatica. Med. Welt, 766 (1933).
Ruggler, G.: Bilateral bipartite patellae. Brit. J. Surg. **22**, 555–560 (1935).
Saupe, E.: Beitrag zur Patella bipartita. Fortschr. Röntgenstr. **28**, 37–41 (1921).
Schaer, H.: Die patella partita. Erg. Chir. **27**, 1–53 (1934).
Schönbauer, H.: Lösung einer Patella partita mit Rektussehnenriß. Arch. orthop. Unfallchir. **52**, 1–4 (1960).
Schröder, W.: Patella partita. Röntgenpraxis **11**, 230–236 (1939).
Sclausero, G.: Considerazioni su un caso di bipartizione rotulea. Arch. chir. ortop. med. Milano **19**, 366–373 (1954).
Siemens, W.: Patella partita. Dtsch. Z. Chir. **233**, 727–755 (1931).
Ders.: Zur Histologie der Spaltlinie der Patella partita. Dtsch. Z. Chir. **329**, 715–732 (1933).
Sommer, R.: Zur nichttraumatischen Teilung der Kniescheibe. Bruns Beitr. klin. Chir. **148**, 1–26 (1929).
Ders.: Patella partita und Unfall. Mschr. Unfallheilk. **37**, 55–60 (1930).
Stucke, K.: Die Patella partita in ihrer Beziehung zum Unfall und zur Wehrdienstbeschädigung. Mschr. Unfallheilk. **53**, 238–244 (1950).
Sudakevič, A.: Ein Fall von doppelseitiger Spaltbildung der Kniescheibe. Ortop. Travmat. **3**, 133–138 (1929), russisch. Ref. Z. org. ges. Chir. **51**, 588.
Testa, G.: Sulla rotula partita monolaterale. Radiol. med. Torino **26**, 9–17 (1939).
Todd, T.: Defects of the patellar border. Ann. Surg. **74**, 775–782 (1921).
Wegner, D.: Traumafolge oder Patella partita? Z. ärztl. Fortb. **56**, 361–364 (1962).
Zohlen, E.: Spontanrupturen bei Patella partita. Chirurg **19**, 137–140 (1948).
Zwerg, H.: Über einseitige Patella bipartita und die Frage ihrer traumatischen Entstehung. Dtsch. Z. Chir. **212**, 362–368 (1928).

Abweichung der Kniescheibe zur Seite

Die Lage der Kniescheibe ist *nicht immer zentral*, d. h. in der Mitte zwischen den beiden Oberschenkelknorren, sondern oft etwas innerhalb oder außerhalb der Mitte des Kniescheibenlagers.

Klinisch haben geringe Lageabweichungen keine Bedeutung, da keinerlei funktionelle Beschwerden bestehen. Sie müssen nur in differentialdiagnostischer Hinsicht gegen Teilverrenkungen der Kniescheibe abgegrenzt werden.

Abweichung der Kniescheibe in ihrer Höhenlage

Hier wäre zuerst der *Kniescheibenhochstand*, die *Patella alta*, zu erwähnen. Von einem echten angeborenen Kniescheibenhochstand kann man nur dann sprechen, wenn eine *echte* angeborene Verlängerung des Kniescheibenbandes vorliegt.

Als *Patella alta congenita falsa* bezeichnet man die Fälle, bei welchen die Länge des Kniescheibenbandes normal ist und es z. B. durch Abflachung der Oberschenkelknorren zu einem Höhertreten der Kniescheibe kommt.

Den angeborenen Formen stehen die erworbenen gegenüber, die zum Unterschied von den angeborenen meist einseitig auftreten. Man findet sie bei Osteomyelitis, Poliomyelitis, bei entzündlichen Erkrankungen des Kniegelenkes usw.

Sinngemäß kann man auch von einem angeborenen oder erworbenen *Tiefstand* der Kniescheibe sprechen.

Apicitis patellae

Dieses selten auftretende Krankheitsbild ist ähnlich der Epicondylitis humeri und wird zu den Periostosen gerechnet.

Klinisch treten nach längerem Stehen oder Gehen Schmerzen an der Kniescheibenspitze auf. Das Knien selbst ist sehr schmerzhaft oder oft unmöglich. Äußerlich ist das Knie unauffällig und aktiv frei beweglich. Die Kniescheibenspitze ist druckschmerzhaft.

Im *Röntgenbild* sind keinerlei Veränderungen an der Kniescheibe zu sehen.

Die Apicitis patellae ist, wie alle Periostosen, sehr *therapieresistent.* Es sollte aber ein Versuch mit 2 ccm 2%-Novokain oder 1 ccm eines Hydrokortisonpräparates + 1 ccm Novokain gemacht werden. Die Novokaininjektionen sind in zweitägigen Abständen zu geben (3 bis 4 Injektionen insgesamt).

Literatur

Ebeling, G.: Der Randschmerz der Patella. Chirurg **22**, 370–371 (1951).

Silfverskiöld, N.: Apexalgia patellae. Wien. klin. Wschr. **66**, 622–623 (1954).

Brüche der Kniescheibe

Die Behandlung der Kniescheibenbrüche muß darauf hinzielen, die Gelenkfläche der Kniescheibe und die Streckfähigkeit des Kniegelenkes wieder herzustellen.

Da sich das klinische Bild und die Behandlung der Kniescheibenbrüche nach der Bruchform richtet, können die Brüche der Kniescheibe am besten an Hand der Bruchform besprochen werden.

1. Querbrüche

Ungefähr 80% aller Kniescheibenbrüche sind Querbrüche, d. h. der Bruchspalt verläuft in der Transversalebene.

a) Querbrüche ohne Stufenbildung an der Gelenkfläche und ohne Auseinanderweichen der Bruchstücke.

Besteht *keine Stufe* in der Gelenkfläche der Kniescheibe und *keine Diastase* zwischen den Bruchstücken, so ist dies ein Zeichen dafür, daß der Reservestreckapparat nicht gerissen ist. Daher können die Verletzten, wenn auch unter Schmerzen, das Bein gestreckt von der Unterlage abheben.

Hat die *Röntgenaufnahme* von vorn nach hinten bei Verdacht auf einen Bruch der Kniescheibe kein einwandfreies Ergebnis gezeigt, so soll zur Klärung eine Röntgenaufnahme von hinten nach vorn gemacht werden.

Bei den Querbrüchen ohne Stufenbildung und ohne Diastase wird das Bein auf einer *Braun*schen Schiene gelagert und nach dem Abschwellen, das ist nach ungefähr einer Woche, wird eine Oberschenkelgipshülse in Streckstellung des Kniegelenkes von 180° angelegt. Die richtige Stellung des Kniegelenkes im Gipsverband ist durch eine seitliche Röntgenaufnahme zu überprüfen.

Die Dauer der Ruhigstellung beträgt 5 Wochen.

Ist ein starker Gelenkerguß vorhanden, so ist dieser vor dem Anlegen der Gipshülse abzupunktieren und eine Schwammgummikompression für 2 oder 3 Tage anzulegen.

b) Querbrüche mit Stufenbildung an der Gelenkfläche und ohne Auseinanderweichen der Bruchstücke.

Besteht eine Stufe in der Gelenkfläche der Kniescheibe, so soll man in Lokalanästhesie versuchen, diese durch Drücken der Kniescheibe gegen den Oberschenkelknochen bei Überstreckung des Kniegelenkes zu beseitigen.

Zeigt das Röntgenbild von der Seite, daß keine Stufe mehr vorhanden ist, so wird in Streckstellung des Kniegelenkes von 180° eine gespaltene Oberschenkelgipshülse angelegt, die nach dem Abschwellen durch eine geschlossene ersetzt wird. Die Dauer der Ruhigstellung beträgt 5 Wochen.

Gelingt es nicht, die Stufe in der Gelenkfläche der Kniescheibe in der oben beschriebenen Weise zu beseitigen, so muß *operativ* (Drahtnaht) vorgegangen werden.

c) Querbrüche mit Stufenbildung an der Gelenkfläche und mit Auseinanderweichen der Bruchstücke an der Ventralseite.

Auch bei dieser Bruchform kann man in Lokalanästhesie versuchen, durch Drücken der Kniescheibe gegen den Oberschenkelknochen bei Überstreckung des Kniegelenkes die anatomisch richtige Stellung der Kniescheibe wiederherzustellen. Sollte dies nicht gelingen, so muß *operativ* mit einer Drahtnaht vorgegangen werden.

d) Querbrüche mit Auseinanderweichen der Bruchstücke.

Besteht zwischen den Bruchstücken eine *Diastase*, so ist dies *immer ein Zeichen* dafür, daß auch der *Reservestreckapparat gerissen* ist. Infolgedessen kann der Verletzte das Bein nicht gestreckt von der Unterlage abheben.

Klinisch ist, bevor ein Erguß aufgetreten ist, die Diastase, die mehrere Zentimeter betragen kann, durch die Haut gut sicht- und tastbar.

Eine Vereinigung der Bruchstücke kann *nur auf operativem Wege* erfolgen.

Die *Operation* soll sofort nach dem Unfall, d. h. vor Auftreten eines stärkeren Blutergusses oder sonst nach einer Woche, wenn die Schwellung wieder zum größten Teil abgeklungen ist, durchgeführt werden.

Auch bei *frischen* Hautabschürfungen kann sofort operiert werden, nachdem diese mit dem Messer gereinigt wurden.

In Narkose und Blutleere wird ein bogenförmiger Hautschnitt mit der Basis proximal und dem Bogen entsprechend der Kniescheibenspitze angelegt. Dabei ist darauf zu achten, daß die Basis *breit* genug ist, und zwar von der Mitte der Oberschenkelinnenseite zur Mitte der Oberschenkelaußenseite.

Wird der Bogenschnitt zu klein geführt, so hat man nicht nur eine schlechte Übersicht im Operationsfeld, sondern es besteht auch die Gefahr einer Hautnekrose.

Mit einem scharfen Wundhaken läßt sich die Haut leicht nach oben ziehen, so daß die Bruchstücke der Kniescheibe und der gerissene Reservestreckapparat zur Darstellung kommen. Vorhandene Blutkoagula werden ausgeräumt; zwischen den Bruchstücken interponierte Gewebsteile werden entfernt. Man achte dabei besonders auf Periostreste, die häufig den Bruchflächen anliegen.

Sind beide Bruchstücke der Kniescheibe ungefähr gleich groß, so werden beide 1 bis 1,5 cm von der Bruchfläche entfernt durchbohrt. Es ist darauf zu achten, daß die Bohrlöcher *knapp ventral* von der Mitte liegen, um ein späteres Kippen der Bruchstücke zu verhindern.

Wenn ein größeres und ein kleineres Bruchstück vorhanden sind, so ist das kleinere Bruchstück mit einer gebogenen Ahle zu umfahren. Die Ahle soll an ihrer Spitze eine Öse zum Einspannen des Drahtes besitzen. Bei der Umfahrung mit der Ahle ist darauf zu achten, daß der Draht dem Knochen eng anliegt und sich nicht Weichteile zwischen Draht und Knochen befinden. Sonst kann es nach Durchschneiden des Drahtes durch die Weichteile zu einer Lockerung des Drahtes und somit zu einem Auseinanderweichen der Bruchstücke kommen. Das größere Bruchstück wird 1 bis 1,5 cm von der Bruchfläche entfernt durchbohrt.

Um die Bohrlöcher richtig anlegen bzw. das kleinere Bruchstück mit der Ahle eng umfahren zu können, kann man knapp seitlich neben den Bruchstücken kleine Längsschnitte im Reservestreckapparat anlegen.

Zur Drahtnaht wird ein *1 mm* starker rostfreier Stahldraht verwendet. Drähte unter 1 mm Stärke dürfen *nicht* verwendet werden, da sie der Belastung nicht gewachsen sind und zerreißen (Abb. 33).

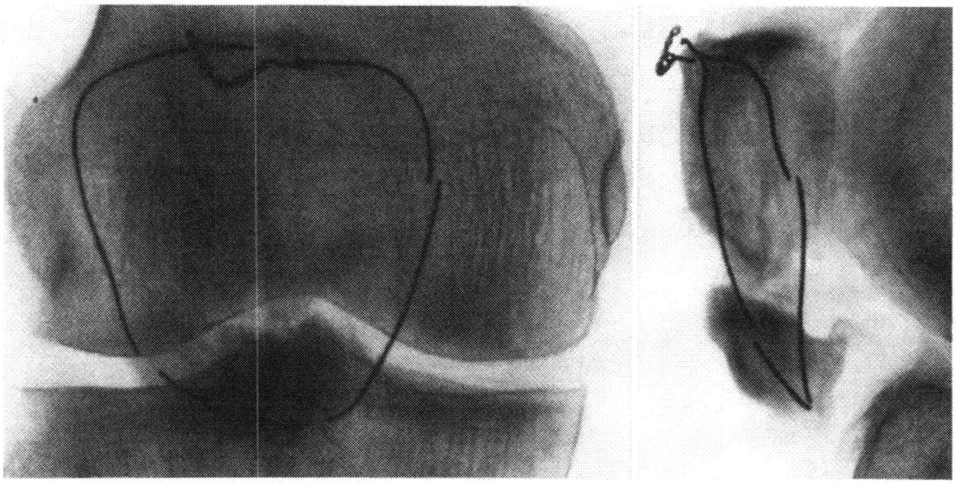

Abb. 33. Pseudoarthrose der Kniescheibe nach Querbruch mit Diastase. Der Kniescheibenbruch wurde mit einer Drahtnaht versorgt. Da ein zu dünner Draht verwendet wurde, zerbrach dieser bei Belastung in 5 Stücke. Dadurch kam es zu einem neuerlichen Auseinanderweichen der Bruchstücke und schließlich zur Ausbildung der Pseudarthrose

Nachdem der Draht entsprechend angelegt ist, werden beide Bruchstücke mit zwei einzinkigen Haken in anatomisch richtiger Stellung zusammengehalten und der Draht mittels einer Spannzange geknüpft. Nachdem der Draht in die Spannzange eingeführt wurde, sollen die Spannzange in geschlossenem Zustand 2 bis 3 cm vom Knochen entfernt und beide Drähte gleich lang sein. Wenn ein Draht kürzer ist, wird beim Zusammendrehen der längere Draht um den kürzeren herumgewunden und kann dadurch bei Belastung herausschlüpfen (Abb. 34 u. 35). Insgesamt sollen 5 Umdrehungen gemacht werden. Der Draht wird in Höhe der fünften Umdrehung abgezwickt und gegen den Knochen hin umgebogen, damit er nicht gegen die Haut vorsteht.

Nach der Drahtnaht werden Röntgenbilder in beiden Ebenen angefertigt, um die richtige Stellung der Bruchstücke (richtige Lage des Drahtes, keine Stufe in der Gelenkfläche usw.) zu überprüfen. Zeigen die Röntgenbilder die richtige Lage des Drahtes und eine gute Stellung der Bruchstücke, so wird der Reservestreckapparat mit U- und Adaptationsnähten vereinigt.

Nach der Hautnaht wird ein Zellstoffkompressionsverband angelegt und das Bein auf einer *Braun*schen Schiene gelagert. Bei glatter Wundheilung können die Hautnähte nach 14 Tagen entfernt und eine Oberschenkelgipshülse in Streckstellung des Kniegelenkes von 180° angelegt werden. Die Dauer der Ruhigstellung beträgt 4 Wochen. Mit der Gipshülse kann der Verletzte aufstehen und herumgehen.

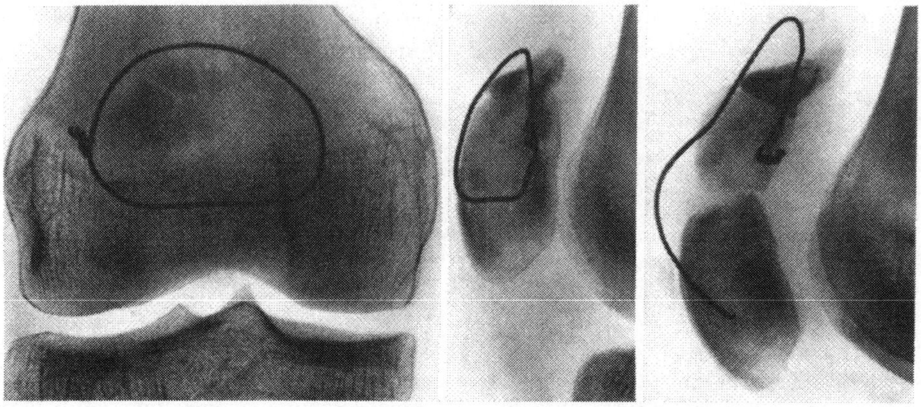

Abb. 34. Querbruch der rechten Kniescheibe mit Diastase, der mit Drahtnaht versorgt wurde. 4 Wochen nach der Operation kam es zu einem neuerlichen Auseinanderweichen der Bruchstücke, da das eine Drahtende aus dem anderen herausschlüpfte. Beim Knüpfen der Drahtenden waren beide nicht gegeneinander verdreht, sondern nur das eine Drahtende um das andere herumgedreht worden

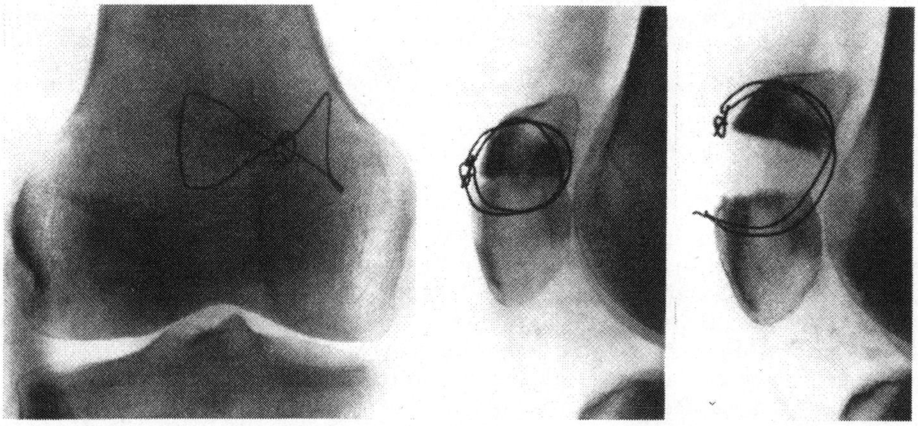

Abb. 35. Querbruch der rechten Kniescheibe mit Diastase bei einem 21jährigen Mann, der operativ mit einer „Drahtnaht“ behandelt wurde. 2 Wochen nach der Operation kam es durch Auseinanderweichen der Drahtenden auch zum Auseinanderweichen der beiden Bruchstücke. Die „Drahtnaht“ war unzeckmäßig ausgeführt worden: Die Kniescheibenbruchstücke wurden nicht durchbohrt, sondern die Drahtschlingen an beiden Seiten neben der Kniescheibe durch den Reservestreckapparat durchgezogen, an der Vorderseite der Kniescheibe gekreuzt und die beiden Drahtenden nicht gegeneinander verdreht. Außerdem ist der verwendete Draht zu dünn

2. Längsbrüche

Bei dieser Bruchform verläuft der Bruchspalt in der Sagittalebene und ist im *Röntgenbild* von vorn und von der Seite häufig nicht gut zu sehen, während er bei einer Tangentialaufnahme der Kniescheibe gut dargestellt wird (Abb. 36).

In der Regel besteht nur eine Diastase von 1 bis 2 mm, der Reservestreckapparat ist nicht eingerissen. Die Verletzten können, wenn auch unter Schmerzen, das Bein gestreckt von der Unterlage abheben.

Das Bein wird auf einer *Braun*schen Schiene gelagert. Nach dem Abschwellen wird für 5 Wochen, ab Unfall gerechnet, in einer Streckstellung des Kniegelenkes von 180° eine Oberschenkelgipshülse angelegt.

Ein operatives Vorgehen ist nur dann nötig, wenn das äußere Bruchstück nach außen zu, eventuell sogar über den Schienbeinknorren hinaus, verlagert ist.

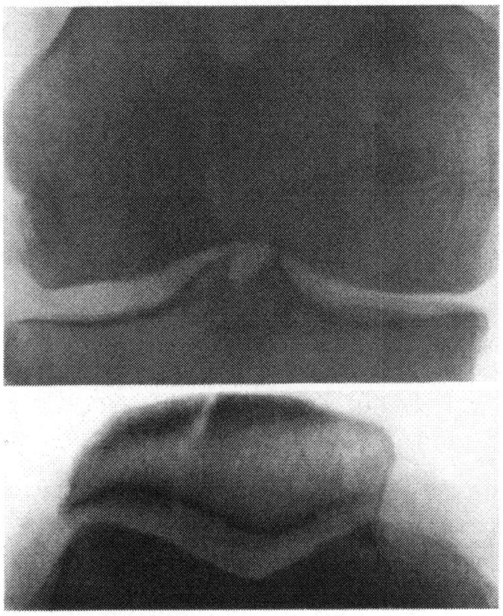

Abb. 36. Längsbruch der Kniescheibe ohne wesentliche Verschiebung. Der Bruchspalt ist besonders gut in der Tangentialaufnahme zu sehen

3. Trümmerbrüche

Bei den Trümmerbrüchen ist die Kniescheibe in *mehrere Stücke* zerbrochen (Abb. 37). Weichen die einzelnen Bruchstücke stark auseinander, so ist auch der Reservestreckapparat weitgehend zerrissen. Die Verletzten können das Bein aktiv nicht von der Unterlage abheben.

Da es bei einer *stärkeren Verwerfung der Gelenkfläche* der Kniescheibe zur Ausbildung einer schmerzhaften Arthrose im Patellofemoralgelenk kommt, soll bei diesen Trümmerbrüchen die *Kniescheibe entfernt* (Abb. 38) werden.

In Allgemeinnarkose und Blutleere wird ein bogenförmiger Hautschnitt wie zur Drahtnaht der Kniescheibe angelegt. Die Bruchstücke werden dargestellt und entfernt, wobei darauf zu achten ist, daß auch das ganze Periost mitgenommen wird, da es sonst zur Ausbildung *schmerzhafter Regenerate* (Abb. 39) kommen kann.

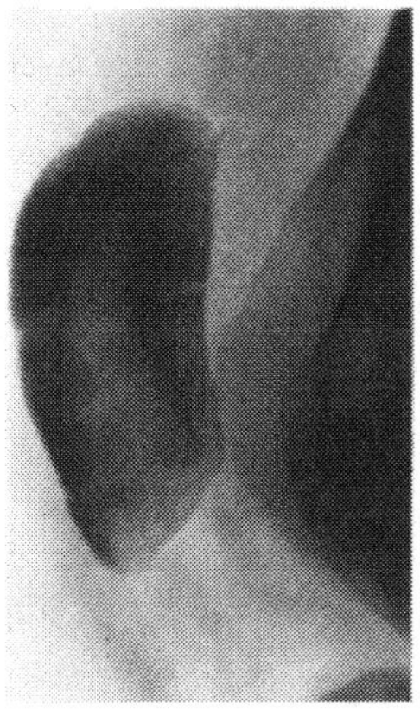

Abb. 37. Trümmerbruch der Kniescheibe *ohne* Verwerfung der Gelenksfläche. In diesen Fällen braucht die Kniescheibe nicht entfernt zu werden. Es genügt das Anlegen einer Oberschenkelgipshülse für 4 Wochen

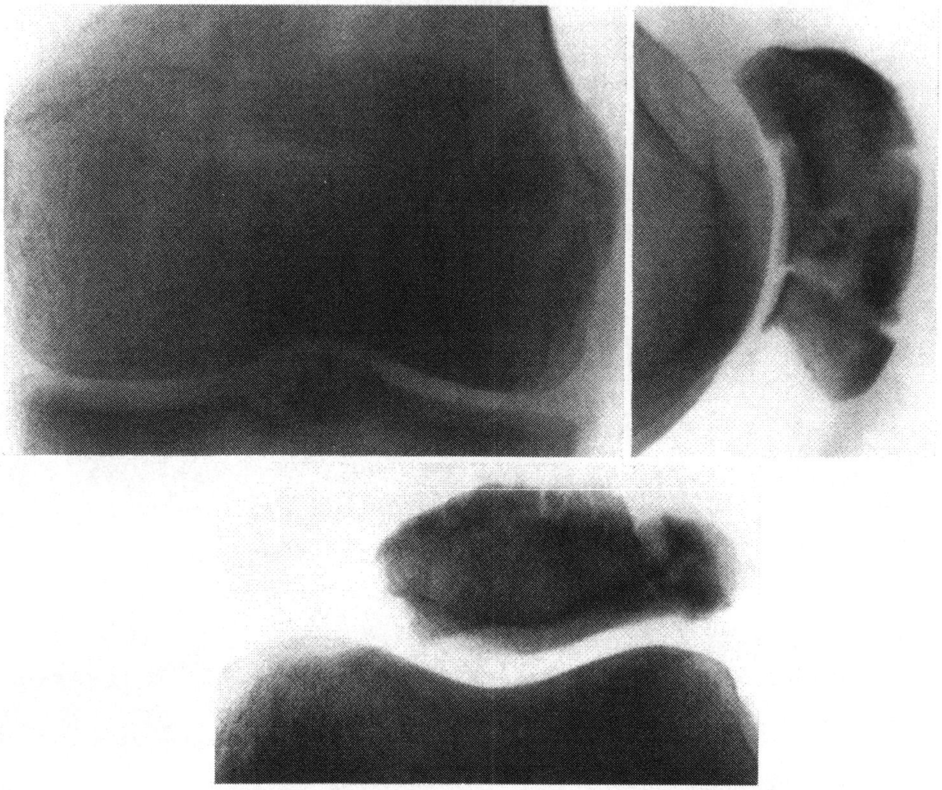

Abb. 38. Trümmerbruch der linken Kniescheibe bei einem 42jährigen Hilfsarbeiter *mit* Verwerfung der Gelenkfläche. In diesen Fällen ist die Entfernung der Kniescheibe angezeigt

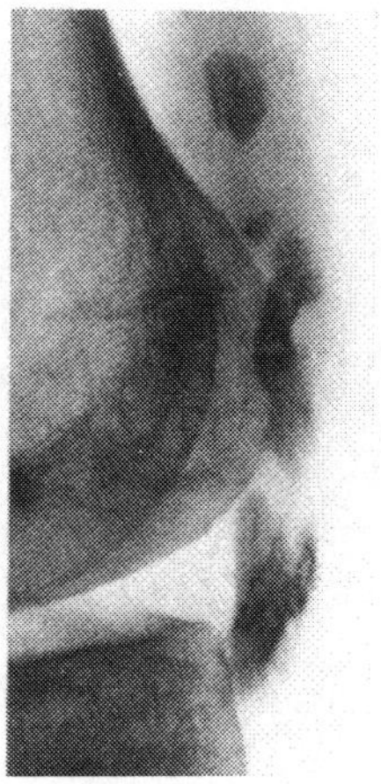

Nach Entfernung der Bruchstücke überzeugt man sich durch ein seitliches Röntgenbild, daß alle Bruchstücke entfernt wurden. Dann werden der Streck- und Reservestreckapparat mit U- und Adaptationsnähten vereinigt. Nach der Hautnaht wird ein Kompressionsverband angelegt und das Bein auf einem Keilpolster gelagert.

Nach 2 Wochen sind die Hautnähte zu entfernen und in einer Stellung des Kniegelenkes von 165° bis 170° eine Oberschenkelgipshülse für weitere 3 Wochen anzulegen. Mit der Gipshülse kann der Verletzte aufstehen und herumgehen.

Abb. 39. Regenerate im Bereich der linken Kniescheibe bei einem 55jährigen Elektriker. Die Kniescheibe wurde vor 2 Jahren wegen eines Trümmerbruches operativ entfernt. Der Verletzte übt seinen alten Beruf aus. Das Kniegelenk ist von 180° bis 80° beweglich

4. Offene Brüche der Kniescheibe

Da das Risiko einer Infektion bei exakt durchgeführter Wundausschneidung und durch die Antibiotika praktisch auf Null gesunken ist und daher vernachlässigt werden kann, soll ein *offener Kniescheibenbruch nach der Wundausschneidung endgültig versorgt* werden.

Offene Kniescheibenbrüche, bei denen keine Drahtnaht notwendig ist, sind nach der Wundausschneidung mit einer gespaltenen Oberschenkelgipshülse ruhigzustellen. Bei glatter Wundheilung können die Nähte am 14. Tag entfernt und eine geschlossene Oberschenkelgipshülse angelegt werden, mit der der Verletzte aufstehen kann.

Bei offenen Kniescheibenbrüchen, bei denen eine Drahtnaht notwendig ist, soll diese *gleich* an die Wundausschneidung angeschlossen werden.

Ist die Entfernung der Kniescheibe angezeigt, so kann diese ebenfalls *sofort* nach der Wundausschneidung entfernt werden.

5. Brüche der Kniescheibenspitze

Die Brüche der Kniescheibenspitze liegen *immer extraartikulär*. Besteht keine Verschiebung, so sind der Streck- und Reservestreckapparat erhalten, so daß die Verletzten das Bein gestreckt von der Unterlage abheben können.

Bei Brüchen der Kniescheibenspitze *ohne Verschiebung* (Abb. 40) wird das Bein auf einer *Braun*schen Schiene gelagert, ein eventueller Gelenkerguß nach 2 bis

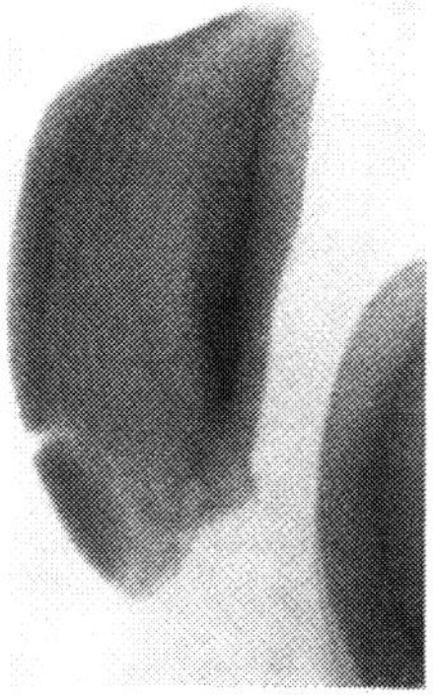

Abb. 40

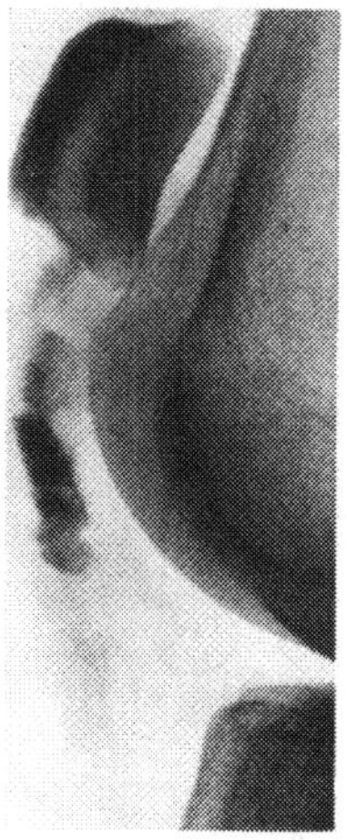

Abb. 41

Abb. 40. Bruch der Kniescheibenspitze ohne Verschiebung bei einer 36jährigen Hausfrau. Wenn keine besonderen Schmerzen bestehen, so genügt bei diesen Fällen das Anlegen eines Zinkleimverbandes für den Unterschenkel und einer elastischen Binde für das Kniegelenk

Abb. 41. Bruch der Kniescheibenspitze mit Diastase bei einer 56jährigen Hausfrau. Diese Brüche sind mit einer Drahtnaht *und* Naht des gerissenen Reservestreckapparates zu versorgen

3 Tagen abpunktiert und ein Kompressionsverband angelegt. Bei den Brüchen ohne Verschiebung der Bruchstücke ist es in der Regel nicht notwendig, eine Oberschenkelgipshülse anzulegen, sondern es genügt ein Zinkleimverband für den Unterschenkel und eine elastische Binde für das Kniegelenk. Der Zinkleim-Idealbindenverband soll 3 bis 4 Wochen getragen werden.

Brüche der Kniescheibenspitze *mit Verschiebung* sind *operativ* mit einer Drahtnaht zu versorgen und der immer gerissene Reservestreckapparat ist zu nähen (Abb. 41).

6. Pseudarthrose der Kniescheibe

Besteht bei einer Pseudarthrose der Kniescheibe zwischen den beiden Bruchstücken eine *Diastase bis zu 1 cm*, so ist die Funktion des Kniegelenkes in der Regel nicht nennenswert gestört und eine *operative Behandlung* daher *nicht notwendig* (Abb. 42).

Ist die Diastase jedoch größer als 1 cm und besteht ein Funktionsausfall, so soll die operative Vereinigung der Bruchstücke angestrebt werden. Die Bruchstücke dürfen nicht mehr als 5 cm auseinandergewichen sein, da sonst ihre operative Vereinigung

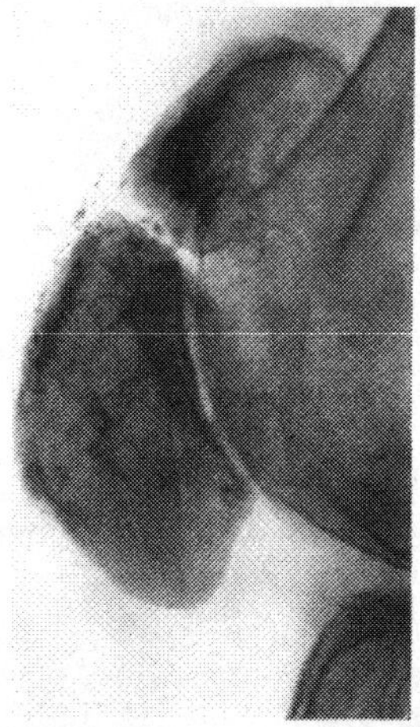

Abb. 42. Pseudarthrose der rechten Kniescheibe bei einem 59jährigen Landwirt. Bei der Untersuchung war das Kniegelenk von 150° bis 80° gegenüber 180° bis 45° der Vergleichsseite beweglich

Der Unfall, der zum Bruch der Kniescheibe führte war vor 2 Jahren. Die Behandlung bestand damals in Bettruhe und anschließendem Tragen einer elastischen Binde

nicht mehr gelingt. In diesen Fällen ist die Kniescheibe zu entfernen und der Streck- und Reservestreckapparat plastisch zu decken und zu vernähen.

Eine weitere *Gegenanzeige für die operative Vereinigung* einer Kniescheibenpseudarthrose ist dann gegeben, wenn bereits eine *Arthrose im Kniegelenkbereich* besteht. Auch hier kommt nur die Entfernung der Kniescheibe in Frage.

Bei der Kniescheibenpseudarthrose wird die Kniescheibe in Allgemeinnarkose und Blutleere wie zu einer Drahtnaht freigelegt. Die beiden Bruchstücke und der zerrissene Reservestreckapparat werden angefrischt. Mit Hilfe von 2 einzinkigen Haken nähert man die beiden Bruchstücke aneinander — das Kniegelenk soll dabei möglichst überstreckt werden — und führt wie bei einem frischen Kniescheibenbruch die Drahtnaht durch. Anschließend wird der Reservestreckapparat genäht. Sollte die Vereinigung des Reservestreckapparates nicht gelingen, so ist eine Plastik zu machen. Am besten eignet sich dazu ein Streifen aus der Fascia lata (Abb. 43).

Nach der Hautnaht wird ein Kompressionsverband angelegt und das Bein auf einer *Braun*schen Schiene gelagert.

Bei glatter Wundheilung sind die Nähte nach 2 Wochen zu entfernen und eine Oberschenkelgipshülse anzulegen, mit der der Verletzte aufstehen und herumgehen kann. Das Kniegelenk soll in der Gipshülse in Streckstellung von 180° sein. Die Dauer der Ruhigstellung beträgt 6 Wochen ab Operation gerechnet.

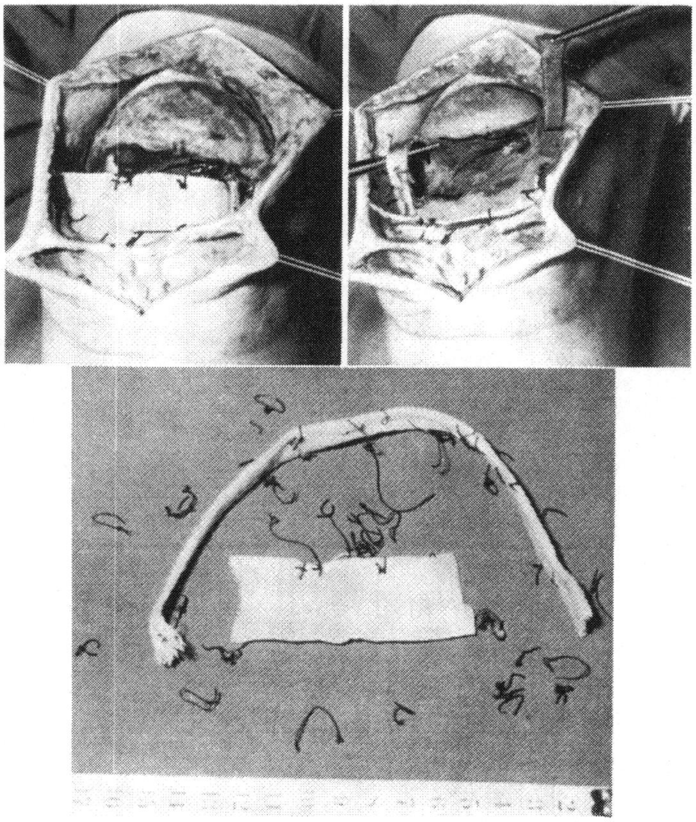

Abb. 43. Die Wichtigkeit der Naht des Reservestreckapparates nach Kniescheibenbrüchen oder Entfernung der Kniescheibe möge folgender Fall aufzeigen. Läßt sich der Streckapparat nicht End zu End vernähen, so soll zur Deckung des Defektes kein Kunststoffmaterial verwendet werden. Man entnimmt hierfür am besten Streifen aus der Fascia lata:

Ein 34jähriger Landwirt erlitt durch Sturz vom Heuwagen einen Trümmerbruch der linken Kniescheibe. Die Kniescheibe wurde hierauf in einem auswärtigen Krankenhaus entfernt. Ob auch der Reservestreckapparat genäht wurde, ist nicht bekannt.

3 Monate später stürzte der Verletzte auf der Straße wieder auf das linke Knie und konnte nachher das Kniegelenk nicht mehr strecken. Wegen Riß des Streckapparates wurde der Verletzte neuerlich auswärts operiert und zweimal hintereinander eine Plastik gemacht, da die erste Plastik nicht hielt. Nach der letzten Plastik wurde eine Gipshülse für 4 Wochen angelegt. 3 Tage nach der Gipsabnahme knickte der Verletzte beim Gehen mit dem linken Knie ein und konnte nachher das Kniegelenk aktiv nicht mehr strecken.

Bei der neuerlichen Operation fand man einen 7 : 4 cm großen Kunststoffstreifen, dessen kranialer Anteil mit dem distalen Ende der Strecksehne vernäht war. Der Reservestreckapparat klaffte auf 3 cm und war *nicht* genäht. Um das Lig. patellae fand sich ein 1 cm breiter und 20 cm langer Kunststoffstreifen in Form einer Cerclage herumgeführt und durch Nähte mit der Umgebung fixiert. Dieser Streifen ist an der Außenseite ausgerissen. Die Enden des Kunststoffstreifens sind auf dem Foto durch die Pinzetten kenntlich gemacht.

Sämtliche Kunststoffe wurden entfernt und der Streck- und Reservestreckapparat genäht. Über die Nähte wurde ein 10 : 4 cm großes Stück aus der Fascia lata aufgenäht. Anschließend wurde eine Gipshülse für 6 Wochen angelegt. Die Heilung erfolgte p. p.

Literatur

Abesser, E.: Die Resektion der Patella als Behandlungsform schwerer Trümmerfrakturen. Verh. Dtsch. Orthop. Ges. 49. Kongr. 105–106 (1962).

Agapov, A.: Über Kniescheibenbrüche. Nov. Chir. **10**, 248–261 (1930), russisch. Ref. Z. org. ges. Chir. **55**, 796.

Akimov, V.: Vergleich verschiedener Behandlungsmethoden bei den Kniescheibenbrüchen. Chirurgija **7**, 81–85 (1937), russisch. Ref. Z. org. ges. Chir. **88**, 61.

Albee, F.: Anunited fracture of the patella and of the olecranon. Surg. Gyn. Obstetr. **30**, 422–429 (1919).

Albertini, B.: Considerazioni sul trattamento cruento delle fratture della rotula. Riv. infort. mal. profess. **4**, 831–847 (1933).

Allen, A.: Fractures of the patella. J. Bone Jt. Surg. **16**, 640–648 (1934).

Anderson, R.: An ambulatory method of treating fractures of the patella. Ann. Surg. **101**, 1082–1090 (1935).

Axhausen, W.: Zur Behandlung der Zertrümmerungsfrakturen der Patella. Zbl. Chir. **84**, 534–537 (1959).

Barthels, C.: Über sekundäre Patellarfrakturen. Bruns Beitr. klin. Chir. **154**, 233–237 (1931).

Basu, A.: Partial patellectomy in the treatment of transverse fractures of the patella. Indian. Med. Gaz. **86**, 387–392 (1951).

Baumgart, R.: Ein Beispiel für die Verwendung der Vastusplastik nach Upplegger bei schweren direkten Patellarfrakturen. Zbl. Chir. **81**, 1206–1209 (1956).

Bayer: Zur Wiederherstellung von ungünstig geheilten Kniescheibenbrüchen. Ges. Chir. Sitzg. 21.–24.4.1938. Ref. Z. org. ges. Chir. **89**, 335.

Bertola, V.: Fraktur der Kniescheibe. Anatomische und physiologische Wiederherstellung. Sem.méd.,1027–1030(1939),spanisch. Ref. Z. org. ges. Chir. **98**, 638.

Bertwistle, A.: Notes on fractured patella. Lancet, 1349–1351 (1929).

Bissel, A.: Total removal of the patella. Amer. J. Surg. **40**, 486 (1938).

Bizarro, A.: Behandlung der Kniescheibenbrüche. Med. contemp. **31**, 41–44 und 50–52 (1931), portugiesisch. Ref. Z. org. ges. Chir. **2**, 335.

Block, W.: Behandlung der Kniescheibenbrüche mit Drahtextension. Zbl. Chir. **56**, 1046–1049 (1929).

Bo, A.: Un caso di frattura bilaterale di rotula. Riv. pat. clin. **3**, 25–30 (1948).

Böhler, J.: Kniescheibenbrüche. Dtsch. med. Wschr. **86**, 1209–1212 (1961).

Boldgett, W.: Fractures of the patella. J. Amer. med. Ass. **106**, 2121–2125 (1936).

Bonar, A.: Note on a case of fracture of the patella. Glasgow med. J. **126**, 235–236 (1936).

Bonell, G.: I risultati di 5 casi di frattura della rotula trattati con sutura fibroperiostea. Giorn. med. Alto Adige **3**, 169–180 (1931).

Bonola, A.: Sul trattamento delle pseudartrosi di rotula. Chir. org. movim. **33**, 132–146 (1949).

Boit, H.: Zur Behandlung des offenen Kniescheibenbruchs. Zbl. Chir. **59**, 2694–2696 (1932).

Bonneau, R.: Quelques réflexions sur le cerclage de la rotule. J. praticiens **36**, 711–712 (1922).

Ders.: Comment réussir sans effort une exacte suture de la rotule. Techn. Chir. **26**, 158–159 (1934).

Botreau-Russel: Anomalies rotuliennes et fracture méconnue de la rotule. Rev. Orthop. Paris **16**, 511–519 (1929).

Bott, M.: Contributo clinico-radiologico alle fratture verticali della rotula. Policlin. Sez. chir. **45**, 53–71 (1938).

Bourgo, G.: Fracture de la rotule en deux temps. Rev. Orthop. Paris **18**, 686–690 (1931).

Bravo, G.: Zur Behandlung der Kniescheibenbrüche. Med. ibera., 261–267 (1930), spanisch. Ref. Z. org. ges. Chir. **50**, 301.

Broocke, R.: The effect of removal of the patella for simple transverse fractures on the function of the kneejoint. Proc. Roy. Soc. Med. **30**, 203–207 (1937).

Ders.: The treatment of fractured patella by excision. Brit. J. Surg. **24**, 733–747 (1937).

Caminiti, S.: Due casi di frattura verticale della rotula. Arch. Ortop. Milano **54**, 466–475 (1938).

Chaput, M.: Traitement des fractures de la rotule et de l'olécrane par la suture souscoutanée. Presse méd. Paris **21**, 61–62 (1913).

Chiari, O.: Diagnose und Behandlung der Kniescheibenbrüche. Rev. méd. germ.-ibero-amer. **4**, 147–161 (1931), spanisch. Ref. Z. org. ges. Chir. **54**, 317.

Circan: Trois cas de fractures verticales de la rotule. Rev. Orthop. Paris **22**, 62–66 (1935).

Clar, F.: Zur Behandlung der komplizierten Kniescheibenbrüche. Bruns Beitr. klin. Chir. **156**, 139–152 (1932).

Daniel, E.: Über Kniescheibenbrüche mit besonderer Berücksichtigung der operierten Fälle. Arb. chir. klin. Pécs, 29–38 (1939), ungarisch. Ref. Z. org. ges. Chir. **97**, 157.

Delatour: A review of ninety-nine arthrotomies for fracture of the patella. Ann. Surg. **59**, 975–979 (1914).

Dellepiane, G.: Contributo allo studio delle fratture verticali della rotula. Minerva chir. Torino **5**, 124–127 (1950).

Dentu, Le: Tabes et fractures de la rotule. Rev. thérap. med. chir Paris **80**, 37–47 und 80–85 (1913).

Devas, M.: Stress fractures of the patella. J. Bone Jt. Surg. **42** B, 71–74 (1960).

Didiée, J.: Remarques sur un cas de fracture de la pointe de la rotule. Acta chir. Scand. **68**, 278–282 (1931).

Diebold, O.: Kniescheibenbrüche im Kindesalter. Arch. klin. Chir. **147**, 664–681 (1927).

Dodd, H.: Fractured patella treated by excision of the fragments. Lancet, 130–134 (1939).

Donoghue, H.: Strength of quadriceps function after patellectomy. West. J. Surg. **60**, 159–167 (1952).

Ders.: Treatment of fractures of the patella. Northw. med. **57**, 1592–1600 (1958).

Dreyer: Neues Symptom bei der Patellarfraktur, zugleich ein Beitrag zu ihrer Behandlung. Zbl. Chir. **41**, 931–935 (1914).

Dubois, M.: Zur Frage der Behandlung des Kniescheibenbruches. Schweiz. med. Wschr. **68**, 597–598 (1938).

Dufour, A.: Fracture sagittale de la rotule. Rev. Orthop. Paris **18**, 340–345 (1931).

Dupas, J.: Fracture basale de la rotule par simple contaction brusque du quadriceps chez des convalescents d'infection juxta – articulaire du genou. Rev. Orthop. Paris **23**, 50–60 (1936).

Duthie, H.: The results of partial and total excision of the patella. J. Bone Jt. Surg. **40 B**, 75–81 (1958).

Dzanelidze, J.: Zur Technik der Knochennaht bei Patellarfrakturen. Vestn. Chir. **53**, 232–239 (1929), russisch. Ref. Z. org. ges. Chir. **50**, 477.

Ehlert, C.: Behandlungsergebnisse nach Kniescheibenteilentfernung. Mschr. Unfallheilk. **66**, 232–239 (1963).

Elmer, W.: Plastic operation on the quadriceps extensor for old fracture of the patella. Ann. Surg. **104**, 154–155 (1936).

Epstein, G.: Zur operativen Behandlung der subkutanen Kniescheibenbrüche. Nov. Chir. **10**, 236–247 (1930), russisch. Ref. Z. org. ges. Chir. **55**, 796.

Esau, P.: Der indirekte Kniescheibenbruch beim Kinde. Zbl. Chir. **59**, 2229–2231 (1932).

Fehr, A.: Über die Excision der Patella bei Kniescheibenbrüchen. Z. Unfallmed. Zürich **44**, 258–263 (1951).

Feldmann: Zur Technik der Kniescheibennaht. Zbl. Chir. **63**, 2152–2153 (1936).

Ferciot, C.: Dasboard fractures of the patella. Amer. J. Surg. **44**, 139–144 (1939).

Fergusson, J.: A statistical survey on the results of treatment of fracture of the patella. Thom. Hosp. Rep. **3**, 192–207 (1938). Ref. Z. org. ges. Chir. **93**, 347.

Fitte, M.: Die sagittalen Patellarfrakturen. Prensa med. argent. **18**, 1282–1293 (1932), spanisch. Ref. Z. org. ges. Chir. **59**, 396.

Forgon, M.: Die Behandlung querer Kniescheibenbrüche mit Kompression der Fragmente. Chirurg **30**, 362–365 (1959).

Freudenthal, P.: Kniescheibenbruch ohne Extensionsdefekt unter dem Bilde eines einfachen Hämarthros. Ugeskr. Laeg., 1373–1375 (1933), dänisch. Ref. Z. org. ges. Chir. **66**, 254.

Friberg, S.: Erfahrungen mit der Entfernung der Kniescheibe. Sv. Läkartidn, 1461–1470 (1939), schwedisch. Ref. Z. org. ges. Chir. **96**, 62.

Ders.: Über Totalexstirpationen der Patella. Acta chir. Scand. **85**, 361–388 (1941).

Friedrich, R.: Behandlungsergebnisse der Patellarfrakturen. Arch. klin. Chir. **174**, 747–768 (1933).

Galli, G.: Le fratture longitudinali della rotula. Atti Mem. Soc. lomb. Chir. **1**, 1061–1080 (1933).

Gatewood: A closed method of reduction of fracture of the patella. Amer. J. Surg. **21**, 28–29 (1933).

Ginesty: Un cas de fractures vertico – frontale de la rotula. Bull. Mém. Soc. Anat. Paris **94**, 603–605 (1924).

Ginzburg, R.: Kniescheibenfrakturen. Sovet. Chir. **6**, 850–857 (1934), russisch. Ref. Z. org. ges. Chir. **73**, 160.

Goldmann, D.: Dauerresultate der Behandlung der Kniescheibenbrüche. Vestn. chir. **12**, 121–129 (1928), russisch. Ref. Z. org. ges. Chir. **44**, 299.

Goutx, P.: Réflexions à propos de 9 cas de patellectomie pour lésion traumatique de la rotule. Rev. Orthop. Paris **42**, 268–276 (1956).

Grebel, K.: Über Diagnose und Behandlung der Patellarfrakturen. Dtsch. med. Wschr. **56**, 465–468 (1930).

Gross: Primäre Naht offener Kniescheibenbrüche. Zbl. Chir. **58**, 793–795 (1931).

Hadjistamoff, B.: An operative method for old fractures of the patella with great displacement of the fragments. Folia medica Plovdiv **4**, 275–282 (1960).

Haggart, G.: Fracture of the patella. Surg. Clin. N. Amer. **12**, 773–784 (1932).

Hanssen, T.: Osteopsathyrosis. Fraktur der Patella. Norsk. Mag. Laegevidensk. **82**, 641–645 (1921), norwegisch. Ref. Z. org. ges. Chir. **15**, 316.

Hawley, G.: End results in fractures of the knee and ankle. J. orthop. Surg. **3**, 542–549 (1921).

Ders.: Fractures of the patella. Surg. Gyn. Obstetr. **64**, 1074–1078 (1937).
Hepp, J.: Fracture fermée cominutive de la rotule gauche. Mém. Acad. Chir. Paris **64**, 1418–1421 (1938).
Hertzler, A.: A pin method for the approximation of the fragments in fractured patella. Surg. Gyn. Obstetr. **32**, 273 (1921).
Hoyer, S.: Gekreuzte Plattennaht bei Fraktur der Patella und ähnlichen Brüchen. Norsk. Mag. Laegevidensk. **92**, 728–729 (1931), norwegisch. Ref. Z. org. ges. Chir. **57**, 78.
Hütten, F.: Zur Behandlung der Kniescheibenbrüche. Bruns Beitr. klin. Chir. **121**, 687–703 (1921).
Ders.: Zur Behandlung der Kniescheibenbrüche. Fortschr. Med. **40**, 174–175 (1922).
Jaques, E.: An ambulatory treatment of fracture of the patella. Ann. Surg. **107**, 311–313 (1938).
Järvinen, A.: Über die Kniescheibenbrüche und ihre Behandlung mit besonderer Berücksichtigung der Dauerresultate im Lichte der Nachuntersuchungen. Acta Soc. med. fenn. **32**, 80–176 (1942), finnisch, Ref. Z. org. ges. Chir. **109**, 669.
Jensenius, H.: On the result of excision of the fractured patella. Acta chir. Scand. **102**, 275–284 (1951).
Justus, G.: Die anatomischen Varianten in der röntgenologischen Differentialdiagnose der Kniescheibenbrüche. Radiol. clin. Basel **27**, 234–243 (1958).
Juvara, E.: Systéme de fixateur externe pour les fractures transversales de la rotule. Presse méd. Paris **28**, 241–242 (1920).
Kalenscher, H.: Beiträge zur konservativen Behandlung der frischen Kniescheibenbrüche. Bruns Beitr. klin. Chir. **146**, 460–465 (1929).
Kasumov, H.: Beitrag zu den Spätresultaten der operativen Behandlung der Kniescheibenbrüche. Vestn. Chir. **87**, 181–190 (1933), russisch. Ref. Z. org. ges. Chir. **65**, 573.
Keller, E.: Zur Frage der partiellen oder totalen Patellektomie. Mschr. Unfallheilk. **61**, 172–177 (1958).
Key, J.: The treatment of fractures of the patella. Amer. J. Surg. **44**, 166–177 (1939).
Kirsch, J.: Die primäre Drahtnaht der komplizierten Patellarfraktur. Chirurg **13**, 726–730 (1941).
Kleinberg, S.: Vertical fracture of the articular surface of the patella. J. Amer. Med. Ass. **81**, 1205–1211 (1923).
Krezkaja, M.: Die Behandlung von Kniescheibenbrüchen. Vestn. Chir. **70**, 28–33 (1950), russisch. Ref. Z. org. ges. Chir. **121**, 299.
Kukla, D.: Indikation und Wert der Patellektomie. Chir. Praxis, 211–218 (1960).
Ders.: Restzustände nach Patellaverletzungen Verh. Dtsch. Orthop. Ges. 49, Kongr. 100–104 (1962).
Kümmerle, F.: Über die Indikation zur Patellektomie. Mschr. Unfallheilk. **64**, 55–63 (1960).
Langvad-Nielsen, A.: Treatment of fractures of the patella. Acta chir. Scand. **101**, 143–150 (1951).
Lapidus, P.: Longitudinal fractures of the patella. J. Bone Jt. Surg. **14**, 351–379 (1932).
Leavitt, P.: Fascial strips in patella fractures. N. England J. Med. **203**, 728 (1930).
Leclerc, G.: Ablation de la rotule pour fracture ouverte. Mém. Acad. Chir. Paris **65**, 475–478 (1939).
Lehmann, A.: Eine seltene Form von Patellarverletzung. Mschr. Unfallheilk. **21**, 109–110 (1914).
Lejars: Die Behandlung der Kniescheibenbrüche. Sem. méd. **33**, 121–124 (1913), spanisch. Ref. Z. org. ges. Chir. **1**, 534.
Leitloff, H.: Der vertico-frontale Bruch der Kniescheibe. Arch. klin. Chir. **153**, 808 bis 812 (1928).
Lewis, G.: End results study in patellectomy. Bull. Hosp. **21**, 71–74 (1960).
Link, R.: Heilung von Kniescheibenbrüchen. Arch. klin. Chir. **179**, 290–299 (1934).
Loose, K.: Fixator zur Patellarnaht. Chirurg **20**, 192 (1949).
Mac Ausland, R.: Total patellectomy. Amer. J. Surg. **87**, 221–226 (1954).
Macias, E.: Die Patellarfraktur. Progr. chir. **10**, 130–138 (1922), spanisch. Ref. Z. org. ges. Chir. **21**, 75.
McMurray, T.: Fractures of the patella. S. Afr. med. J., 863–868 (1954).
Madlener, M.: Arthritis deformans nach Patellarfraktur. Zbl. Chir. **56**, 2274–2275 (1929).
Ders.: Über Patellarfraktur und ihre Folgezustände unter besonderer Berücksichtigung der Arthritis deformans. Arch. klin. Chir. **156**, 445–462 (1929).
Ders.: Über Spätfolgen nach Patellarfraktur. Chirurg **2**, 711–715 (1930).
Malice, A.: Le fratture della rotula. Osp. maggiore Milano **28**, 209–214 (1940).
Marschner, G.: Die operative Behandlung der Patellarfraktur mit einem modifizierten Kutislappen. Zbl. Chir. **80**, 1081–1086 (1955).
Marsh, H.: Patellektomy: Repair by quadriceps tenoplasty. Amer. Surg. **24**, 273 bis 279 (1958).
Masci, B.: Infrazioni multiple della superficie articolare della rotula. Policlin. sez. prat. **35**, 346–349 (1928).

Mau, C.: Spontanfraktur der Kniescheibe bei Osteodystrophia fibrosa. Zbl. Chir. **61**, 2096–2099 (1934).
Martin, E.: The importance of securing bony union following fracture of the patella. N. Orleans Med. J. **74**, 4–8 (1921).
Mehriz, M.: Simple fracture of patella treated by removal of fragment. Lancet, 91 (1939).
Meissner, K.: Bis zu welchem Lebensalter soll man Kniescheibenbrüche operieren? Zbl. Chir. **66**, 2685–2688 (1937).
Mereau, L.: Les fractures méconnues de la rotule. Presse méd. Paris **28**, 374–376 (1920).
Mialaret, J.: Résection de la rotule pour fracture ouverte de cet os. Mém. Acad. Chir. Paris **64**, 1282–1286 (1938).
Michele, A.: Patella fractures. A method of wiring. Surgery **24**, 100–102 (1948).
Mocci, A.: L'osteosintesi nelle fratture pluriframmentate di rotula. Ortop. app. motore **27**, 307–315 (1959).
Motta, A.: Contributo allo studio delle fratture di rotula. Ortop. app. motore **23**, 375–383 (1955).
Mouchet, A.: Fracture de la rotule. J. radiol. électrol. **5**, 365–366 (1921).
Müller, H.: Über eine doppelseitige Patellarfraktur unter besonderer Berücksichtigung ihres Entstehungsmechanismus. Zbl. Chir. **87**, 714–716 (1962).
Müller-Meernach: Nadel für Patellarbrüche. Zbl. Chir. **62**, 2001–2002 (1935).
Murray, J.: An unusual complication of fractured patella. Lancet, 1278–1279 (1934).
Myron, H.: Fractures of the patella. Amer. J. Surg. **38**, 682–690 (1937).
Nespow: Beitrag zur Kasuistik der Refrakturen der Patella. Wien. med. Wschr., 451 bis 454 (1913).
Neugebauer, G.: Über Längsfrakturen der Patella. Med. Klin. **16**, 499–500 (1920).
Ober, F.: Fracture of the patella. A new operation. J. Bone Jt. Surg. **14**, 640–642 (1932).
Oram, V.: Über Osteosynthese bei Fractura patellae et olecrani. Ugeskr. Laeg., 531–535 (1952), dänisch. Ref. Z. org. ges. Chir. **126**, 148.
Orbach, E.: Zur Therapie der Patellar- und Olecranonfraktur. Mschr. Unfallheilk. **37**, 219–225 (1930).
Paas: Über Patellarfrakturen. Zbl. Chir. **56**, 2274 (1929).
Palma, A.: Joint changes following experimental partial and total patellectomy. J. Bone Jt. Surg. **40A**, 395–413 (1958).
Pap, K.: Zur funktionellen Behandlung der Kniescheibenbrüche. Arch. orthop. Unfallchir. **52**, 71–75 (1960).
Paschall, J.: Old united and ununited fractures of the patella. Surgery **26**, 777–786 (1949).
Paschold, K.: Über Patellarfrakturen und ihre Behandlungsergebnisse mit besonderer Berücksichtigung der Arthrosis deformans. Zbl. Chir. **83**, 1532–1541 (1958).
Petersen, O.: Typische Verletzungen der Kraftradfahrer in der Kniegelenkgegend. Dtsch. Z. Chir. **228**, 277–281 (1930).
Peutelais, P.: Fracture simultanée des deux rotules. Rev. Orthop. Paris **14**, 401–405 (1927).
Pezcoller, A.: Su un caso di frattura longitudinale doppia della rotula. Atti Soc. lombard. chir. **2**, 1629–1641 (1934).
Pfab, B.: Über die operative Behandlung der Patellarfraktur. Arch. klin. Chir. **160**, 757–766 (1930).
Pfister, W.: Über die operative Behandlung von Patellarfrakturen. Arch. orthop. Unfallchir. **31**, 383–398 (1932).
Pichlmaier, H.: Spätergebnisse konservativer und operativer Behandlung der Patellarfraktur. Arch. orthop. Unfallchir. **55**, 20–28 (1963).
Pieri, G.: Un lésion traumatique exceptionnelle de la rotule le décalottement périostal. Presse méd. Paris, 1755–1756 (1932).
Pintilie, D.: Längsbruch der Patella. Rev. méd. chir. **53**, 83–90 (1942), rumänisch. Ref. Z. org. ges. Chir. **109**, 669.
Pokotiloff, K.: Zur Behandlung der Kniescheibenbrüche mittels subkutaner Seidennaht. Ortop. Travmat. **13**, 45–54 (1939), russisch. Ref. Z. org. ges. Chir. **96**, 325.
Prince, L.: Treatment of fractures of the patella by partial excision of fragments. Amer. J. Surg. **53**, 232–236 (1941).
Quéméner, E.: Contribution à l'étude du traitement des fractures de la rotule. Rev. mém. trop. **20**, 119 (1928).
Quénu, E.: Revue sur le traitement des fractures anciennes de la rotule. Rev. Chir. Paris **33**, 173–220 (1913).
Rapant, V.: Dauererfolge bei Patellarfrakturen. Rozhl. Chir. **12**, 246–254 (1933), tschechisch. Ref. Z. org. ges. Chir. **66**, 770.
Reich, R.: Treatment of patellar fractures. Surgery **98**, 553–563 (1954).
Reyes. M.: Kniescheibenbrüche. Semana méd., 1866–1896 (1936), spanisch. Ref. Z. org. ges. Chir. **82**, 555.
Richter, H.: Nachbehandlung nach Patellarnaht. Chirurg **2**, 274–276 (1930).
Riess, J.: Behandlungsergebnisse nach Entfernung der Kniescheibe. Mschr. Unfallheilk. **56**, 147–152 (1953).
Riosalido: Patellarfraktur. Rev. ibero. amer. méd. **43**, 51–55 (1920), spanisch. Ref. Z. org. ges. Chir. **9**, 335.

Roberts, J.: Subcutaneus fixation of transverse fracture of the patella. Ann. Surg. **74**, 105–106 (1921).
Romanus, R.: Ein Fall mit Entfernung der Kniescheibe nach Zertrümmerungsbruch. Nord. med. Tidskr., 1187–1188 (1938), schwedisch. Ref. Z. org. ges. Chir. **90**, 414.
Ronget, D.: Deux cas de fractures de la rotule méconnues chez l'enfant. Rev. Orthop. Paris **16**, 249–254 (1929).
Rosenzweig, G.: Entstehung und Behandlung der Kniescheibenbrüche. Chirurgija **7**, 69–80 (1937), russisch. Ref. Z. org. ges. Chir. **88**, 60.
Rostock, P.: Die Dauererfolge der Patellarfrakturenbehandlung. Arch. orthop. Unfallchir. **27**, 450–473 (1929).
Roux, J.: Considérations sur l'excision de la rotule fracturée. Rev. méd. Suisse rom. **59**, 725–735 (1939).
Sabaino, D.: Sui postumi delle fratture di rotula. Minerva Ortop. Torino **4**, 218–224 (1953).
Salmond, R.: The recognition and significance of fractures of the patellar border. Brit. J. Surg. **4**, 463–469 (1918).
Sandrock, W.: Beitrag zur Frage der offenen Patellarnaht mit Nachuntersuchungen. Dtsch. Z. Chir. **129**, 536–544 (1914).
Saxl, A.: Gleichzeitige funktionelle und Fixationsbehandlung der Patellarfraktur. Wien. med. Wschr. **97**, 206–207 (1947).
Schanz: Zur Behandlung des Kniescheibenbruches. 52. Tag. Dtsch. Ges. Chir. Berlin (1928). Z. org. ges. Chir. **42**, 221.
Schlatter, C.: Zur Prognose der operativen und konservativen Behandlung der Patellarfrakturen. Schweiz. med. Wschr. **59**, 761–764 (1929).
Schmidt, E.: Über die Anwendung der Druckosteosynthese bei Kniescheibenbrüchen. Zbl. Chir. **84**, 178–182 (1959).
Schönbauer, H.: Trümmerbrüche der Kniescheibe. Arch. orthop. Unfallchir. **47**, 266–271 (1955).
Ders.: Brüche der Kniescheibe. Erg. Chir. **42**, 56–79 (1959).
Schultze, F.: Behandlung der Patellarfraktur, eine neue Methode zur Rekonstruktion des Streckapparates. Z. Orthop. **31**, 567–590 (1913).
Scott, F.: Fractured patella. Canad. Med. Ass. J. **38**, 573–574 (1938).
Seghini, G.: La patellectomia partiale e totale nella cura delle fratture di rotula. Arch. Ortop. Milano **68**, 367–388 (1955).
Ders.: Terapia delle refratture, delle fratture inveterate, delle pseudo-artrosi di rotula. Arch. Ortop. Milano **68**, 550–586 (1955).
Sertoli, L.: Sulla frattura verticale della rotula. Arch. ital. Chir. **54**, 523–533 (1938).
Sgorbati, G.: Considerazioni su 50 fratture di rotula. Arch. Ortop. Milano **63**, 194–199 (1950).
Shorbe, H.: Patellectomy. Repair of the extensor mechanism. J. Bone Jt. Surg. **40A**, 1281–1284 (1958).
Simonett, H.: Patellar-Längsfrakturen und Patella partita. Rev. Suisse accid. trav. **16**, 210–214 (1922).
Speck: Beitrag zur Behandlung der Kniescheibenbrüche. Bruns Beitr. klin. Chir. **121**, 226–233 (1920).
St. Jaques, E.: Fractures de la rotule. Union méd, Canada **66**, 850–853 (1937).
Staffel, E.: Die operative Behandlung der Kniescheibenbrüche und ihre Erfolge. Bruns Beitr. klin. Chir. **126**, 697–706 (1922).
Stähl, F.: Fractures of the patella incidental to lateral dislocation. Acta orthop. Scand. **20**, 50–63 (1950).
Steinke, C.: Simultaneus fracture of both patellae. Ann. Surg. **58**, 510–525 (1913).
Stewart, S.: Frontal fractures of the patella. Ann. Surg. **81**, 536–541 (1925).
Ten, K.: Über die Bedeutung des Oberschenkelstreckmuskels und der Kniescheibe für das Kniegelenk und über die Behandlung der Kniescheibenbrüche. Geneesk. Tschr. Rijksverzekeringsbank **26**, 114–123 und 130–142 (1941), holländisch. Ref. Z. org. ges. Chir. **104**, 661.
Terlep, H.: Beitrag zur operativen Behandlung der Patellarfraktur. Zbl. Chir. **82**, 409–410 (1957).
Ders.: Patellaexstirpation und Teilregeneration durch Periostreste. Zbl. Chir. **82**, 1164–1165 (1957).
Thomsen, W.: Über eine kombinierte Verletzung der linken Kniescheibe und des Kniestreckapparates. Arch. orthop. Unfallchir. **36**, 179–183 (1936).
Thomson, J.: Fracture of the patella treated by removal of the loose fragments and plastic repair of the tendon. Surgery **74**, 860–866 (1942).
Ders.: Comminuted fractures of the patella. J. Bone Jt. Surg. **17**, 431–434 (1935).
Tipett, G.: Treatment of fractures of the patella by excision. Brit. med. J. **4024**, 383–384 (1938).
Titze, A.: Kniescheibenverletzungen bei Jugendlichen von 17 bis 18 Jahren. Verh. Dtsch. Orthop. Ges. 49, Kongr. 98–100 (1962).
Tranquili: Appunti di tecnica sulle sintesi patellari. Riv. inf. malat. prof. **40**, 455–462. (1953).
Tremitterra, S.: Contributo all'interpretazione del meccanismo ed alla cura delle fratture transverse della rotula. Riforma med. **39**, 296–299 (1923).

Villa y Sanz J.:, Die Behandlung der Fraktur der Kniescheibe und des Olecranon durch die Naht des Streckapparates. Clin. Laborat. **26**, 241–245 (1942), spanisch. Ref. Z. org. ges. Chir. **107**, 336.
Villar, R.: Fracture vertico-frontale de la rotule. J. méd. Bordeaux **92**, 121–224 (1921).
Villinger, R.: Operative Behandlung der Kniescheibenbrüche mit Ausziehdraht. Chir. Praxis 225–228 (1962).
Villechaise: Un cas d'allongement traumatique du ligament rotulien avec fracture de la rotule. Bull. Soc. nat. chir. Paris **55**, 1399–1400 (1929).
Vulpius, O.: Knochenplastik bei Patellarfrakturen. Z. Orthop. **34**, 545–548 (1914).
Wagner, F.: Kasuistischer Beitrag zu den Spontanfrakturen der Patella. Dtsch. Z. Chir. **163**, 208–220 (1921).
Wakeley, C.: Fractures of the patella and their treatment. Practitioner **122**, 238 bis 245 (1929).
Watson-Jones, R.: Fractures of the patella. Brit. med. J. **3640**, 592–594 (1930).
Wehner, E.: Über Sehnenregeneration. Experimentelle Beobachtungen an der Quadricepssehne nach Excision der Patella. Dtsch. Z. Chir. **177**, 169–195 (1923).
Weil, P.: Über die Behandlungsergebnisse bei Patellarfrakturen unter besonderer Berücksichtigung arthritischer Beschwerden. Wien. klin. Wschr. **63**, 379–383 (1951).
Weinberger, M.: Behandlung des Kniescheibenbruchs durch Entfernung der Kniescheibe. Arqu. brasil. Cir. Ortop. **6**, 249 bis 263 (1938), portugiesisch. Ref. Z. org. ges. Chir. **98**, 478.
Werwath: Die operative Behandlung der Patellarfrakturen. Zbl. Chir. **56**, 630–631 (1929).
Ders.: Ergebnisse operativ behandelter Patellarfrakturen. Zbl. Chir. **56**, 662–665 (1929).
West, E.: End results of patellectomy. J. Bone Jt. Surg. **44A**, 1089–1108 (1962).
West, F.: End results of patellectomy. J. Bone Jt. Surg. **44 A**, 1089–1108 (1962).
Wheeler, J.: Original method for a repair of fracture of the patella. Med. Bull. Veterans Admin. **16**, 349–350 (1940).
Whittaker, V.: Patellectomy survey. Ann. Phys. Med. **7**, 20–25 (1963).
Wilson, M.: Recurrent fracture of the patella. J. Bone Jt. Surg. **13**, 563–564 (1931).
Zaremba, I.: Frattura esposta di rotula bilaterale trattata con patellectomia. Arch. Putti **4**, 471–479 (1954).
Zouboff, A.: Kniescheibe und Kniescheibenbrüche. Ortop. Travmat. **13**, 17–23 (1939). Ref. Z. org. ges. Chir. **95**, 507.

Traumatische Knorpel — Knochenabsprengung von der Kniescheibe

Eine traumatische Knorpel-Knochenabsprengung von der Kniescheibe kann nur *dann zustande kommen, wenn eine habituelle Kniescheibenverrenkung oder die Veranlagung dazu vorliegt.* Von dieser Verletzungsart werden meist Jugendliche zwischen dem 15. bis 20. Lebensjahr betroffen.

Das Knorpel-Knochenstück wird *immer* vom *medialen Anteil* der *Kniescheibengelenkfläche* abgesprengt. Die Absprengung kommt dann zustande, wenn in dem Augenblick, in dem die Kniescheibe bei der Verrenkung über den äußeren Oberschenkelknorren hinweggleitet, die Quadrizepsmuskulatur angespannt wird. Es kommt dabei zur Einwirkung von starken scherenden Kräften zwischen Kniescheibe und Oberschenkelknorren. Sind diese Kräfte genügend groß, so erfolgt die Absprengung. Manchmal kann dabei auch der Knorpel des Oberschenkelknorren verletzt werden.

Die *Erkennung* der Absprengung von der Kniescheibengelenkfläche bereitet gleich nach dem Unfall *oft Schwierigkeiten.* Meist wird eine Meniskusverletzung angenommen.

In vielen Fällen ist sofort nach der Verletzung im *Röntgenbild* von vorn und von der Seite die Absprengungsstelle bzw. das abgesprengte Stück nicht zu sehen. Eine

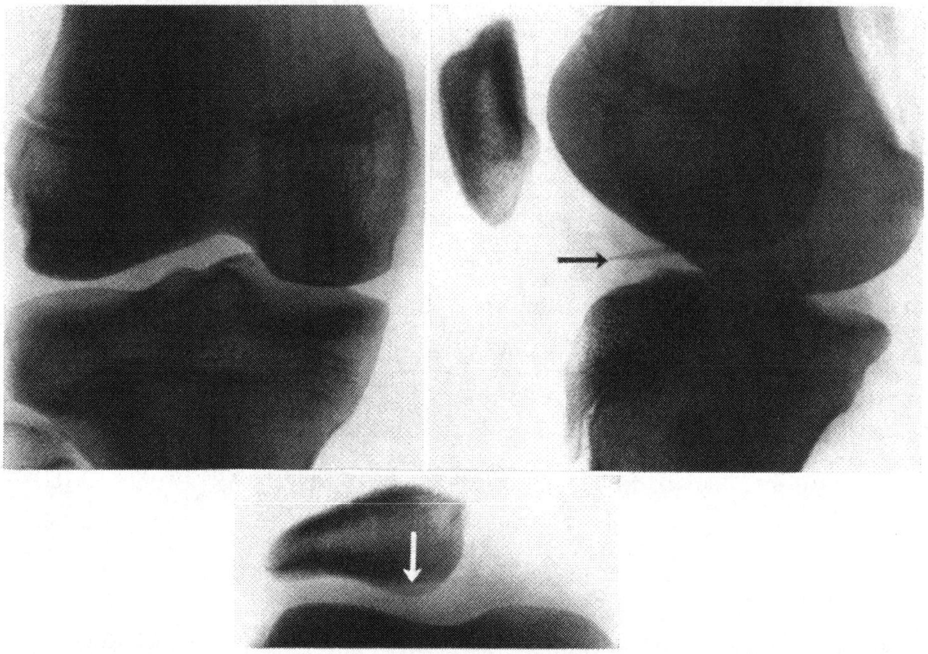

Abb. 44. Ein 15jähriger Hilfsarbeiter drehte sich am 29. 8. 1957 schnell um, verspürte dabei einen heftigen Stich im rechten Kniegelenk und fiel um. Er suchte am nächsten Tag ein Krankenhaus auf, wo ein Kniegelenkerguß festgestellt wurde. Auf den Röntgenaufnahmen von vorne und von der Seite war keine Knochenverletzung nachweisbar. 2 Tage später wurde der Kniegelenkerguß punktiert und ein Zinkleim-Idealbindenverband angelegt.

Da die Beschwerden in Form von Schwellung, Schmerzen und starker Einschränkung der Beweglichkeit nicht nachließen, wurde eine Röntgenkontrolle gemacht. In der Aufnahme von vorne sieht man jetzt einen ungefähr 15 : 2 mm großen Knochenschatten im Bereich der Eminentia intercondyloidea, der im Seitenbild im vorderen Gelenkspalt sichtbar ist. In der Tangentialaufnahme der Kniescheibe ist im medialen Anteil der Gelenkfläche der entsprechende Defekt nachweisbar

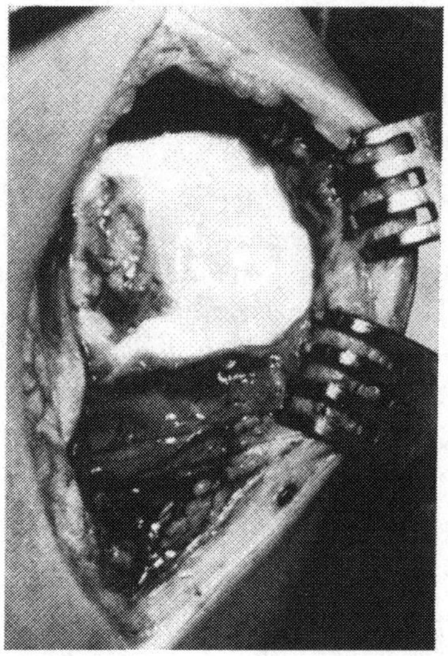

Abb. 45 Operationsfoto zu Abb. 44. Nach Eröffnung des Kniegelenkes durch einen Parapatellarschnitt fand sich ein 15:10:4 mm großer Körper, der im Bereich der Eminentia intercondyloidea lag und auf der einen Seite aus Knorpel und auf der anderen Seite aus Knochen bestand. Im medialen Anteil der Kniescheibengelenkfläche war der entsprechende Knorpel-Knochendefekt. Auf dem Foto ist die Kniescheibe um 180° gedreht

Klärung bringen entweder eine Tangentialaufnahme der Kniescheibe oder nach einigen Tagen, wenn das abgesprengte Knorpel-Knochenstück durch die Gelenkbewegungen im Bereich der Eminentia intercondyloidea liegt, die gewöhnlichen Röntgenaufnahmen von vorn und von der Seite (Abb. 44 und 45).

Klinisch besteht eine deutliche Schwellung des Knies, ein blutiger Gelenkerguß, sowie eine starke Einschränkung der Kniegelenkbeweglichkeit.

In *differentialdiagnostischer* Hinsicht ist die traumatische Knorpel-Knochenabsprengung von der Kniescheibengelenkfläche gegen die *Chondromalacia patellae* abzugrenzen. Bei der Chondromalacia patellae treten die Beschwerden allmählich auf. Auch sind zu Beginn der Chondromalazie keine Veränderungen im Röntgenbild nachweisbar. Erst nach Jahren, im fortgeschrittenen Stadium, kann die Gelenkfläche der Kniescheibe unregelmäßig begrenzt sein.

Als *Behandlung* kommt nur die *Entfernung des abgesprengten Knorpel-Knochenstückes* in Frage. Am besten eignet sich ein Parapatellarschnitt, da er eine gute Übersicht gibt. Nach der Operation wird ein Zellstoff-Kompressionsverband angelegt und das Bein auf einer *Braun*schen Schiene gelagert. Am 9. Tag werden die Nähte entfernt. Am 10. Tag kann der Verletzte, nachdem ein Zinkleim-Idealbindenverband angelegt wurde, aufstehen und herumgehen.

Die Knorpel-Knochenabsprengungen von der Kniescheibe bei einer habituellen Kniescheibenverrenkung sind als Unfallfolge nicht anzuerkennen, wenn das entsprechende Unfallereignis fehlt und die Absprengung bei der Ausführung einer normalen Tätigkeit erfolgte.

Literatur findet sich auf Seite 202 bei den traumatischen Knorpel-Knochenabsprengungen vom Oberschenkelknorren.

Angeborene Kniescheibenverrenkung

Bei der angeborenen Kniescheibenverrenkung, die gewöhnlich nach außen erfolgt, kann man der *Schwere nach verschiedene Grade* unterscheiden:

1. Die Kniescheibe kann *dauernd verrenkt* sein, das heißt sowohl bei Beugung als auch bei Streckung des Kniegelenkes liegt sie verrenkt an der Außenseite des äußeren Oberschenkelknorren.

2. Die Kniescheibe *verrenkt* sich *bei jeder Beugung* des Kniegelenkes und geht bei Streckung von selbst wieder in ihr altes Bett zurück.

3. Bei der leichtesten Form, auch *Subluxatio patellae* bezeichnet, *verrenkt* sich die Kniescheibe *nur ab und zu* bei verschiedenen Bewegungen.

Rohlederer hat auf die *allmähliche Lateralisation* des Kniescheibengleitweges *infolge gestörten Muskelgleichgewichtes* hingewiesen und bezeichnete dieses Stadium als *Praeluxatio patellae.* Zur Darstellung der sogenannten Lateralisation der Kniescheibe gab *Rohlederer* Röntgenaufnahmen der Kniescheibe von hinten nach vorn bei entspanntem und bei gespanntem Quadrizeps an. Besteht eine Lateralisation, so kommt es beim Anspannen des M. quadriceps zu einem Auswandern der Kniescheibe nach außen.

Fründ hat die Röntgentechnik zur Darstellung des Ablaufes der Kniescheibenbewegung erweitert. Er fand, daß bei einer Stellung des Kniegelenkes von *120° der kritische Punkt für das Auswandern* der Kniescheibe nach außen ist. Man macht daher axiale Aufnahmen der Kniescheibe bei einer Stellung des Kniegelenkes von 120°, 90° und 60°.

Bei der angeborenen Kniescheibenverrenkung findet man eine *Unterentwicklung des M. vastus medialis* und häufig, aber nicht immer, ein *verstärktes Genu valgum.*

Unter normalen Umständen haben beide Oberschenkelknorren die gleiche konvexe Form. Bei der angeborenen Kniescheibenverrenkung ist *die Wölbung des äußeren Oberschenkelknorrens* entweder *geringer* als die des inneren *oder fehlt* vollkommen.

Während die normale Kniescheibe eine dem Sulcus patellaris des Oberschenkels kongruente Form zeigt und auch bei starker Beugung im Sulkus bleibt, ist die *äußere Hälfte der Kniescheibe* bei der angeborenen Kniescheibenverrenkung *breiter*, zeigt eine nur dem äußeren Oberschenkelknorren kongruente Form, während die *innere Hälfte der Kniescheibe schmäler und dicker* ist.

Diese Form der Kniescheibe wird auch als *Dreikantpatella* bezeichnet. Die Form der Kniescheibe und der Oberschenkelknorren ist gut in der axialen Röntgenaufnahme zu sehen.

Als letztes Zeichen für eine angeborene Kniescheibenverrenkung findet man eine *Verdrehung des gelenkbildenden Anteiles des Oberschenkels gegenüber dem Unterschenkel.* Es kann sowohl eine verstärkte Innendrehung, als auch eine verstärkte Außendrehung bestehen.

Zur *Behandlung* der habituellen Kniescheibenverrenkung sind viele Verfahren angegeben worden.

Am besten hat sich die *Operationsmethode nach Krogius und gleichzeitige Versetzung der Tuberositas tibiae* bewährt.

Durch einen Hautschnitt in der Mitte der Knievorderseite, der 10 cm oberhalb der Kniescheibenbasis beginnt und 10 cm unterhalb der Tuberositas tibiae endet, wird der Streckapparat dargestellt. Medial der Kniescheibe wird entsprechend der Form der Kniescheibe ein leicht bogenförmiger 1 cm breiter Streifen aus der Strecksehne mit der Basis proximal herausgeschnitten. Lateral der Kniescheibe wird die Strecksehne ebenfalls leicht bogenförmig eingeschnitten, auseinandergezogen und in diesen so entstandenen Spalt der medial der Kniescheibe gebildete Streifen herübergeschlagen, eingesetzt und mit Knopfnähten befestigt.

Der nun medial der Kniescheibe entstandene Defekt in der Strecksehne wird zusammengezogen und vernäht. Dadurch wird die Kniescheibe nach innen zu gefesselt.

Als zweiter Akt der Operation der habituellen Kniescheibenverrenkung erfolgt die Versetzung der Tuberositas tibiae. Sie wird mit dem Lig. patellae in Form eines Blockes aus dem Schienbein herausgemeißelt. 3 cm medial und etwas distal davon wird ein gleich großer Block aus dem Schienbein gemeißelt und hier die Tuberositas tibiae mit dem Lig. patellae eingepflanzt und mit einer Schraube befestigt. Durch die Versetzung der Tuberositas nach medial wird die Zugrichtung des Streckapparates geändert und die Kniescheibe nach innen zu gezogen. Durch die Versetzung nach distal wird eine gute Spannung des Streckapparates erreicht. Der Defekt im Bereich der alten Stelle der Tuberositas wird mit dem gewonnenen Knochenblock ausgefüllt.

Nach der Hautnaht wird eine gespaltene Oberschenkelgipshülse in Streckstellung des Kniegelenkes von 180° angelegt. Bei glatter Wundheilung werden nach 2 Wochen die Nähte entfernt und eine geschlossene Gipshülse gegeben, mit der der Patient aufstehen und herumgehen kann. Die Dauer der Ruhigstellung beträgt insgesamt 5 Wochen.

Traumatische Kniescheibenverrenkung

Man kann nur dann einwandfrei von einer reinen traumatischen Kniescheibenverrenkung sprechen, wenn klinisch und röntgenologisch *keinerlei Zeichen* für eine angeborene Kniescheibenverrenkung vorhanden sind und die Gewalteinwirkung, die zur Verrenkung der Kniescheibe geführt hat, eine *erhebliche* gewesen ist.

Nach der *Art der Verschiebung* kann man eine Verrenkung nach außen (Abb. 46) oder nach innen, um die Längsachse der Kniescheibe (Drehverrenkung) und um eine quere Achse (Horizontalverrenkung) unterscheiden.

Die Horizontalverrenkung wird gesondert besprochen, da sie eine besondere Behandlung erfordert.

Am häufigsten kommt die Verrenkung der Kniescheibe nach außen vor. In seltenen Fällen kann die Kniescheibe noch zusätzlich verdreht sein.

Bei den reinen Drehverrenkungen kann die Kniescheibe um 90° oder auch um 180° verdreht sein. *Nikolai* veröffentlichte einen mit Röntgenbildern belegten Fall einer unbehandelt gebliebenen Drehverrenkung der Kniescheibe von 180°.

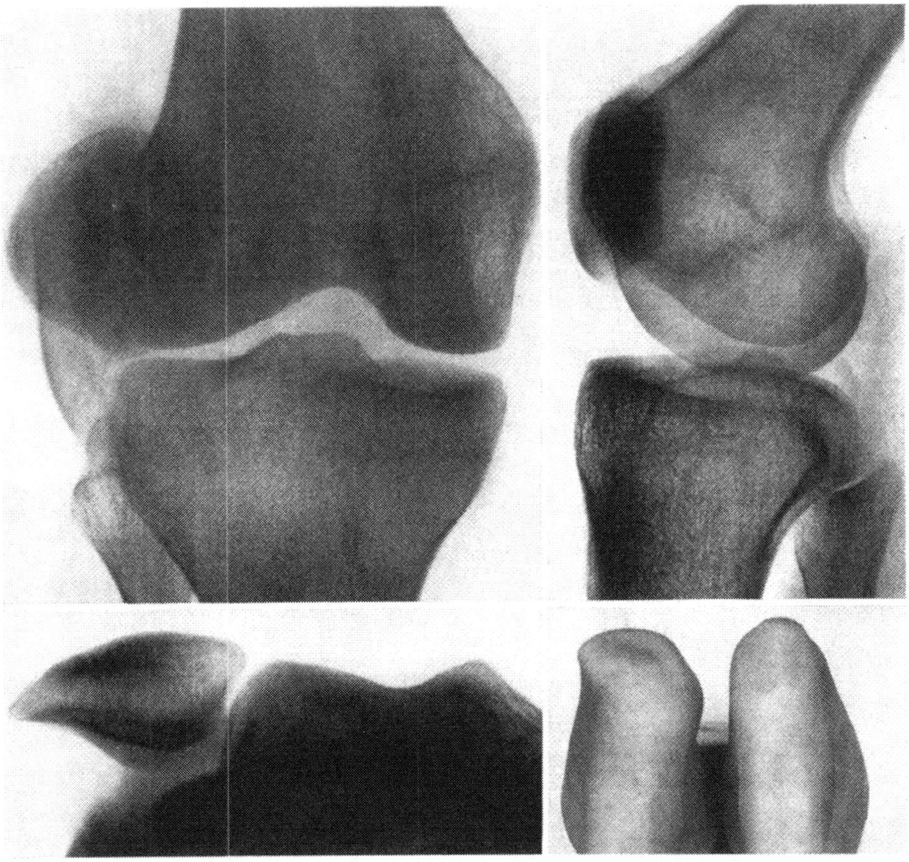

Abb. 46. Traumatische Verrenkung der rechten Kniescheibe nach außen bei einer 21 jährigen Hausgehilfin, die über eine Treppe herunterfiel

Klinisch ist die Kniescheibenverrenkung leicht zu erkennen, so daß die Diagnose keine Schwierigkeiten bietet.

Die *Einrichtung* erfolgt in der Weise, daß man versucht, das Kniegelenk zu überstrecken und dabei gleichzeitig die Hüfte beugt. Durch die Überstreckung des Kniegelenkes und Beugung der Hüfte kommt es zu einer Entspannung des M. rectus femoris. Dann kann man durch entsprechenden Druck mit den Fingern die Kniescheibe wieder in ihr altes Bett zurücklagern. Die Einrichtung kann man in der Regel ohne Anästhesie durchführen.

Nach der Einrichtung sind Röntgenaufnahmen des Kniegelenkes von vorn und von der Seite, sowie eine Tangentialaufnahme der Kniescheibe zu machen, um Knorpel-Knochenabsprengungen nicht zu übersehen.

Da es bei jeder traumatischen Kniescheibenverrenkung auch zur Verletzung des Streckapparates in Form von Einrissen kommt, soll man nach der Einrichtung eine gespaltene Oberschenkelgipshülse in Streckstellung des Kniegelenkes von 180° anlegen, die nach einer Woche durch eine geschlossene Gipshülse zu ersetzen ist. Die Dauer der Ruhigstellung beträgt 4 Wochen.

Literatur

Andersen, P.: Congenital deformities of the knee joint in dislocation of the patella and achondroplasia. Acta orthop. Scand. **28**, 27–50 (1958).

Ders.: Treatment of recurrent dislocation of the patella by the method of Carroll and Schartzmann. Acta chir. Scand. **117**, 252 bis 257 (1959).

Arnaud, M.: Luxation récidivante de la rotule opérée suivant la technique de Camera. Bull. soc. nat. chir. Paris **58**, 1462 bis 1464 (1932).

McAusland: Recurrent dislocation of the patella. Surg. Gyn. Obstetr. **35**, 35–41 (1922).

Balensweig, I.: Non recurrent dislocation of the patella. Amer. J. Surg. **40**, 654–657 (1938).

Balkhausen: Über kongenitale Patellarluxationen. Zbl. Chir. **52**, 246–247 u. 1973 (1925).

Barbieri, M.: L'intervento di Galeazzi nella cura delle cosiddetta lussazione abituale di rotula. Clin. ortop. Parma **12**, 578–593 (1960).

Barret, M.: Luxation congénital de la rotule en dehors opérée par transposition rotulienne avec autoplastic capsulaire. Bull. soc. nat. chir. Paris **58**, 1363–1365 (1932).

Barros, L.: Äußere Verrenkung der Kniescheibe. Arqu. cir. ortop. **2**, 431–448 (1935), portugiesisch. Ref. Z. org. ges. Chir. **75**, 335.

Bass, J.: Zur Frage der Kniescheibenverrenkungen. Ortop. Travmat. **8**, 74–79 (1934), russisch. Ref. Z. org. ges. Chir. **73**, 236.

Bennet, G.: Joint changes resulting from patellar displacement and their relation to degenerative joint disease. J. Bone Jt. Surg. **19**, 667–682 (1937)..

Blencke, B.: Ein kurzer Beitrag zur Behandlung der habituellen Kniescheiben- und Schulterluxationen. Zbl. Chir. **57**, 1157 bis 1160 (1930).

Blumensaat, C.: Die Lageabweichungen und Verrenkungen der Kniescheibe. Erg. Chir. **31**, 149–223 (1938).

Böhler, L.: Ein Fall von doppelseitiger habitueller Patellarluxation. Z. Orthop. **38**, 303–310 (1913).

Ders.: Ein Fall von linksseitiger angeborener dauernder Patellarluxation. Z. Orthop. **38**, 623–628 (1913).

Boicev, B.: Contributo alla cura della lussazione della rotula. Chir. Org. Movim. **25**, 269–274 (1939).

Bolotin, G.: Zur Frage der Kniescheibenverrenkungen. Ortop. Travmat. **9**, 91–98 (1935), russisch. Ref. Z. org. ges. Chir. **75**, 736.

Bonvallet, J.: Technique de fixation de la rotule dans les luxations récidivantes. Rev. Orthop. Paris **42**, 674–685 (1956).

Borsotti, P.: La cura secondo Camera della lussazione abituale della rotula. Boll. soc. piemont. Chir. **8**, 24–31 (1938).

Braine, J.: Opération myoplastique pour luxation récidivante habituelle et récente. Mém. acad. Chir. Paris **63**, 805–806 (1937).

Brandt, G.: Zur operativen Behandlung der häufig wiederkehrenden Kniescheibenverrenkung. Arch. klin. Chir. **171**, 204–209 (1932).

Brisard, P.: Tactique opératoire dans le traitement des luxations congenitales et

récidivantes de la rotule. Acta orthop. Belg. **16**, 452–456 (1950).
Buzby, B.: Recurring external dislocations of the patella. Ann. Surg. **97**, 387–393 (1933).
Cadenat, F.: Luxation récidivante des deux rotules. Bull. soc. nat. chir. Paris **58**, 709 bis 711 (1932).
Camera, U.: Un trattamento chirurgico personale della lussazione abituale della rotula. Boll. soc. piemont. Chir. **1**, 72–80 (1931).
Carter, C.: Recurrent dislocation of the patella and of the shoulder. J. Bone Jt. Surg. **42B**, 721–727 (1960).
Cerwenka, W.: Die Behandlung der habituellen Patellarluxation. Zbl. Chir. **87**, 1833–1838 (1962).
Chapchal, G.: Die habituelle Patellarluxation und ihre Behandlung. Chir. Praxis 109 bis 116 (1960).
Chauvin, E.: Les luxations itératives de la rotule. Rev. chir. Paris **41**, 594–632 (1922).
Climescu, V.: Lussazione congenita bilaterale della rotula. Chir. org. movim. **25**, 53–56 (1939).
Cole, W.: Chronic recurrent dislocation of the patella. J. Amer. med. Assoc. **102**, 357–360 (1934).
Debrunner, H.: Über einige Probleme der Pathogenese und Therapie der sogenannten habituellen Patellarluxation. Wiederherst. u. Traumat. **4**, 109–125 (1957).
Dickson, J.: Recurrent dislocation of the patella. Surg. clin. N.Amer. **16**, 997–1000 (1936).
Domansky, K.: Patellarluxation nach oben. Čas. lék. česk. 1292–1294 (1932), tschechisch. Ref. Z. org. ges. Chir. **61**, 157.
Drehmann: Zur Operation der habituellen Verrenkung der Kniescheibe. Berl. klin. Wschr. **58**, 406–407 (1921).
Dreyer, L.: Neues einfaches Operationsverfahren bei der habituellen und chronischen Patellarluxation. Dtsch. med. Wschr. **46**, 489–491 (1920).
Estor, E.: La luxation récidivante de la rotule. Rev. Orthop. Paris **20**, 330–335 (1933).
Fabiani, F.: Lussazione esterna totale della rotula datante da 25 anni. Radiol. med. **27**, 949–950 (1940).
Fabris, U.: Contributo allo studio delle lussazioni abituali della rotula. Gazz. osp. clin. **42**, 29–32 (1921).
Felsenreich, F.: Berücksichtigung der Wiederherstellung des Muskelgleichgewichtes bei Operation kongenitaler Patellarluxation. Dtsch. Z. Chir. **231**, 559–566 (1931).
Fèvre, M.: Traitement de la luxation congénitale irréductible de la rotule. J. Chir. Paris **44**, 833–851 (1934).
Ders.: Résultats éloignés d'un procédé opératoire personnel pour luxations irréductibles de la rotule. Rev. Orthop. Paris **22**, 754–756 (1935).
Fielding, W.: The effect of a tibial tubercle transplant in children on the growth of the upper tibial epiphysis. J. Bone Jt. Surg. **42A**, 1426–1434 (1960).
Forty, F.: Congenital and recurrent dislocation of the patella. Lancet 1046–1048 (1935).
Francois, J.: Un cas de luxation habituelle de la rotule opéré. Scalpel 41–42 (1928).
Frangenheim: Behandlung der habituellen Patellarluxation. Ges. Chir. Berlin. Sitzg. 4.–7. 4. 1923. Ref. Z. org. ges. Chir. **23**,63.
Fründ, R.: Ein Beitrag zur habituellen und angeborenen Luxation der Patella. Z. Orthop. **83**, 253–269 (1953).
Ders.: Hinweis zur Röntgendiagnostik der habituellen Patellaluxation. Z. Orthop. **90**, 191–194 (1958).
Fürmaier, A.: Beitrag zur Ätiologie und Therapie der habituellen kongenitalen Patellarluxation. Arch. orthop. Unfallchir. **46**, 380–386 (1954).
Giannelli, A.: Sulla lussazione congenita bilaterale della rotula. Giorn. med. mil. **81**, 483–489 (1933).
Giuliani, G.: Lussazione congenita della rotula. Ateneo parmense **1**, 590–604 (1929).
Glorieux, H.: Luxation recidivante de la rotule d'origine congénitale. Scalpel 265 bis 268 (1930).
Godoy, M.: Luxations habituelles de la rotule. Rev. Orthop. Paris **26**, 202–214 (1939).
Haim, E.: Beitrag zur Operation der habituellen Patellarluxation. Zbl. Chir. **57**, 1863 bis 1865 (1930).
Harrison, M.: The results of a realignment operation for recurrent dislocation of the patella. J. Bone Jt. Surg. **37B**, 559–567 (1955).
Hauser, E.: Total tendon transplant for slipping patella. A new operation for recurrent dislocation of the patella. Surgery **66**, 199–214 (1938).
Herlyn, R.: Zur Therapie der Patellarluxation. Zbl. Chir. **61** 394–399 (1934).
Herzmark, M.: Old traumatic dislocation of the patella. Amer. J. Surg. **19**, 101–103 (1933).
Herzog, K.: Methode zur operativen Behandlung der gewohnheitsmäßigen Kniescheibenverrenkung. Zbl. Chir. **72**, 1008–1012 (1947).
Heywood, A.: Recurrent dislocation of the patella. J. Bone Jt. Surg. **43B**, 508–517 (1961).
Hinricsson, H.: A case of dislocation of the patella reducible only after arthrotomy. Acta orthop. Scand. **6**, 334–337 (1935).

Hoffmeister, W.: Die Operation der habituellen Luxation der Patella, zugleich ein Beitrag zur Entstehung der freien Gelenkskörper. Zbl. Chir. **55**, 65–67 (1928).
Hohlbaum, J.: Über die Ätiologie der Patellarluxation. Bruns Beitr. klin. Chir. **121**, 1–55 (1920).
Inclán, A.: Recidivierende Kniescheibenverrenkung. Cir. ortop. Traumatol. **17**, 7–19 (1950), spanisch. Ref. Z. org. ges. Chir. **130**, 135.
Inman, V.: Irreducible lateral dislocation of the patella with rotation. J. Bone Jt. Surg. **23**, 695–700 (1941).
Janz, G.: Zur operativen Behandlung der Patellarluxation. Arch. klin. Chir. **156**, 463–473 (1929).
Jean, G.: Luxation congénitale de la rotule en dehors traitée par la transposition rotulienne avec autoplastic capsulaire. Rev. Orthop. Paris **17**, 245–250 (1930).
Johannsen: Habituelle Patellarluxation. Zbl. Chir. **66**, 2209–2210 (1939).
Kaiser, G.: Die habituelle Partellarluxation und deren operative Behandlung. Beitr. Orthop. **2**, 1–16 (1955).
Kapel, O.: Operative Behandlung der habituellen Kniescheibenverrenkung. Hosp.tid. 14–21 (1935), dänisch. Ref. Z. org. ges. Chir. **75**, 138.
Ders.: Weitere Untersuchungen über Luxatio patellae. Acta chir. Scand. **77**, 296–305 (1935).
Ders.: Luxatio patellae traumatica. Zbl. Chir. **63**, 2008 (1936).
Karl, F.: Die habituelle Luxation der Kniescheibe. Arch. klin. Chir. **118**, 667–677 (1921).
Karlholm, S.: Late results of Krogiusplasty. Acta orthop. Scand. **30**, 124–128 (1960).
Kaszubski: Operative Behandlung der angeborenen Luxation der Kniescheibe. Polski Przegl. chir. **7**, 519–520 (1928), polnisch. Ref. Z. org. ges. Chir. **46**, 475.
Kessel, K.: Beitrag zur Behandlung der habituellen Luxation der Patella durch Überpflanzung eines Streifens des M. sartorius. Chir. Narz. Ruchu **6**, 465–472 (1932), polnisch. Ref. Z. org. ges. Chir. **63**, 590.
Kiesselbach, A.: Anatomische Bemerkungen zur Verlagerung der Ansatzstelle des Lig. patellae bei Patellarluxation. Z. Orthop. **87**, 240–250 (1956).
Kindler, H.: Zur operativen Therapie der rezidivierenden Patellarluxation. Zbl.Chir. **76**, 989–992 (1951).
Kleinberg, S.: Traumatic lateral dislocation of the patella. Ann. Surg. **95**, 635–636 (1932).
König, E.: Zur Behandlung der habituellen Kniescheibenverrenkung. Chirurg **5**, 301 bis 302 (1950).
Krömer, K.: Die Form der Patella bei der habituellen Kniescheibenverrenkung. Chirurg **9**, 88–89 (1937).
Lacheretz, M.: Le traitement chirurgical de la luxation récidivante et habituelle de la rotule. Rev. Orthop. Paris **37**, 31–40 (1951).
Ders.: Sur la technique de Fèvre et Dupuis dans la traitement de la luxation externe de la rotule. Lille Chirurgical 121–128 (1955).
Ladwig, A.: Arthroplastik bei Dauerform von Patellarluxation. Chirurg **5**, 94–97 (1933).
de Lange, J.: Habituelle Patellaluxation bei einer Familie. Nederl. Tijdschr. Geneesk. 3869–3870 (1951), holländisch. Ref. Z. org. ges. Chir. **127**, 231.
Leni, E.: Contributo alla cura della lussazione abituale della rotula. Chir. Org. Movim. **19**, 8–12 (1934).
Lerch, H.: Eine Bandage bei habitueller Patellarluxation. Z. Orthop. **78**, 395–396 (1949).
Lindemann: Kniescheibenverrenkung und angeborene Dyplasie des Kniegelenks. Zbl. Chir. **65**, 2785 (1938).
Lodes, R.: Familiäres Vorkommen habitueller bilateraler Luxation zweigeteilter Kniescheiben bei Chondrodystrophie. Z. Orthop. **78**, 500–525 (1949).
Lombard, P.: Luxation congénitale de la rotule. Rev. Orthop. Paris **26**, 313–314 (1939).
Lorenz, H.: Zur operativen Behandlung der habituellen Patellarluxation. Wien. klin. Wschr. **27**, 750–753 (1914).
Losinsky, L.: Zur operativen Behandlung der gewohnheitsmäßigen Kniescheibenverrenkung. Ortop. Travmat. **13**, 55–56 (1939), russisch. Ref. Z. org. ges. Chir. **96**, 125.
Luxembourg: Zur Behandlung der habituellen Patellarluxation. Med. Klin. **10**, 1013 bis 1014 (1914).
Macuab, J.: Recurrent dislocation of the patella. J. Bone Jt. Surg. **34A**, 957–967 (1952).
Maddren, R.: A note on external dislocation of the patella. Lancet **200**, 1130 (1921).
Malkin, S.: Dislocation of the patella. Brit. med. J. **3732**, 91–94 (1932).
Mandl, F.: Freie Gelenkkörper und Patellarluxation. Zbl. Chir. **55**, 2763–2765 (1928).
Marican: Subluxation congénitale des deux rotules. Bull. Soc. sc. méd. biol. Montpellier 8, 135–139 (1927).
Marion, J.: Les luxations de la rotule en dehors des luxations traumatiques récentes. Rev. Orthop. Paris **36**, 182–241 (1950).
Marwedel: Zur Operation der habituellen Patellarluxation. Zbl. Chir. **47**, 170–171 (1920).

Marziani, R.: Sulla lussazione della rotula e sul suo trattamento operativo. Arch. ortop. Milano **46**, 797–924 (1930).
Mateo, M.: 2 Fälle traumatischer Luxation der Kniescheibe. Ped. espan. **10**, 97–103 (1921), spanisch. Ref. Z. org. ges. Chir. **16**, 366.
McKeever, D.: Transplantation of the tibial tubercle. J. Bone Jt. Surg. **33A**, 478–479 (1951).
Mematu, Y.: Beitrag zur habituellen Luxation der Kniescheibe und zur Frage der Hautnekrose bei der Operation derselben unter lokaler Anästhesie. Z. Orthop. **60**, 476–479 (1934).
Mencière, J.: Un cas de luxation congénitale de la rotule en dehors, avec rotation de 90° de l'axe des deux os de la jambe sur l'axe du femur. Rev. Orthop. Paris **24**, 239–243 (1937).
Meyer, A.: Über Patellarluxationen nach innen, zugleich ein Beitrag zur Therapie der Kniescheibenverletzungen. Arch. orthop. Unfallchir. **21**, 512–524 (1923).
Mirer, V.: Ein nach Turner operierter Fall von habitueller Kniescheibenluxation. Z. sovrem. Chir. **6**, 287–288 (1931), russisch. Ref. Z. org. ges. Chir. **56**, 59.
Moskoff, G.: Fall von habitueller Luxation der Kniescheibe. Ber. bulg. chir. Ges. **1**, 87–93 (1934), bulgarisch. Ref. Z. org. ges. Chir. **72**, 318.
Mouchet, A.: Traitement opératoire de la luxation congénitale complète et irréductible de la rotule. J. Chir. Paris **18**, 225 bis 233 (1921).
Moulonguet, P.: Traitement de certains cas de luxation récidivante acquise de la rotule par transplantation musculaire. Bull. mem. Soc. Chir. Paris **54**, 373–380 (1928).
Muller, B.: Luxation congénitale de la rotule Rev. Orthop. Paris **7**, 365–366 (1920).
Nicod, L.: La luxation spontanée de la rotule. Schweiz. med. Wschr. **93**, 314–315 (1963).
Nicod, P.: Habituelle Luxation der linken Kniescheibe mit progressiver Muskelatrophie vom Typ Charcot-Marie. Schweiz. med. Wschr. **68**, 237–239 (1938).
Nikolai, N.: Die traumatische Kniescheibenverrenkung und ihre Folgen. Mschr. Unfallheilk. **63**, 215-224 (1960).
Ders.: Seltene Drehverrenkung der Kniescheibe. Mschr. Unfallheilk. **64**, 107–110 (1961).
Ober, F.: Slipping patella or recurrent dislocation of the patella. J. Bone Jt. Surg. **17**, 774–779 (1935).
Ders.: Recurrent dislocation of the patella. Amer. J. Surg. **43**, 497–500 (1939).
Orell, S.: A case of habitual patellar dislocation treated by total exstirpation of the patella and tendon-muscle plastic. Acta chir. Scand. **98**, 81–87 (1949).
Ostrowski, S.: Über die operative Behandlung der habituellen Kniescheibenverrenkung. Zbl. Chir. **55**, 214–216 (1928).
Pachner, E.: Sulla lussazione della rotula. Boll. soc. piemont. chir. **8**, 429–448 (1938).
Parin, W.: Zur Frage der habituellen Patellarluxation. Chirurgija **34**, 694–712 (1913), russisch. Ref. Z. org. ges. Chir. **5**, 191.
Pariset, P.: Sul trattamento operativo della lussazione abituale della rotula. Arch. ital. chir. **45**, 641–651 (1937).
Pashiwo, N.: Eine neue Art Patellarluxation, die in die bisherige Klassifikation derselben eingeordnet werden soll. Zbl. Chir. **64**, 2770–2772 (1937).
Payr, E.: Die Behandlung der gewohnheitsmäßigen oder rückfälligen Verrenkung der Kniescheibe. Zbl. Chir. **61**, 1554–1559 (1934).
Pfab, B.: Zur operativen Behandlung der habituellen Patellarluxation. Dtsch. Z. Chir. **225**, 469–475 (1930).
del Pero, C.: Sulla cura chirurgica della lussazione abituale della rotula. Atti Mem. Soc. lomb. Chir. **5**, 1091–1095 (1937).
Pitzen, P.: Über die Ursache und operative Behandlung der habituellen Patellarluxation. Münch. med. Wschr. **85**, 1577–1578 (1938).
Podeanu, G.: Luxation bilatérale congénitale des rotules. Rev. Chir. Paris **44**, 390–394 (1941).
Rohlederer, O.: Ätiologie und Symptomatologie der Praeluxatio patellae. Zbl. Chir. **76**, 103–115 (1951).
Roost, W.: Zur Behandlung der habituellen Luxation der Patella. Arch. orthop. Unfallchir. **49**, 304–311 (1957).
Rojko, A.: Über die Ähnlichkeit von Kniescheibenveränderungen bei habituellen Patellarluxationen mit der Sinding-Larsen-Johannsonschen Krankheit. Z. Orthop. **94**, 317–321 (1961).
Rütt, A.: Die Therapie der sogenannten habituellen Patellarluxation. Arch. orthop. Unfallchir. **51**, 377–385 (1959).
Scheuer, F.: Das Endstadium einer nicht behandelten angeborenen doppelseitigen Patellarluxation. Z. Orthop. **95**, 108–110 (1961).
Schilling: Über Operationen bei besonderen Formen von Luxatio patellae. Zbl. Chir. **57**, 1227 (1930).
Serra, G.: Modificazione di tecnica nella cura cruenta delle lussazioni di rotula. Clin. chir. Roma **10**, 965–974 (1934).
Sommer, R.: Die operative Behandlung der gewohnheitsmäßigen Kniescheibenverrenkungen. Bruns Beitr. klin. Chir. **159**, 223 bis 226 (1934).

Sraer, J.: Zur Frage der operativen Behandlung der Patellarluxation. Vestn. Chir. **14**, 24–31 (1928), russisch. Ref. Z. org. ges. Chir. **47**, 139.

Starlinger, F.: Ein Beitrag zur Behandlung der gewohnheitsmäßigen Verrenkung von Schulter und Kniescheibe. Zbl. Chir. **61**, 862–865 (1934).

Stronham, F.: Recurrent dislocation of the patella. Med. J. Austral. 855–856 (1954).

Strube, H.: Zur operativen Behandlung der Patellarluxation. Dtsch. Z. Chir. **243**, 412 bis 419 (1934).

Suermondt, W.: Habituelle Kniescheibenverrenkung. Nederl. Tijdschr. Geneesk. 2133 bis 2138 (1934), holländisch. Ref. Z. org. ges. Chir. **68**, 607.

del Torto, P.: Sulla cura chirurgica della lussazione congenita intermittente della rotula. Riforma med. 1578–1583 (1933).

Uffreduzzi, O.: Un caso di lussazione congenita irriductibile della rotula. Chir. org. movim. **20**, 513–523 (1934).

Vallinkoski, T.: Über Behandlungsresultate der sogenannten habituellen Kniescheibenverrenkung mit Operation von Krogius. Zbl. Chir. **69**, 1232–1234 (1942).

Vinditti, D.: Le lussazioni recidivanti di rotula. Minerva ortop. Torino **5**, 151–171 (1954).

Vorschütz, J.: Die operative Behandlung der habituellen Kniescheibenverrenkung. Zbl. Chir. **54**, 2627–2628 (1927).

Vulpius, O.: Das Dauerresultat nach Operation der habituellen und chronischen Verrenkung der Kniescheibe. Med. Klin. **10**, 237 (1914).

Wagner, L.: A plastic operation for relief of recurrent slippings and dislocation of the patella. J. Bone Jt. Surg. **14**, 332–334 (1932).

Wertheim, A.: Zur operativen Behandlung der angeborenen Patellarluxation. Polski przegl. chir. **6**, 96–98 (1927), polnisch. Ref. Z. org. ges. Chir. **40**, 477

West, F.: Recurrent dislocation of the patella in the adult. J. Bone Jt. Surg. **40 A** 386–393 (1958).

Wollenberg: Einfache Operationsmethode der angeborenen und erworbenen habituellen Kniescheibenverrenkung. Ver. Dtsch. Orthop. Ges. 34. Kongr. 258–264 (1941).

Zerbi, E.: Contributo clinico statistico alla cura della lussazione abituale delle rotula. Arch. ortop. Milano **71**, 347–353 (1958).

Zurria, G.: Lussazione congenita della rotula. Boll. soc. med.-chir. Catania **2**, 163–167 (1934). Ref. Z. org. ges. Chir. **66**, 639.

Die sogenannte horizontale Verrenkung der Kniescheibe

Bei der sogenannten horizontalen Verrenkung ist die Kniescheibe um 90° gekippt, und zwar in der Regel so, daß die Kniescheibenbasis in den vorderen Kniegelenkspalt hineinragt und die Gelenkfläche nach unten zeigt.

Während in den früheren Veröffentlichungen die horizontale Verrenkung der Kniescheibe immer mit einem vollständigen Riß der Rektussehne vergesellschaftet war, sind in den letzten Jahren Fälle bekannt geworden, bei denen es nur zu einer teilweisen Ablösung der Rektussehne mit dem Periost von der Kniescheibenbasis kam.

Zur *Behandlung* wird die Kniescheibe wie zu einer Drahtnaht durch einen bogenförmigen Schnitt freigelegt und mit Hilfe eines einzinkigen Hakens wieder in ihr altes Bett gebracht.

Die vom oberen Kniescheibenrand teilweise abgelöste Rektussehne wird mit Seidennähten an der Kniescheibe fixiert. Nach Naht der Haut wird ein Kompressionsverband angelegt und das Bein auf einer *Braun*schen Schiene gelagert.

Nach 14 Tagen werden die Hautnähte entfernt und eine Oberschenkelgipshülse für weitere 2 Wochen in Streckstellung des Kniegelenkes von 180° angelegt, mit der der Verletzte aufstehen und herumgehen kann.

Literatur

Farmer, A.: A case of intra-articular dislocation of the patella. Canad. med. Assoc. J. **25**, 706–707 (1931).
Gerbatsch: Eingeklemmte horizontale Patellarluxation. Zbl. Chir. **56**, 681–682 (1929).
Henrichsen, A.: Ein Fall von Luxatio patellae horizontalis inferior. Zbl. Chir. **50**, 62–67 (1923).
Jones, J.: Intraarticular dislocation of the patella. Brit. J. surg. **16**, 338–339 (1928).
Kager, A.: Bericht über einen seltenen Fall von horizontaler Verrenkung der Kniescheibe. Zbl. Chir. **82**, 111–114 (1957).
Lamprecht, W.: Die Horizontalluxation der Patella. Chirurg **19**, 378 (1948).
Perkins, J.: Hitherto undescribed dislocation of the patella endwise. J. Amer. Med. Ass. **74**, 388 (1920).
Piccoli, G.: Su un caso di lussazione orizzontale della rotula. Riforma med. **36**, 1055 bis 1058 (1920).
Rochedieu, W.: A propos d'un cas de luxation horizontale inférieure de la rotule. Rev. med. suisse **41**, 305–308 (1921).
Schüttemeyer, W.: Die Horizontal- oder Einklemmungsluxation der Patella. Chirurg **17–18**, 364–365 (1946–1947).
Wagner, H.: Einklemmungsluxation der Patella mit Ausreißung. Med. Klin. 1347 bis 1348 (1928).
Wortmann, V.: Horizontale Patellarluxation. Mschr. Unfallheilk. **62**, 196–198 (1959).

Chondromalacia patellae

Bei der *Chondromalacia patellae* oder *Chondropathia patellae* (*Fründ*) kommt es zur Degeneration des Knorpels der Kniescheibengelenkfläche und zur Bildung von Defekten.

Als *Ursache* der Erkrankung kann man eine *Dysplasie im Patello-Femoral-Gelenk* annehmen, vor allem in Form eines Kniescheibenhochstandes oder einer Kniescheibenform vom Typ *Wiberg III*. Durch diese Veränderungen kommt es zu einem veränderten Kontakt zwischen der Kniescheibe und dem Oberschenkelknochen und zu einer Verkleinerung der Berührungsflächen. Der Kniescheibenknorpel wird an diesen Stellen einem vermehrten Druck ausgesetzt und degeneriert.

Die *ersten Beschwerden* treten vor allem beim Stufensteigen oder bei Anstrengungen in Form von Schmerzen an der Innenseite der Kniescheibe auf. An dieser Stelle läßt sich besonders bei einer Stellung des Kniegelenkes von 90° ein schmerzhafter Druck auslösen.

Manchmal findet sich eine geringe Schwellung des Knies und eine Atrophie der Oberschenkelmuskulatur.

Durch den Verlust der sonst glatten Oberfläche des Kniescheibenknorpels tritt bei der Bewegung des Kniegelenkes ein starkes Reiben auf, das gut wahrzunehmen ist, wenn man die flache Hand auf die Kniescheibe legt. Ein Gelenkreiben geringerer Art, das oft physiologisch ist, ist bei der Chondromalacia patellae auffallend stark auslösbar, wenn man bei der Bewegung im Kniegelenk auf die Kniescheibe drückt. Dabei werden Schmerzen unter der Kniescheibe angegeben.

Aleman und *Billing* fanden, daß bei der Chondromalacia patellae im Bereich des äußeren unteren Randes der Kniescheibe eine unregelmäßige höckerige Begrenzung zu tasten ist.

Der Nachweis der Chondromalacia patellae ist im Anfang, wo die Veränderungen nur auf den Knorpel beschränkt sind, röntgenologisch nicht möglich. Erst im fortgeschrittenen Stadium ist die Kniescheibengelenkfläche wellig begrenzt und sklerosiert (Abb. 47), oder es finden sich in der Kniescheibe selbst nahe der Gelenkfläche kleinfleckige Aufhellungen.

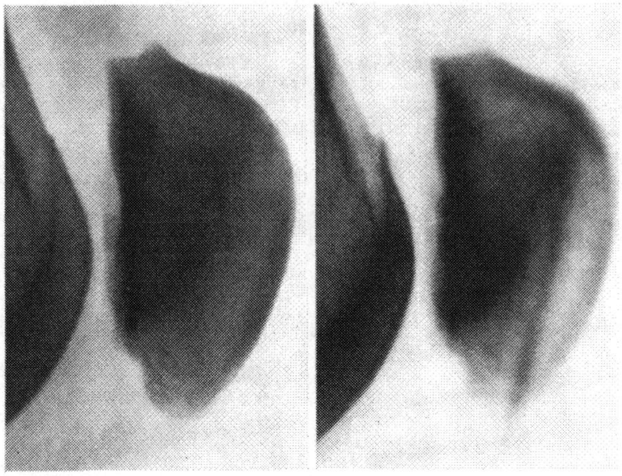

Abb. 47. Chondromalazie der Kniescheibe im fortgeschrittenen Stadium. Im Röntgenbild ist bereits eine unregelmäßige Begrenzung der Kniescheibengelenkfläche nachweisbar

An dieser Stelle sei darauf hingewiesen, daß bei Kindern und Jugendlichen die Kniescheibengelenkfläche auch unter nicht pathologischen Verhältnissen unregelmäßig begrenzt sein kann.

Haglund hat als röntgenologisches Frühsymptom der Chondromalacia patellae eine *zentrale Eindellung* der Kniescheibengelenkfläche im Röntgenbild von der Seite angegeben (*Haglund*sche Delle, Abb. 48), die sich aber auch bei vollkommen gesunden Kniegelenken findet und nur eine Formvariante der Kniescheibe darstellt. *Haglund* faßte diese Veränderung fälschlich als traumatisch entstanden auf und bezeichnete diese Veränderung auch als „hintere Patellarkontusion".

Zu Beginn der Erkrankung soll man versuchen, mit *konservativen* Maßnahmen, wie Kurzwellen, Zinkleim-Idealbindenverband usw., die Beschwerden zu lindern.

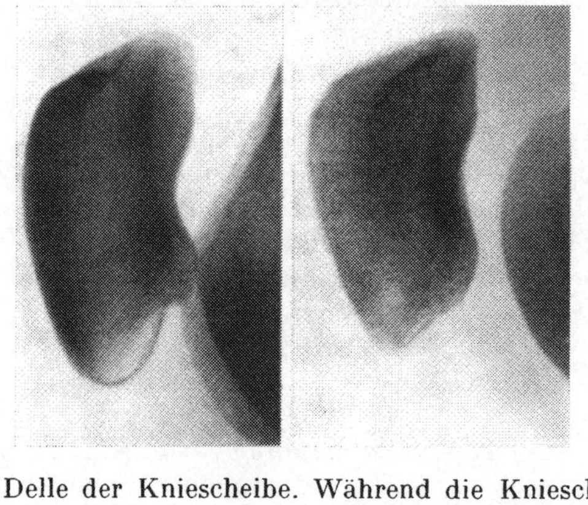

Abb. 48. *Haglund*sche Delle der Kniescheibe. Während die Kniescheibengelenkfläche gewöhnlich regelmäßig konkav geformt ist, findet sich ab und zu eine Dellenbildung in der Gelenkfläche. Diese Delle entsteht nicht wie ursprünglich angenommen wurde auf traumatischer Basis als Folge einer „hinteren Patellarkontusion", sondern stellt eine Variante der Kniescheibenform dar

Ist durch die konservative Behandlung keine Besserung zu erzielen, so kommt die *Operation* in Frage.

Dabei wird das Kniegelenk parapatellar eröffnet und um einen guten Überblick zu haben, die Kniescheibe 180° um ihre Längsachse gedreht. Im Anfangsstadium der Chondromalazie sieht man, daß der Knorpel der Kniescheibengelenkfläche an umschriebenen Stellen gelblich verfärbt und rissig ist. Manchmal ist der Knorpel über einen zystenartigen Hohlraum, in dem sich eine bräunliche Flüssigkeit findet, vorgewölbt. Im späteren Stadium kommt es zu einem umschriebenen Defekt im Knorpel, wobei die Ränder unregelmäßig begrenzt sind und aufgeworfen erscheinen.

An der Facies patellaris des Oberschenkelknochens sind in diesem fortgeschrittenen Stadium bereits Schleiffurchen zu sehen, die bis auf den Knochen reichen können.

Zur Operationstechnik ist zu sagen, daß die *Knorpelnekrose bis ins Gesunde zu umschneiden und zu entfernen* ist, ohne dabei das subchondrale Knochengewebe zu verletzen.

Nimmt die Nekrose die ganze Gelenkfläche ein, bestehen starke Beschwerden und ist bereits eine starke Arthrose im Kniegelenk vorhanden, so ist es am besten, die Kniescheibe zu entfernen.

Literatur

Aleman, G.: Chondromalacia posttraumatica patellae. Acta chir. Scand. **63**, 149–190 (1928).

Atsatt, R.: Loose bodies originating from the patella. J. Bone Jt. Surg. **10**, 258–260 (1928).

Bethge, J.: Chondromalacia patellae. Dtsch. med. Wschr. **87**, 636–643 (1962).

Billing, L.: Der Wert der Röntgenuntersuchung für die Diagnose der Chondromalacia patellae. Acta radiol. **23**, 317–325 (1942).

Bircher, E.: Über Binnenverletzungen des Kniegelenkes. Arch. klin. Chir. **177**, 290 bis 359 (1933).

Büdinger, K.: Über Ablösung von Gelenkteilen und verwandte Prozesse. Dtsch. Z. Chir. **84**, 311–365 (1906).

Ders.: Über traumatische Knorpelrisse im Kniegelenk. Dtsch. Z. Chir. **92**, 510–536 (1908).

Bürkle de la Camp, H.: Das reizempfindliche Kniegelenk. Arch. orthop. Unfallchir. **35**, 50–58 (1935).

Carr, C.: Chondromalacia of the patella. US Armed. Forc. Med. J. **3**, 184–197 (1952).

Cave, E.: The patella. Its importance in derangement of the knee. J. Bone Jt. Surg. **32 A**, 542–553 u. 566 (1950).

de Cuveland, E.: Zur Osteochondropathie der metatarsophalangealen Großzehensesambeine und der Patella im Röntgenbild. Fortschr. Röntgenstr. **83**, 366–373 (1955).

Erb, K.: Spätresultate der Knorpelresektion bei Degeneration des Kniescheibenknorpels. Dtsch. Z. Chir. **239**, 332–351 (1933).

Ders.: Zur Chondromalacie der Patella. Verh. Dtsch. Orthop. Ges. 36. Kongr. 304 (1948).

Fasano, M.: Condromalacia della rotula. Boll. Soc. piemont. Chir. **2**, 1149–1155 (1932).

Felländer, M.: The results of chondrectomy in chondromalacia of the patella. Acta orthop. Scand. **21**, 300–318 (1951).

Focke, F.: Fissurale Knorpeldegeneration der Patella. Zbl. Chir. **58**, 2599–2601 (1931).

Frosch, L.: Zum Problem der Chondropathie der Patella. Arch. orthop. Unfallchir. **47**, 436–442 (1955).

Fründ, R.: Traumatische Chondropathie der Patella ein selbständiges Krankheitsbild. Zbl. Chir. **53**, 707–710 (1926).

Fürmaier, A.: Über die Röntgenologie des Femoro-Patellargelenkes mit besonderer Berücksichtigung der Diagnose der Chondropathia patellae. Arch. orthop. Unfallchir. **45**, 126–138 (1952).

Ders.: Beitrag zur Ätiologie der Chondropathia patellae. Arch. orthop. Unfallchir. **46**, 178–196 (1953).

Gellmann, M.: Osteochondritis of the patella. J. Bone Jt. Surg. **16**, 95–104 (1934).

Gray, C.: Chondromalacia patellae. Brit. med. J. **4548**, 427–430 (1948).

Grueter, H.: Untersuchungen zum Patellarhinterwandschaden. Z. Orthop. **91**, 486 bis 501 (1959).

Haberler, G.: Diagnose und Beurteilung traumatischer Kniescheiben-Knorpelschädigung. Arch. orthop. Unfallchir. **39**, 258 bis 274 (1939).

Haglund, P.: Die hintere Patellarkontusion. Zbl. Chir. **53**, 1757–1760 (1926).

Haliburton, R.: The patella in degenerative joint disease. Arch. surg. **77**, 677–683 (1958).

Herzmark, M.: Traumatic degenerative fibrillation of the patella. J. Bone Jt. Surg. **19**, 1089–1092 (1937).

Hilzensauer, K.: Zur Chondropathie der Patella. Arch. orthop. Unfallchir. **36**, 614 bis 618 (1936).

Hinricsson, H.: Studien über Knorpelerweichungen der Kniescheibe. Acta orthop. Scand. **10**, 312–322 (1939).

Hirsch, C.: Synovectomy in cases of chondromalacia of the patella. Acta chir. Scand. **95**, 513–518 (1947).

Jansen, M.: Genu impressum und Patella alta. Z. Orthop. **52**, 314–331 (1929).

Kallio, K.: Chondromalacia of the patella. Ann. chir. gynaec. fenn. **36**, 173–192 (1947).

Karlson, H.: Chondromalacia patellae. Acta chir. Scand. **83**, 347–381 (1939).

Kleinberg, S.: Bilateral osteochondritis dissecans of the patella. J. Bone Jt. Surg. **31A**, 185–186 (1949).

Kulowski, J.: Chondromalacia of the patella. J. Amer. Med. Ass. **100**, 1837–1840 (1933).

Läwen, A.: Pathologie und chirurgische Behandlung der chronischen nicht spezifischen Erkrankungen des Kniegelenkes. Rev. méd. germ.-ibero-amer. **1**, 15–22 (1928), spanisch. Ref. Z. org. ges. Chir. **45**, 63.

Marique, P.: Ostéochondrite disséquante de la rotule. Acta orthop. Belg. **18**, 316–327 (1952).

Montmollin, B.: La chondromalacie de la rotule. Rev. Orthop. Paris **37**, 41–51 (1951).

Niederecker, K.: Befunde und Erfahrungen bei Kniegelenkoperationen insbesondere bei Binnenverletzungen. Z. Orthop. **81**, 225–250 (1952).

Oberniedermayr, A.: Die Operation der Chondropathia patellae. Arch. klin. Chir. **156**, 56–65 (1929).

Ders.: Zur Therapie der Chondropathia patellae. Dtsch. Ges. Chir. Sitzg. 3.–6. 4. 1929. Z. org. ges. Chir. **45**, 789.

Ostenfeld, J.: Patellektomie bei Chondromalacie der Kniescheibe und Arthrosis deformans des Kniegelenkes. Nord. Med. **51**, 642–643 (1954), dänisch. Ref. Z. org. ges. Chir. **136**, 169.

Outerbridge, R.: The etiology of chondromalacia patellae. J. Bone Jt. Surg. **43B**, 752–757 (1961).

Øwre, A.: Die Chondromalacie der Kniescheibe. Acta chir. Scand. **77**, 159 (1936).

Peterson, L.: Ist P. Haglunds Röntgenbild der Contusio patellae posterior ein Beweis für das Vorhandensein eines traumatischen Leidens? Zbl. Chir. **54**, 719–721 (1927).

Rombold, C.: Osteochondritis dissecans of the patella. J. Bone Jt. Surg. **18**, 230–231 (1936).

Schallock, G.: Zur Frage der Chondromalacie der Patella. Fortschr. Diagn. Ther. **1**, 8 (1950).

Scheuer, F.: Ein Beitrag zur Chondropathia patellae. Chirurg **24**, 148–151 (1953).

Silfverskiöld, N.: Chondromalacia patellae. Mschr. Unfallheilk. **39**, 193–198 (1932).

Ders.: Über die Frequenz der Chondromalacie der Patella. Zbl. Chir. **61**, 413 (1934).

Ders.: Chondromalacie der Kniescheibe. Acta orthop. Scand. **9**, 214–229 (1938).

Stig, K.: Chondromalacia patellae. Acta chir. Scand. **83**, 347–381 (1939).

Støren, H.: Ein Fall von Chondropathia patellae. Norsk. Mag. Laegevidensk. **90**, 669–684 (1929), norwegisch. Ref. Z. org. ges. Chir. **47**, 297.

Wiberg, G.: Roentgenographic and anatomic studies on the femoropatellar joint. With special reference to chondromalacia patellae. Acta orthop. Scand. **12**, 319–410 (1941).

Wiles, P.: Chondromalacia of the patella. J. Bone Jt. Surg. **38B**, 95–113 (1956).

Ders.: Chondromalacia of the patella. J. Bone Jt. Surg. **42B**, 65–70 (1960).

Zohlen, E.: Chondropathia patellae, über ihre Bedeutung und Wesen. Bruns Beitr. klin. Chir. **174**, 69–88 (1942).

Aseptische Nekrose der Kniescheibe beim Erwachsenen

Bisher sind nur einige Fälle von aseptischer Nekrose der Kniescheibe beim Erwachsenen in der Literatur bekannt geworden. Meist treten sie zwischen dem 40. und 50. Lebensjahr auf.

Es kann angenommen werden, daß die *aseptische Nekrose* der Kniescheibe *auf nicht traumatischer* Basis entsteht.

Klinisch bestehen eine Beugebehinderung im Kniegelenk, unbestimmte Schmerzen an der Kniescheibenspitze, sowohl in Ruhe, als auch bei der Bewegung. Mit der Zeit kommt es zu einer Muskelatrophie am Oberschenkel.

Im *Röntgenbild* findet sich eine mehr oder weniger scharf umschriebene Aufhellungszone im Bereich der Kniescheibe, meist an ihrer Spitze, in der ein kleiner Sequester liegen kann.

Rostock konnte nach operativer Freilegung dieser Höhlen zweimal einen Knochendetritus und einmal einen Sequester finden. *Rostock* faßte diese Veränderungen so auf, daß es auf Grund einer primären Gefäßschädigung — histologisch waren die Intima und Media der Gefäße stark verbreitert, so daß die Lichtung der Gefäße bis auf einen kleinen Spalt verengt oder sogar vollkommen verschlossen war — wobei die Ursache der Gefäßschädigung nicht bekannt ist, zu einer Nekrose des abhängigen Knochenbezirkes mit reaktiven Heilungsvorgängen in der Nachbarschaft kommt.

Ist im Röntgenbild ein Sequester nachweisbar und bestehen starke Schmerzen, so ist die operative Ausräumung des Herdes angezeigt.

Bei der Begutachtung ist die aseptische Nekrose der Kniescheibe als Unfallfolge abzulehnen.

Literatur

Fasano, M.: Chondromalacie der Patella. Boll. Soc. piemont. Chir. (1932). Ref. Zbl. Chir. **60**, 174 (1933).

Klinke, J.: Zur Frage der Osteochondritis dissecans patellae. Fortschr. Röntgenstr. **63**, 176–180 (1941).

Paas, H.: Seltene posttraumatische Kniescheibenbefunde. Dtsch. Z. Chir. **240**, 734–742 (1933).

Rostock, P.: Osteopathia patellae. Dtsch. Z. Chir. **217**, 406–414 (1929).

Ders.: Aseptische Knochennekrosen in der Patella. Bruns Beitr. klin. Chir. **164**, 177–181 (1936).

*Larsen-Johansson*sche Erkrankung der Kniescheibe

Die *Larsen-Johansson*sche Erkrankung, auch als *Osteopathia patellae juvenilis Mau* bezeichnet, findet sich bei Jugendlichen, vor allem des männlichen Geschlechts.

Klinisch bestehen Schmerzen und Schwellung im Bereich der Kniescheibenspitze oder der Kniescheibenbasis und eine Druckempfindlichkeit. Diese Erscheinungen treten ohne vorhergegangenen Unfall auf. Entzündungserscheinungen sind nicht nachweisbar.

Im *Röntgenbild* sieht man entweder Knochenschatten an der Kniescheibenspitze, die von der übrigen Kniescheibe durch einen schmalen Saum getrennt sind, oder die Struktur der Kniescheibenspitze oder -basis ist wolkig aufgelockert, die Konturen teilweise unterbrochen oder unscharf mit wechselnden Aufhellungs- und Sklerosierungszonen (Abb. 49).

Abb. 49. *Larsen-Johansson*sche Erkrankung an der Kniescheibenspitze bei einem 14jährigen Schüler. Klinisch bestanden zunehmende Schmerzen beim Gehen und eine starke Druckempfindlichkeit an der Kniescheibenspitze

Durch *Ruhigstellung* mit einer Oberschenkelgipshülse durch 8 Wochen können die Beschwerden in der Regel zum Verschwinden gebracht werden. Später kommt es auch zur Rückbildung der röntgenologischen Veränderungen.

Nach der *Ausheilung* der *Larsen-Johansson*schen Erkrankung ist die Kniescheibenspitze bzw. -basis etwas vergrößert und verplumpt.

Literatur

Agati, D.: Sulle cosidette patteliti da crescenza e traumatiche. Quad. radiol. **6**, 161–174 (1935).

Anders, G.: Die aseptische Nekrose der Patella. Beitr. Orthop. **3**, 19–30 (1956).

Berla, E.: Contributo allo studio della malattia di Sven-Johansson-Sinding-Larsen. Arch. chir. inf. **1**, 553–567 (1935).

Bonse, G.: Über einen seltenen Röntgenbefund an der Patella kombiniert mit Schlattersymptomen beiderseits. Fortschr. Röntgenstr. **71**, 848–849 (1949).

Breitländer, H.: Ossifikationsstörung am unteren Pol der Patella. Röntgenpraxis **14**, 133–135 (1942).

Brunk, M.: A case of aseptic necrosis of the patella. Acta chir. Scand. **95**, 291–296 (1947).

Bürgstein, M.: Zur Larsen-Johanssonscher Krankheit. Arch. orthop. Unfallchir. **43**, 298–302 (1944).

Classen, H.: Beitrag zur Larsen-Johannsonschen Erkrankung der Patella. Z. Orthop. **78**, 180–185 (1949).

Ders.: Über 2 Fälle von Osteopathia patellae juvenilis. Arch. orthop. Unfallchir. **45**, 543–547 (1953).

Güntz, E.: Knöcherne Veränderungen am unteren Pol der Patella. Röntgenpraxis **7**, 306–307 (1935).

Johansson, S.: Eine bisher anscheinend unbekannte Erkrankung der Patella. Z. Orthop. **43**, 82–87 (1922).

Kerster, G.: Die Osteopathia patellae juvenilis. Zbl. Chir. **79**, 1879–1883 (1954).

Kuh, R.: Osteopathia patellae juvenilis. Z. Orthop. **57**, 604–606 (1932).

Lagos, G.: Die Apophysitis der Patella partita. Sem. méd., 886–891 (1938), spanisch. Ref. Z. org. ges. Chir. **97**, 687.

Lima, B.: Entzündung der Kniescheibe. Arqu. brasil. Cir. Ortop. **5**, 75–80 (1937), portugiesisch. Ref. Z. org. ges. Chir. **90**, 622.

Lure, A.: Zur Röntgendiagnose der partiellen aseptischen Nekrose der Patella. Vestn. Rentgenol. 55–59 (1955), russisch. Ref. Z. org. ges. Chir. **141**, 109

Mau, C.: Beitrag zur Pathologie der kindlichen Kniescheibe (Osteopathia patellae juvenilis). Dtsch. Z. Chir. **228**, 261–276 (1930).

Ders.: Osteopathia patellae. Verh. Dtsch. Orthop. Ges. 25. Kongr. 344–337 (1931).

Nes van, C.: La maladie de Larsen-Johansson. Arch. franco-belges Chir. **32**, 664–67 (1930).

Radochay, L.: Beitrag zur Frage der Osteochondritis patellae. Zbl. Chir. **83**, 1825 bis 1831 (1958).

Röpke: Osteochondritis der Patella unter dem Bild der Schlatterschen Krankheit. Zbl. Chir. **59**, 2538–2539 (1932).

Rubanyi, P.: Sulla necrosi asettica della rotula. Arch. ital. chir. **54**, 346–371 (1938).

Serfaty, M.: Schlattersche Krankheit und Patellitis des Erwachsenen. Prensa med. argent. **15**, 1030–1039 (1929), spanisch. Ref. Z. org. ges. Chir. **48**, 126.

Sgrosso, J.: Kniescheibenentzündung des Wachstumsalters. Bol. Soc. Cir. Ros. **6**, 79–86 (1939), spanisch. Ref. Z. org. ges. Chir. **96**, 443.

Sinding-Larsen, C.: A hitherto unknown affection of the patella in children. Acta radiol. **1**, 171–173 (1921).

Smets, W.: L'ostéopathie juvénile de la rotule. Rev. Orthop. Paris **24**, 479–502 (1937).

Testa, G.: Malattia di Sinding-Larsen e Johansson. Radiol. med. Torino **25**, 1081–1100 (1938).

Torto, U.: Osteocondriti della rotula. Ortop. Traumatol. app. motore **23**, 273–279 (1955).

Osteomyelitis der Kniescheibe

Werden schon die kurzen und platten Knochen an und für sich nicht häufig von der Osteomyelitis befallen, so ist das noch seltenere Befallensein der Kniescheibe durch ihre geringe Gefäßversorgung und die besonderen Lymphbahnverhältnisse zu erklären. Einen weiteren Schutz gegen eine exogene Entstehung der Osteomyelitis stellen das Periost, die bedeckenden Sehnenfasern und die Schleimbeutel dar (*Blumensaat*).

Der *Entstehung nach* kann man *3 Formen* der Kniescheibenosteomyelitis *unterscheiden:*

1. Die *primär endogene Form,* die auf hämatogenem Wege auftritt und sich vor allem bei Jugendlichen findet. Als Erreger werden meist Staphylokokken nachgewiesen.

2. Die *exogene* Osteomyelitis durch Übertragung der Keime von außen. Bisher sind in der Literatur nur 2 Fälle bekannt geworden.

3. Die häufigste Form, die dadurch entsteht, daß eine *eitrige Kniegelenkentzündung auf die Kniescheibe übergreift.*

Die *Diagnose* einer Kniescheibenosteomyelitis ist nicht immer leicht zu stellen, da die Erscheinungen nicht einheitlich sind. Oft entwickelt sich die Osteomyelitis schleichend, so daß häufig eine Tuberkulose angenommen wird.

Meist finden sich Schmerzen, Rötung und eine umschriebene Schwellung der Kniescheibengegend und eine lokalisierte Klopfempfindlichkeit der Kniescheibe. Das aktive Heben des gestreckten Beines ist nicht möglich. Die akute Form geht mit hohem Fieber und Schüttelfrösten bei gestörtem Allgemeinbefinden einher.

Die akut verlaufende Form kann auch mit einer Bursitis praepatellaris verwechselt werden.

Wird die Osteomyelitis der Kniescheibe nicht behandelt, so kann der osteomyelitische Herd entweder nach vorn durchbrechen und eine Fistel bilden oder nach hinten in das Kniegelenk zu einem Kniegelenkempyem führen.

Das *Röntgenbild* ist in den ersten Wochen der Erkrankung negativ. Im weiteren Verlauf kommt es zur Ausbildung von umschriebenen Aufhellungen mit strukturloser Umgebung. Schließlich sind die Aufhellungsherde, in denen einzelne Sequester liegen können, sklerotisch abgegrenzt.

Ist es noch zu *keiner Sequestrierung* gekommen, so sollen das Kniegelenk durch eine *Oberschenkelgipshülse* ruhiggestellt und hohe Dosen von Antibiotika allgemein gegeben werden.

Ist es jedoch bereits zu einer *Einschmelzung* oder Sequestrierung gekommen, so muß man *inzidieren* bzw. die Sequester entfernen.

Die Ruhigstellung mit einer Oberschenkelgipshülse soll so lange erfolgen, bis die Entzündungserscheinungen abgeklungen bzw. die Inzisionswunden geschlossen sind und sich die Blutsenkung normalisiert hat.

Die Osteomyelitis der Kniescheibe ist als Unfallfolge abzulehnen. Nur in den Fällen, bei welchen ein durch einen Unfall verursachtes Kniegelenkempyem auf die Kniescheibe übergegriffen hat, ist die Osteomyelitis der Kniescheibe als Unfallfolge anzuerkennen.

Literatur

Bellone, G.: Contributo alla osteomielite acuta della rotula. Arch. chir. infant. **1**, 439–445 (1935).

Blumensaat, C.: Zur Entstehung der Kniescheibenosteomyelitis. Chirurg **8**, 641–646 (1936).

Ders.: Die entzündlichen Erkrankungen der Kniescheibe. Erg. Chir. **29**, 310–346 (1936).

Brofeldt, S.: 2 Fälle von Osteomyelitis in der Kniescheibe. Duodecim, 279–285 (1921), finnisch. Ref. Z. org. ges. Chir. **16**, 176.

Christopher, F.: Acute osteomyelitis of the patella. J. Bone Jt. Surg. **15**, 1012–1014 (1933).

Dittrich, R.: Osteomyelitis of the patella. J. Bone Jt. Surg. **20**, 209–212 (1938).

Evans, D.: Osteomyelitis of the patella. J. Bone Jt. Surg. **44B**, 319–323 (1962).

Flack, F.: Primary hematogenous osteitis of the patella. J. Amer. med. Ass. **108**, 2199 (1937).

Mouchet: Ostéomyélite de la rotule. Bull. méd. **35**, 976 (1921).

Platzgummer, H.: Über die hämatogene Osteomyelitis der Patella. Z. Orthop. **82**, 581–589 (1952).

v. Rosen, S.: Die infektiösen Krankheitsprozesse der Kniescheibe. Acta orthop. Scand. Suppl. **3**, 1–160 (1939).

Rosenbach: Die akute Osteomyelitis der Patella. Arch. klin. Chir. **119**, 403–405 (1922).

Schäfer, R.: Beitrag zur Osteomyelitis der Patella. Zbl. Chir. **77**, 425–427 (1952).

Sagel, J.: Acute osteomyelitis of the patella. J. Bone Jt. Surg. **16**, 959–963 (1934).

Smoljak, L.: Primäre Osteomyelitis der Kniescheibe. Vestn. Chir. **35**, 200–204 (1934), russisch. Ref. Z. org. ges. Chir. **76**, 299.

Sprengell, H.: Zur Differentialdiagnose der akuten Kniescheibenosteomyelitis. Bruns Beitr. klin. Chir. **171**, 283–296 (1940).

Stella, M.: Acute osteomyelitis of patella. Amer. J. Surg. **32**, 373–375 (1936).

Geschwülste der Kniescheibe

Unter den primären Geschwülsten der Kniescheibe, die, wie die Literatur zeigt, selten sind, sind vor allem *Sarkome* beobachtet worden.

Die Sarkome der Kniescheibe kommen meist zwischen dem 20. und 30. Lebensjahr vor. Ist die Diagnose gesichert, so ist die Amputation des Oberschenkels im oberen Drittel angezeigt.

Weiterhin gibt es als primäre Geschwülste der Kniescheibe die *Riesenzellentumoren*, auch als Ostitis fibrosa bezeichnet. Die Entscheidung, ob die Riesenzellengeschwulst gut- oder bösartig ist, muß der Pathohistologe treffen.

Ist die Riesenzellengeschwulst gutartig und nicht im Bereich der Gelenkfläche gelegen, so kann man versuchen, den Tumor örtlich operativ zu entfernen. Ist auch die

Gelenkfläche von der Riesenzellengeschwulst befallen, so ist es besser, die Kniescheibe zu exstirpieren.

An dieser Stelle sei noch auf 2 Beobachtungen (*Hunjiker* und *Gordon*) hingewiesen. Die Autoren fanden bei ihren beiden Fällen an der Kniescheibe *isolierte Veränderungen* im Sinne einer Ostitis deformans *Paget*.

Literatur

Abadie, J.: Tumeur à myeloplaxes de la synoviale du genou et de la rotule. Bull. mém. soc. nat. chir. Paris **54**, 341–346 (1928).

Aunoy, R.: Osteitis fibrosa localisata of the patella. J. Bone Jt. Surg. **16**, 689–694 (1934).

Bellini, A.: Di un sarcoma endoteliale primitivo della rotula. Clinica chir. **10**, 975–987 (1934).

Beutel, A.: Gumma der Patella. Röntgenpraxis **11**, 591–592 (1939).

Blumensaat, C.: Die Tumoren der Kniescheibe. Erg. Chir. **29**, 347–371 (1936).

Bobbio, L.: Sarcoma di rotula neoformato. Boll. Soc. piemont. chir. **5**, 765–772 (1935).

Cameron, G.: Giant-cell tumor of the patella. J. Bone Jt. Surg. **37A**, 184–186 (1955).

Galli, G.: Tumori a mieloplassi della rotula. Minerva ortop. Torino **6**, 411–414 (1955).

Goodwin, M.: Primary osteosarcoma of the patella. J. Bone Jt. Surg. **43B**, 338–341 (1961).

Gordon, L.: Paget's disease of the patella. J. Bone Jt. Surg. **40A**, 1423–1425 (1958).

Henelt, E.: Giant cell tumor of the patella associated with trauma. J. Trauma **1**, 608–613 (1961).

Hunjiker, H.: Posttraumatische Osteosklerose der Patella nach Typus der Ostitis deformans Paget. Schweiz. Z. Path. Bakt. **10**, 654–666 (1947).

Kaiser, F.: Über Kniescheibengeschwülste. Bruns Beitr. klin. Chir. **120**, 239–246 (1920).

Kelikian, H.: Giant-cell tumor of the patella. J. Bone Jt. Surg. **39A**, 414–420 (1957).

King, M.: Primary giant-cell tumor of the patella. Arch. Surg. **18**, 892–898 (1929).

Kisse, G.: Trauma und Xanthosarkom der Kniescheibe. Zbl. Chir. **61**, 1755–1757 (1934).

Linde, A.: Giant-cell tumor of the patella. Amer. J. Surg. **28**, 150–155 (1935).

Maurer, H.: Symmetrische osteokartilaginäre Exostosen (Osteochondrom) der Patella. Fortschr. Röntgenstr. **98**, 771–772 (1963).

Murard, J.: Mycose de la rotule. Rev. orthop. Paris **21**, 138–144 (1934).

Nuernbergk, H.: Osteodystrophia fibrosa der Patella. Bruns Beitr. klin. Chir. **153**, 406–423 (1931).

Petersen, D.: Isolierter brauner Riesenzelltumor der Patella. Z. Orthop. **95**, 101–102 (1961).

Pizzagalli, L.: Sopra un caso di tumore primitivo della rotula. Arch. Soc. ital. Chir. 1049–1058 (1932).

Richards, V.: Giant-cell tumors of the patella. West J. Surg. **48**, 47–49 (1940).

Sorge, E.: Contributo clinico allo studio dei tumori giganticellulari primitivi della rotula. Riv. chir. Napoli, 399–414 (1936).

Streda, A.: Isolated Paget disease of the patella. Radiol. diagnost. **4**, 83–84 (1963).

Švab, V.: Beitrag zu den primitiven Geschwülsten der Kniescheibe. Radiol. Glasnik **1**, 48–51 (1938), tschechisch. Ref. Z. org. ges. Chir. **92**, 188.

Träger, K.: Reticulose – Reticulo – Sarkom der Patella. Z. Orthop. **92**, 114–117 (1959).

Arthrose der Kniescheibe

Die Arthrose der Kniescheibe ist zum Unterschied der Ansatzstellenverknöcherungen der Rektussehne und des Lig. patellae, die an der Vorderseite der Kniescheibe gefunden werden, *immer an der Gelenkfläche* (Abb. 50a bis c) der Kniescheibe *lokalisiert*.

Bei der Arthrose der Kniescheibe kommt es zuerst zur Ausziehung der Ränder der Gelenkfläche und schließlich zur Randwulstbildung.

Bei schweren arthrotischen Veränderungen wird auch die Begrenzung der Kniescheibengelenkfläche unregelmäßig.

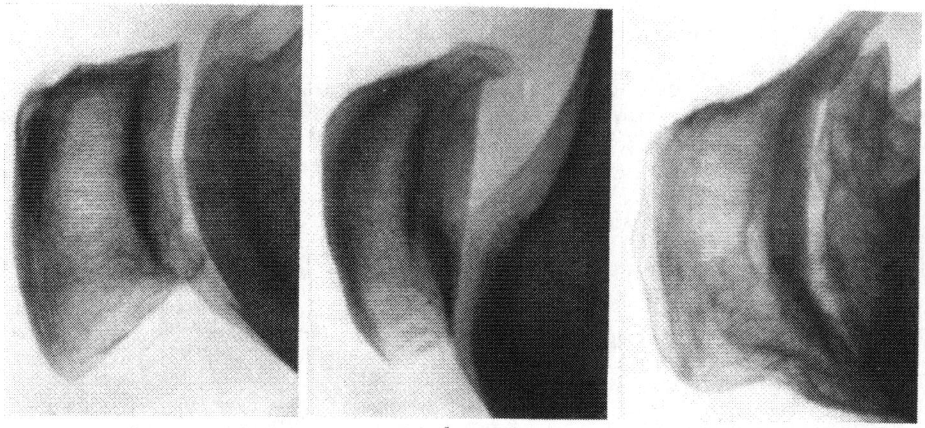

a b c

Abb. 50a. Arthrose der Kniescheibe mit Ausziehung des oberen Randes der Gelenkfläche. Am unteren Rand ist es bereits zur Randwulstbildung gekommen

Abb. 50b. Randwulstbildung am oberen Rand der Kniescheibengelenkfläche

Abb. 50c. Sehr starke Arthrose der Kniescheibe mit Randwulstbildung am oberen und unteren Rand der Gelenkfläche von mehr als 1 cm. Die Gelenkfläche der Kniescheibe ist unregelmäßig begrenzt. Arthrotische Veränderungen am Oberschenkelknochen entsprechend den Ausziehungen der Kniescheibe

Fabella

Die Fabella des Kniegelenkes — ein Sesambein — liegt im *lateralen* Gastroknemiuskopf, hat eine ovale Form mit einem Längendurchmesser von 4 bis 12 mm und eine glatte Oberfläche (Abb. 51).

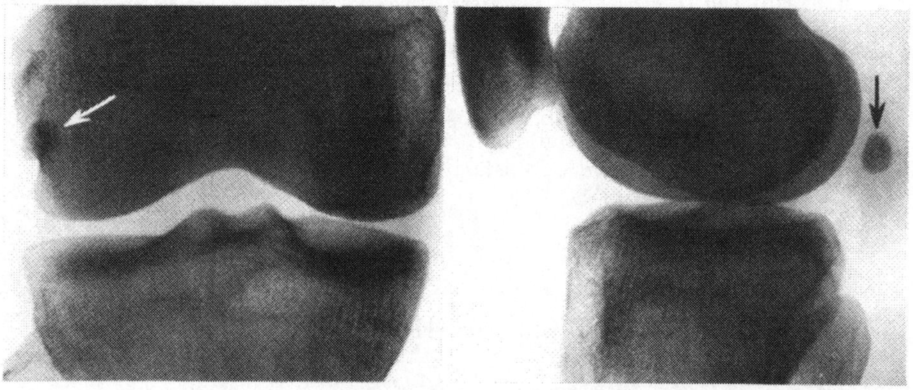

Abb. 51. 8 mm große Fabella bei einem 28jährigen Schlosser. Im Bild von vorne liegt die Fabella oberhalb des äußeren Gelenkspaltes und im Seitenbild hinter den Oberschenkelknorren immer oberhalb des Gelenkspaltes

Die Fabella ist am besten im *Röntgenbild* von der Seite zu erkennen. Man findet sie immer hinter dem Oberschenkelknochen oberhalb des Kniegelenkspaltes. Im Röntgenbild von vorn projiziert sie sich im Bereich des äußeren Oberschenkelknorrens, manchmal auch in den äußeren Gelenkspalt, und gibt so zu Verwechslungen mit einem freien Gelenkkörper Anlaß.

Nach den Literaturangaben ist die Fabella in ungefähr 10% der Fälle vorhanden. Ihr doppelseitiges Auftreten ist häufig, während ihre Zweiteilung selten ist. *Zimmer* steht sogar auf dem Standpunkt, daß die zweitgeteilte Form immer pathologischen Ursprungs ist.

1. Frische Brüche der Fabella

Der Bruch einer Fabella ist selten. Bisher sind nur wenige Fälle beschrieben worden. Der Bruch kann entweder durch eine direkte Gewalteinwirkung oder durch eine gewaltsame Überstreckung des Kniegelenkes zustande kommen.

Beim Bruch einer Fabella findet sich außer einer Schwellung des Knies noch eine deutliche Einschränkung der Kniegelenkbeweglichkeit und ein umschriebener Druckschmerz in der Kniekehle.

Röntgenologisch ist der Bruch einwandfrei durch eine seitliche Röntgenaufnahme nachweisbar.

Als *Behandlung* genügt das Tragen einer elastischen Binde für das Kniegelenk durch 1 bis 2 Wochen. Sollten nach 2 bis 3 Monaten noch Beschwerden bei der Bewegung des Kniegelenkes vorhanden sein, so ist die operative Entfernung der Fabellabruchstücke angezeigt.

Die *Entfernung der Fabella* erfolgt in Allgemeinnarkose und Blutleere durch einen Längsschnitt am äußeren Rand der Fossa poplitea. Der N. peroneus und der M. biceps müssen vom lateralen Gastroknemiuskopf abgezogen werden, um zu den Fabellabruchstücken zu gelangen. Nach ihrer Entfernung wird die Haut genäht, ein Kompressionsverband für das Knie angelegt und das Bein auf einer *Braun*schen Schiene gelagert. Nach 2 Wochen können die Nähte entfernt werden. Mit einer elastischen Binde für das Kniegelenk kann der Verletzte aufstehen und herumgehen.

2. Arthrose der Fabella

Arthrotische Veränderungen der Fabella (Abb. 52) finden sich in der Regel bei arthrotisch veränderten Kniegelenken, während eine isolierte Arthrose der Fabella äußerst selten ist.

Bestehen bei einer isolierten Arthrose der Fabella Beschwerden und war eine Kurzwellenbehandlung ohne Erfolg, so kommt die operative Entfernung der Fabella in Frage.

3. Einklemmung und Chondromalazie der Fabella

Eine akute Einklemmung einer Fabella mit einer starren Beugebehinderung des Kniegelenkes von 90° hat *Hildebrand* beschrieben. *Goldenberg* wieder konnte eine histologisch nachgewiesene und schmerzhafte Chondromalazie einer Fabella beobachten.

Literatur

Bobkov, L.: Über das unter dem Knie befindliche Sesambein und seine praktische Bedeutung. Voenno med. Ž. **3**, 322–328 (1932), russisch. Ref. Z. org. ges. Chir. **63**, 299.

Deplas: A propos d'un cas de blocade du genou d'origine extraarticulaire. Mém. Acad. Chir., Paris **64**, 820–824 (1938).

Fischer, H.: Beitrag zur Kenntnis der Skelettvarietäten. Fortschr. Röntgenstr. **19**, 43–66 (1912).

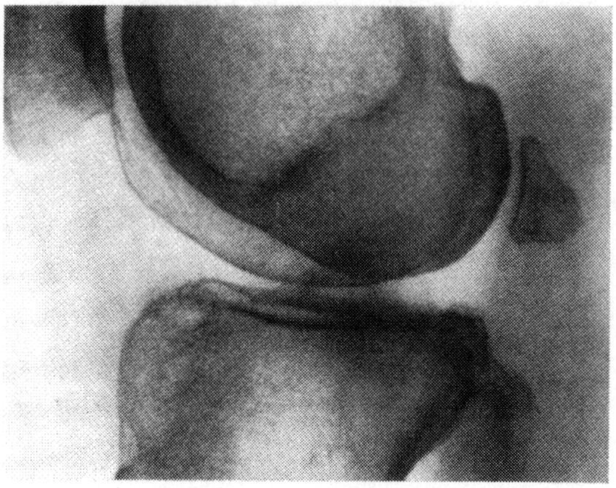

Abb. 52. Arthrose der Fabella bei einer 72jährigen Frau. Während unter normalen Umständen die dem Oberschenkel zugekehrte Fläche der Fabella eine konvexe Form hat, ist diese Fläche bei der Arthrose konkav

Freyer, B.: Beobachtung einer Fabella im medialen Gastroknemiuskopf. Fortschr. Röntgenstr. **92**, 469–470 (1960).

Ders.: Über physiologische und pathologische Skelettvarietäten der Fabella unter Berücksichtigung ihres Vorkommens im medialen Kopfmuskelwulst des Gastroknemius. Z. Orthop. **94**, 438–447 (1961).

Goldenberg, R.: Chondromalacia fabellae. J. Bone Jt. Surg. **34A**, 688–690 (1952).

Grasmück, J.: Über das Vorkommen der Fabella. Zbl. Chir. **55**, 1031–1032 (1928).

Gregory, A.: Ossiculum sesamoideum verum musculi gastrocnemii externi. Zbl. Chir. **55**, (1928).

Hessen, J.: Fabella. Acta radiol., Stockholm, **27**, 177–196 (1946).

Heydemann, H.: Die Fabella. Röntgenpraxis **1**, 950–952 (1929).

Jonasch, E.: Die Fabella. Galenus **2**, 43–46 (1960), griechisch.

Krömer, K.: Differentialdiagnose zwischen Fabella und Corpus liberum. Röntgenpraxis **8**, 312–313 (1936).

Lepoutre, C.: Sésamoide douloureux. Rev. orthop., Paris, **16**, 234–236 (1929).

Levowitz, B.: Fracture of the fabella. J. Bone Surg. **37A**, 876–877 (1955).

Matuszek, E.: Das Sesambein unter dem Knie und sein Röntgenbild. Polki Pr. radjol. **6**, 187–212 (1931), polnisch. Ref. Z. org. ges. Chir. **58**, 748.

Pancoast, H.: Radiographic statistics of the sesamoid in the tendon of the gastrocnemius. Univ. Pennsylvania Med. Bull. **22**, 213–217 (1909).

Pick, H.: Zur Frage der Fabella. Zbl. Chir. **54**, 1743–1745 (1927).

Pokrovskij, S.: Fabella. Vestn. Rentgenol. **5**, 323–324 (1927), russisch. Ref. Z. org. ges. Chir. **45**, 63.

Reimer, H.: Fraktur der Fabella. Fortschr. Röntgenstr. **33**, 568 (1925).

Sagel, J.: Fracture of two femoral sesamoid bones. Amer. J. Surg. **18**, 507–509 (1932).

Schoen, H.: Differentialdiagnose zwischen Fabella und Corpus liberum. Röntgenpraxis **8**, 631 (1932).

Schönbauer, H.: Arthrose der Fabella. Fortschr. Röntgenstr. **85**, 358–359 (1956).

Sonntag, E.: Zur Frage der Fabella. Zbl. Chir. **54**, 660–662 (1927).

Ders.: Über die Fabella. Zbl. Chir. **54**, 2846–2847 (1927).

Ders.: Weiteres zur Fabella. Dtsch. Z. Chir. **223**, 359–367 (1930).

Špišic, B.: Fabella. Liječn. ojesn. **53**, 615 bis 617 (1931), serbokroatisch. Ref. Z. org. ges. Chir. **55**, 383.

Ders.: Fabella. Slov. Sborn. ortop. **6**, 270–273 (1931), tschechisch. Ref. Z. org. ges. Chir. **56**, 528.

Sutro, C.: Fabella. Arch. Surg. **30**, 777–782 (1935).

Taillard, W.: Les syndromes douloureux du genou associés a une lésion de la fabella. Rev. Orthop., Paris, **43**, 129–136 (1957).

Vogel, K.: Ein Fall von doppelter Fabella. Zbl. Chir. **54**, 2566–2568 (1927).

Zerrung des Kniegelenkes

Bei der Zerrung des Kniegelenkes sind vor allem die Seitenbänder und die Gelenkkapsel betroffen.

Klinisch besteht ein Abduktionsschmerz bei der Zerrung des inneren Seitenbandes und des medialen Anteiles der Gelenkkapsel sowie ein Adduktionsschmerz bei der Zerrung des äußeren Seitenbandes und des äußeren Anteiles der Gelenkkapsel. Das Kniegelenk ist *seitenfest* und läßt sich nicht in Ab- oder Adduktion aufklappen. Die Seitenbänder und Gelenkkapsel sind in ihrem Verlauf druckempfindlich.

Als *Behandlung* bei der Zerrung des Kniegelenkes genügen Umschläge mit abgestandenem Wasser, Hochlagerung des Beines und das Anlegen einer elastischen Binde für das Kniegelenk durch einige Tage.

Besteht bei einer schweren Distorsion ein Gelenkerguß, so ist dieser abzupunktieren und ein Kompressionsverband anzulegen. Für diese Fälle soll nach 2 Tagen ein Zinkleimverband für den Unterschenkel und eine Idealbinde für das Kniegelenk für 1 Woche gegeben werden.

Einspritzungen oder Umspritzungen mit Lokalanästhetika oder Hydrokortisonen sind schädlich.

Literatur

Böhler, J.: Zur Behandlung der frischen Distorsionen des Kniegelenkes. Medizinische 459–460 (1956).

Gaertner, W.: Lokale Impletolanwendung als Differentialdiagnostikum bei Kniedistorsionen. Zbl. Chir. **79**, 624–626 (1954).

Kraus, H.: Neue Distorsionsbehandlung. Wien. klin. Wschr. **48**, 1014 (1935).

Lerich, R.: Sur l'entorse du genou. Mém. acad. Chir. Paris **67**, 390–401 (1941).

Martin, B.: Die Distorsion des Kniegelenkes. Münch. med. Wschr. **80**, 6–10 (1933).

Seitenbanddehnung und Seitenbandzerreißung

Das *innere Seitenband* ist bei *jeder Bewegung* des Kniegelenkes mit irgendwelchen Faserzügen hemmend *beteiligt.* Daher kommt es im Verhältnis zum äußeren Seitenband viel häufiger zu seiner Verletzung (16:1).

Die Verletzung des inneren oder äußeren Seitenbandes kann sowohl in seinem Verlauf erfolgen, als auch an seiner oberen oder unteren Ansatzstelle, wobei es möglich ist, daß ein Knochenstück mit ausgerissen wird.

Zum knöchernen Ausriß des Seitenbandes kommt es, wie ich durch Leichenversuche nachweisen konnte, wenn die Gewalteinwirkung nicht plötzlich, sondern langsam erfolgt.

Das *wichtigste klinische Zeichen* einer Zerreißung eines Seitenbandes ist die Möglichkeit, das *Kniegelenk* in Streckstellung im Sinne der *X- oder O-Vermehrung aufzuklappen.*

Unter normalen Umständen wird die Aufklappbarkeit des Kniegelenkes in Streckstellung durch die Spannung der Seitenbänder verhindert. Wird das Kniegelenk leicht gebeugt, so werden die Seitenbänder entspannt und lassen auch unter nicht pathologischen Zuständen eine geringe Aufklappbarkeit zu, wobei die des äußeren Seitenbandes in der Regel größer ist als die des inneren.

Die *klinische Prüfung* der Festigkeit der Knieseitenbänder erfolgt an dem auf dem Rücken liegenden Verletzten und zwar derart, daß bei der Prüfung des inneren

Knieseitenbandes die eine Hand den Oberschenkel an der Außenseite oberhalb des Kniegelenkes fixiert, während die andere Hand den Unterschenkel abduziert.

Bei der Prüfung des äußeren Seitenbandes setzt die eine Hand an der Oberschenkelinnenseite an, während die andere Hand den Unterschenkel adduziert (Abb. 53 u. 54).

Ist eine Zerreißung eines Knieseitenbandes vorhanden, so kann man das Aufklappen des Kniegelenkes deutlich feststellen, wie man auch beim Schließen desselben einen deutlichen Anschlag spürt (*Anschlag-Phänomen*).

Die Seitenfestigkeit muß aber auch an der nicht verletzten Seite geprüft werden, um einen Vergleich zu haben.

Bei den Seitenbandverletzungen *schwereren Grades* ist in der Regel auch eine Verletzung der Kreuzbänder vorhanden, und zwar in der Kombination inneres Seitenband — vorderes Kreuzband und äußeres Seitenband — hinteres Kreuzband.

Der *Druckschmerz* bei einer Seitenbandverletzung findet sich besonders an seinem oberen Ansatz, der auch als „Skipunkt“ bezeichnet wird. Der Kniegelenkspalt selbst ist in der Regel nicht druckempfindlich.

Da die Größe der Aufklappbarkeit des Gelenkspaltes einen wichtigen Hinweis auf die Schwere des Seitenbandrisses gibt, sind *gehaltene Röntgenaufnahmen* zu machen, die einen exakt meßbaren Aufschluß über die Größe der Aufklappbarkeit des Kniegelenkes und somit der Schwere des Seitenbandrisses geben. Die gehaltenen Röntgenaufnahmen werden *in den ersten 24 Stunden* nach der Verletzung *in Lokalanästhesie* durchgeführt. Man nimmt dazu eine 2% Novokainlösung und infiltriert mit dieser das Seitenband und das umgebende Gewebe. Dann kann man ohne jegliche Schmerzen die Aufklappbarkeit des Kniegelenkes prüfen.

Von 24 *bis* 48 *Stunden* nach der Verletzung werden die gehaltenen Röntgen-

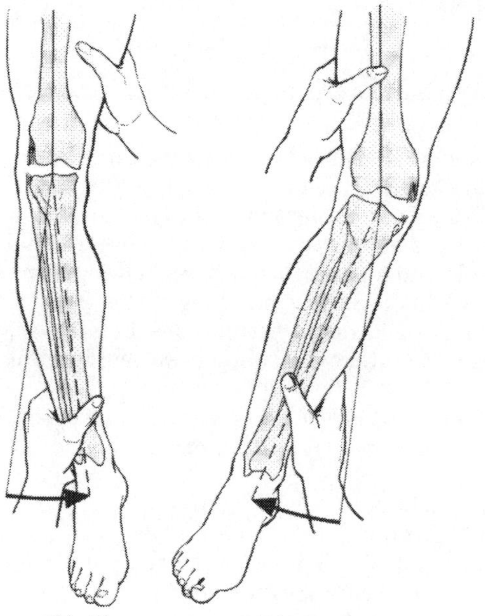

Abb. 53 Abb. 54

Abb. 53. Prüfung der Festigkeit des äußeren Knieseitenbandes
Abb. 54. Prüfung der Festigkeit des inneren Knieseitenbandes

aufnahmen *ohne Lokalanästhesie* gemacht und zwar bewußt ohne Anästhesie, da man durch den vorhandenen Schmerz das Kniegelenk nicht zu sehr aufklappt und dadurch verhindert, daß sich bereits bildende Verklebungen wieder lösen.

Ab 48 Stunden nach der Verletzung wird die Größe der Aufklappbarkeit *nur mehr klinisch* festgestellt.

Um eine genaue Vergleichsmöglichkeit zu haben, werden auch vom nicht verletzten Kniegelenk in Ab- oder Adduktion gehaltene Röntgenaufnahmen angefertigt, da auch ein vollkommen unverletztes Kniegelenk oft aufklappbar ist.

Die *Größe der Aufklappbarkeit wird in Millimeter* angegeben.

1. Seitenbanddehnung

Die Seitenbandverletzungen, die in den gehaltenen Röntgenaufnahmen eine Differenz der Aufklappbarkeit *bis zu 5 mm* zeigen, werden als *Seitenbanddehnung* bezeichnet.

Zur *Behandlung* wird das Bein hochgelagert und es werden Umschläge gemacht. Nach 2 bis 3 Tagen, wenn keine stärkere Schwellung mehr besteht, wird ein Zinkleimverband für den Unterschenkel und eine elastische Binde für das Kniegelenk angelegt. Dieser Verband soll 2 bis 3 Wochen getragen werden, jedenfalls so lange noch Schmerzen bestehen.

2. Seitenbandzerreißung

Seitenbandverletzungen, die eine *Differenz der Aufklappbarkeit* des Gelenkspaltes zwischen verletztem und nicht verletztem Kniegelenk *von über 5 mm* zeigen, sind als *Zerreißungen* (Abb. 55) anzusehen.

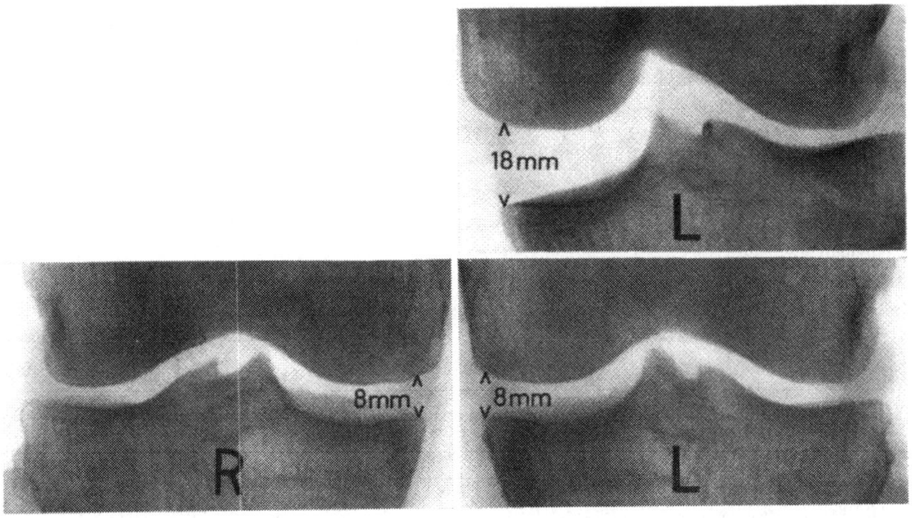

Abb. 55. Riß des linken inneren Knieseitenbandes bei einem 45jährigen Elektriker, dem eine Kiste gegen die Außenseite des Kniegelenkes fiel. Die in Lokalanästhesie in X-Vermehrung gehaltenen Röntgenaufnahmen zeigen eine Aufklappbarkeit des linken inneren Kniegelenkspaltes von 18 mm gegenüber rechts 8 mm. Ruhigstellung mit einer Oberschenkelgipshülse durch 12 Wochen. Bei der Nachuntersuchung waren beide inneren Kniegelenkspalten gleich weit aufklappbar. Der Verletzte ist beschwerdefrei, kein Muskelschwund am Oberschenkel. Beugehemmung im Kniegelenk von 5° bei freier aktiver Streckfähigkeit

Klinisch findet sich eine deutliche Aufklappbarkeit des Kniegelenkes in X- oder O-Vermehrung. Die Verletzten können nicht mehr gehen.

Bei Seitenbandzerreißungen muß sofort nach der Verletzung eine gespaltene *Oberschenkelgipshülse* angelegt werden. Nach 4 bis 6 Tagen, wenn das Kniegelenk abgeschwollen ist, ist die gespaltene Gipshülse durch eine geschlossene zu ersetzen, mit der der Verletzte aufstehen und gehen kann.

Wichtig ist, daß das Kniegelenk eine Stellung von 165° bis 170° im Gipsverband einnimmt, da in dieser Winkelstellung die Seitenbänder am meisten entspannt sind und die gerissenen Enden sich einander nähern können. Die richtige Stellung des Kniegelenkes wird nach dem Anlegen der Gipshülse durch Röntgenaufnahmen in beiden Ebenen kontrolliert, wobei man darauf zu achten hat, daß im Bild von vorn beide Gelenkspalten gleich weit sind und daß das Kniegelenk im Seitenbild eine Stellung von 165° bis 170° aufweist.

Die Dauer der Ruhigstellung richtet sich nach der *Differenz* der Aufklappbarkeit des Gelenkspaltes des verletzten und des nicht verletzten Kniegelenkes.

Differenz der Aufklappbarkeit des Gelenkspaltes zwischen verletztem und nicht verletztem Kniegelenk in Millimeter.	Dauer der ununterbrochenen Ruhigstellung mit einer Gipshülse in Wochen.
5—10	8—10
11—15	12
noch größer	16

Von verschiedenen Autoren wird die operative Naht der frischen Seitenbandzerreißungen empfohlen. Das operative Vorgehen erscheint jedoch *nicht* angezeigt, da es dadurch leichter zu Bandverknöcherungen und Arthrosen kommt. Auch ist bei der konservativen Behandlung der Krankenhausaufenthalt bedeutend kürzer bei nicht verlängerter Gesamtbehandlungszeit, es fehlt das Risiko einer Operation und einer Gelenkinfektion; die Behandlung ist einfach und kann überall ohne größere Hilfsmittel durchgeführt werden.

a) Nicht frische Seitenbandzerreißungen

Bei Knieseitenbandzerreißungen, die *älter als 14 Tage* sind und noch nicht ruhiggestellt wurden, hat es *keinen Zweck* mehr, eine *Gipshülse* anzulegen, weil nach dieser Zeit die gerissenen Bänder geschrumpft sind und daher nicht mehr in richtiger Länge zusammenwachsen können.

Es genügt bei diesen Fällen *das Anlegen eines Zinkleimverbandes* für den Unterschenkel und einer *Idealbinde* für das Kniegelenk. Der Zinkleim-Idealbindenverband soll ungefähr 4 Wochen getragen werden, auf alle Fälle aber so lange, so lange noch Schmerzen beim Gehen bestehen.

b) Interposition eines Knieseitenbandes nach dessen Zerreißung

Wirkt die Gewalt nach dem Riß des Seitenbandes fort, d.h., daß die Varus- bzw. Valgusstellung im Kniegelenk noch verstärkt wird, so kann der gerissene Seitenbandteil über den äußeren Oberschenkelknorren hinweg in das Kniegelenk *hineinschlüpfen und zur Interposition führen.*

Bei Querrissen im Seitenband kann der Oberschenkelknorren durch den entstandenen Schlitz, wenn die Gewalt noch weiter einwirkt, wie durch ein *Knopfloch hindurchtreten* und so eine Interposition hervorrufen.

Klinisch kann die Haut über dem Seitenband in Gelenkspalthöhe gelegentlich *quer* eingezogen erscheinen. Dieses Zeichen ist *nicht immer* vorhanden. Die sichere

Diagnose einer Seitenbandinterposition erlaubt nur eine *Röntgenaufnahme* von vorn (Abb. 56). Durch den interponierten Seitenbandanteil besteht eine Subluxation des Unterschenkels im Kniegelenk nach medial oder nach lateral. Auch kann der Gelenkspalt, in welchem die Interposition erfolgt ist, weiter sein.

Da sich die Interposition des Seitenbandes auf konservativem Weg nicht beheben läßt, *muß man operativ vorgehen.*

In Narkose und Blutleere wird durch einen Längsschnitt das Seitenband dargestellt, die interponierten Teile werden aus dem Kniegelenk herausgezogen und mit feinen Pehafilnähten adaptiert. Nach der Hautnaht wird eine gespaltene Oberschenkelgipshülse angelegt. Nach 2 Wochen werden die Nähte entfernt und die gespaltene Gipshülse wird durch eine geschlossene ersetzt, mit der der Verletzte aufstehen und herumgehen kann.

Die Dauer der Ruhigstellung richtet sich nach der primär festgestellten Größe der Aufklappbarkeit.

Für die Begutachtung der Knieseitenbandzerreißung können folgende Richtsätze verwertet werden:

Kniegelenk in Streckstellung fest, in leichter Beugestellung deutlich aufklappbar, sowie deutliche Schublade ...20%.

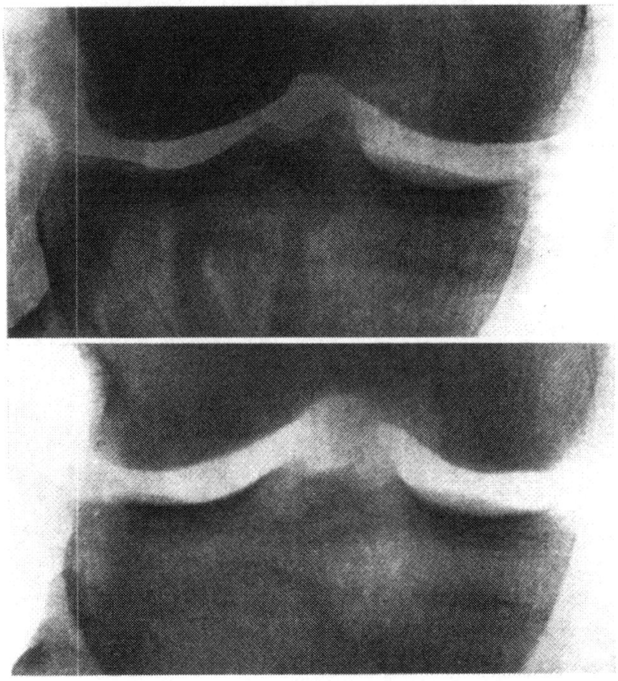

Abb. 56. Subluxation des rechten Unterschenkels im Kniegelenk nach außen nach Riß des inneren Seitenbandes infolge Interposition des Seitenbandes. Der innere Gelenkspalt ist weiter als der äußere.

Das in das Gelenk hineingeschlagene Seitenbandende wurde operativ herausgeholt und mit feinen Pehafilnähten versorgt. Die Röntgenkontrolle im Gipsverband nach der Operation zeigt die Subluxation behoben. Der innere und äußere Gelenkspalt sind gleich weit

Schlottergelenk, bei dem das Tragen eines Stützapparates notwendig ist ...40%.

Verletzte, bei denen das Kniegelenk in Streckstellung fest ist und in leichter Beugestellung keine starke Lockerung der Seitenbänder haben, müssen trotz dem gleichzeitigen Vorhandensein einer leichten Schublade nicht berentet werden.

3. Verletzung der Knieseitenbänder bei Kindern

Die Verletzung der Knieseitenbänder bei Kindern ist nicht häufig, da der Bandapparat noch sehr elastisch und locker ist.

Bei Dehnung der Knieseitenbänder genügt das Anlegen einer elastischen Binde für das Kniegelenk. Bei Zerreißungen wird, wie beim Erwachsenen, eine Oberschenkelgipshülse angelegt. Die Dauer der Ruhigstellung ist jedoch gegenüber der bei Erwachsenen um ein Drittel kürzer.

4. Knöcherner Ausriß des inneren Knieseitenbandes an seiner oberen Ansatzstelle am Oberschenkelknorren

Die knöchernen Ausrisse entstehen in der Regel dann, wenn die Gewalteinwirkung nicht ruckartig das Knie trifft, sondern das Kniegelenk *langsam* in X- oder O-Vermehrung gebracht wird.

Der knöcherne Ausriß ist bereits am gewöhnlichen *Röntgenbild* von vorn nachweisbar (Abb. 57). Es sollen *keine gehaltenen* Röntgenaufnahmen gemacht werden, da die

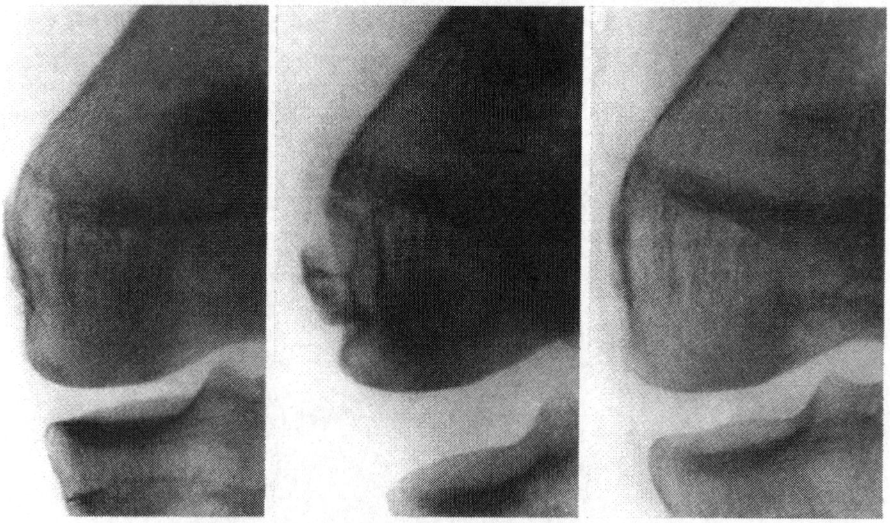

a b c

Abb. 57a. Knöcherner Ausriß der oberen Ansatzstelle des inneren Knieseitenbandes bei einem 20jährigen Hilfsarbeiter

Abb. 57b. Bei dem in X-Vermehrung gehaltenem Röntgenbild sieht man, daß der knöcherne Ausriß nach unten zu verzogen ist.

Bei den knöchernen Ausrissen der Seitenbänder sollen *keine* gehaltenen Aufnahmen gemacht werden, da die Gefahr besteht, daß die dadurch entstandene Verschiebung konservativ nicht mehr ausgeglichen werden kann

Abb. 57c. Röntgenkontrolle nach der Gipsabnahme

Gefahr besteht, daß es durch das Halten des Kniegelenkes in X-Vermehrung zu einer Verschiebung des knöchernen Ausrisses kommt, die konservativ nicht mehr ausgeglichen werden kann.

Eine geringe Verschiebung eines knöchernen Ausrisses braucht *nicht* berücksichtigt zu werden. Es genügt das sofortige Anlegen einer gespaltenen Oberschenkelgipshülse in einer Stellung des Kniegelenkes von 165 bis 170°. Nach dem Abschwellen des Kniegelenkes ist sie durch eine geschlossene Gipshülse zu ersetzen.

Die Dauer der ununterbrochenen Ruhigstellung beträgt 6 Wochen.

Besteht eine *Verschiebung* des ausgerissenen Knochenteiles *von mehr als 1 cm*, so ist dieser *operativ zurückzulagern* und dann erst eine gespaltene Oberschenkelgipshülse anzulegen. Die Hautnähte können nach 2 Wochen entfernt und es kann eine geschlossene Gipshülse angelegt werden.

5. Knöcherner Ausriß des äußeren Knieseitenbandes an seiner oberen Ansatzstelle am Oberschenkelknorren

Sind schon die knöchernen Ausrisse des inneren Knieseitenbandes am inneren Oberschenkelknorren selten, so kommt es noch viel seltener zu einem knöchernen Ausriß der oberen Ansatzstelle des äußeren Knieseitenbandes (Abb. 58).

Die Behandlung ist die *gleiche* wie beim knöchernen Ausriß des inneren Seitenbandes.

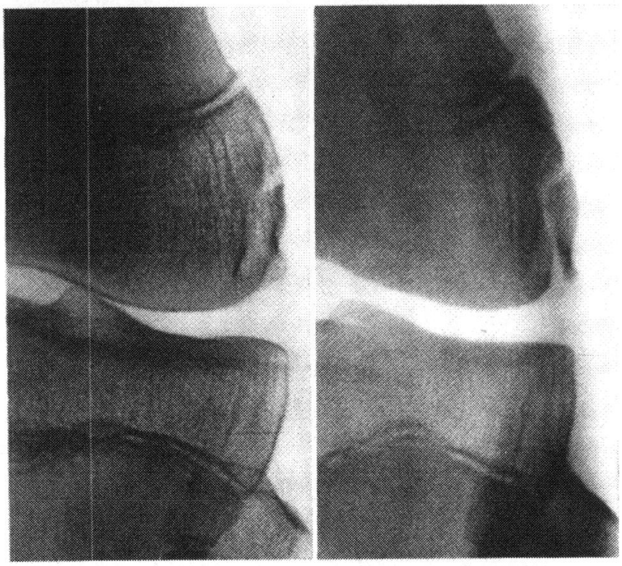

a b

Abb. 58a. Knöcherner Ausriß der oberen Ansatzstelle des äußeren Knieseitenbandes bei einem 16jährigen Lehrling, entstanden durch Sturz beim Skifahren. Ruhigstellung mit einer Oberschenkelgipshülse durch 4 Wochen

Abb. 58b. Nach der Gipsabnahme. In Entwicklung begriffene Pseudarthrose

6. Knöcherner Ausriß des äußeren Knieseitenbandes an seiner unteren Ansatzstelle am Wadenbeinköpfchen

a) Frische Abbrüche vom Wadenbeinköpfchen

Beim Abbruch vom Wadenbeinköpfchen besteht eine deutliche Schwellung und später eine Hämatomverfärbung vor allem an der Außenseite des Knies. Die Beweglichkeit des Kniegelenkes ist stark eingeschränkt. Der Versuch, das Gelenk in O-Vermehrung aufzuklappen, ist schmerzhaft. Über dem Wadenbeinköpfchen besteht eine deutliche Druckempfindlichkeit. Wenn die Schwellung noch nicht all zu groß ist, kann man das abgebrochene Stück, das immer kopfwärts verschoben ist, tasten.

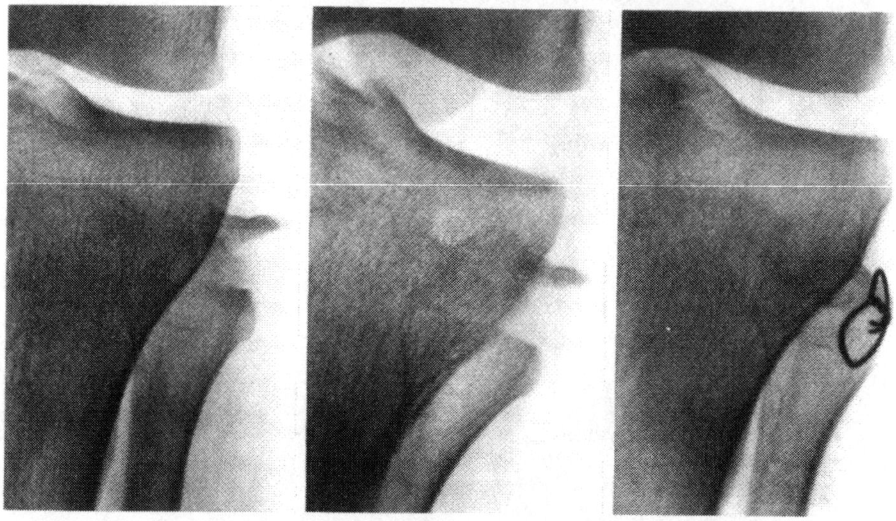

Abb. 59. Abbruch vom Wadenbeinköpfchen bei einem 23jährigen Maurer, der mit einer Drahtnaht operativ versorgt wurde.
Bei der in Adduktion gehaltenen Röntgenaufnahme sieht man, daß sich der äußere Kniegelenkspalt aufklappen läßt und sich die Spitze des Wadenbeinköpfchens noch weiter zentral zu verschiebt.
Eine gehaltene Röntgenaufnahme soll bei einem Abbruch vom Wadenbeinköpfchen *nicht* gemacht werden

Die Erkennung des Abbruches am Wadenbeinköpfchen bildet im *Röntgenbild* keine besonderen Schwierigkeiten (Abb. 59 und 60). Durch einen Abbruch an der vorderen Schienbeingelenkfläche kann ein Abbruch vom Wadenbeinköpfchen vorgetäuscht werde.

Ist ein Abbruch vom Wadenbeinköpfchen festgestellt, so sollen *keine gehaltenen* Röntgenaufnahmen gemacht werden, da die Gefahr besteht, daß das abgebrochene Stück noch weiter kopfwärts zu verschoben wird.

Oft liegt beim Abbruch des Wadenbeinköpfchens eine Verletzung des N. peroneus vor. Diese kann nicht übersehen werden, wenn man bei der Untersuchung die Beweglichkeit der Zehen und Sprunggelenke und das Hautgefühl geprüft hat.

Wenn es auch durch konservative Maßnahmen, wie X-Vermehrung im Kniegelenk, gelingt, das abgebrochene Stück am Wadenbeinköpfchen anzulegen und in dieser Stellung vorerst im Gipsverband festzuhalten, so wird es jedoch nach wenigen Tagen

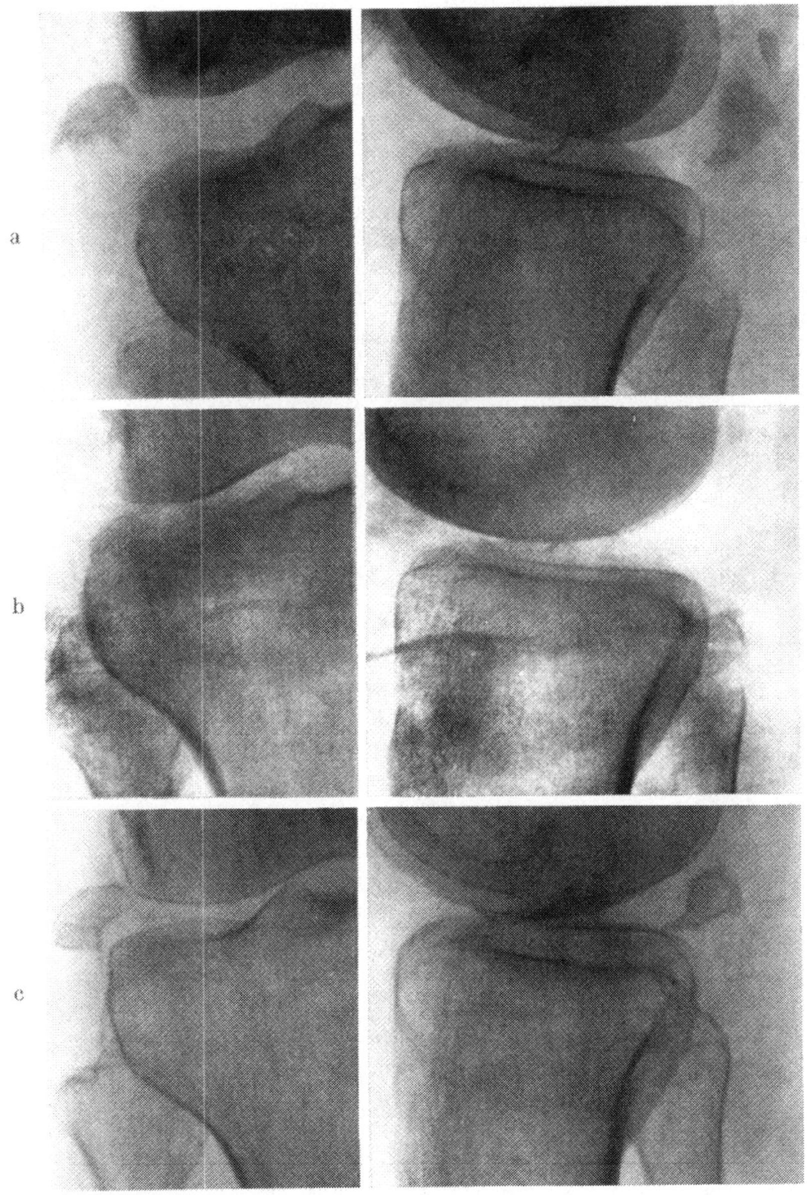

Abb. 60a bis c. Abbruch vom Wadenbeinköpfchen bei einem 54jährigen Geschäftsdiener (Abb. 60a). Einrichtung durch X-Vermehrung im Kniegelenk. Die Röntgenkontrolle im Gips zeigt, daß das abgebrochene Stück dem Wadenbeinköpfchen anliegt (Abb. 60b).

2 Wochen später war das abgebrochene Knochenstück wieder wie vor der Einrichtung kopfwärts zu verschoben.

Eine Nachuntersuchung nach 1 Jahr zeigt das abgebrochene Stück im Röntgenbild unverändert in Gelenkspalthöhe (Abb. 60c). Der Verletzte war beschwerdefrei und das Kniegelenk aktiv frei beweglich

durch den Zug der Bizepssehnen wieder kopfwärts zu gezogen. *Es muß daher operativ eingegriffen werden.*

Die *Operation* soll entweder sofort oder, wenn bereits eine starke Schwellung besteht, nach Abklingen derselben, das ist innerhalb der ersten Woche nach der Verletzung, durchgeführt werden. Bis zur Operation wird das Bein auf einer *Braun*schen Schiene gelagert und das Knie mit Umschlägen behandelt.

Die Operation soll in Narkose und Blutleere ausgeführt werden. Der Hautschnitt erfolgt in Längsrichtung über dem Wadenbeinköpfchen. *Vorsicht* N. peroneus! Darstellen des Wadenbeinköpfchens und des abgerissenen Knochenstückes, das mit einem einzinkigen Haken heruntergeholt wird. Anschließend werden das Köpfchen und das abgesprengte Knochenstück durchbohrt und mit einer 1 mm starken Drahtnaht fixiert. Ist das abgerissene Knochenstück zum Durchbohren zu klein, so kann man es auch subperiostal mit Draht umführen. Ist die Gelenkkapsel eingerissen, so legt man einige wenige Situationsnähte mit feinstem Pehafil. Anschließend wird die Haut genäht und eine gespaltene Oberschenkelgipshülse in einer Stellung von 165 bis 170° im Kniegelenk angelegt. Das Bein wird im Bett auf einem Polster gelagert und das Bettende hochgestellt. Nach 8 Tagen werden die Nähte entfernt und eine geschlossene Oberschenkelgipshülse angelegt, mit der der Verletzte aufstehen und herumgehen kann.

Die Dauer der ununterbrochenen Ruhigstellung beträgt 6 Wochen.

Wenn gleichzeitig eine Verletzung des N. peroneus vorliegt, muß man bei der Drahtnaht den Nerv revidieren und ihn, wenn er zerrissen ist, nähen.

b) Alte Abbrüche vom Wadenbeinköpfchen

Kommt es bei alten Abbrüchen vom Wadenbeinköpfchen zu einer Einschränkung der Kniegelenkbeweglichkeit oder zu einem Druck auf den N. peroneus, so muß das abgebrochene Knochenstück operativ entfernt werden.

Bestehen *keine Beschwerden*, so ist *eine Behandlung nicht angezeigt.*

Literatur

Böhler, L.: Über einen Abrißbruch des Wadenbeinköpfchens. Zbl. Chir. **45**, 100 bis 101 (1918).

Ferré, R.: Fraktur des Wadenbeinköpfchens. Prensa med. argent., 2282–2285 (1934), spanisch. Ref. Z. org. ges. Chir. **72**, 638.

Merle-D'Aubigné, R.: Entorse externe du genou avec fracture de la tête du péroné traitée par l'intervention immédiate. Bull. soc. nat. Chir. Paris **61**, 1070–1072 (1935).

7. Zerreißung des äußeren Knieseitenbandes mit Verletzung des Nervus peroneus

In ungefähr 7% der äußeren Knieseitenbandzerreißungen kommt es zu einer Verletzung des N. peroneus.

Es sind *2 Verletzungsformen* des Nerven möglich: Entweder die *vollständige Durchtrennung* oder die *Dehnung des Nerven* mit Blutungen im Nervenstamm.

Klinisch ist eine Mitbeteiligung des N. peroneus leicht festzustellen, wenn man bei der Untersuchung die Beweglichkeit der Zehen und Sprunggelenke geprüft hat. Ist die Dorsalflexion nicht möglich, so muß man immer an eine Verletzung des N. peroneus denken. Häufig findet sich auch ein entsprechender Ausfall der Hautsensibilität.

Liegt eine Verletzung des N. peroneus vor, so soll *sofort* eine *neurologische Untersuchung* durchgeführt werden. Ergibt diese eine *partielle* Entartungsreaktion, so ist *konservatives* Vorgehen, d.h. Ruhigstellung mit einem gespaltenen Oberschenkelgipsverband, der nach dem Abschwellen durch einen geschlossenen ersetzt wird, angezeigt.

Wird jedoch bei der neurologischen Untersuchung ein *kompletter Ausfall* des N. peroneus festgestellt, so muß *operativ* vorgegangen werden. Die Operation soll dann gleich nach der Verletzung oder nach Abschwellen des Kniegelenkes, das ist innerhalb der ersten Woche nach der Verletzung, durchgeführt werden.

Nach unseren Erfahrungen gibt die *Frühoperation die besten Ergebnisse.* Schon *Platt* wies darauf hin, daß bei einer Zerreißung des N. peroneus eine Naht nur von Erfolg sein kann, wenn diese in einem Zeitraum bis zu 3 Monaten nach der Verletzung erfolgt.

Verletzungen und Schäden des N. peroneus im Kniebereich

Von allen Nerven des Beines wird der N. peroneus am häufigsten verletzt. Die Ursache hierfür ist sein *ungeschützter* Verlauf in der Nähe des Wadenbeinköpfchens und des Wadenbeinhalses. Der Nerv liegt hier dem Knochen auf, ist durch Bindegewebe fest an die Knochenhaut gebunden und nur von einer dünnen Faszienschicht und der Haut bedeckt.

Es werden daher einerseits direkte Gewalteinwirkungen auf den Nerv nicht gemildert, andererseits kann er infolge seiner Befestigung an der Unterlage nicht ausweichen.

Ist durch eine *direkte Gewalteinwirkung der Nerv durchtrennt* worden, so muß er, wenn möglich *sofort*, *genäht werden.*

Durch einen *längerdauernden* Druck kann es ebenfalls zu einer Schädigung des N. peroneus kommen. Die Ursachen hierfür können verschieden sein. An erster Stelle stehen schlecht angelegte Gipsverbände, vor allem Unterschenkelgipsverbände, die nicht über das Wadenbeinköpfchen hinausreichen. Bei muskelarmen Verletzten genügt oft die Lagerung auf einer Schiene, die im Bereich des Wadenbeinköpfchens zu wenig gepolstert ist, um eine Schädigung des Nervs hervorzurufen.

Auch eine *überschießende* Kallusbildung nach Bruch des Wadenbeinköpfchens, eine stärkere Vergrößerung der in der Nähe liegenden Bursa M. bicipitalis distalis können die Ursache für eine Nervenschädigung sein. In diesen Fällen ist der überschießende Kallus abzumeißeln bzw. die vergrößerte Bursa zu entfernen.

Ferner wurde das Einwachsen von Ganglien in den N. peroneus beobachtet, die meist ihren Ausgang vom oberen Schienbein-Wadenbein-Gelenk nahmen und Nervenstörungen hervorriefen. Die Ganglien müssen operativ entfernt werden.

Literatur

Bayer, W.: Zur Peroneusschädigung bei gleichzeitiger Außenbandverletzung. Arch. orthop. Unfallchir. **40**, 201–203 (1939).

Ders.: Zur Peroneusschädigung durch Außenbandverletzung des Kniegelenkes. Zbl. Chir. **67**, 1672–1676 (1940).

Haack, K.: Über subcutane Verletzungen des Nervus peroneus. Mschr. Unfallheilk. **60**, 179–180 (1957).

Jonasch, E.: Zerreißung des äußeren Knieseitenbandes mit Verletzung des N. peroneus. Mschr. Unfallheilk. **59**, 336–339 (1956).

Novich, M.: Adduction injury of the knee with rupture of the common peroneal nerve. J. Bone Jt. Surg. **42 A**, 1372–1376 (1960).

Platt, H.: Traction lesions of the external popliteal nerve. Lancet, 612–614 (1940).

Pollidori, A.: La paralisi dello sciatico popliteo esterno da iperestensione del ginocchio. Chir. org. movim. **26**, 545–552 (1941).

Watson-Jones, R.: Styloid process of the fibula in the knee joint with peroneal palsy. J. Bone Jt. Surg. **13**, 258–260 (1931).

Operative Behandlung von veralteten Knieseitenbandrissen

Eine *geringe Bandlockerung* des Kniegelenkes macht *in der Regel keine Beschwerden.* Bestehen jedoch eine starke Bandlockerung und starke Beschwerden, so ist die Operation angezeigt.

Sowohl beim inneren, als auch beim äußeren Knieseitenband hat sich am *besten die zentrale Verlagerung der oberen Bandansatzstelle* (Abb. 61) bewährt.

Von Plastiken mit Seide oder Kunststoffnetzen ist *dringend* abzuraten, da diese vom Gewebe nicht gut vertragen werden. *Fistelbildung* und *Nekrosen* sind die Folge.

Zur zentralen Verlagerung der oberen Bandansatzstelle wird das Seitenband durch einen leicht bogenförmigen Hautschnitt freigelegt und an seiner Vorder- und Hinterseite umschnitten. Die Ansatzstelle am Oberschenkelknorren wird mit einer Knochen-

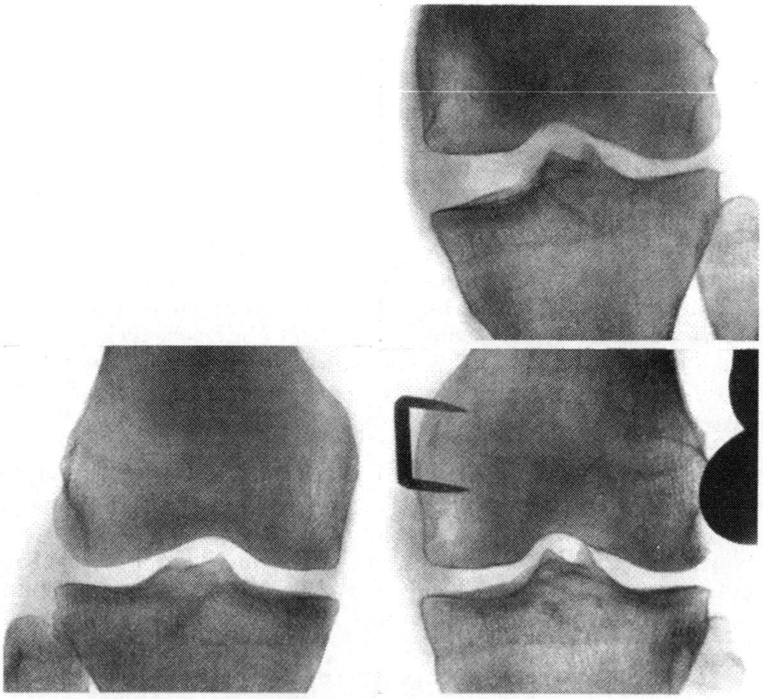

Abb. 61 a und b. 41 jährige Hausfrau, die sich am 3. 1. 1954 einen Riß des inneren Seitenbandes und vorderen Kreuzbandes durch Sturz beim Skifahren zuzog. Die Behandlung erfolgte in Form von heißen Umschlägen. 9 Monate später bestanden eine deutliche vermehrte Valgusstellung im Kniegelenk beim Stehen und Schmerzen beim Gehen. Auf den gehaltenen Röntgenaufnahmen läßt sich der linke innere Kniegelenkspalt auf 16 mm aufklappen, gegenüber rechts 7 mm (Abb. 61 a). Am 20. 10. 1954 wurde operativ der obere Ansatz des inneren Seitenbandes nach kopfwärts zu verlagert und mit einer Metallklammer fixiert. Anschließend Ruhigstellung mit einer Gipshülse für 10 Wochen.

Die gehaltenen Röntgenaufnahmen (Abb. 61 b) 10 Monate nach der Operation zeigen, daß sich der linke innere Kniegelenkspalt nur mehr auf 7 mm aufklappen läßt. Die Verletzte ist beschwerdefrei und kann ohne Schmerzen gehen. Die Streckung des Kniegelenkes ist frei, Beugehemmung von 10°

lamelle abgemeißelt und proximal davon der Oberschenkelknorren mit dem Meißel angefrischt.

Dann beugt man das Kniegelenk auf 160° — größte Entspannung der Seitenbänder — und spannt das Seitenband mit der Knochenlamelle maximal nach zentral zu an und fixiert die Knochenlamelle mit einer Metallklammer an der vorher angefrischten Stelle am Oberschenkelknorren. Die umschnittene Seitenbandvorder- und -hinterseite wird mit feinem Pehafil vernäht.

Nach Naht der Haut wird eine gespaltene Oberschenkelgipshülse angelegt. Nach 2 Wochen können die Hautnähte entfernt und die gespaltene Gipshülse durch eine geschlossene ersetzt werden. Mit der geschlossenen Gipshülse kann der Verletzte aufstehen und herumgehen.

Die Dauer der Ruhigstellung beträgt ab Operation 10 Wochen.

Literatur

Abbot, L.: Injuries to the ligaments of the knee joint. J. Bone Jt. Surg. **16**, 503 (1944).

Agrifolio: Ricostruzione del legamento collaterale interno del ginocchio. Chir. Org. Movim. **28**, 81–92 (1942).

Bär, H.: Therapeutische Knieprobleme. Mschr. Unfallheilk. **56**, 180–185 (1953).

Bastien, P.: Traitement chirurgical des lésions traumatiques des ligaments du genou. Lille chir. **9**, 209–215 (1954).

Baumgartner, W.: Beugehemmung im Kniegelenk durch alte Seitenbandverletzung. Z. Orthop. **68**, 415–418 (1938).

Böhler, J.: Die operative Behandlung der frischen Seitenbandrisse des Kniegelenkes. Arch. orthop. Unfallchir. **46**, 93–102 (1953).

Bonn, R.: Plastischer Ersatz des Lig. collaterale fibulare bei Wackelknie. Arch. klin. Chir. **120**, 751–757 (1922).

Bosworth, D.: Transplantation of the semitendinosus for repair of laceration of medial collateral ligament of the knee. J. Bone Jt. Surg. **34 A**, 196–202 (1952).

Campbell, W.: An operation for repair of the internal and external lateral ligaments of the knee joint. Surg. Gyn. Obstetr. **60**, 214–215 (1935).

Ders.: Repair of the ligaments of the knee. Surg. Gyn. Obstetr. **62**, 964–965 (1936).

Ders.: Reconstruction of the ligaments of the knee. Amer. J. Surg. **43**, 473–480 (1939).

Conville, B.: Repair of the collateral ligaments of the knee. Surg. Gyn. Obstetr. **90**, 291–294 (1950).

Debrunner, H.: Stichelung zur Behandlung der Seitenbandverletzungen am Kniegelenk. Schweiz. med. Wschr. **62**, 1246 bis 1247 (1932).

Dehne, E.: Beurteilung und Behandlung der Verletzungen des Bandapparates am Knie unter Zugrundelegung einer mechanischen oder physiologischen Betrachtungsweise. Arch. orthop. Unfallchir. **39**, 319–327 (1939).

Denk, W.: Typische Wintersportverletzungen der Knochen und Gelenke. Münch. med. Wschr. **83**, 219–222 (1936).

Deubner, H.: Die konservative Behandlung der Einrisse des inneren Seitenbandes des Kniegelenkes. Arch. orthop. Unfallchir. **33**, 125–129 (1933).

Dickson, J.: The use of fascia lata in the repair of ligaments of the knee. Surgery **17**, 1481–1485 (1937).

Dickson, W.: A study on rupture of the collateral ligament of the knee joint. Canad. med. Assoc. J. **66**, 432–433 (1952).

Donoghue, H.: Surgical treatment of fresh injuries to major ligaments of the knee. J. Bone Jt. Surg. **32 A**, 721–738 (1950).

Ders.: An analysis of end results of surgical treatment of major injuries to the ligaments of the knee. J. Bone Jt. Surg. **37 A**, 1–13 (1954).

Ders.: Surgical treatment of injuries to ligaments of the knee. J. Amer. med. Assoc. **169**, 1423–1431 (1959).

Edwards, A.: Operative procedure suggested for the repair of collateral ligaments of the knee joint. Brit. J. Surg. 8, 266–271 (1921).

Ehalt, W.: Die Operation der frischen Risse des medialen Seitenbandes am Kniegelenk und ihre Ergebnisse. Arch. orthop. Unfallchir. **47**, 79–86 (1955).

Emneus, H.: Recent injuries of the ligaments of the knee joint in children. Acta orthop. Scand. **26**, 66–73 (1956).

Fehr, A.: Über die primäre, operative Versorgung von Bänderzerreißungen des Kniegelenkes. Helvet. chir. acta **26**, 247–259 (1959).

Fenton, R.: Surgical repair of a torn tibial collateral ligament of the knee by means of the semitendinosus tendon. J. Bone Jt. Surg. **39 A**, 304–308 (1957).

Fessler, J.: Verletzungen der Kreuz- und Seitenbänder des Kniegelenkes. Zbl. Chir. **57**, 2273–2275 (1930).

Ders.: Über die Verletzung der Haftbänder des Kniegelenkes. Dtsch. Z. Chir. **230**, 239–250 (1931).

Ders.: Verwindung der Gelenkbänder. Dtsch. Z. Chir. **232**, 478–486 (1931).

Fink, R.: Zur Pathogenese der Muskel- und Sehnenrupturen. Z. Unfallmed. Zürich **44**, 51–50 (1951).

Fineschi, G.: Indicazioni alla cura chirurgica delle lesioni traumatiche dei legamenti collaterali del ginocchio. Minerva ortop. Torino **1**, 20–34 (1950).

Finochietto, R.: Inneres Kniegelenkseitenband und Meniscektomie. Rev. Cir. B. Aires **16**, 221–227 (1937), spanisch. Ref. Z. org. ges. Chir. **86**, 271.

Fiorentini, A.: Contributo alla ricostruzione chirurgica tardiva del legamento collaterale mediale del ginocchio. Arch. ortop. Milano **63**, 291–305 (1950).

Fugazzola, F.: Lesioni traumatiche del legamento collaterale interno del ginocchio. Chir. Org. Movim. **24**, 504–518 (1939).

Galli, H.: Kniebandverletzungen. Münch. med. Wschr. **105**, 1066–1072 (1963).

Gebhardt, H.: Der Bandschaden des Kniegelenkes. Verlag J. A. Barth, Leipzig 1935.

Girdlestone, G.: Traumatic synovitis and injuries to the ligaments of the knee joint. Brit. med. J. **4116**, 1050–1052 (1939).

Gold, M.: Plastischer Ersatz des medialen Seitenbandes des Kniegelenkes aus dem M. semitendinosus. Zbl. Chir. **60**, 2192 bis 2193 (1933).

Guillement, M.: A propos de l'entorse du genou. Rev. Orthop. Paris **28**, 51–61 (1942).

Hauser, E.: Extra-articular repair for ruptured collateral and cruciate ligaments. Surg. Gyn. Obstetr. **84**, 339–345 (1947).

Heim, U.: Operative Befunde beim medialen Seitenbandriß. Helvet. chir. acta **26**, 588–593 (1959).

Hertel, H.: Indikationen und Ergebnisse bei Kniebandplastiken. Arch. orthop. Unfallchir. **44**, 95–106 (1949).

Heseler, O.: Über die Pathogenese, Klinik und Therapie des Wackelknies in seiner Beziehung zum Lig. collaterale tibiale. Würzb. Abh. Med. **5**, 145–172 (1928).

Hohmann, G.: Zur Behandlung des traumatischen Schlotterknies. Zbl. Chir. **62**, 145–150 (1935).

Hönigschmidt: Leichenexperimente über die Zerreißung der Bänder im Kniegelenk. Dtsch. Z. Chir. **36**, 587–620 (1893).

Horwitz, T.: An investigation of the surgical anatomy of the ligaments of the knee joint. Surg. Gyn. Obstetr. **67**, 287–293 (1938).

Huet, P.: Sur un cas d'entorse du genou. Mém. acad. Chir. Paris **66**, 859–860 (1940).

Jack, E.: Experimental rupture of the medial collateral ligament of the knee. J. Bone Jt. Surg. **32B**, 396–402 (1950).

Jakob, F.: Die Verletzungen des medialen Seitenbandes am Kniegelenk. Münch. med. Wschr. **84**, 127–129 (1937).

Janik, B.: Zur Diagnostik der sogenannten Kombinationsverletzungen des Kniegelenkes. Bruns Beitr. klin Chir. **188**, 16–24 (1954).

Jelinek, R.: Über Meniskus, Seitenband und Kreuzbandverletzungen des Kniegelenkes. Wien. klin. Wschr. **67**, 931–934 (1955).

Ders.: Die operative Behandlung der Seiten- und Kreuzbandrisse des Kniegelenkes. Bruns Beitr. klin. Chir. **192**, 205–215 (1956).

Ders.: Eine neue Behandlungsmethode der Seitenbandläsionen des Kniegelenkes. Wien. med. Wschr. **108**, 322–323 (1958).

Ders.: Der plastische Ersatz der Kniegelenkseitenbänder mit Kunststoffarterien. Zbl. Chir. **87**, 1037–1040 (1962).

Jirasek, A.: Verletzung der Kniebänder und Kapsel. Čas. lek. Česk., 1416–1425 (1933), tschechisch. Ref. Z. org. ges. Chir. **67**, 79.

Ders.: Verletzungen der Seitenbänder und der Gelenkkapsel. Dtsch Z. Chir. **242**, 415–439 (1934).

Johner, T.: Heftpflasterverband bei Läsionen des medialen Knieseitenbandes. Schweiz. med. Wschr. **68**, 990–991 (1938).

Jonasch, E.: Konservative Behandlung der lateralen Seitenbandrupturen des Kniegelenkes. Verh. Dtsch. Orthop. Ges. 43. Kongr. 363–366 (1956).

Ders.: Knieseitenbandzerreißung bei Tabes. Z. Orthop. **89**, 362–366 (1957).

Ders.: Laterale Seitenbandrupturen des Kniegelenkes. Z. Orthop. **88**, 526–536 (1957).

Ders.: Knieseitenbandrupturen an der Leiche. Fortschr. Röntgenstr. **86**, 499–505 (1957).

Ders.: Zerreißung des äußeren und inneren Knieseitenbandes. Mschr. Unfallheilk., Beiheft **59**, 1–88 (1958).

Kaplan, E.: Factors responsible for the stability of the knee joint. Bull. Hosp. Jt. Dis. **18**, 51–59 (1957).

Katzenstein, M.: Über die Verletzungen des medialen Bandapparates am Kniegelenk. Zbl. Chir. **54**, 2066–2071 (1927).

Ders.: Gelenkbänderverletzungen. Zbl. Chir. **56**, 1950 (1929).

Kirchmayr, L.: Das Röntgenbild als diagnostisches Hilfsmittel bei Zerreißungen der Kniegelenkbänder. Fortschr. Röntgenstr. **27**, 425–426 (1920).

Klein, K.: An instrument for testing the

medial and lateral collateral ligament stability of the knee. Amer. J. Surg. **104**, 768–772 (1962).

Krömer, K.: Zur operativen Behandlung der Seitenbandrisse des Kniegelenkes. Chirurg **34**, 273–276 (1963).

Ders.: Die Erkennung und Behandlung der Verletzungen des medialen Kniegelenkseitenbandes. Zbl. Chir. **64**, 868–878 (1937).

Ders.: Gelöste und ungelöste Probleme bei stumpfen Kniegelenkverletzungen. Chirurg **20**, 680–688 (1949).

Lagomarsino, E.: Anatomische Wiederherstellung der Seitenbänder des Kniegelenkes. Rev. ortop. **4**, 290–303 (1935), spanisch. Ref. Z. org. ges. Chir. **74**, 125.

Ders.: Wiederherstellung der Seitenbänder des Knies. Rev. San. mil. **36**, 1050 (1937), spanisch. Ref. Z. org. ges. Chir. **89**, 525.

Lange, F.: Seidene Sehnen und seidene Gelenkbänder. Münch. med. Wschr. **75**, 39 (1928).

Lange, M.: Die Behandlung des Knieschlottergelenkes unter besonderer Berücksichtigung der Verwendung von seidenen Bändern. Bruns Beitr. klin. Chir. **156**, 523–540 (1932).

Ders.: Kritische Stellungnahme zur Frage der konservativen oder operativen Behandlung schwerer Kniebandverletzungen. Wiederherst. u. Traumat. **4**, 197–222 (1957).

Léger: Entorse grave du genou. Mém. acad. Chir. Paris **66**, 861–868 (1940).

Madilhac, W.: Opération de Hey-Groves. Résultat après cinq ans. Mém. acad. Chir. Paris **75**, 155–157 (1948).

Mancini, G.: Distorsione del ginocchio da sci. Chir. Organ. Movim. **22**, 487–490 (1937).

Mandl, F.: Die Verletzungen der Seitenbänder des Kniegelenkes. Med. Klin. 1309–1311 (1931).

Ders.: Eigenblut und Novokainbehandlung bei Kreuz- und Seitenbandläsionen des Kniegelenkes. Wien. klin. Wschr. **50**, 625–626 (1937).

Ders.: Zur Symptomatologie der Seiten- und Kreuzbandveränderungen des Kniegelenkes und ihre Therapie mit Eigenblutinjektionen. J. internat. Chir. **5**, 129–135 (1940).

Marottoli, O.: Wiederherstellung der seitlichen Bänder des Knies. Rev. Ortop. **6**, 208–216 (1936), spanisch. Ref. Z. org. ges. Chir. **83**, 445.

Ders.: Wiederherstellung der seitlichen Kniegelenkbänder. An. Cir. Boenos Aires **3**, 148–155 (1937), spanisch. Ref. Z. org. ges. Chir. **86**, 64.

Marschner, G.: Die plastische Wiederherstellung des medialen Knieseitenbandes nach Heller. Zbl. Chir. **85**, 1137–1142 (1960).

Mauck, P.: A new operative procedure for instability of the knee. J. Bone Jt. Surg. **18**, 984–990 (1936).

Mayr, A.: Erfahrungen bei Kniebandplastiken. Ver. Dtsch. Orthop. Ges. 42. Kongr. 216–227 (1955).

Merle d'Aubigné, R.: A propos de 17 observations d'entorses du genou opérées, dont 13 précocement. Mém. acad. Chir. Paris **67**, 175–182 (1941).

Ders.: Les lésions de l'appareil ligamentaire du genou. Wiederherst. u. Traumat. **4**, 156–180 (1957).

Mihelic, Z.: Operative Behandlung von frischen Verletzungen der Seiten- und Kreuzbänder des Kniegelenkes. Acta chir. jugosl. **5**, 279–289 (1958), serbo-kroatisch. Ref. Z. org. ges. Chir. **156**, 238.

Milch, H.: Fascial reconstruction of the tibial collateral ligament. Surgery **10**, 811–825 (1941).

Mommsen, F.: Neue Operation zum Ersatz des inneren Knieseitenbandes. Z. Orthop. **80**, 142–144 (1950).

Ders.: Die operative Behandlung des veralteten Seitenbandrisses des Kniegelenkes. Chirurg **22**, 489–500 (1951).

Ders.: Zur Diagnostik der Lockerung des äußeren Seitenbandes des Kniegelenkes. Z. Orthop. **86**, 210–216 (1955).

Mondor, H.: Sur l'entorse du genou. Mém. acad. Chir. Paris **66**, 29–34 (1940).

Mondor, R.: A propos des entorses du genou. Mém. acad. Chir. Paris **67**, 410–411 (1941).

Montag, W.: Nachuntersuchung von operativ behandelten Kniebandschäden bei 212 Patienten. Z. Orthop. **89**, 245–266 (1957).

Morrison, G.: Ski injuries. Amer. J. Surg. **80**, 630–636 (1950).

Murray, T.: The operative treatment of ruptured internal lateral ligament of the knee. Brit. J. Surg. **6**, 377–401 (1919).

Nicoletti, V.: Plastiche e trapianti di tessuit in sostituzione dei legamenti articolari. Gaz. osp. clin. **34**, 996 (1913).

Norcross, B.: Intra-articular administration of hydrocortisone in high concentration. J. Amer. med. Assoc. **167**, 839–841 (1958).

Oberholzer, J.: Zur Therapie der reinen partiellen Seitenbandverletzung am Kniegelenk. Schweiz. med. Wschr. **66**, 281–283 (1936).

Occhipinti, G.: Ricerche sul ligamento collaterale tibiale dell'articolazione del ginocchio dell'uomo. Scritti biol. raccolti da Luigi tattaldi 101–105 (1928). Ref. Z. org. ges. Chir. **43**, 746.

Oudard, P.: Traitement chirurgical immédiat des entorses graves du genou. J. chir. Paris **38**, 321–332 (1931).

Palmer, I.: Mediale Seitenbandschäden und Stiedaschatten am Kniegelenk. Nord.

med. Tskr. 1955–1959 (1936), schwedisch. Ref. Z. org. ges. Chir. **83**, 78.

Ders.: On the injuries of the ligaments of the knee joint. Acta chir. Scand. Suppl. **53**, 1–282 (1938).

Ders.: Pathophysiology of the medial ligament of the knee joint. Acta chir. Scand. **115**, 312–318 (1958).

Pasquié: L'entorse du genou, affection benigne. Rev. Orthop. Paris **29**, 14–17 (1943).

Petitpierre, M.: Die Seitenbandverletzung des Kniegelenkes beim Skilauf. Helvet. med. Acta **3**, 862–967 (1936).

Pfab, B.: Experimentelle Studie zur Pathologie der Binnenverletzungen des Kniegelenkes. Dtsch. Z. Chir. **205**, 265–284 (1927).

Poli, A.: Risultati della ricostruzione dei legamenti del ginocchio. Arch. ortop. Milano **66**, 869–877 (1953).

Porzelt, W.: Über Zerreißungen des inneren Bandapparates am Kniegelenk mit gleichzeitiger Meniskusablösung. Zbl. Chir. **59**, 1635–1638 (1932).

Pozzi, G.: Le lesioni dell'articolazione del ginocchio da sci. Arch. ortop. Milano **47**, 603–637 (1931).

Quigley, T.: The treatment of avulsion of the collateral ligaments of the knee. Amer. J. Surg. **78**, 574–581 (1949).

Re, C.: Lesioni legamentose del ginocchio da trauma sciistico. Minerva ortop. Torino **8**, 199–208 (1957).

Regele, H.: Die Verletzungen des inneren Seitenbandes des Kniegelenkes. Münch. med. Wschr. **79**, 1474–1476 (1932).

Ders.: Contributo alla patologia del legamento collaterale tibiale. Arch. ital. Chir. **35**, 303–324 (1933).

Reissigl, H.: Die häufigsten Knieverletzungen beim Skilauf. Dtsch. med. Wschr. **80**, 183–185 (1955).

Rosen, S.: Zur Diagnose und Behandlung der Bandverletzungen des Kniegelenkes. Acta orthop. Scand. **12**, 117–159 (1941).

Ruether, H.: Zur Behandlung der frischen Kniebandverletzung. Z. Orthop. **85**, 510 (1954).

Ders.: Zur Behandlung der frischen Kniebandverletzungen. Mschr. Unfallheilk. **58**, 148–152 (1955).

Rütt, A.: Zur Problematik der Schienenversorgung des sogenannten „seiteninstabilen" Kniegelenkes. Verh. Dtsch. Orthop. Ges. 46. Kongr. 268–270 (1959).

Ryerson, E.: The lateral ligaments of the knee. Surg. Clin. N. Amer. **17**, 335–340 (1937).

Salem, G.: Zur operativen Therapie veralteter Seitenbandrisse. Chirurg **34**, 27–29 (1963).

Schmidt, K.: Beitrag zur Behandlung der veralteten medialen Seitenbandläsion des Kniegelenkes. Chirurg **26**, 411–413 (1955).

Schulze, R.: Zur Wiederherstellungschirurgie des Kniegelenkes. Verh. Dtsch. Orthop. Ges. 31. Kongr. 311–316 (1937).

Scopetta, G.: Le lesioni dei legamenti crociati del ginocchio. Risultato lontano della ricostruzione de legamento crociato anteriore e del legamento collaterale tibiale. Ortop. app. motore Roma **9**, 150–181 (1937).

Seemen, V.: Elektrochirurgische Operation bei Innenbandverletzungen. Zbl. Chir. **63**, 2328–2329 (1936).

Seyss, R.: Zur Röntgendiagnostik von Seitenbandverletzungen des Kniegelenkes. Mschr. Unfallheilk. **59**, 353–358 (1956).

Sicard, A.: Cinq cas d'entorses du genou opérées et guéries. Mém. Acad. Chir. Paris **67**, 171–175 (1941).

Stucke, K.: Sehnenbelastung und -ruptur im Tierversuch. Chirurg **22**, 16–18 (1951).

Titze, A.: Zur Diagnostik der Seitenbandverletzungen des Kniegelenkes. Fortschr. Röntgenstr. **85**, 257–258 (1956).

Ulitsch, K.: Die operative Behandlung der inneren Seitenband- und Kreuzbandverletzungen des Knies. Zbl. Chir. **75**, 1400 bis 1404 (1950).

Umansky, A.: The Milch fasciodesis for the reconstruction of the tibial collateral ligament. J. Bone Jt. Surg. **34A**, 202–206 (1952).

Unger, K.: Beitrag zur Behandlung der Bandverletzungen des Kniegelenkes. Zbl. Chir. **64**, 2885–2887 (1937).

Valls, J.: Verletzungen der seitlichen Kniegelenkbänder. Rev. ortop. **6**, 333–354 (1937), spanisch. Ref. Z. org. ges. Chir. **86**, 347.

Ders.: Ruptures of the lateral ligaments of the knee joint. Amer. J. Surg. **43**, 486–491 (1939).

Virgin, H.: Direct (immediate) repair of ligaments about the knee. Sth. med. J. **55**, 493–497 (1962).

Wagener, W.: Verletzungen des medialen Kniegelenkbandes und ihre Behandlung. Dtsch. Z. Chir. **250**, 514–528 (1958).

Warner, H.: Über die Seitenbandzerreißung des Kniegelenkes als Sportverletzung. Chirurg **4**, 808–811 (1932).

Wilson, J.: Reconstruction of the internal lateral ligament of the knee joint. J. Bone Jt. Surg. **4**, 129–134 (1922).

Wolf, F.: Zur Frage der primären Naht bei kombinierten Kniebandzerreißungen. Langenbecks Arch. klin. Chir. **288**, 433–438 (1958).

Zaremba, J.: Ein Fall von Bildung eines Kniegelenkbandes nach Athroplastik. Chir. Narz. Ruchu **4**, 283–289 (1931), polnisch. Ref. Z. org. ges. Chir. **56**, 601.

Sekundäre Verknöcherungen an der Knieinnen- und Knieaußenseite

1905 beschrieben *Köhler* und unabhängig von ihm *Pellegrini* eine röntgenologisch nachweisbare Schattenbildung im Bereich des inneren Oberschenkelknorrens nach einer Kniegelenkverletzung. 1907 demonstrierte *Stieda* auf einer Tagung der Deutschen Röntgengesellschaft einen Fall einer echten Absprengung vom inneren Oberschenkelknorren.

In der Folgezeit wurde nicht immer unterschieden, ob eine echte Absprengung vom Oberschenkelknorren vorlag oder eine sekundäre Verknöcherung.

Die *sekundären Verknöcherungen* sind *nie sofort nach dem Unfall nachweisbar, sondern entstehen erst im Laufe von Wochen oder Monaten.*

Sie können sowohl nach einer einfachen Knieprellung, als auch nach schwersten Knieverletzungen auftreten. Dabei ist es gleichgültig, ob es sich um ein direktes oder indirektes Trauma handelt.

Die Entstehung der sekundären Verknöcherungen ist auf eine metaplastische Veränderung von geschädigtem Bindegewebe, Sehnen und Faszien zurückzuführen.

Neben den Verknöcherungen, die nach einem Trauma auftreten, findet man auch solche bei organischen Nervenerkrankungen oder bei Nervenverletzungen. Diese Art der Verknöcherungen sollen hier nicht besprochen werden,

Die nach einem Trauma entstandenen Verknöcherungen im Kniebereich haben eine *ganz bestimmte Form* und ein *gesetzmäßiges Wachstum*, eine Tatsache, die vor allem für die Begutachtung von Bedeutung ist. Man kann folgende Gruppen der sekundären Bandverknöcherungen im Kniegelenkbereich unterscheiden: Abb. 62—70.

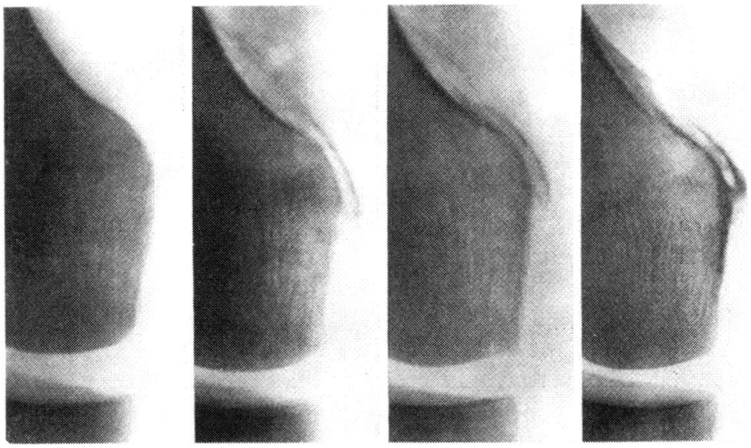

Abb. 62. Gruppe I nach *Jonasch.* Die Verknöcherungen beginnen an, bzw. unter der Umbiegungsstelle des Oberschenkelknorrens und reichen nach kranial bis an den Oberschenkelschaft. Teilweise liegen sie an der Umbiegungsstelle dem Knochen fest an, teilweise sind sie durch eine Zone von ihm getrennt. Mit ihrem kranialstem Anteil sind sie immer im Zusammenhang mit dem Knochen. Sie treten frühestens am 34. Tag nach der Verletzung auf. Nach einem Zeitraum von mehr als 4 Monaten kommt es zu keiner Größenzunahme der Verknöcherung mehr

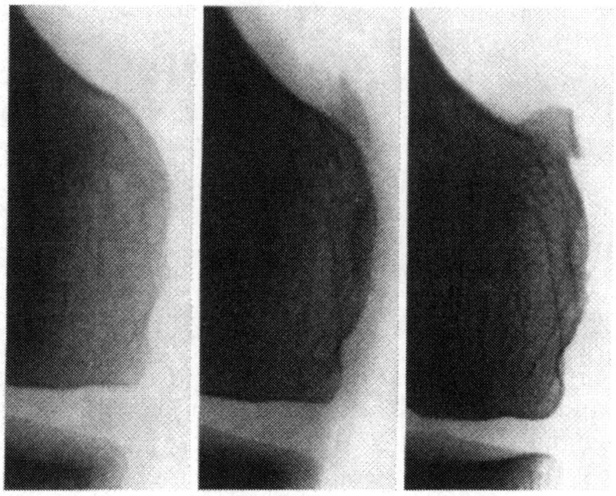

Abb. 63. Gruppe II nach *Jonasch.* Die Verknöcherungen liegen oberhalb der Umbiegungsstelle des Oberschenkelknorrens und sitzen dem Knochen auf. Diese Verknöcherungen treten frühestens am 56. Tage nach der Verletzung auf und nehmen 8 Wochen hindurch in kranialer Richtung an Größe und an Kalkdichte zu. Nach diesem Zeitpunkt kommt es zu keiner Änderung ihrer Form mehr

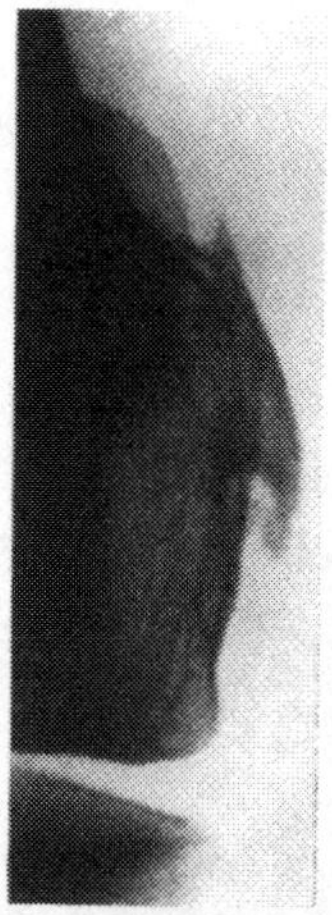

Abb. 64

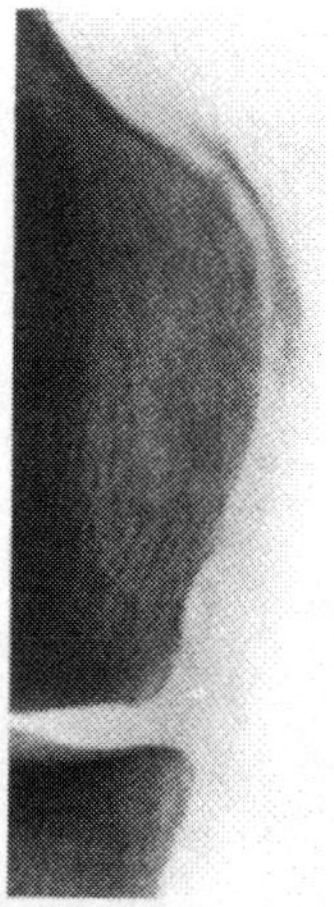

Abb. 65

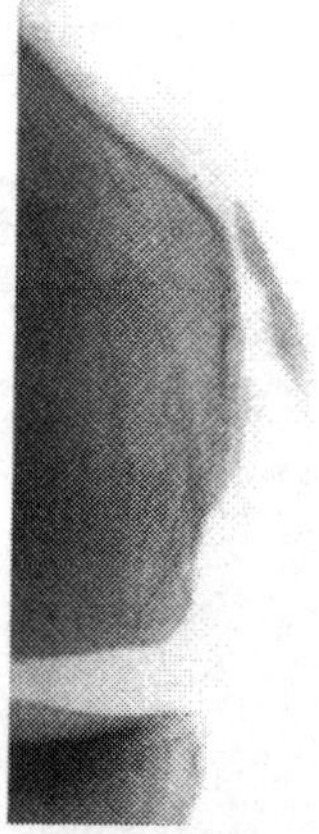

Abb. 66

Abb. 64. Gruppe III nach *Jonasch.* Die Verknöcherungen sitzen an der Umbiegungsstelle des Oberschenkelknorrens dem Knochen auf und reichen nach kranial und kaudal. Sie sind frühestens am 33. Tag nach der Verletzung im Röntgenbild sichtbar. Im Verlauf von weiteren 10 bis 12 Wochen kommt es noch zu einem geringen Wachstum nach kranial und nach kaudal und zur Zunahme der Kalkdichte. Nach diesem Zeitpunkt bleiben die Verknöcherungen unverändert

Abb. 65. Gruppe IV nach *Jonasch.* Die Verschattungen liegen an der Umbiegungsstelle des Oberschenkelknorrens, sind von diesem aber *durch eine Zone* getrennt. Die Verknöcherungen treten frühestens am 31. Tag nach der Verletzung auf, nehmen im Verlauf von 10 bis 12 Wochen etwas an Breite zu und werden kalkdichter. Nach diesem Zeitpunkt kommt es zu keiner Veränderung mehr

Abb. 66. Gruppe V nach *Jonasch.* Die Verknöcherungen haben ihre Basis an der Umbiegungsstelle des Oberschenkelknorrens, wachsen nach kaudal zu und sind vom Knochen durch eine Zone getrennt. Am frühesten treten sie am 42. Tag nach der Verletzung auf, vergrößern sich noch um 3 bis 4 mm in kaudaler Richtung und nehmen an Kalkdichte zu. Ihre Entwicklung ist nach ungefähr 10 Wochen abgeschlossen

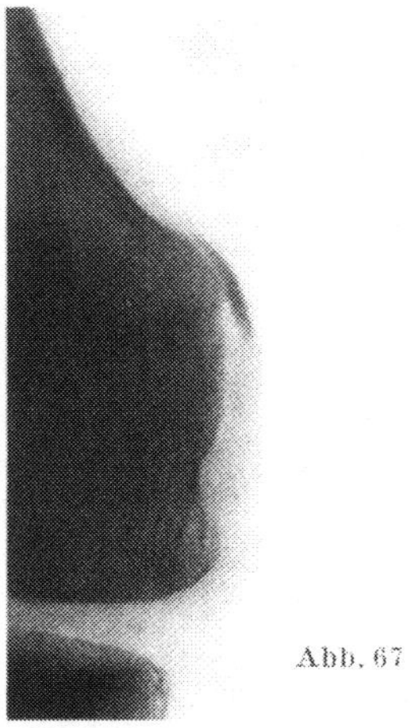

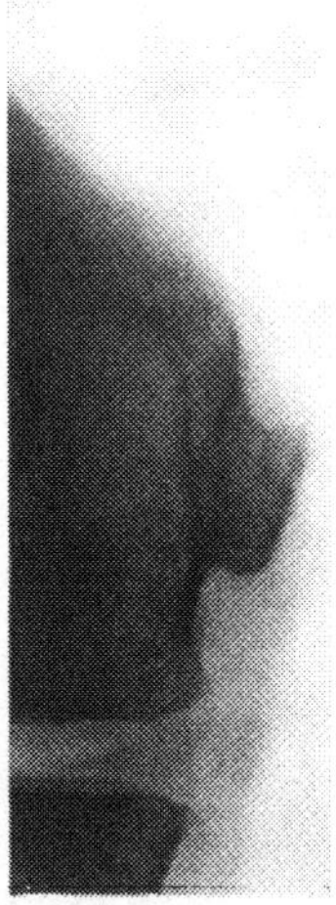

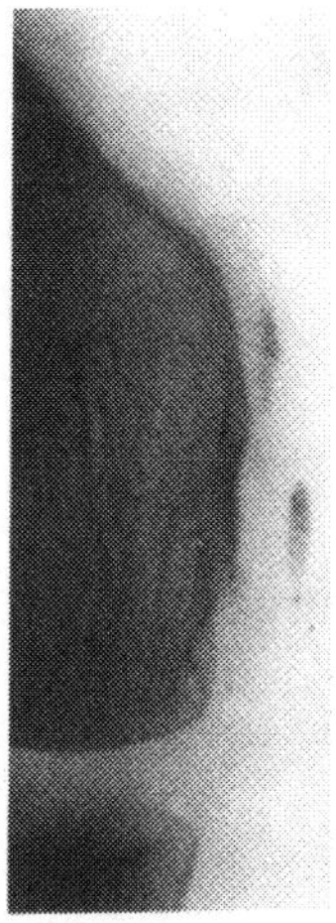

Abb. 67. Gruppe VI nach *Jonasch.* Diese Verknöcherungen sitzen mit ihrer Basis der Umbiegungsstelle des Oberschenkelknorrens auf und reichen nach kaudal. Während sie mit ihrer Basis dem Knochen aufsitzen, liegen sie in ihrem kaudalen Bereich dem Knochen nicht an. Sie treten frühestens am 30. Tag nach dem Unfall auf, nehmen im Verlauf von weiteren 5 bis 10 Wochen etwas an Breite und Länge zu und werden kalkdichter

Abb. 68. Gruppe VII nach *Jonasch.* Die Verschattungen liegen an der Innenseite des Oberschenkelknorrens und sitzen diesem auf. Sie treten frühestens am 61. Tag nach dem Unfall auf, nehmen während der nächsten 8 bis 10 Wochen noch gering an Größe zu und werden kalkdichter

Abb. 69. Gruppe VIII nach *Jonasch.* Die Verschattungen finden sich an der Innenseite entlang des Oberschenkelknorrens und sind von ihm durch eine Zone getrennt. Sie treten frühestens 54 Tage nach dem Unfall auf, vergrößern sich noch ungefähr 2 Wochen in ihrer Längenausdehnung und werden kalkdichter

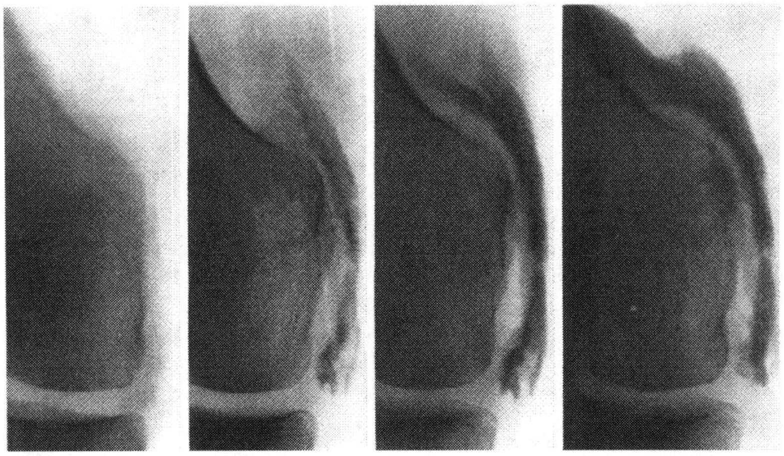

Abb. 70. Gruppe IX nach *Jonasch.* Die Verknöcherungen der Gruppe IX beginnen kranial der Umbiegungsstelle des Oberschenkelknorrens und reichen an seiner Innenseite nach kaudal bis über den Kniegelenkspalt hinaus in Höhe des inneren Schienbeinknorren. Sie treten frühestens am 44. Tage nach der Verletzung auf. Diese Gruppe der Verknöcherungen ist dadurch gekennzeichnet, daß es *bis zu einem Jahr hindurch zu einem Größerwerden* der Verknöcherung und dadurch zu einer starken Bewegungseinschränkung im Kniegelenk kommt. Sie können sogar infolge ihrer Größe durch die Haut sichtbar sein. (Abb. 62 bis 70 aus *Jonasch*, Arch. orthop. Unfallchir. **50**, 461 (1959))

Sekundäre Verknöcherungen an der *Knieaußenseite* (Abb. 71) können nach operativ behandelten Rissen des äußeren Knieseitenbandes mit oder ohne Abbruch der Wadenbeinspitze auftreten.

Diese Verknöcherungen sind frühestens 41 Tage nach der Operation sichtbar, um ungefähr 10 Wochen später ihre endgültige Form, Größe und ihren Kalkgehalt zu erreichen.

Nach unseren Erfahrungen werden die *sekundären Verknöcherungen* an der Knie-

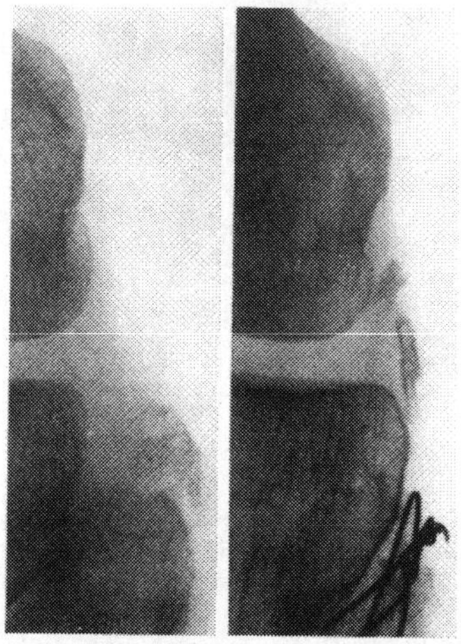

Abb. 71. Sekundäre Verknöcherung an der Knieaußenseite nach Abbruch der Spitze des Wadenbeinköpfchens durch Sturz beim Fußballspielen. Das Wadenbeinköpfchen wurde mit einer Drahtnaht versorgt und das gerissene äußere Knieseitenband genäht

innen- und -außenseite — mit Ausnahme der Gruppe IX nach *Jonasch* — nie sehr groß und *verursachen in der Regel keine Beschwerden* oder Bewegungseinschränkungen.

Von verschiedenen Autoren werden als Behandlung der sekundären Verknöcherungen — nicht nur solcher, wie der Gruppe IX meiner Einteilung — Röntgenbestrahlung, Heißluft, Kurzwelle, Novokaininfiltrationen, Massage oder operative Entfernung der Verknöcherung empfohlen. Dies ist jedoch vollkommen zwecklos.

Bei Gruppe IX hingegen ist eine Behandlung angezeigt, da die Verknöcherung infolge ihrer Größenzunahme zu einer starken Bewegungseinschränkung des Kniegelenkes führt. Es kommt nur die operative Entfernung der Verknöcherung in Frage. Dabei ist zu beachten, daß nicht vor Ablauf eines Jahres nach dem Auftreten der Verknöcherung operiert werden soll, da diese erst nach diesem Zeitpunkt ihre größte Ausdehnung erreicht hat.

Eine Berentung der Verletzten, die nach einer Knieverletzung eine Verknöcherung der Gruppe I bis VIII aufweisen, ist abzulehnen. Bei den Fällen der Gruppe IX hingegen ist eine vorübergehende Berentung mit 20% bis nach der Operation wegen der Bewegungseinschränkung im Kniegelenk angezeigt.

Literatur

Andreesen, R.: Über den Stiedaschen Begleitschatten am inneren Oberschenkelknorren. Langenbecks Arch. klin. Chir. **174**, 162–171 (1933).

Baastad, W.: Die Stiedasche Läsion. Norsk. Mag. Laegevidensk **91**, 1385–1392 (1930), norwegisch. Ref. Z. org. ges. Chir. **53**, 477.

Bade, H.: Zur Entstehung des Begleitschattens über dem inneren Oberschenkelknorren. Röntgenpraxis **16**, 89–91 (1944).

Begaric, P.: Pellegrini — Stiedasche Krankheit. Semana méd. 756–769 (1934), spanisch. Ref. Z. org. ges. Chir. **70**, 396.

Berner, F.: Zur Frage des Stiedaschen Knochenschattens. Röntgenpraxis **5**, 9–12 (1933).

Bistolfi, S.: Contributo allo studio delle ossificazioni traumatiche paracondiloidee e paraepicondiloidee del ginocchio. Arch. ital. Chir. **30**, 233–313 (1931).

Bressot, E.: Ostéome traumatique paracondylien externe du fémur. Bull. Soc. Chir. Paris **58**, 929–930 (1932).

Callen, H.: Pelligrini — Stieda's disease. Radiology **29**, 158–165 (1937).

Canals, M.: Posttraumatische parakondyläre Verknöcherungen in einem Teil des Kniegelenkes. Med. span. **5**, 379–394 (1941), spanisch. Ref. Z. org. ges. Chir. **107**, 719.

Desjaques, M.: Ossification para-articulaire interne du genou probablement métatraumatique. Rev. Orthop. Paris **22**, 140–141 (1935).

Draut, M.: Die frische traumatische Absprengungsfraktur am Epicondylus internus femoris. Langenbecks Arch. klin. Chir. **96**, 527–531 (1911).

Esau, H.: Verknöcherung der Kniegelenkkapsel nach stumpfer Gewalteinwirkung. Dtsch. Z. Chir. **242**, 182–183 (1933).

Ewald, P.: Kniegelenkverstauchung und Abriß des medialen Seitenbandes. Dtsch. Z. Chir. **117**, 321–343 (1912).

Finder, J.: Calcification of the tibial collateral ligament. J. Amer. med. Ass. **102**, 1373–1375 (1934).

Finzi, O.: A proposito della communicazione del Dott. Bich: Sulle neoformazioni ossee ed osteosimili paracondiloidee mediali del ginocchio. Bull. Soc. piemont. Chir. **1**, 357–359 (1931).

Gallou, I.: Sur un cas de maladie de Pellegrini — Stieda bilatérale. J. Radiol. Électrol. **19**, 665–666 (1935).

Geldmacher, M.: Beitrag zu den paraartikulären Verknöcherungen nach Querschnittsläsion des Rückenmarks. Dtsch. Z. Chir. **191**, 180–196 (1925).

Guérin, R.: Ostéome paracondylien interne du fémur avec ossification du ménisque. Rev. Orthop. Paris **27**, 218–221 (1941).

Guillemin, A.: Ossifications post- traumatiques para-articulaires du tibia. Rev. Orthop. Paris **24**, 520–525 (1937).

Haenisch, K.: Demonstration. Ärztlicher Verein Hamburg. Fortschr. Röntgenstr. **29**, 381 (1922).

Hedrick, D.: Pellegrini — Stieda's disease. Radiology **23**, 180–188 (1934).

Israel, A.: Über Myositis ossificans necrotica nach Schußverletzung des Rückenmarkes. Fortschr. Röntgenstr. **27**, 365 bis 374 (1920).

Jonasch, E.: Über die röntgenologische Schattenbildung an der Innen- und Außenseite des Kniegelenkes. Arch. orthop. Unfallchir. **50**, 461–485 (1959).

Kautz, F.: Beitrag zur Kenntnis des Stiedaschen Knochenschattens im Kniegelenk. Fortschr. Röntgenstr. **25**, 320–326 (1918).

Kulowsky, J.: Pellegrini — Stieda's disease. J. Amer. med. Assoc. **100**, 1014–1017 (1933).

Lamb, D.: Deposition of calcium salts in the medial ligament of the knee. J. Bone Jt. Surg. **34B**, 233–235 (*W*1952).

Läsker, W.: Ein Beitrag zu den paraartikulären Verknöcherungen bei Erkrankungen des Nervensystems. Fortschr. Röntgenstr. **37**, 830–835 (1928).

Laux, F.: Myositis ossificans circumscripta neurotica. Fortschr. Röntgenstr. **37**, 876 bis 879 (1928).

Lüdecke, H.: Über das gehäufte Vorkommen parostaler Knochenneubildungen bei Querschnittgelähmten. Fortschr. Röntgenstr. **73**, 564–574 (1950).

Malice, A.: Proliferazioni osteofitosiche particolari del ginocchio di origine traumatica. Accad. med. **57**, 257–263 (1942).

Mauclaire, A.: A propos de la maladie de Pellegrini-Stieda. Bull. Soc. Chir. Paris **57**, 1165–1166 (1931).

Mestica, F.: Su la cosidetta frattura di Stieda. Giorn. med. mil. **77**, 96–98 (1929).

Meyer, P.: Dystrophische Muskelverkalkung und Verknöcherung und ,,Kalkmetastasen" der Nieren nach Querschnittsläsion des Rückenmarkes. Bruns Beitr. klin. Chir. **138**, 233–254 (1926).

Michelson, G.: Zur Frage der sogenannten Stiedaschen Fraktur. Röntgenpraxis **2**, 896–898 (1930).

Nedelkoff: Fraktura Pellegrini-Stieda. Med. pregl. 385–386 (1942), bulgarisch. Ref. Z. org. ges. Chir. **108**, 719.

Odessky, J.: Post-traumatic para-articular ossification of the knee joint. Radiology **22**, 701–706 (1934).

Ossowski, M.: Posttraumatische parakondyläre Verknöcherungen des Kniegelenkes. Polski Przegl. radiol. **6**, 43–50 (1931), polnisch. Ref. Z. org. ges. Chir. **55**, 879.

Oxford, T.: Pellegrini-Stieda's disease. Amer. J. Surg. **27**, 543–544 (1935).

Pellegrini, A.: Die traumatischen epicondylären und paracondylären Verknöcherungen an der Innenseite des Knies. Semana méd. **34**, 1312–1315 (1927), spanisch. Ref. Z. org. ges. Chir. **40**, 350.

Petrignani, R.: La maladie de Pellegrini-Stieda. Rev. Orthop. Paris **18**, 105–117 (1931).

Ployé: Contribution à l'étude de la maladie de Pellegrini-Stieda. Arch. méd. nav. **123**, 169–181 (1933).

Pochhammer, C.: Über die Entstehung parostaler Kallusbildungen und die künstliche Kalluserzeugung an Tieren und beim Menschen. Langenbecks Arch. klin. Chir. **94**, 352–397 (1911).

Preiser, G.: Über posttraumatische Ossifikationen. Münch. med. Wschr. **56**, 1207–1209 (1909).

Ders.: Eine typische periostale Kallusbildung am Condylus internus femoris nach Kniedistorsion. Langenbecks Arch. klin. Chir. **90**, 249–251 (1910).

Pytel, A.: Die Köhler-Pellegrini-Stiedasche Krankheit. Sovet. chir. **12**, 42–54 (1935), russisch. Ref. Z. org. ges. Chir. **81**, 478.

Ders.: Köhler-Pellegrini-Stiedasche Krankheit. Čas. lek. česk. 1439–1446 (1936), tschechisch. Ref. Z. org. ges. Chir. **83**, 381.

Rabinerson, A.: Zur Röntgendiagnostik und Klinik posttraumatischer Veränderungen im periartikularen Gewebe des Kniegelenkes. Nov. chir. arch. **25**, 238–243 (1932), russisch. Ref. Z. org. ges. Chir. **60**, 24.

Rachlin, N.: Pellegrini-Stieda disease. J. Bone Jt. Surg. **16**, 716–717 (1934).

Radulescu, A.: Posttraumatische Knochenneubildung am inneren Epikondylus des Knies. Rev. orthop. chir. infant. **5**, 32–40 (1931), rumänisch. Ref. Z. org. ges. Chir. **56**, 319.

Rehbein, M.: Über Muskelverknöcherung nach Rückenmarksverletzung. Dtsch. Z. Chir. **178**, 60–75 (1923).

Riebel, F.: Pellegrini-Stieda's disease. Amer. J. Surg. **24**, 181–186 (1934).

Rinaldi, M.: Sulle ossificazioni traumatiche della regione mediale del ginocchio e sulle fratture corticali per distacco del condilo femorale interno. Arch. ital. Chir. **49**, 394–412 (1938).

Ritvo, M.: Pellegrini-Stieda's disease. Amer. J. Roentgen. **32**, 189–195 (1934).

Sabadini, L.: De l'entorse épicondylienne du ligament latéral interne du genou et de sa séquelle. Presse méd. Paris 797–800 (1937).

Saxl, A.: Periarthritis ossificans genus. Z. Orthop. **66**, 38–42 (1937).

Schröder, W.: Die Entwicklungszeit des Stiedaschen Begleitschattens. Röntgenpraxis **14**, 41–43 (1942).

Schüller, P.: Die Entstehung der Stiedaschen Fraktur. Bruns Beitr. klin. Chir. **129**, 71–77 (1923).

Serra, A.: Di una poco nota lesione traumatica del ginocchio. Arch. ortop. Milano **30**, 211–224 (1913).

Stieda, A.: Über eine typische Verletzung am unteren Femurende. Langenbecks Arch. klin. Chir. **85**, 815–826 (1908).

Temler, J.: Beitrag zur Deutung und Entstehung des Stiedaschen Begleitschattens am distalen Femurende. Verh. Dtsch. Orthop. Ges. 26. Kongr. 311–315 (1932).

Tomatis, G.: La malattia di Pellegrini-Stieda. Clin. ortop. Parma **12**, 539–549 (1960).

Trueta, R.: Die traumatische Ossifikation am inneren Femurkondylus oder Pellegrinische Affektion. Rev. Cir. Barcelona **2**, 374–383 (1931), spanisch. Ref. Z. org. ges. Chir. **58**, 125.

Vogel, K.: Über eine typische Fraktur am Epicondylus internus femoris. Langenbecks Arch. klin. Chir. **87**, 1076–1091 (1908).

Volkmann, J.: Zur Kritik des Stiedaschen Schattens. Mschr. Unfallheilk. **52**, 353–362 (1949).

Voss, H.: Über die parostalen und paraartikulären Knochenneubildungen bei organischen Nervenkrankheiten. Fortschr. Röntgenstr. **55**, 423–441 (1937).

Ward, W.: Paraarticular calcification in the lower extremities of paraplegic patients. Amer. J. Roentgenol. **56**, 712–715 (1946).

Wetzler, S.: Calcification of the tibial collateral ligament. Amer. J. Surg. **27**, 245–247 (1935).

Wiebeck, B.: Zur Deutung des Begleitschattens über dem inneren Oberschenkelknorren. Arch. orthop. Unfallchir. **38**, 130–142 (1938).

Verletzung der Kreuzbänder

Die *isolierte Verletzung eines Kreuzbandes*, meist handelt es sich dabei um das vordere, *ist selten*. Fast immer kommt es zu einer Kreuzbandverletzung in Verbindung mit einer Verletzung der Seitenbänder und zwar in der Kombination inneres Knieseitenband — vorderes Kreuzband und äußeres Knieseitenband — hinteres Kreuzband.

Die Kreuzbänder können an ihren Ansatzstellen am Schienbein oder am Oberschenkelknochen ausreißen, am Schienbein auch mit einem Knochenstück. Den knöchernen Ausriß vom Oberschenkelknochen haben wir nicht beobachten können. Auch in der Literatur ist kein derartiger mit Röntgenbildern belegter Fall beschrieben. Ferner können die Kreuzbänder in ihrem Verlauf reißen, einreißen oder aber nur gedehnt werden.

1. Frische Kreuzbandzerreißung

Die *klinische* Erkennung einer frischen isolierten Kreuzbandverletzung kann oft große Schwierigkeiten bereiten.

Bereits einige Stunden nach der Verletzung besteht ein starker Gelenkerguß und eine deutliche Einschränkung der Kniegelenkbeweglichkeit. Durch starke Schmerzen ist es meist nicht möglich das Kniegelenk auf eine „Schublade" zu untersuchen.

Kommt der Verletzte, bevor ein starker Gelenkerguß aufgetreten ist, zur Behandlung, so läßt sich bei einer Stellung des Kniegelenkes von 90° bei einem Riß des vorderen Kreuzbandes der leicht einwärts gedrehte Unterschenkel in der Sagittalebene gegenüber dem Oberschenkel nach vorn zu verschieben. Bei der Verletzung des hinteren Kreuzbandes kann der leicht auswärts gedrehte Unterschenkel in der Sagittalebene gegenüber dem Oberschenkel nach hinten zu verschoben werden. Man bezeichnet diese Verschiebemöglichkeit des Unterschenkels gegenüber dem Oberschenkel auch als „*Schublade*".

Die Prüfung auf eine Schublade soll auch am nicht verletztem Kniegelenk erfolgen, um eine Vergleichsmöglichkeit zu haben. Oft ist auch unter nicht pathologischen Bedingungen eine Schublade vorhanden.

In der *Endstellung der vorderen und hinteren Schublade* wird eine *Röntgenaufnahme* angefertigt. Die Verschiebemöglichkeit wird in Millimeter angegeben.

Ist eine Kreuzbandverletzung nachgewiesen, so ist sofort eine gespaltene Oberschenkelgipshülse in einer Stellung des Kniegelenkes von 170° anzulegen. Die richtige Stellung des Kniegelenkes im Gipsverband ist durch eine Röntgenaufnahme in beiden Ebenen zu überprüfen. Nach einer Woche, wenn das Kniegelenk abgeschwollen ist, wird die gespaltene Gipshülse durch eine geschlossene ersetzt. Mit dieser kann der Verletzte aufstehen und herumgehen.

Die Dauer der Ruhigstellung beträgt 8 Wochen.

Ist das Kreuzband gerissen und nicht nur gedehnt oder eingerissen, so wachsen die *beiden Rißenden nicht* mehr zusammen, sondern werden atrophisch. Die Ruhigstellung mit einer Gipshülse durch 8 Wochen ist aber auch bei den Rissen notwendig, um gleichzeitig bestehende Kapselrisse zu heilen und ein festes Kniegelenk zu bekommen.

2. Kombinierte Kreuz-Seitenband-Verletzung

Die Behandlung der kombinierten Kreuz-Seitenband-Verletzung ist die gleiche wie die der isolierten Seitenbandzerreißung.

Die Dauer der Ruhigstellung in der Oberschenkelgipshülse richtet sich nach der Schwere der Seitenbandzerreißung.

3. Veraltete Kreuzbandzerreißung

In der Regel macht ein isolierter Kreuzbandriß bei festen Knieseitenbändern und guter Muskulatur *keine Beschwerden*, so daß ein operatives Vorgehen nur in den *seltensten* Fällen notwendig ist.

Die direkte Naht des gerissenen Kreuzbandes hat sich nicht bewährt. Einerseits ist die direkte Naht oft technisch nicht durchführbar und andererseits hat sich gezeigt, daß sie starken Beanspruchungen *nicht* standhält.

Von den zahlreichen *plastischen Operationsverfahren* zur Wiederherstellung des *vorderen Kreuzbandes* hat sich am besten die Methode nach *Hey-Groves* bewährt (Abb. 72).

In Allgemeinnarkose und Blutleere wird das Kniegelenk durch einen medialen parapatellaren Schnitt, der eine genügende Übersicht gibt, eröffnet und die Kniescheibe nach außen zu umgekippt. Dann bohrt man einen Kanal von 5 mm Durchmesser und zwar von medial von der Tuberositas tibiae beginnend durch den Schienbeinkopf schräg nach oben in das Kniegelenk zur unteren Ansatzstelle des vorderen Kreuzbandes am Schienbein.

Zur Gewinnung eines 25 cm langen und 3 cm breiten Streifens aus der Fascia lata und dem Tractus ilio-tibialis wird ein ungefähr 30 cm langer Hautschnitt an der Oberschenkelaußenseite von der oberen Ansatzstelle des äußeren Seitenbandes nach proximal zu angelegt. Nach Darstellung der Faszie wird aus ihr und dem Tractus ilio-tibialis ein Streifen herausgeschnitten und zwar so, daß er distal — am äußeren Oberschenkelknorren — gestielt bleibt. An der Basis des gestielten Faszienstreifens wird ein Kanal durch den äußeren Oberschenkelknorren schräg nach innen unten in das Gelenk zur oberen Ansatzstelle des vorderen Kreuzbandes am Oberschenkelknochen gebohrt. Auch dieser Kanal soll einen Durchmesser von 5 mm haben.

Sind die Bohrkanäle am Schienbein und am Oberschenkelknochen angelegt, so wird der gestielte Faszienstreifen an seinem freien Ende mit Draht umschlungen, von der Außenseite des äußeren Oberschenkelknorrens in das Kniegelenk hinein- und von dort durch den Bohrkanal des Schienbeins wieder nach außen gezogen. Beim Durchziehen durch die Kanäle rollt sich der Faszienstreifen von selbst ein.

Nach den Untersuchungen von *Janik* soll der Faszienstreifen bei einer Stellung des Kniegelenkes von 160° mäßig angespannt an das Kniescheibenband mit feinem Perlon angenäht werden.

Der noch übrigbleibende Faszienstreifen wird anschließend abgeschnitten, oder, wenn auch eine Lockerung des inneren Knieseitenbandes besteht, zur Verstärkung des Seitenbandes verwendet (*Methode nach Alwyn Smith*).

Dazu wird das innere Seitenband freipräpariert und der Faszienstreifen bei einer Stellung des Kniegelenkes von 120° auf das innere Seitenband bis zu seiner oberen Ansatzstelle am inneren Oberschenkelknorren mit feinen Perlonfäden aufgenäht.

Die Gelenkkapsel wird mit einigen wenigen Nähten verschlossen und anschließend nur die Haut genäht. Die Entnahmestelle an der Fascia lata wird mit Knopfnähten versorgt und dann die Haut genäht.

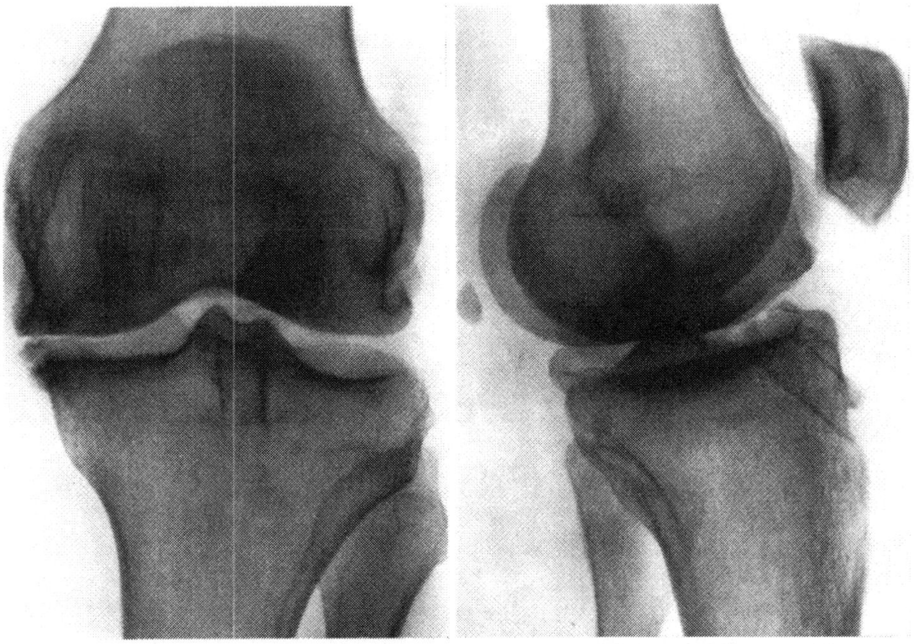

Abb. 72. Zustand nach einer vor 3 Jahren ausgeführten Plastik des vorderen Kreuzbandes nach *Hey-Groves* bei einem 34jährigen Hilfsarbeiter. Klinisch ist keine Schublade auslösbar. Deutliche Arthrose mit Randwulstbildung, die auf der Vergleichsseite *nicht* vorhanden ist

Nach der Hautnaht wird eine gespaltene Oberschenkelgipshülse in einer Stellung des Kniegelenkes von 170° angelegt, die nach 2 Wochen durch eine geschlossene Gipshülse ersetzt wird. Mit dieser kann der Verletzte aufstehen und herumgehen.

Die Dauer der Ruhigstellung beträgt 8 Wochen.

Literatur

Anglesio, B.: Sulla ricostruzione dei legamenti crociati del ginocchio. Boll. Soc. piemont. Chir. **3**, 895–897 (1933).

Berchtold, R.: Ein Beitrag zur Behandlung frischer Kreuzbandverletzungen. Z. Unfallmed. Zürich **49**, 52–57 (1956).

Bianchetti, C.: Sulla recostruzione capsulo — legamentosa totale posttraumatica del ginocchio. Boll. Soc. piemont. Chir. **3**, 598–607 (1933).

Bircher, E.: Über Kreuzbandverletzungen. Zbl. Chir. **57**, 2207–2208 (1930).

Bonaccorsi, A.: Ricerche sperimentali sulla ricostruzione deilegamenti crociati. Ortop. Traumatol. appar. mot. **5**, 38–68 (1933).

Bosworth, D.: Use of fascia lata to stabilize the knee in cases of ruptured crucial ligaments. J. Bone Jt. Surg. **18**, 178–179 (1936).

Brandao, L.: Operationen an den Lig. cruiata und den Menisci. Brazil. med. **34**, 247–248 (1920), portugiesisch. Ref. Z. org. ges. Chir. **13**, 207.

Brennan, J.: Avulsion injuries of the posterior cruciate ligament. Clin. orthop. **18**, 157–163 (1960).

Ders.: Irreducible posterolateral dislocation of the cruciate ligaments. Amer. J. Surg. **104**, 117–121 (1962).

Breton, L.: Repair of the anterior crucial ligament of the knee joint. Bull. Buffalo gen. Hosp. **6**, 29–30 (1928).

Brücke, H.: Über die Behandlung und Erkennung der Zerreißung des hinteren Kreuzbandes im Kniegelenk. Dtsch. Z. Chir. **257**, 330–350 (1943).

Caan, P.: Über Kreuzbandverletzungen. Med. Klin. 904–905 (1929).

Caciro, J.: Riß des vorderen Ligamentum cruciatum des Knies. Sem. méd. 173–175 (1932), spanisch. Ref. Z. org. ges. Chir. **60**, 432.

Campbell, W.: Repair of the ligaments of the knee. Report of a new operation for repair of the anterior crucial ligament. Surgery **62**, 964–968 (1936).
Camurati, C.: La ricostruzione dei legamenti collaterali e crociati con tendine eteroplastico refrigato. Chir. organ. movim. **49**, 373–380 (1960).
Canavero, G.: Sulla cura delle lesioni dei legamenti crociati del ginocchio. Arch. ital. Chir. **51**, 24–32 (1938).
Carnevali, S.: La ricostruzione dei legamenti crociati del ginocchio. Arch. ortop. Milano **54**, 718–757 (1938).
Corner, E.: The role of the crucial ligaments in haemarthros and injuries to the knee. Lancet **186**, 1317–1319 (1914).
Cubbins, W.: A new method of operating for the repair of ruptured cruciate ligaments of the knee joint. Surgery **54**, 299–306 (1932).
Ders.: Cruciate ligament injuries caused by complete and incomplete dislocations, early and late pathology, symptoms and a method of repair. Surgery **64**, 218–225 (1937).
Ders.: Rupture of the crucial ligaments. Surg. Clin. N. Amer. **17**, 381–391 (1937).
Ders.: Cruciate ligaments. A resume of operative attacks and results obtained. Amer. J. Surg. **43**, 481–485 (1939).
Desplas, B.: Rupture du ligament croisé anéro-externe du genou gauche, réparation chirurgicale (opération de Hey-Groves). Bull. mém. Soc. nat. Chir. Paris **54**, 154–159 (1928).
Donoghue, D.: A method for replacement of the anterior cruciate ligament of the knee. J. Bone Jt. Surg. **45 A**, 905–924 (1963).
Dupuy, F.: La réfection des ligaments croisés. Procès. verb. 46. Congr. franç. Chir. 1036–1040 (1937).
Eikenbary, C.: A suggested method for the repair of crucial ligaments of the knee. Surg. Gynec. Obstetr. **45**, 93–94 (1927).
Estor, E.: Rupture des ligaments croisés du genou. Arch. Soc. méd. biol. Montpellier **9**, 211–214 (1928).
Farkas, A.: Mechanisches und Biologisches zur Kreuzbandplastik. Zbl. Chir. **57**, 2709–2711 (1930).
Fehr, A.: Über die primäre operative Versorgung von Bänderzerreißungen des Kniegelenkes. Helvet. chir. acta **26**, 247–259 (1959).
Felsenreich, F.: Klinik der Kreuzbandverletzungen. Arch. klin. Chir. **179**, 375–408 (1934).
Ders.: Die Technik der vorderen Kreuzbandplastik mittels gestielter Faszienstreifen. Zbl. Chir. **61**, 1223–1227 (1934).
Ders.: Die Röntgendiagnose der veralteten Kreuzbandläsion des Kniegelenkes. Fortschr. Röntgenstr. **49**, 341–346 (1934).
Ders.: Kreuzbandverletzungen. Wien klin. Wschr. **48**, 1058–1063 (1935).
Fiévez, G.: Galet fémoral du ligament croisé postérieur du genou. Presse méd. Paris 1098–1099 (1931).
Flamm, L.: Zur konservativen Therapie der Kreuzbandrisse bei ausgedehnter Zerstörung des Bandapparates. Zbl. Chir. **62**, 764–765 (1935).
Foliasson: Entorse grave du genou; rupture des ligaments croisés, du ligament latéral, du ménisque interne. Bull. Soc. nat. Chir. Paris **60**, 1218–1221 (1934).
Galeazzi, R.: La ricostituzione dei legamenti crociati del ginocchio. Atti Mem. Soc. lomb. Chir. **2**, 302–317 (1934).
Girardi, V.: Teilweiser Riß des vorderen Kreuzbandes in ungewöhnlicher Weise. Rev. Ortop. **8**, 53–61 (1938), spanisch. Ref. Z. org. ges. Chir. **91**, 726.
Goetjes, H.: Verletzungen der Ligamenta cruciata des Kniegelenkes. Dtsch. Z. Chir. **123**, 221–289 (1913).
Gold, E.: Vollständiger plastischer Ersatz des vorderen Kreuzbandes und funktionell-anatomische Wiederherstellung desselben. Dtsch. Z. Chir. **213**, 120–127 (1928).
Grana, G.: Riß des vorderen Kreuzbandes und seine chirurgische Behandlung. Rev. San. mil. **2**, 283–286 (1938), spanisch. Ref. Z. org. ges. Chir. **93**, 349.
Groves, H.: The crucial ligaments of the knee joint; their function, rupture and the operative treatment of the same. Brit. J. Surg. **7**, 505–515 (1920).
Helfct, A.: Function of the cruciate ligaments of the knee joint. Lancet 665–667 (1948).
Janik, B.: Zur Behandlung der Kreuzbandverletzung des Kniegelenkes. Bruns Beitr. klin. Chir. **187**, 420–430 (1953).
Ders.: Die Kreuzbandverletzungen des Kniegelenkes. Walter de Gruyter Verlag, Berlin (1955).
Ders.: Zur Versorgung der Kreuzbandverletzung mit Kutisplastik. Bruns Beitr. klin. Chir. **194**, 246–251 (1957).
Jaroschy, W.: Zur Frage des vollständigen Ersatzes der Kreuzbänder des Kniegelenkes. Bruns Beitr. klin. Chir. **147**, 233–243 (1929).
Jelinek, R.: Die operative Behandlung der Seiten- und Kreuzbandrisse des Kniegelenkes. Bruns Beitr. klin. Chir. **192**, 205–215 (1956).
Jones, K.: Reconstuction of the anterior cruciate ligament. J. Bone Jt. Surg. **45 A**, 925–931 (1963).
Jrasek, A.: Über Knieverletzungen: Verletzungen der Kreuzbänder. Dtsch. Z. Chir. **235**, 484–522 (1932).

Kelly, R.: Suture of crucial ligaments of knee. Lancet **184**, 245 (1913).
Kienböck, R.: Zentraler Kallus im Kniegelenk nach Kreuzbandverletzung. Röntgenpraxis **8**, 110–112 (1936).
König, W.: Kreuzbandplastik ohne Eröffnung des Kniegelenkes. Bruns Beitr. klin. Chir. **190**, 453–456 (1955).
Krieda, A.: Reconstruction of the anterior crucial ligament of the knee joint. Surg. Clin. N. Amer. **10**, 577–583 (1930).
Ders.: Operative repair of the anterior crucial ligament of the knee joint. Amer. J. Surg. **9**, 556–558 (1930).
Ders.: Instability of the knee joint due to injury of the anterior crucial ligament. J. Bone Jt. Surg. **15**, 897–902 (1933).
Laureys, S.: Contribution à l'étude radiologique des lésions traumatiques de l'appareil ligamentaire du genou. J. radiol. électrol. Paris **9**, 112–113 (1920).
Leemans: Les lésions traumatiques des ligaments croisés du genou. Presse méd. Paris 1409–1411 (1935).
Lenggenhager, K.: Zur Genese, Symptomatologie und Therapie des Schubladensymptoms. Helvet. Chir. acta **5**, 923–925 (1939).
Ders.: Über Genese, Symptomatologie und Therapie des Schubladensymptoms des Kniegelenkes. Zbl. Chir. **67**, 1816–1825 (1940).
Li, A.: Plastische Wiederherstellung der Kreuzbänder ohne Eröffnung der Gelenkkapsel. Chirurgija **34**, 88 (1958), russisch. Ref. Zbl. Chir. **84**, 510.
Lindemann, K.: Über den plastischen Ersatz der Kreuzbänder durch gestielte Sehnenverpflanzung. Z. Orthop. **79**, 316–334 (1950).
Ludloff, R.: Der operative Ersatz des vorderen Kreuzbandes am Knie. Z. Chir. **54**, 3162–3166 (1927).
Lutz, F.: Erfahrungen und Ergebnisse beim plastischen Ersatz der Kreuzbänder am Kniegelenk nach Niederecker. Arch. orthop. Unfallchir. **46**, 339–444 (1954).
Madranges: Rupture complète des ligaments croisés du genou; réfection par le procédé de Groves. Marseille méd. **13**, 644–647 (1922).
Ders.: Trois cas de rupture traumatique des ligaments croisés du genou. Bull. Soc. nat. Chir. Paris **58**, 777–782 (1932).
Mandl, F.: Kreuzbandersatz nach vorhergegangener Operation wegen Chondromalacie und Meniskusruptur. Zbl. Chir. **56**, 1547–1550 (1929).
Ders.: Doppelseitiges Schubladensymptom bei einem Sportschaden. Zbl. Chir. **57**, 2064–2066 (1930).
Mayr, H.: Erfahrungen bei Kniebandplastiken. Verh. Dtsch. Orthop. Ges. 42. Kongr. 216–227 (1954).
Meltzer, H.: Wie weit ist das Fehlen des Schubladensymptoms beweisend für die Unversehrtheit der Kreuzbänder? Dtsch. Ges. Chir. Sitzg. 21.–24.4.1938. Z. org. ges. Chir. **88**, 367.
Merke, F.: Zur Kreuzbandverletzung. Helvet. chir. acta **20**, 284–291 (1953).
Merle d'Aubigné, R.: Les lésions de l'appareil ligamentaire du genou. Wiederherst. Traumatol. **4**, 156–180, (1957).
Michele, A.: Relaxed anterior cruciate ligament. Surgery **27**, 588–593 (1950).
Micheli, E.: Ricostruzione dei legamenti crociate del ginocchio con tendine di canguro. Boll. Soc. piemont. Chir. **3**, 874–883 (1933).
Milch, H.: Injuries to the crucial ligaments. Arch. Surg. **30**, 805–819 (1935).
Ders.: Die Verletzungen der Kreuzbänder des Knies. Sovet. Chir. **10**, 101–110 (1935), russisch. Ref. Z. org. ges. Chir. **82**, 156.
Mommsen, F.: Retrosynoviale Plastik des vorderen Kreuzbandes. Zbl. Chir. **77**, 1610–1613 (1952).
Montag, W.: Nachuntersuchung von operativ behandelten Kniebandschäden bei 212 Patienten. Z. Orthop. **89**, 245–266 (1957).
Niederecker, K.: Einfaches Verfahren zum Ersatz der Kreuzbänder durch einen Meniskus. Langenbecks Arch. klin. Chir. **276**, 459–462 (1953).
Ders.: Behandlung der Kreuzbandverletzungen und des Schlotterknies. Verh. Dtsch. Orthop. Ges. 42. Kongr. 227–234 (1954).
Ders.: Behandlung der Kreuzbandverletzungen. Chir. Praxis 471–478 (1957).
Ders.: Der heutige Stand der Kreuzbandplastiken. Langenbecks Arch. klin. Chir. **287**, 688–693 (1957).
Nilsonne, H.: Über eine Verletzung des Kreuzbandes unter den Erscheinungen der Meniskusverletzung. Acta orthop. Scand. **9**, 212–213 (1938).
Oppolzer, R.: Demonstration von 2 Fällen. Zbl. Chir. **57**, 966–969 (1930).
Palmer, I.: Über Verletzung der Ligamenta cruciata des Kniegelenkes. Acta chir. Scand. **69**, 43–62 (1931).
Ders.: Zehn operierte Fälle von Verletzungen der Kniegelenkkreuzbänder. Acta chir. Scand. **79**, 391–405 (1937).
Ders.: Injuries to the crucial ligaments of the knee joint as a surgical problem. Wiederherst. Traumatol. **4**, 181–196 (1957).
Pauwels, G.: Réparation chirurgicale de l'instabilité du genou. Acta belg. mil. **5**, 419–432 (1959).

Ders.: Traitement chirurgical des lésions invétérées du ligament latéral interne du genou. Acta belg. mil. **5**, 474–484 (1959).
Petraschewskaja, G.: Zur Frage der Verletzung der Lig. cruciata des Kniegelenkes und zur Technik ihrer operativen Wiederherstellung. Jubileiny Sbornik I. Grekowa 111–117 (1921), russisch. Ref. Z. org. ges. Chir. **20**, 110.
Pfab, B.: Weitere experimentelle Studien zur Pathologie der Binnenverletzungen des Kniegelenkes. Dtsch. Z. Chir. **211**, 339–345 (1928).
Polikarpov, P.: Zur Diagnose der Verletzungen der Kreuzbänder des Kniegelenkes. Sovet. chir. **7**, 661–669 (1934), russisch. Ref. Z. org. ges. Chir. **72**, 557.
Porzelt, W.: Beitrag zum plastischen Ersatz des vorderen Kniegelenkreuzbandes. Zbl. Chir. **59**, 658–660 (1932).
Pototschnig, G.: La ricostruzione del legamento crociato anteriore secondo Gold. Arch. Ortop. Milano **47**, 151–164 (1931).
Prini, I.: Das Reißen der Kreuzbänder des Knies und ihre Wiederherstellung. Bol. Inst. Clin. quir. Univ. B. A. **5**, 75–96 (1929), spanisch. Ref. Z. org. ges. Chir. **47**, 524.
Ders.: Abriß der Lig. cruciata des Kniegelenkes und ihre Wiederherstellung. Sem. méd. 1352–1367 (1929), spanisch. Ref. Z. org. ges. Chir. **49**, 206.
Proust, R.: Un cas de genou à tiroir. Rev. Orthop. Paris **27**, 185–190 (1920).
Purckhauer, R.: Über Verletzungen der Ligamenta cruciata des Kniegelenkes. Münch. med. Wschr. **60**, 73–75 (1913).
Putti, V.: La ricostruzione dei legamenti crociati del ginocchio. Chir. org. movim. **4**, 96–101 (1920).
Rathke, F.: Die gestielte Sehne als plastischer Ersatz der Kreuzbänder. Z. Orthop. **86**, 29–42 (1955).
Rey: Der plastische Ersatz des vorderen Kreuzbandes. Zbl. Chir. **56**, 2009 (1929).
Romich, S.: Eine neue Operationsmethode bei Verletzung des Lig. cruciatum anterius. Münch. med. Wschr. **79**, 1394–1395 (1932).
Silfverskiöld, N.: Über Verletzungen der Ligamenta cruciata des Kniegelenkes und deren Behandlung. Acta orthop. Scand. **5**, 35–48 (1934).
Simon, H.: Zur Therapie der Kreuzbandverletzungen. Bruns Beitr. klin. Chir. **153**, 128–148 (1931).
Sitenko, M.: Über die Verletzung der kreuzförmigen Kniegelenkbänder. Ortop. Travmat. **1**, 20–39 (1927), russisch. Ref. Z. org. ges. Chir. **42**, 637.
Sjövall, H.: Ein Fall von Ganglion in einem rupturierten Ligamentum cruciatum genus posterius. Acta chir. Scand. **87**, 331–341 (1942).
Smith, A.: The diagnosis and treatment of injuries to the crucial ligament. Brit. J. Surg. **6**, 176–179 (1918).
Strickler, F.: A satisfactory method of repairing crucial ligaments. Ann. Surg. **105**, 912–916 u. 947–951 (1937).
Tees, F.: A new method of repairing the anterior crucial ligament of the knee. Canad. med. Assoc. **42**, 214–216 (1940).
Tixier, L.: Sur la relativité du rôle des ligament croisés. Rev. Chir. Paris **51**, 589–597 (1932).
Torre, P.: Sul distacco traumatico dei legamenti crociati del ginocchio. Clin. chir. Roma **2**, 1186–1231 (1920).
Usadel: Doppelte Kreuzbandplastik. Zbl. Chir. **65**, 30 (1938).
Vallone, D.: Esiti a distanza della ricostruzione del legamento crociato anteriore e del legamento laterale esterno del ginocchio con lembi aponeurotici. Chir. Org. Movim. **15**, 308–317 (1930).
Ders.: Ricostruzione sperimentale dei legamenti crociati del ginocchio mediante trapianti autoplastici di aponeurosi e di tendine. Chir. Org. Movim. **15**, 591–600 (1931).
Valls, J.: Die Pathologie der Ligamenta cruciata des Kniegelenkes. Rev. Ortop. **1**, 25–96 (1931), spanisch. Ref. Z. org. ges. Chir. **58**, 348.
Vermes, E.: Ein Fall von hochgradiger Anomalie im inneren Bandapparat eines Kniegelenkes. Anat. Anz. Jena **56**, 427–430 (1932).
Vulliet: Unbeachtete Verletzung der Kreuzbänder bei „Verstauchung" des Kniegelenkes. Rev. med. Suisse **41**, 709–717 (1921).
Wade, E.: Ruptured cruciate ligaments of the knee. Modified Hey-Groves reconstruction operation with case reports. U. S. nav. med. Bull. **36**, 491–497 (1938).
Wilson, E.: Result after thirty-one years of repair of torn cruciate ligaments. J. Bone Jt. Surg. **43B**, 342–343 (1961).
Wittek, A.: Zur Naht der Kreuzbandverletzung im Kniegelenk. Z. Chir. **54**, 1538–1541 (1927).
Ders.: Kreuzbandersatz aus dem Ligamentum patellae. Schweiz. med. Wschr. **65**, 103–104 (1935).
Youssivitch, J.: Die Ligamenta alaria genu und Schädigungen des Kniegelenkes. Ortop. Travmat. **12**, 14–27 (1938), russisch. Ref. Z. org. ges. Chir. **94**, 239.

Knöcherne Kreuzbandausrisse vom Schienbein (Brüche der Eminentia intercondyloidea)

Der knöcherne Ausriß eines Kreuzbandes vom Oberschenkelknochen ist in der Literatur zwar beschrieben; es ist aber kein Fall durch Röntgenbilder belegt. Wir konnten *keinen* derartigen Fall beobachten. Der knöcherne Ausriß eines Kreuzbandes vom Schienbein hingegen kann vorkommen.

Der *Form* nach kann man den *Bruch der gesamten Eminentia* oder den mehr oder weniger großen *Abbruch des Tuberculum* mediale oder laterale unterscheiden.

Klinisch besteht immer ein starker Gelenkerguß und eine deutliche Bewegungseinschränkung des Kniegelenkes. Eine genaue Feststellung der Verletzung ist *nur* durch das *Röntgenbild* möglich. Manchmal muß eine Einsichtsaufnahme gemacht werden.

Der knöcherne Kreuzbandausriß wird, wenn kein Röntgenbild angefertigt wurde, leicht übersehen und die Diagnose einer Kniezerrung gestellt. Meist findet sich gleichzeitig eine Verletzung des inneren oder äußeren Knieseitenbandes.

1. Bruch des gesamten Eminentiamassivs ohne Verschiebung

In der Regel ist beim Bruch des gesamten Eminentiamassivs keine wesentliche Verschiebung vorhanden (Abb. 73). Besteht klinisch gleichzeitig eine Lockerung eines Seitenbandes, so dürfen *keine* gehaltenen Röntgenaufnahmen zur Feststellung der Schwere der Seitenbandverletzung gemacht werden, da dabei die Gefahr besteht, daß die Eminentia aus ihrem Bett gehoben wird und sich konservativ nicht mehr zurückbringen läßt.

Zur *Behandlung* legt man eine gespaltene Oberschenkelgipshülse an, die nach 1 Woche durch eine geschlossene zu ersetzen ist. Das Kniegelenk soll in einer Stellung von 165° bis 170° sein.

Besteht keine Seitenbandverletzung, so genügt eine Ruhigstellung von 6 Wochen. Ist auch ein Seitenband verletzt, so richtet sich die Dauer der Ruhigstellung nach der klinisch festgestellten Schwere der Seitenbandverletzung.

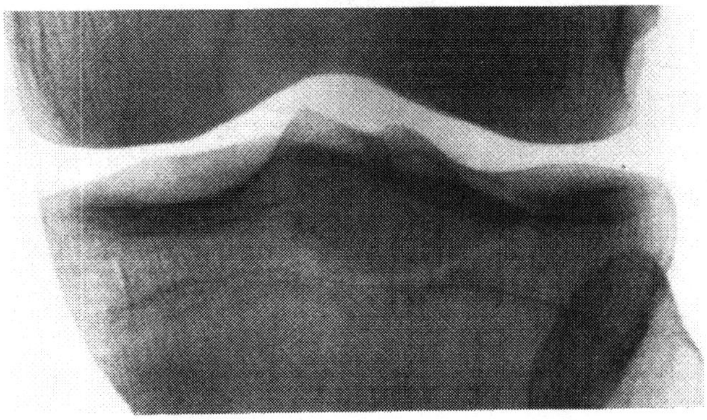

Abb. 73. Bruch des gesamten Eminentiamassivs ohne Verschiebung bei einem 53jährigen Mann

2. Bruch des gesamten Eminentiamassivs mit Verschiebung

Ist das Eminentiamassiv aus seinem Bett herausgehoben, so kann man in Allgemeinnarkose versuchen, durch Überstreckung des Kniegelenkes die Eminentia wieder in ihr Bett zurückzulagern. Eine anatomische Einrichtung wird allerdings *nur in den seltensten* Fällen gelingen (Abb. 74 und 75).

Wenn die ausgerissene Eminentia durch die Einrichtung mit dem Schienbein *Kontakt* bekommen hat, so soll man in Streckstellung des Kniegelenkes von 180° eine gespaltene Oberschenkelgipshülse anlegen, die nach dem Abschwellen durch eine geschlossene zu ersetzen ist.

Ein primäres operatives Vorgehen ist bei diesen Fällen nicht angezeigt, da es oft zu einem weitgehenden Einbau der ausgerissenen Eminentia kommt, wenn ein Kontakt mit dem Schienbein hergestellt wurde und so keine störende Streckhemmung des Kniegelenkes zurückbleibt.

Ist nach der Gipsabnahme eine *störende Streckhemmung* des Kniegelenkes vorhanden, so kommt die *operative Entfernung* des die Streckhemmung verursachenden Teiles der Eminentia in Frage.

Gelingt es durch Überstreckung des Kniegelenkes nicht, einen Kontakt zwischen der ausgerissenen Eminentia und dem Schienbein herzustellen, so muß die Eminentia operativ in ihr Bett zurückgelagert werden.

Für die Eröffnung des Kniegelenkes eignet sich am besten ein medialer Parapatellarschnitt, da er eine genügende Übersicht gibt. Dann bohrt man links und rechts neben der Tuberositas tibiae ein Bohrloch von 2 mm Durchmesser in Richtung des Bettes der Eminentia. Durch das eine Bohrloch führt man einen 1 mm starken rostfreien Draht in Richtung des Kniegelenkes ein, schiebt ihn unter den Synovialüberzug der ausgerissenen Eminentia — damit der Draht nicht in das Gelenk gelangt und keine Gelenkreizung hervorgerufen wird — und zieht den Draht durch das zweite Bohrloch wieder nach außen.

Mit einem Elevatorium preßt man die Eminentia in ihr Bett hinein, spannt den Draht mit einer Spannzange und verknüpft ihn. Die abgezwickten Drahtenden

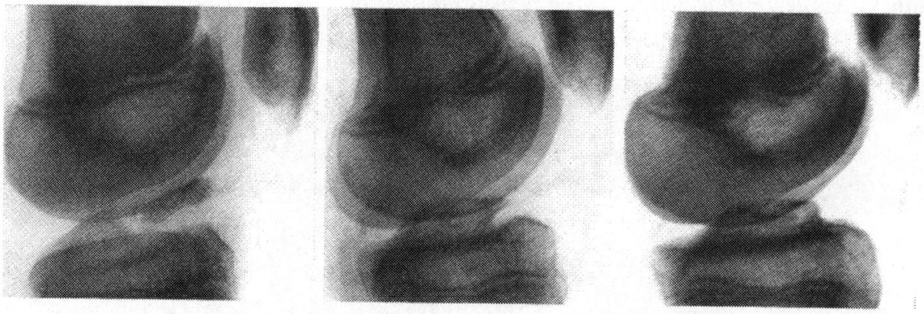

a b c

Abb. 74a bis c. Typische Form eines knöchernen Ausrisses des vorderen Kreuzbandes bei *Kindern*. Wenn durch die unblutige Einrichtung das ausgerissene Knochenstück Kontakt mit der Schienbeingelenkfläche hat – *eine anatomische Reposition läßt sich in der Regel nicht erzielen* – so heilt es an.

Die anfängliche Stufe, die gut im Seitenbild zu sehen ist (Abb. 74a), wird mit der Zeit ausgefüllt und abgerundet (Abb. 74b nach 1 Jahr, Abb. 74c nach 2 Jahren). Das Kniegelenk ist frei beweglich

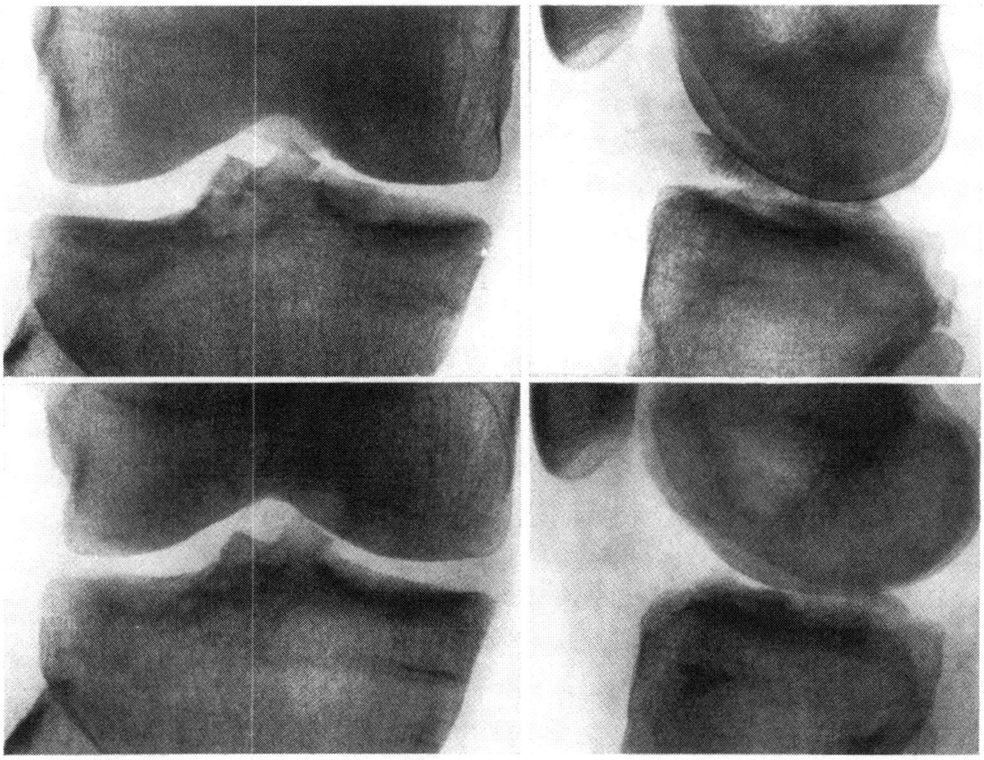

Abb. 75. Knöcherner Ausriß des vorderen Kreuzbandes vom Schienbein mit Verschiebung bei einem 33jährigen Anstreicher, entstanden durch Sturz beim Skifahren. Durch Überstreckung des Kniegelenkes gelang die Einrichtung fast in anatomischer Stellung

werden gegen den Knochen umgebogen. Nach der Hautnaht wird eine gespaltene Oberschenkelgipshülse in einer Stellung des Kniegelenkes von 165° bis 170° angelegt. Nach 2 Wochen werden die Hautnähte entfernt und die gespaltene Gipshülse durch eine geschlossene ersetzt, mit der der Verletzte aufstehen und herumgehen kann.

Die Dauer der Ruhigstellung beträgt 6 Wochen.

3. Brüche der *Tuberkula* der Eminentia intercondyloidea

Besteht ein Bruch nur *eines* Tuberkulums oder nur einer Tuberkulumspitze, so ist dies ein Zeichen, daß nur ein Kreuzband von seiner Ansatzstelle ausgerissen wurde (Abb. 76 und 77).

Diese Brüche der Tuberkula lassen sich nicht einrichten. Ein operatives Vorgehen ist *nicht* notwendig, da diese knöchernen Kreuzbandausrisse nur selten zu Einklemmungen führen.

Es genügt daher, das Kniegelenk mit einer Oberschenkelgipshülse in einer Streckstellung des Kniegelenkes von 180° durch 6 Wochen hindurch ruhigzustellen.

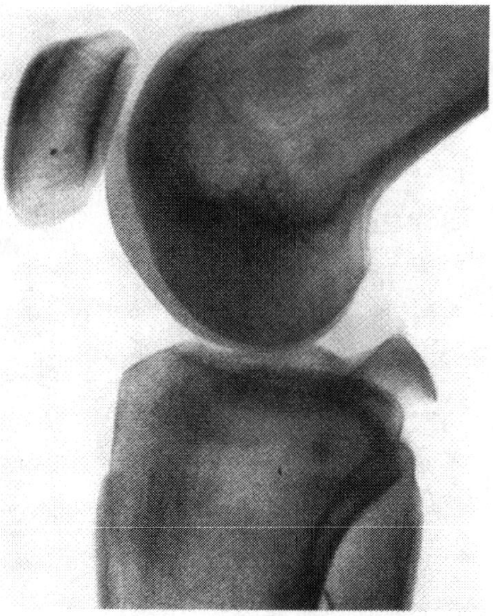

Abb. 76. Knöcherner Ausriß des hinteren Kreuzbandes von seiner Ansatzstelle am Schienbeinkopf bei einem 35jährigen Piloten, der mit dem rechten Knie durch ein Schleppseil mitgerissen wurde. Außerdem bestand ein nicht knöcherner Riß des vorderen Kreuzbandes, sowie des inneren und äußeren Seitenbandes

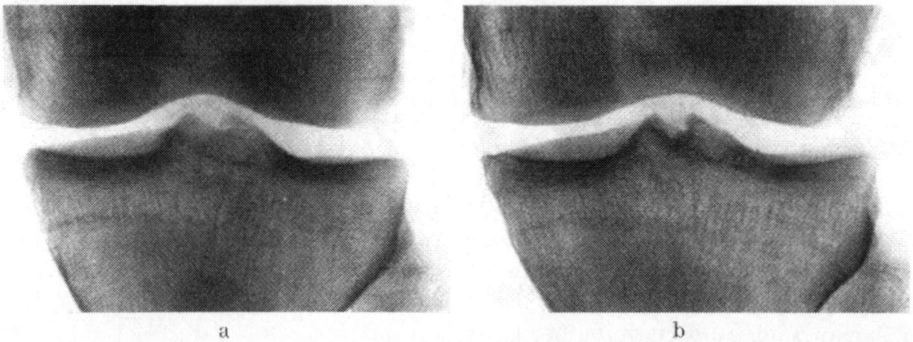

a b

Abb. 77a. Abbruch der Spitze des Tuberculum laterale der Eminentia intercondyloidea ohne wesentliche Verschiebung. Bei der Nachuntersuchung 2 Jahre später war das Kniegelenk frei beweglich und keine Schublade auslösbar. Im Röntgenbild erscheint das Tuberculum laterale verplumpt (Abb. 77b)

4. Veraltete Brüche der Eminentia intercondyloidea

Besteht bei *alten verschobenen* Ausrissen der Eminentia intercondyloidea eine *störende Streckhemmung*, so kann man diese *nur auf operativem* Wege beseitigen (Abb. 78).

Zur Eröffnung des Kniegelenkes eignet sich am besten ein medialer Parapatellarschnitt. Liegt die ausgerissene Eminentia frei im Gelenk und hat keinen Kontakt mit dem Schienbein, so kann man versuchen, sie in ihr altes Bett zurückzulagern, nach-

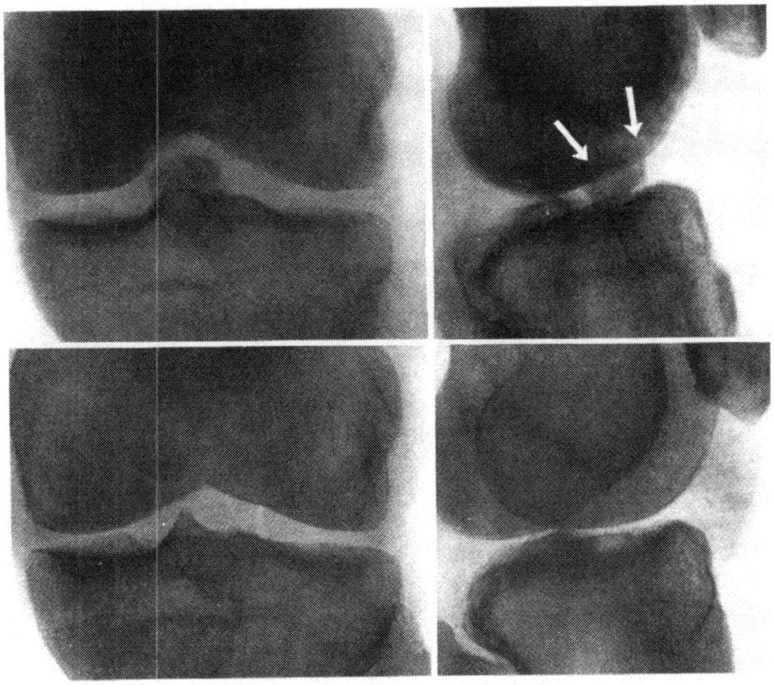

Abb. 78. Störende Streckhemmung nach knöchernem Ausriß des vorderen Kreuzbandes. Das vorstehende Knochenstück der Eminentia intercondyloidea wurde daher *operativ* entfernt

dem man vorher den bereits gebildeten Kallus ausgeräumt hat. Die Fixierung der zurückgelagerten Eminentia erfolgt wie bei den frischen Brüchen mit Draht.

Ist jedoch das Kreuzband schwer geschädigt, dann ist es am besten die Eminentia zu entfernen.

Hat die ausgerissene Eminentia Kontakt mit dem Schienbein und ist sie nur gelenkswärts zu verschoben, so gelingt es in diesen Fällen oft die störende Streckhemmung zu beseitigen, wenn man die *vorspringenden Teile der verlagerten Eminentia mit dem Meißel entfernt.*

Literatur

Aalkjoer, V.: Die Fraktur der Eminentia intercondyloidea tibiae und ihre Beziehung zu den übrigen Knieläsionen. Hosp. tid. 1160–1167 u. 1169–1177 (1930), dänisch. Ref. Z. org. ges. Chir. **54**, 670.

Aimes, A.: Les fractures récentes de l'épine tibiale. Rev. Orthop. Paris **45**, 895–904 (1959).

Anzilotti, A.: Su di un non frequente reperto radiografico: Casi di frattura dell' eminenza intercondiloidea della tibia. Chir. Org. Movim. **13**, 413–424 (1929).

Benassi, E.: Una lesione traumatica spesso disconosciuta: L'infrazione della spina tibiale. Radiol. med. Torino **23**, 110–115 (1936).

Cattaneo, F.: Reimpianto di spina tibiale strappata. Arch. ital. Chir. **51**, 192–195 (1938).

Cosacesco, A.: Sur une variété particulière d'arrachement de l'épine tibiale. Rev. Orthop. Paris **19**, 558–563 (1932).

Costantini, H.: Les fractures de l'épine tibiale. J. Chir. Paris **35**, 161–176 (1930).

Delanne, J.: Fractures de l'épine du tibia. Scalpel 1203–1210 (1931).

Emneus, H.: Recent injuries of the ligaments of the knee joint in children. Acta orthop. Scand. **26**, 66–80 (1956).

Forgon, M.: Die funktionelle Behandlung der Brüche der Eminentia intercondyloidea des Schienbeins. Arch. orthop. Unfallchir. **52**, 170–173 (1960).

Giugiaro, A.: Le fratture dell'eminenza intercondiloidea della tibia nel bambino. Acta ortop. ital. **4**, 389–405 (1958).
Gussich, A.: Fraktur der Eminentia intercondyloidea tibiae. Verh. 16. Tag. ungar. Ges. Chir. 330 (1930), ungarisch. Ref. Z. org. ges. Chir. **53**, 351.
Ders.: Über die Frakturen der Eminentia intercondyloidea. Orv. Hetil. 715–718 (1932), ungarisch. Ref. Z. org. ges. Chir. **60**, 157.
Ders.: Über die Frakturen der Eminentia intercondyloidea. Bruns Beitr. klin. Chir. **161**, 459–467 (1935).
Haberland, H.: Operative Fixation von Totalausrissen der Eminentia intercondyloidea. Zbl. Chir. **65**, 2098 (1938).
Hamant, P.: La large voie d'accès antéro-latérale dans les lésions traumatiques intra-articulaires du genou. Bull. soc. nat. Chir. Paris. **57**, 527–535 (1931).
Hustin, A.: Des „soi-disant" fractures des épines du plateau tibial. Lyon chir. **30**, 5–16 (1933).
Jonasch, E.: Brüche der Eminentia intercondyloidea mit Verschiebung. Ver. Dtsch. Orthop. Ges. 42. Kongr. 266–267 (1955).
Jones, R.: On rupture of the crucial ligaments of the knee and on fractures of the spine of the tibia. Brit. J. Surg. **1**, 70–89 (1913).
Jones, S.: Fracture of the tibial spine. Colorado med. **17**, 217 (1920).
Krull, F.: Zur operativen Behandlung der Kreuzbandhöckerausrisse. Mschr. Unfallheilk. **57**, 215–219 (1954).
Lee, H.: Avulsion fracture of the tibial attachments of the crucial ligaments. Treatment by operative reduction. J. Bone Jt. Surg. **19**, 460–468 (1937).
Levittoux, H.: Über Frakturen der Eminentia intercondyloidea des Kniegelenkes. Chir. Narz. Ruchu. **4**, 139–162 (1931), polnisch. Ref. Z. org. ges. Chir. **56**, 383.
Meyers, H.: Fracture of the intercondylar eminence of the tibia. J. Bone Jt. Surg. **41 A**, 209–222 (1959).
Michele, A.: Relaxed anterior cruciate ligament. Surgery **27**, 588–593 (1950).
Micotti, R.: Frattura parcellare della eminenza intercondiloidea della tibia. Chir. Org. Movim. **20**, 156–160 (1934).
Paas, H.: Zur operativen Behandlung von Ausrißfrakturen der Eminentia intercondyloidea. Arch. orthop. Unfallchir. **39**, 51–53 (1938).
Painter, C.: Injuries to the crucial ligaments and avulsion of the tibial spine. Boston. Med. Surg. J. **187**, 765–774 (1922).
Perusi, A.: Su di un caso di frattura totale dell'eminenza intercondiloidea tibiale in un bambino. Arch. Ortop. Milano **65**, 165–169 (1952).
Piccinini, G.: Osteosintesi con vite metallica nelle fratture recenti della spina tibiale. Arch. Putti **1**, 117–129 (1951).
Pignatelli, G.: Una non frequente frattura intra-articolare del ginocchio. Infortun. traumatol. lavoro Torino **7**, 101–102 (1941).
Polony: Cerclage temporaire pour fracture de l'épine tibiale. Mém. Acad. Chir. Paris **64**, 803–804 (1938).
Popescu, A.: Ein Fall von Bruch der Eminentia intercondyloidea. Rev. Chir. **22**, 433–435 (1930), rumänisch. Ref. Z. org. ges. Chir. **53**, 350.
Prümm, A.: Schwere Binnenverletzung des Knies mit verhältnismäßig geringen klinischen Erscheinungen. Dtsch. med. Wschr. **62**, 1792–1793 (1936).
Rebaudi, F.: Frattura isolata dei tubercoli intercondiloidei della tibia. Arch. med. chir. Milano **2**, 55–60 (1933).
Rocher, H.: A propos d'un cas de fracture partielle de l'épine tibiale. Rev. Orthop. Paris **9**, 469–474 (1922).
Roth, P.: Fracture of the spine of the tibia. J. Bone Jt. Surg. **10**, 509–518 (1928).
Scolari, F.: Frattura totale della eminenza intercondiloidea tibiale in un bambino. Arch. ortop. Milano **64**, 118–125 (1951).
Sever, J.: Fractures of the tibial spine combined with fractures of the tuberosities of the tibia. Surg. Gyn. Obstetr. **35**, 558–564 (1922).
Sorrel, E.: De l'arrachement du massif des épines tibiales et de la fracture isolée de leur pointe. Mém. Acad. Chir. Paris **67**, 507–515 (1941).
Stephens, R.: Fracture of the spine of the tibia. J. Amer. med. Assoc. **80**, 905–906 (1923).
Teneff, S.: Le fratture isolate della spina intercondiloidea della tibia. Infortun. traumatol. lavoro Torino **3**, 3–29 (1937).
Teodorescu, M.: Abbruch der Eminentia intercondyloidea. Rev. Chir. **37**, 269–280 (1934), rumänisch. Ref. Z. org. ges. Chir. **72**, 638.
Thiboumery, M.: Fracture en écaille du plateau tibial. Rev. Orthop. Paris **40**, 229–231 (1954).
Turner, V.: Fractures of the tibial plateaus. J. Amer. med. Assoc. **169**, 923–930 (1959).
Venezian, E.: Di un particolare tipo di frattura articolare del capitello tibiale. Le fratture della spina tibiale. Arch. ortop. Milano **43**, 211–290 (1927).
Viallet, C.: Fracture de l'épine tibiale. J. radiol. électrol. **12**, 185–186 (1928).

Form der Eminentia intercondyloidea im Röntgenbild

Um beim Lesen von Röntgenbildern Fehlern vorzubeugen, sei an dieser Stelle kurz auf die Form der Eminentia intercondyolidea im Röntgenbild eingegangen.

Die Eminentia besteht aus einem *Tuberculum mediale* und *laterale*, die durch einen Einschnitt voneinander getrennt sind. Die Tuberkula sind sowohl in ihrer Größe, als auch in ihrer Form verschieden. In seltenen Fällen kann ein Tuberkulum ganz fehlen. In der Regel ist das Tuberculum mediale das höhere (Abb. 79 und 80).

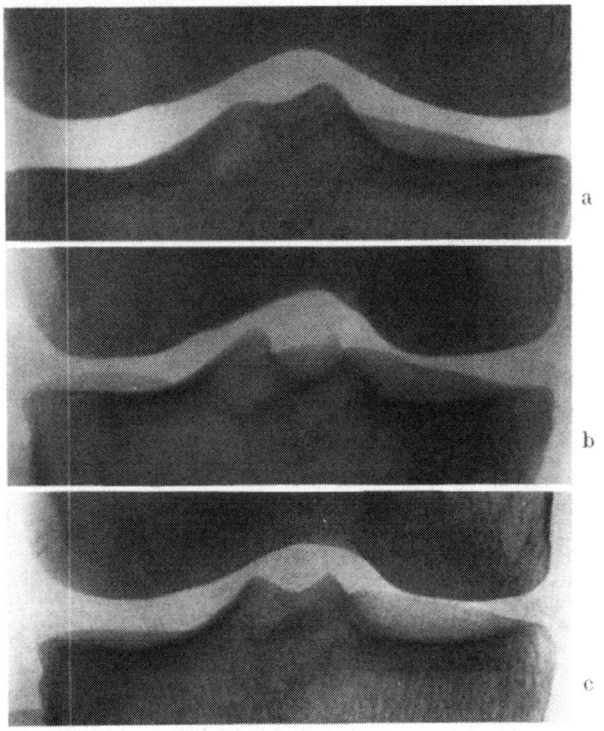

Abb. 79. Die verschiedenen Formen der Tuberkula
a: Höheres Tuberculum mediale (78,5%) b: Höheres Tuberculum laterale (7,6%)
c: Beide Tuberkula sind gleich hoch (13,9%)

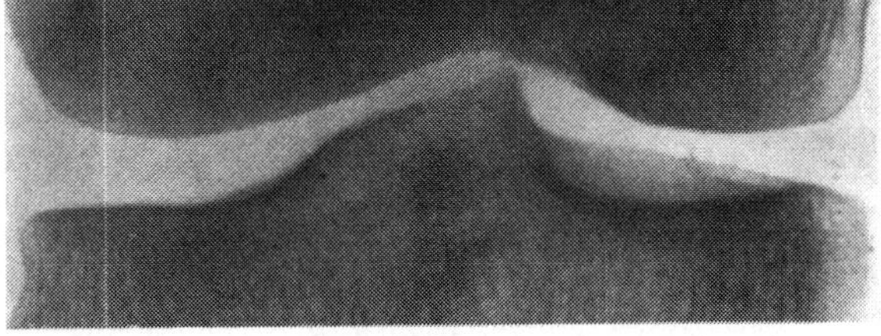

Abb. 80. Das Tuberculum laterale ist nur andeutungsweise vorhanden

Zwischen der Form der Tuberkula und gewissen Kniegelenkbeschwerden oder -erkrankungen konnte bisher *kein* sicherer Zusammenhang gefunden werden.

Der Einschnitt zwischen den Tuberkula kann verschieden sein. Er kann tief ausgeprägt sein, aber auch vollkommen fehlen (Abb. 81). Die Art und Form des Einschnittes zwischen den Tuberkula hat ebenfalls *keinen* diagnostischen Wert.

Als Anomalie kann im Bereich der Gelenkfläche des Schienbeines auch ein Tuberculum tertium oder ein Tuberculum quartum vorhanden sein. Beide sind nur einwandfrei auf der Aufnahme von der Seite zu erkennen.

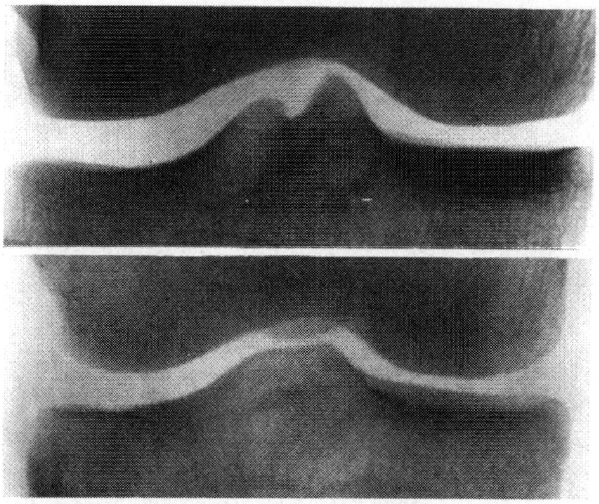

a

b

Abb. 81. Die verschiedenen Formen des Einschnittes zwischen den Tuberkula
a) Der Einschnitt zwischen den beiden Tuberkula ist stark ausgeprägt
b) Der Einschnitt zwischen den beiden Tuberkula fehlt

1. Tuberculum intercondyloideum tertium

Beim Bild von vorn sieht man es in den meisten Fällen medial vom Tuberculum mediale. Selten projiziert es sich zwischen beide Tuberkula. Bei der Röntgenaufnahme von der Seite kommt es *vor* dem Massiv der Eminentia im vorderen Anteil der Schienbeingelenkfläche zur Darstellung (Abb. 82). Das Tuberculum tertium wird mit dem Ansatz des vorderen Kreuzbandes an der Schienbeingelenkfläche in Verbindung gebracht.

2. Tuberculum intercondyloideum quartum

Das Tuberculum quartum liegt am hinteren Rand des äußeren Schienbeinknorrens und projiziert sich im Seitenbild *hinter* dem Massiv der Eminentia intercondyloidea (Abb. 83). *Wichtel*, der das Tuberculum quartum als erster beobachtete, nahm eine Verbindung mit dem Ursprung des hinteren Kreuzbandes an der Schienbeingelenkfläche an.

Selten ist ein Tuberculum tertium und quartum gleichzeitig vorhanden.

Die Bedeutung dieser beiden Anomalien liegt darin, daß man von ihrem Vorhandensein wissen muß, da diese Knochensporne häufig als arthrotische Veränderungen angesprochen werden. Sie machen *klinisch keinerlei Beschwerden.*

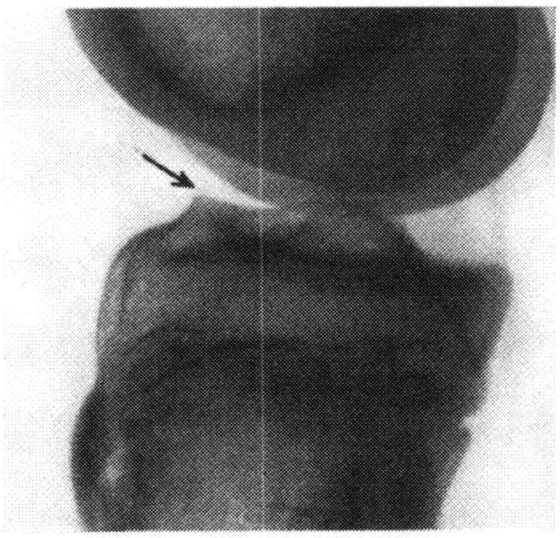

Abb. 82

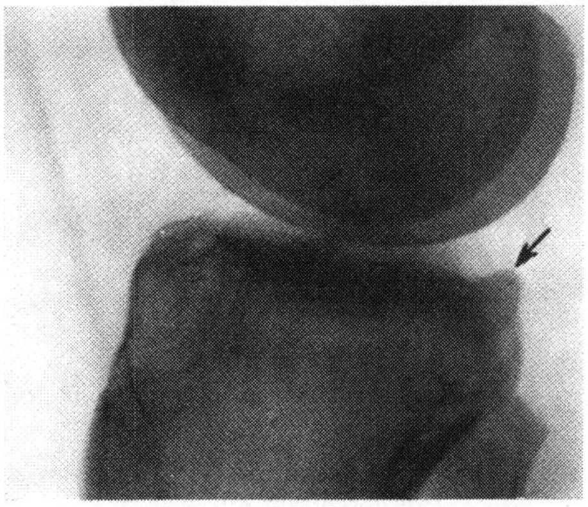

Abb. 83

Abb. 82. *Tuberculum tertium.* Es liegt an der Schienbeingelenkfläche im Seitenbild vor der Eminentia intercondyloidea

Abb. 83. *Tuberculum quartum.* Im Röntgenbild von der Seite projiziert es sich hinter dem Eminentiamassiv (Abb. 79 bis 83 aus *Jonasch*, Fortschr. Röntgenstr. **89**, 81 (1958))

Literatur:

Bauer, C.: Die Beziehung der Weite der Kniegelenkspalten zueinander und zur Form der Eminenta intercondyloidea. Zbl. Chir. **58**, 1317–1319 (1931).

Cervenka, W.: Über röntgenologische Veränderungen im Bereich der Eminentia intercondylica tibiae nach Meniskusoperation. Orthopädie **6**, 1–6 (1959).

Jonasch, E.: Untersuchungen über die Form der Eminentia intercondyloidea im Röntgenbild. Fortschr. Röntgenstr. **89**, 81–85 (1958).

Ders.: Vortäuschung einer Verknöcherung im hinteren Kreuzband und eines Tuberculum intercondyloideum quartum. Fortschr. Röntgenstr. **89**, 493–495 (1958).

Politzer, G.: Über einen röntgenologisch wichtigen Knochenbefund am medialen Kondylus der Tibia. Fortschr. Röntgenstr. **56**, 649–652 (1937).

Schlüter, K.: Die Form der Eminentia intercondyloidea tibiae. Arch. orthop. Unfallchir. **47**, 703–719 (1955).

Ders.: Die einseitige Abflachung des Tuberculum fibulare im Röntgenbild, ein diagnostischer Hinweis auf das Vorliegen eines Scheibenmeniskus. Z. Orthop. **87**, 656–659 (1956).

Teichert, G.: Verknöcherung im hinteren Kreuzband Verletzungsfolge? Vorkommen mit einem Tuberculum intercondylicum quartum. Fortschr. Röntgenstr. **84**, 766–767 (1956).

Wagner, A.: Über ein großes Tuberculum intercondylicum quartum tibiae. Z. Orthop. **95**, 368–369 (1962).

Wichtl, O.: Tuberculum intercondylicum quartum tibiae. Röntgenpraxis **13**, 397 bis 399 (1941).

Verknöcherung der Kreuzbänder

Ab und zu kommt es aus ungeklärter Ursache zu Kalkablagerungen in den Kreuzbändern.

Die Kalkablagerungen können *in Form von einzelnen Herden* erfolgen, oder *aber sich auch über das ganze Kreuzband* (Abb. 84) erstrecken.

In der Regel machen die Kreuzbandverknöcherungen keine Beschwerden.

Eine *Behandlung* ist dann nicht notwendig. Sollten sie jedoch Einklemmungs-

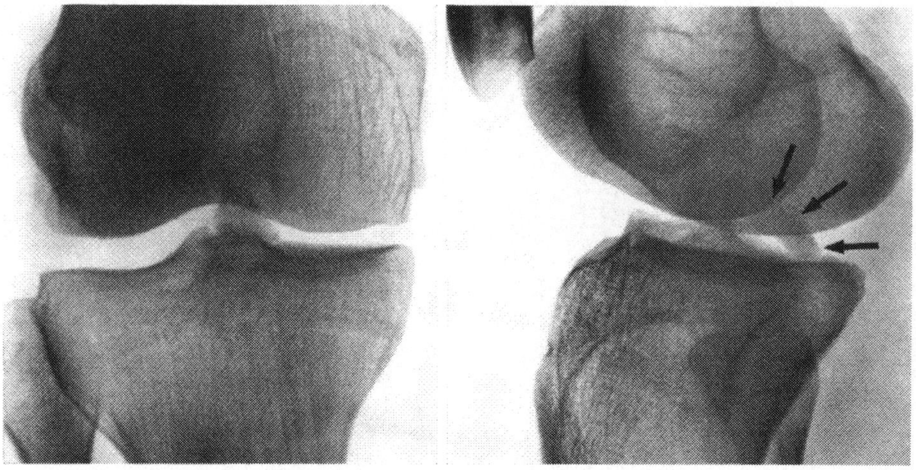

Abb. 84. Verknöcherung des hinteren Kreuzbandes bei einem 20jährigen Angestellten. 4 Jahre vorher bestand ein Riß des inneren Seitenbandes. Die Behandlung mit einer Gipshülse durch 8 Wochen

erscheinungen hervorrufen, so kommt nur die operative Entfernung des Kalkherdes bzw. des Kreuzbandes in Frage.

In *differentialdiagnostischer* Hinsicht dürfen die Kreuzbandverknöcherungen nicht mit freien Gelenkkörpern oder den knöchernen Ausrissen der Kreuzbänder von ihren Ansatzstellen verwechselt werden.

Literatur:

Basset, A.: Note sur une variété exceptionnelle de corps étranger du genou. Rev. Chir. Paris **39**, 144–155 (1920).

Jonasch, E.: Vortäuschung einer Verknöcherung im hinteren Kreuzband und eines Tuberculum intercondyloideum quartum. Fortschr. Röntgenstr. **89**, 493–495 (1958).

Seyss, R.: Zu den Verkalkungen der Gelenkbänder. Fortschr. Röntgenstr. **89**, 239 bis 240 (1958).

Siebert, G.: Veraltete, operativ bestätigte Kreuzbandläsion. Fortschr. Röntgenstr. **78**, 361 (1953).

Teichert, G.: Verknöcherung im hinteren Kreuzband eine Verletzungsfolge? Fortschr. Röntgenstr. **84**, 766–767 (1956).

Teneff, S.: Calcificazione del legamento crociato posteriore del ginocchio. Bull. Soc. piemont. Chir. **7**, 466–470 (1937).

Traumatische Verrenkung des Kniegelenkes

Zu einer traumatischen Kniegelenkverrenkung kommt es durch eine *sehr starke direkte oder indirekte* Gewalteinwirkung.

Je nachdem wie der Unterschenkel gegenüber dem Oberschenkel im Kniegelenk verrenkt ist, spricht man von einer Verrenkung nach *vorn* oder *hinten* und *außen* oder *innen*. Außerdem unterscheidet man noch eine *vollständige oder unvollständige* Verrenkung. Meist erfolgt sie in zwei Richtungen und in Verbindung mit einer Verdrehung des Unterschenkels im Sinne der Ein- oder Auswärtsdrehung (Abb. 85).

Bereits bei der *klinischen Untersuchung* kann man feststellen, in welcher Richtung der Unterschenkel verrenkt und ob er auch verdreht ist. Zu achten ist auf eine Ein-

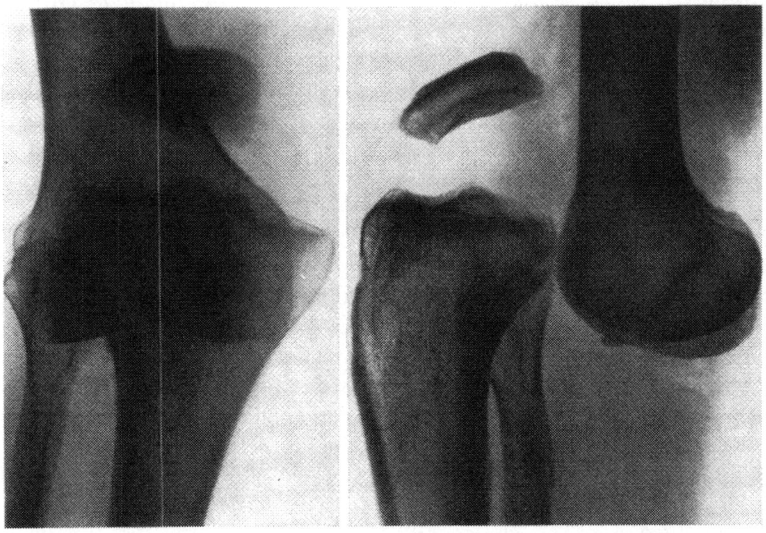

Abb. 85. Frische geschlossene Verrenkung im rechten Kniegelenk bei einer 53jährigen Landwirtin, die von einem Heuwagen aus 3 m Höhe herunterfiel. Der Unterschenkel ist um volle Schaftbreite nach vorne, um 45 mm nach oben und gering auch nach innen zu verrenkt. Die Fußpulse waren bei der Einrichtung nicht tastbar, die Hautsensibilität war in Ordnung. In Allgemeinnarkose wurde das Kniegelenk auf 90° gebeugt. Nach 1 Minute Längszug am Unterschenkel nach unten gelang es leicht, die Verrenkung zu beheben

ziehung der Haut in Gelenkspalthöhe, da diese auf eine mögliche *Interposition* von Weichteilen in das Gelenk hinweist.

Bei einer Zerreißung der Gefäße in der Kniekehle ist der *Fuß blaß* und bei einer Kompression der Gefäße *blau*. In beiden Fällen sind die Fußpulse nicht zu tasten.

Um Nerven- oder Knochenverletzungen ausschließen zu können, prüft man die Beweglichkeit der Zehen und der Sprunggelenke, sowie die Hautsensibilität. Das Knie- und das Hüftgelenk sollen wegen der damit verbundenen Schmerzen nicht zu bewegen versucht werden, doch sei an dieser Stelle auf die Kombination Kniegelenk-Hüftgelenkverrenkung hingewiesen!

Vor Anfertigung der Röntgenbilder ist das Kniegelenk durch Umspritzung mit einer 2%-Novokainlösung schmerzunempfindlich zu machen.

1. Frische geschlossene Kniegelenkverrenkung

Die Einrichtung der Verrenkung wird am besten in Allgemeinnarkose durchgeführt und soll möglichst frühzeitig erfolgen, um später auftretende Bandverknöcherungen und Arthrosen zu vermeiden.

Zur *Einrichtung* beugt man das Kniegelenk bis zum rechten Winkel und übt einen gleichmäßigen Zug am Unterschenkel in seiner Längsachse nach unten aus, während ein Assistent den Oberschenkel fixiert hält. Anschließend schiebt man den Unterschenkel entgegengesetzt der Richtung, in der die Verrenkung erfolgt ist, an die richtige Stelle und gleicht dabei eine gleichzeitig bestehende Verdrehung aus.

Nach *Böhler* ist die Beugung im Kniegelenk auf 90° bei der Einrichtung wichtig, da dadurch die oft in die Fossa intercondyloidea verlagerten Sehnen des Pes anserinus entspannt werden und so aus der Fossa herausgleiten können.

Nach dem Einrichten sind die Fußpulse zu prüfen, um festzustellen, ob die Durchblutung in Ordnung ist. Hierauf folgt eine Röntgenkontrolle in beiden Ebenen, um zu sehen, ob die Gelenkenden in richtiger Stellung zueinander stehen, ob keine Subluxation besteht und ob nicht Knochenabsprengungen vorhanden sind, die im Röntgenbild vor der Einrichtung nicht zu sehen waren.

Um von der Schwere der Schädigung des Bandapparates eine genaue Vorstellung zu bekommen, sollen zur Prüfung der Seitenbänder *gehaltene Röntgenaufnahmen* in X- und O-Vermehrung (Abb. 86) und zur Prüfung der Kreuzbänder in vorderer und hinterer Schublade gemacht werden (Abb. 87).

Zeigen die Röntgenbilder von vorn und von der Seite die beiden Gelenkenden in richtiger Stellung zueinander, so wird eine gespaltene Oberschenkelgipshülse in einer Stellung des Kniegelenkes von 165° bis 170° angelegt. Nach dem Anlegen der Gipshülse ist eine neuerliche Röntgenkontrolle in beiden Ebenen notwendig, um zu sehen, ob nicht ein Klaffen eines Gelenkspaltes vorliegt und ob das Kniegelenk in leichter Beugestellung ist.

Im Bett wird das Bein auf einem Keilpolster gelagert und der Vorfuß mit einem Dreiecktuch aufgehängt. Nach einer Woche, wenn das Kniegelenk abgeschwollen ist, wird die gespaltene Gipshülse abgenommen und eine geschlossene angelegt.

Die Dauer der ununterbrochenen Ruhigstellung beträgt *16 Wochen.* Erfolgt eine kürzere Ruhigstellung, so sind *Bandlockerungen*, *Bandverknöcherungen* und *Arthrosen* die Folge. Mit der geschlossenen Gipshülse kann der Verletzte aufstehen und herumgehen.

2. Kniegelenkverrenkung und gleichzeitig bestehende Knochenbrüche

Besteht ein *Abbruch vom Tuberculum* laterale der Eminentia intercondyloidea tibiae, so liegt ein knöcherner Ausriß des hinteren Kreuzbandes von seiner Ansatzstelle am Schienbein vor, bzw. beim Abbruch vom Tuberculum mediale ein Ausriß des vorderen Kreuzbandes. *Da diese knöchernen Kreuzbandausrisse* später *fast nie Beschwerden* machen, brauchen sie bei der Behandlung der Kniegelenkverrenkung *nicht* berücksichtigt zu werden.

Bei einem gleichzeitigen Bruch der *gesamten Eminentia intercondyloidea* ist zuerst die Kniegelenkverrenkung einzurichten. Zeigt die Röntgenaufnahme nach der Einrichtung, daß die Eminentia intercondyloidea nicht gut anliegt, so kann man versuchen, sie durch Überstreckung des Kniegelenkes in ihr altes Bett zurückzulagern. Dies gelingt nicht immer. Ein operatives Vorgehen ist jedoch nicht angezeigt. Man wartet in diesen Fällen bis nach der Gipsabnahme. Sollte dann eine störende Streckhemmung bestehen, so kommt die operative Entfernung der Eminentia bzw. die Zurücklagerung und anschließende Fixierung in ihrem alten Bett in Frage. Die Oberschenkelgipshülse soll auch bei einem gleichzeitigen Bruch der Eminentia intercondyloidea nicht in Streckstellung des Kniegelenkes, sondern in leichter Beugestellung von 165° bis 170° angelegt werden.

Besteht bei einer Kniegelenkverrenkung gleichzeitig ein *Unterschenkelbruch*, so soll nach dem Einrichten der Kniegelenkverrenkung *keine* Extensionsbehandlung für den Unterschenkelbruch angeschlossen werden, da sonst die durch die Verrenkung bereits geschädigten Bänder und Gelenkkapsel durch das Extensionsgewicht noch

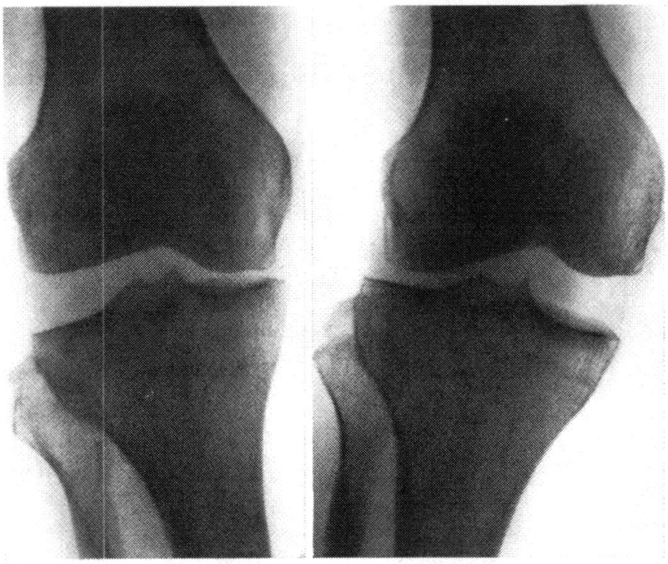

Abb. 86. Nach der Einrichtung: *Prüfung der Seitenbänder*. Der innere und äußere Kniegelenkspalt lassen sich auf je 20 mm aufklappen

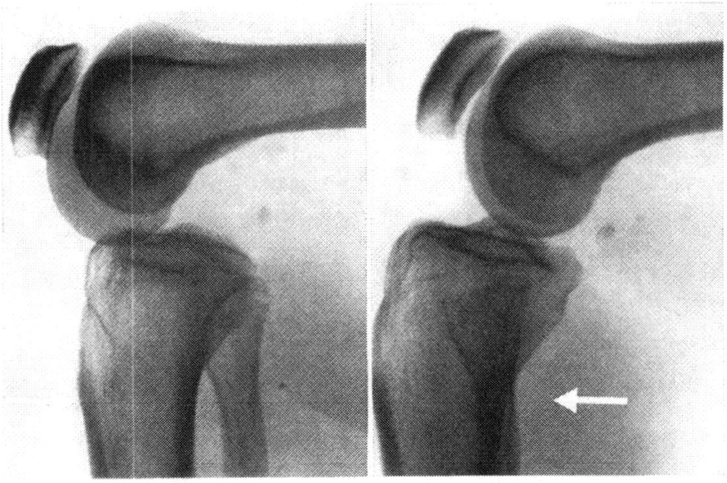

Abb. 87. Bei der *Prüfung der Kreuzbänder* kann der Unterschenkel gegenüber dem Oberschenkel um 27 mm nach hinten und um 18 mm nach vorne im Sinne einer hinteren und vorderen Schublade verschoben werden.

Die Aufklappbarkeit des inneren und äußeren Gelenkspaltes und die hintere und vordere Schublade sind ein Zeichen dafür, daß der Bandapparat bei der Kniegelenkverrenkung *schwer geschädigt* wurde

mehr geschädigt würden. Die Behandlung des Unterschenkelbruches hat daher im Gipsverband zu erfolgen.

Bei einem gleichzeitigem *Abbruch vom Wadenbeinköpfchen* kann eine Diastase der Bruchstücke belassen werden, da dies in der Regel auch später *keine* Beschwerden verursacht.

Besteht jedoch gleichzeitig ein Ausfall des N. peroneus, so muß nach dem Abschwellen des Kniegelenkes, das ist nach einer Woche, eine Drahtnaht des Wadenbeinköpfchens gemacht und gleichzeitig der N. peroneus revidiert werden. Findet man dabei eine Zerreißung des Nerven, so ist er zu nähen.

Beim Bruch eines oder beider *Schienbein- oder Oberschenkelknorren* ist nach dem Einrichten der Kniegelenkverrenkung so vorzugehen, als ob nur die Knorrenbrüche vorhanden wären, d.h. Einrichten des Schienbein- oder Oberschenkelknorrenbruches und eventuelle Fixation mit gekreuzten Bohrdrähten oder Unterfütterung mit Knochenspänen. Die Ruhigstellung erfolgt bei diesen Fällen nicht mit einer Oberschenkelgipshülse, sondern mit einem Oberschenkelgipsverband. Die Stellung des Kniegelenkes im Gipsverband soll 165° bis 170° betragen.

Ein gleichzeitiger Bruch des *Oberschenkels* ist nach dem Einrichten der Kniegelenkverrenkung im Gipsverband zu behandeln. Ist der Bruch oberhalb der Mitte des Oberschenkels, so muß ein Brustbeckenbein-Gipsverband und bei einem Bruch unterhalb der Mitte des Oberschenkels ein Beckenbein-Gipsverband angelegt werden. Zur Behandlung des Oberschenkelbruches darf eine Extension weder suprakondylär, noch durch die Tuberositas tibiae angelegt werden, weil es dadurch zur Infektion (Hämatom durch die Kniegelenkverrenkung!) kommen könnte. Dazu kommt noch die weitere Schädigung der Bänder und der Gelenkkapsel durch das Extensionsgewicht.

Besteht eine gleichzeitige *Verrenkung der Hüfte*, so soll zuerst das verrenkte Kniegelenk und anschließend das Hüftgelenk eingerichtet werden. Für das Kniegelenk ist eine Oberschenkelgipshülse anzulegen.

Besteht neben der *Hüftverrenkung noch ein Bruch der Pfanne*, so soll man versuchen, nach Einrichtung der Kniegelenkverrenkung den Hüftverrenkungsbruch zu reponieren und die gute Stellung in einem Brust-Becken-Bein-Gipsverband festzuhalten.

3. Irreponible Kniegelenkverrenkung

Gelingt die unblutige Einrichtung einer Kniegelenkverrenkung in der oben beschriebenen Weise nicht, so ist anzunehmen, daß eine Interposition von Gewebsteilen in das Gelenk vorliegt.

Meist findet sich die Interposition von Gewebsteilen bei Teilverrenkungen des Unterschenkels nach außen oder nach außen und hinten.

Bei diesen Teilverrenkungen tritt entweder der innere Oberschenkelknorren durch einen Kapsel- oder Vastusriß wie durch ein „*Knopfloch*" hindurch oder es kommt bei der Verrenkung zu einem Abriß des inneren Seitenbandes und der Gelenkkapsel oder des M. vastus medialis von ihren Ansatzstellen am Oberschenkelknochen. Diese Gewebsteile können sich wie eine Kappe auf die Gelenkfläche des Schienbeinkopfes legen und unblutig aus dem Gelenk nicht mehr herausgebracht werden.

Die *Zeichen einer Interposition* von Gewebsteilen bei einer Kniegelenkverrenkung *sind folgende:*

1. Die Haut ist in Gelenkspalthöhe quer eingezogen.
2. Bei der Ab- oder Adduktion des Unterschenkels fehlt das Anschlagen der Gelenkflächen.
3. Im Röntgenbild von vorn sieht man eine Subluxationsstellung des Unterschenkels gegenüber dem Oberschenkel im Kniegelenk (Abb. 88 u. 89).

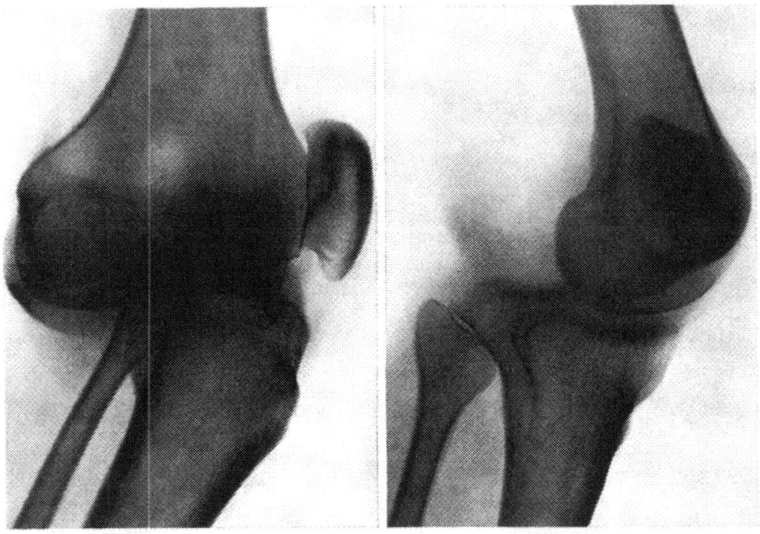

Abb. 88. Frische geschlossene Teilverrenkung des linken Unterschenkels im Kniegelenk nach außen und hinten bei einem 67jährigen Angestellten, der als Mopedfahrer mit einem LKW zusammenstieß. Die Kniescheibe ist nach außen verrenkt und liegt mit ihrer Gelenkfläche dem äußeren Oberschenkelknorren an.
In Allgemeinnarkose wurde das Kniegelenk auf 90° gebeugt, am Unterschenkel ein Zug nach fußwärts ausgeübt und versucht, die Verrenkung zu beheben. Der *Unterschenkel subluxierte jedoch immer wieder nach außen*

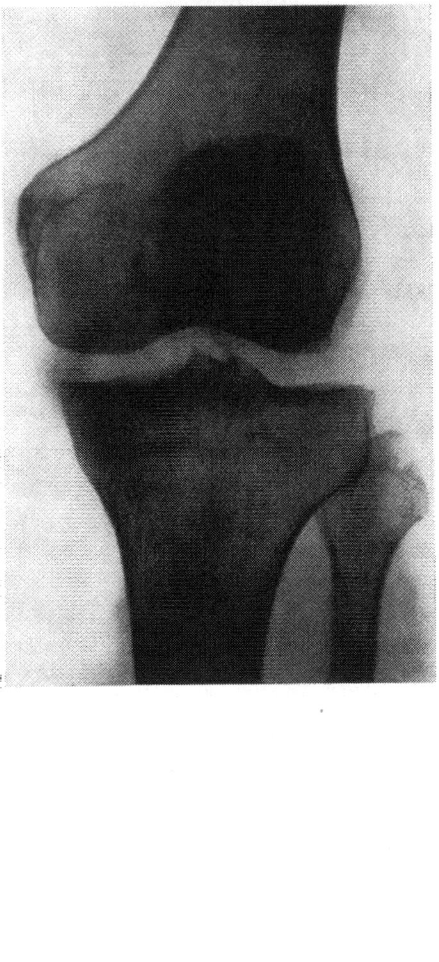

Abb. 89 zeigt die Röntgenaufnahme von vorne nach dem Einrichtungsversuch. Der Unterschenkel ist im Kniegelenk um *1 cm nach außen zu subluxiert*. Im inneren Kniegelenkspalt sieht man eine Verschattung, die den interponierten Gewebsteilen entspricht.
Bei der *blutigen Einrichtung* sah man, daß ein Teil der Gelenkkapsel, das innere Seitenband und Teile des M. vastus medialis abgerissen und in das Gelenk verlagert waren. Mit einem Elevatorium wurden die interponierten Gewebsteile aus dem Gelenkspalt herausgeholt, mit feinen Situationsnähten an ihren Ansatzstellen befestigt und anschließend nur die Haut genäht

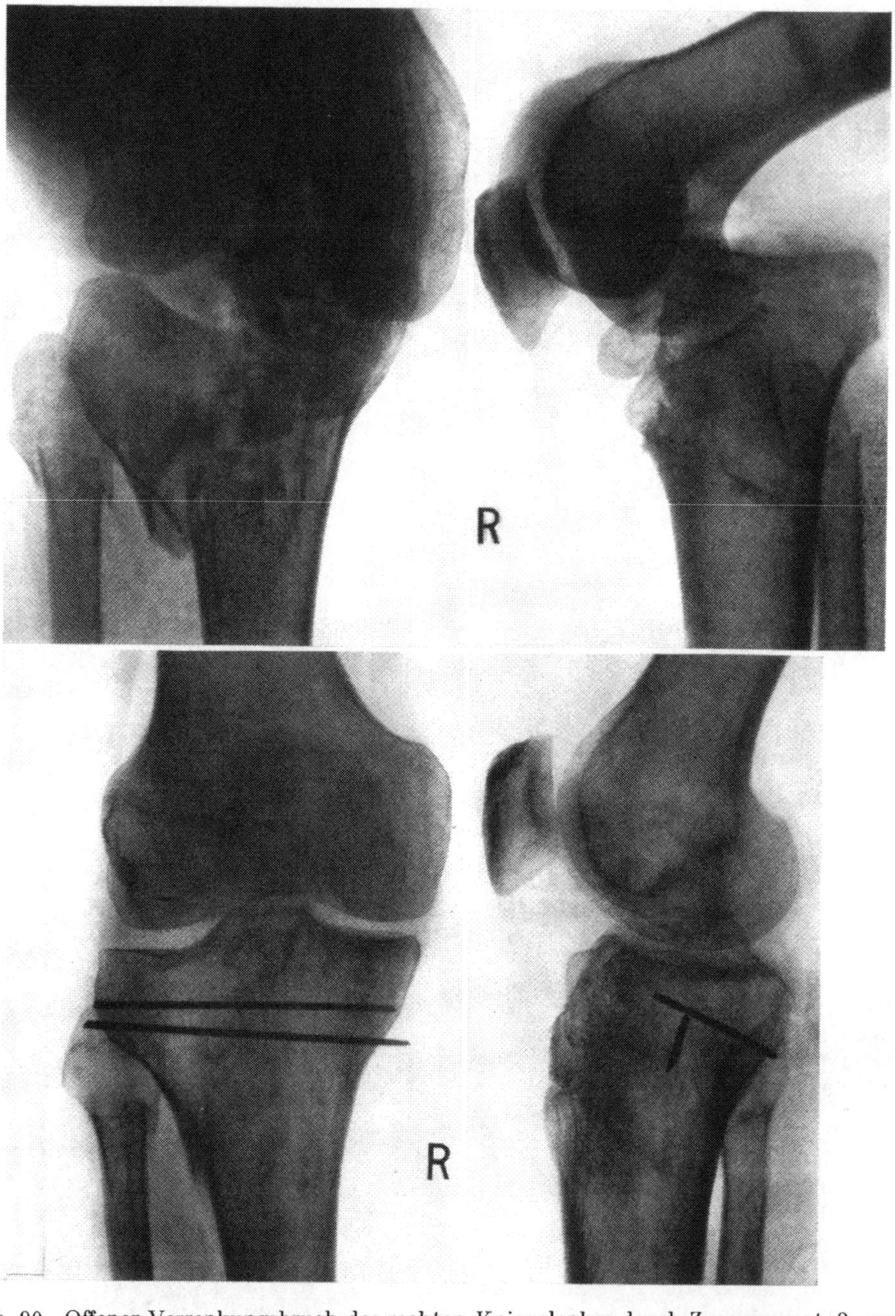

Abb. 90. Offener Verrenkungsbruch des rechten Kniegelenkes durch Zusammenstoß zweier PKWs. Der Unterschenkel ist im Kniegelenk um volle Schaftbreite nach hinten verrenkt. Der Schienbeinkopf ist infra- und intrakondylär gebrochen und der äußere Schienbeinknorren nach vorne gekippt und teilweise nach unten verlagert. Blutige Reposition der Kniegelenkverrenkung und des Schienbeinkopfes. Der Schienbeinkopf wurde in der richtigen Stellung mit zwei gekreuzten Bohrdrähten festgehalten. 6 Wochen nach der Gipsabnahme war das Kniegelenk von 160° bis 75° aktiv beweglich

Die drei Zeichen für eine Interposition im Kniegelenk müssen jedoch *nicht immer gleichzeitig* vorhanden sein.

Bei einer *irreponiblen Kniegelenkverrenkung soll die operative Einrichtung so bald als möglich erfolgen.*

In Allgemeinnarkose und Blutleere wird das Kniegelenk an der Innenseite durch einen Längsschnitt, der einen genügenden Überblick gibt, eröffnet. An der Innenseite deshalb, da die Interposition von Gewebsteilen *immer* in den inneren Kniegelenkspalt erfolgt.

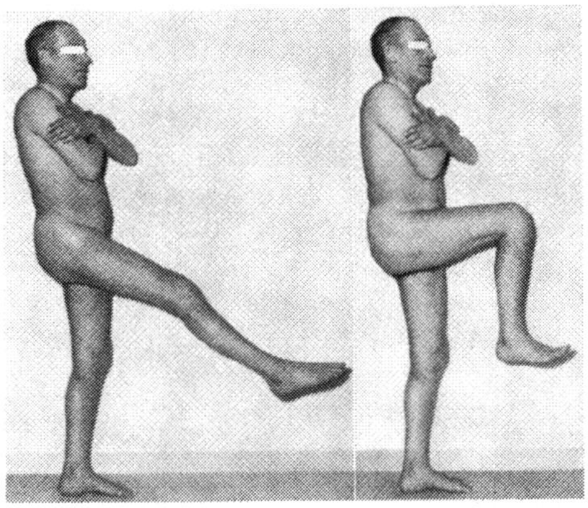

Abb. 91. Foto zu Abb. 90. Beweglichkeit des rechten Kniegelenkes 6 Monate nach der Verletzung

Nach Durchtrennung der Haut und des Unterhautzellgewebes kommt man meistens sofort auf den inneren Oberschenkelknorren.

Sind die vom Oberschenkelknorren gelöste Gelenkkapsel und das innere Seitenband oder Teile des M. vastus in das Gelenk hineingeschlagen, so unterfährt man den freien Rand der interponierten Gewebsteile mit einem Elevatorium und schiebt sie damit aus dem Gelenk heraus. Die von ihren Ansatzstellen gelöste Gelenkkapsel und das Seitenband werden nach ihrer Rücklagerung mit feiner Seide angenäht.

Ist der Oberschenkelknorren durch einen Kapsel- oder Vastusriß hindurchgetreten, so muß man den Schlitz nach oben und unten verlängern, um die Interposition lösen zu können. Anschließend wird der Kapselschlitz mit zwei oder drei Situationsnähten verschlossen.

Dann wird *nur* die Haut genäht und eine gespaltene Oberschenkelgipshülse in einer Stellung im Kniegelenk von 165° bis 170° angelegt.

Nach 2 Wochen werden die Hautnähte entfernt und die gespaltene Gipshülse durch eine geschlossene ersetzt. Mit dieser kann der Verletzte aufstehen und herumgehen. Die Dauer der ununterbrochenen Ruhigstellung beträgt 16 Wochen.

4. Frische offene Kniegelenkverrenkung

Bei einer offenen Kniegelenkverrenkung wird zuerst in Allgemeinnarkose die Wunde ausgeschnitten. Ist im Gelenk Schmutz, so wird dieser mit Tupfern weggewischt. Im Knochen fest imprimierte Fremdkörper werden mit dem Meißel entfernt. Spülungen des Gelenkes mit antiseptischen Mitteln erscheinen *nicht* angezeigt, da man damit den Schmutz nur weiter in die Tiefe des Gelenkes einbringt.

Sind die Seitenbänder oder die Gelenkkapsel zerissen, so sind einige Situationsnähte anzulegen. Gerissene Kreuzbänder brauchen nicht genäht zu werden. Ist ein Meniskus von seiner Unterlage abgelöst, so soll er nicht entfernt, sondern in sein Bett zurückgelagert und mit einigen feinen Seidennähten fixiert werden.

Bestehen gleichzeitig noch Knochenbrüche im Kniebereich, so sind diese, falls notwendig, operativ zu versorgen (Abb. 90 u. 91). Liegt ein Trümmerbruch der Kniescheibe vor, so ist sie zu entfernen. Zerrissene Nerven sind zu nähen.

Nachdem man ein oder zwei Gummidrains durch die *gesunde* Haut an der tiefsten Stelle herausgeleitet hat, wird *nur* die Haut genäht. Bei der Hautnaht ist darauf zu achten, daß der Verschluß möglichst spannungsfrei erfolgt, um Hautnekrosen zu vermeiden. Ist jedoch ein spannungsfreier Verschluß der Haut nicht möglich, so muß der Defekt mit einem Dermatom gedeckt werden. Anschließend wird ein Becken-Bein-Gipsverband angelegt, der im Beinteil sofort zu spalten ist.

Die Drains sollen nach längstens 24 Stunden entfernt werden.

Bei glattem Heilungsverlauf werden die Hautnähte am 14. Tag entfernt, der Becken-Bein-Gipsverband abgenommen und eine geschlossene Oberschenkelgipshülse angelegt, mit der der Verletzte aufstehen und herumgehen kann.

Die Dauer der Ruhigstellung beträgt 16 Wochen.

5. Kniegelenkverrenkung mit Zerreißung der A. poplitea

Wenn nach dem Einrichten der Kniegelenkverrenkung der Fuß *kalt* und *blaß* bleibt, *kein Puls* am Fußrücken und hinter dem inneren Knöchel *zu tasten ist, so liegt eine Verletzung der A. poplitea* vor.

Die Stelle der Verletzung der A. poplitea wird durch eine *Arteriographie* festgestellt. Anschließend werden in Allgemeinnarkose ohne Blutsperre die Gefäße in der Kniekehle dargestellt.

Besteht ein Riß in der Arterie, so ist dieser durch Nähte zu verschließen. *Ein Defekt bis 2 cm Länge kann durch direkte Naht verschlossen* werden, da dies meist noch ohne Spannung möglich ist. Besteht ein größerer Defekt, so kann man die Überbrückung mittels eines Transplantates versuchen.

Ist die A. poplitea durch einen Thrombus verschlossen, so muß dieser entfernt werden.

Eine zusätzlich verletzte V. poplitea braucht *nicht* genäht zu werden, sondern wird unterbunden. Zerrissene Nerven sind gleich zu nähen.

Sind die Gefäßnaht oder die Transplantation ohne Erfolg, so muß mit der Amputation so lange gewartet werden, *bis eine Demarkation eingetreten ist.*

Literatur

Amnijev, A.: Fernresultat einer komplizierten Luxation beider Kniegelenke. Z. sovrem. Chir. **6**, 457–458 (1931), russisch. Ref. Z. org. ges. Chir. **57**, 511.

Anderson, R.: Dislocation of the knee with rupture of the popliteal artery and vein. Virgina M. Monthly **58**, 120–126 (1931).

Angelelli, O.: Le lussazioni traumatiche del ginocchio. Chir. org. movim. **11**, 435–477 (1927).

Babic, B.: Über traumatische Unterschenkelverrenkungen. Ortop. travmat. **9**, 82–90 (1935), russisch. Ref. Z. org. ges. Chir. **76**, 61.

Barnabo, W.: La lussazione posteriore del ginocchio. Riv. veneta sc. med. **58**, 193–217 (1913).

Baumgart, R.: Rotationsluxation der Tibia. Zbl. Chir. **82**, 1454–1456 (1957).

Bencze, B.: Beitrag zur isolierten Luxation des Knies. Zbl. Chir. **84**, 1123–1127 (1959).

Benelli, C.: Lussazione traumatica irriducibile del ginocchio. Chir. org. movim. **14**, 436–450 (1930).

Böhler, J.: Tiefgekühlte homoioplastische Arterientransplantate bei frischen Verletzungen. Langenbecks Arch. klin. Chir. **287**, 323–328 (1957).

Brennan, J.: Irreducible posterolateral dislocation of the knee joint with grossly in tact cruciate ligaments. Amer. J. Surg. **104**, 117–119 (1962).

Cahen, J.: Réduction sanglante d'une luxation ancienne du genou. J. chir. Bruxelles 79–85 (1927).

Cheatle, G.: Sprains and strains of the knee joint. Practitioner **92**, 351–359 (1914).

Conwell, H.: Complete dislocations of the knee joint. Surg. Gyn. Obstetr. **64**, 94–101 (1937).

Ders.: Dislocations of the knee joint with a report of a complete external lateral dislocation. J. Amer. med. Assoc. **106**, 1252–1256 (1936).

Ders.: Dislocations of the knee joint. Amer. J. Surg. **43**, 492–496 (1939).

Cook, C.: Traumatic dislocation of the knee. Wisconsin Med. J. **30**, 120–129 (1931).

Couvelaire, R.: Luxation antérieure complète du genou réduction facile. Rev. Orthop. Paris **25**, 565–567 (1938).

Crillovich, R.: Über geschlossene intraartikuläre Frakturen und traumatische Luxationen des Kniegelenkes. Arch. orthop. Unfallchir. **25**, 94–124 (1927).

Drescher, K.: Über Gefäßschädigungen bei Luxationen und deren Repositionen. Arch. klin. Chir. **184**, 361–372 (1936).

Ducuing, J.: Luxation complète du genou en avant, description d'une piéce opératoire. Mém. Acad. Chir. Paris **64**, 794–802 (1938).

Ehlert, H.: Beitrag zur Kasuistik der seitlichen Kniegelenkluxation. Arch. orthop. Unfallchir. **39**, 646–650 (1939).

Ferguson, J.: Incomplete outward dislocation of the knee. J. Amer. med. Assoc. **70**, 1213–1217 (1918).

Ders.: Complete medial dislocation of the knee joint with division of the common peroneal nerve. J. Bone Jt. Surg. **21**, 1012–1019 (1939).

Fichmann, A.: Complete lateral dislocation of the knee joint. J. Amer. med. Assoc. **105**, 1111–1113 (1935).

Fiebach, R.: Beitrag zur Kasuistik der traumatischen Kniegelenkluxationen. Arch. orthop. Unfallchir. **18**, 442–448 (1920).

Filippi, G.: Un caso di lussazione laterale irriducibile del ginocchio. Chir. org. movim. **19**, 529–538 (1935).

Frei, M.: Luxationen im Kniegelenk mit Inversion der Patella. Dtsch. Z. Chir. **125**, 175–192 (1913).

Gandolfi, M.: Considerazioni sulla terapia del ginocchio. Minerva ortop. Torino **11**, 427–431 (1960).

Gelder, C.: Ein Fall von Knieverrenkung. Nederl. Tijdschr. Geneesk. 175–192 (1935), holländisch. Ref. Z. org. ges. Chir. **71**, 78.

Gérard-Marchant, P.: Le traitement chirurgical des luxations du genou. J. chir. Paris **43**, 188–205 (1934).

Ghermann, E.: Die Verrenkungen des Kniegelenkes. Zbl. Chir. **86**, 664–670 (1961).

Gissane, W.: Dislocation of the knee. J. Bone Jt. Surg. **36B**, 147 (1954).

Griswold, A.: Irreducible dislocations of the knee joint. J. Bone Jt. Surg. **33A**, 787–791 (1951).

Gross, F.: Zur Behandlungsfrage der vollständigen traumatischen Kniegelenkverrenkung. Chirurg **13**, 545–550 (1941).

Guedj, P.: Les luxations traumatiques du genou. Rev. Chir. Paris **50**, 98–114 (1931).

Ders.: Les luxations traumatiques du genou. Rev. Orthop. Paris **18**, 29–44 (1931).

Guillemin, A.: Luxation du genou suivant une axe vertical. Bull. soc. nat. Chir. Paris **55**, 608–616 (1929).

Huber, H.: Traumatic dislocation of the knee joint. Radiology **7**, 431–435 (1926).

Jonasch, E.: Gleichzeitige geschlossene Hüft- und offene Knieluxation. Mschr. Unfallheilk. **59**, 276–279 (1956).

Ders.: Die traumatische Verrenkung des Kniegelenkes und ihre Behandlung. Mschr. Unfallheilk. Beiheft **68**, 1–98 (1961).

Kennedy, J.: Complete dislocation of the knee joint. J. Bone Jt. Surg. **45 A**, 889–903 (1963).

Kienböck, R.: Vollständige Kniegelenkverrenkung ohne Knochenbruch. Röntgenpraxis **7**, 670–671 (1935).

Klinefelter, M.: Dislocation of knee. Transact. Sect. Orthop. Surg. Amer. Med. Ass. **83** (1924).

Konik, A.: Traumatische Verrenkungen am Kniegelenk. Nov. Chir. Arch. **46**, 108–113 (1940), russisch. Ref. Z. org. ges. Chir. **100**, 667.

Kreuscher, P.: Knee joint injuries and their management. Amer. J. Surg. **80**, 69–87 (1924).

Krömer, K.: Behandlung und Ergebnisse der traumatischen Kniegelenkverrenkungen. Erg. Chir. **29**, 583–636 (1936).

Ders.: Beitrag zur Behandlung der Knieverrenkungen. Zbl. Chir. **62**, 793–799 (1935).

Ders.: Kniegelenkverrenkungen mit Knochenbrüchen. Röntgenpraxis 8, 690–692 (1936).

Lange, K.: Vollständige Kniegelenkverrenkung ohne Knochenbruch. Röntgenpraxis **8**, 323–324 (1936).

Ders.: Zur totalen Kniegelenkluxation. Zbl. Chir. **66**, 2399–2403 (1939).

Langhof, J.: Zur Behandlung der traumatischen Kniegelenkverrenkung. Zbl. Chir. **79**, 1883–1886 (1954).

Lederer, H.: Irreponible Verrenkung des Kniegelenkes. Wien. klin. Wschr. **63**, 829–830 (1951).
Leriche, R.: De l'entorse et de la luxation du genou. J. Chir. Paris **54**, 593–602 (1939).
Ders.: Intervention précoce dans un cas d'entorse du genou. Rev. Chir. Paris **50**, 678–683 (1931).
Ders.: A propos de l' éntorse du genou. Mém. Acad. méd. Paris **66**, 181–189 (1940).
Longway, A.: Report of a case of complete dislocation of the knee joint without compounding. Lancet **51**, 120–123 (1931).
Lowman, C.: Rotatory subluxation of the knee. J. Bone Jt. Surg. **6**, 827–831 (1924).
Magnus, G.: Zur operativen Behandlung der frischen traumatischen Luxationen. Zbl. Chir. **55**, 1197–1198 (1928).
Maiotti, A.: Considerazioni sulla lussazione traumatica del ginocchio. Ortop. app. motore **24**, 537–549 (1956).
Mallet-Guy, P.: Sur le diagnostic des entorses du genou: Un cas de luxation en dedans du femur sur le tibia. Lyon Chir. **38**, 92–93 (1943).
Marconi, S.: Un caso di lussazione anteriore recidivante del ginocchio. Chir. org. movim. **9**, 320–328 (1925).
Margolin, E.: Ein Fall von Luxation der Tibia nach hinten und außen mit gleichzeitiger Luxation der Patella nach außen. Vrač. gaz. Leningrad **13**, 1015–1016 (1927), russisch. Ref. Z. org. ges. Chir. **41**, 64.
Mauclaire: Luxations du genou en arrière. Bull. mém. soc. nat. Chir. Paris **39**, 951 bis 952 (1913).
Meadows, L.: Dislocation of the knee. Northwest med. **21**, 213–216 (1922).
Michaelson, E.: Case of dislocation of the knee. Acta chir. Scand. **41**, 574–584 (1927).
Mitchell, J.: Dislocation of the knee. J. Bone Jt. Surg. **12**, 640–646 (1930).
Nicolai, N.: Erfahrungen bei 33 Kniegelenkverrenkungen. Langebecks Arch. klin. Chir. **294**, 150–172 (1960).
Nikoforov, M.: Ein Fall von veralteter traumatischer Luxation beider Kniegelenke. Ortop. Travmat. **4**, 44–46 (1930), russisch. Ref. Z. org. ges. Chir. **56**, 525.
Osipovskij, W.: Ein Fall von medialer Verrenkung des Kniegelenkes und der Kniescheibe. Chirurgia **7**, 135–136 (1937), russisch. Ref. Z. org. ges. Chir. **88**, 61.
Ottolenghi, C.: Gefährliche traumatische Verrenkung des Knies. Rev. Ortop. **4**, 107 bis 113 (1934), spanisch. Ref. Z. org. ges. Chir. **70**, 478.
Paas, H.: Zur Behandlung der traumatischen Luxationen im Kniegelenk. Zbl. Chir. **65**, 2359–2363 (1938).
Padovani, P.: Les entores du genou. Gaz. Hôp. Paris 78–80 (1934).
Platt, H.: Traumatic dislocation of the knee joint. Brit. J. Surg. **8**, 190–192 (1920).
Pierra, C.: Eclatement de l'extrémité supérieure du tibia avec luxation postéro-interne du genou. Mém. Acad. Chir. Paris **79**, 104–109 (1953).
Quinlan, A.: Dislocation of the knee joint. J. Bone Jt. Surg. **37B**, 352 (1955).
Ders.: Postero-lateral dislocation of the knee with capsular interposition. J. Bone Jt. Surg. **40B**, 660–663 (1958)
Ritter, H.: Dislocation of the knee joint. J. Bone Jt. Surg. **14**, 391–394 (1932).
Robineau: Luxation du genou en avant. Bull. Soc. nat. Chir. Paris **55**, 657–659 (1929).
Rocholl, H.: Über Knieluxationen. Arch. orthop. Unfallchir. **24**, 589–596 (1927).
Roth, H.: Über Verletzungen der A. poplitea bei Kniegelenkluxationen. Z. Unfallmed. Zürich **42**, 278–283 (1949).
Schmid, M.: Über 3 bemerkenswerte Verrenkungen der unteren Gliedmaße. Mschr. Unfallheilk. **58**, 33–42 (1955).
Schmisch, W.: Subluxation des Kniegelenkes nach hinten mit Zerreißung der A. poplitea. Dtsch. Z. Chir. **243**, 621–627 (1934).
Schum, H.: Unblutige Luxation im Kniegelenk mit Zerreißung der A. poplitea. Bruns Beitr. klin. Chir. **114**, 507–510 (1919).
Sgrosso, J.: Traumatische Verrenkung des Kniegelenkes. Bol. Soc. Cir. Rosario **5**, 509–516 (1938), spanisch. Ref. Z. org. ges. Chir. **93**, 432.
Simon, J.: Traumatische Knieluxation. Čas. lék. česk. **66**, 414–419 (1927), tschechisch. Ref. Z. org. ges. Chir.
Simons, B.: Zur Behandlung der traumatischen Kniegelenkverrenkungen. Zbl. Chir. **65**, 981–987 (1938).
Spek, J.: Ein Fall von vollständiger Kniegelenkluxation. Ned. Tijdschr. Geneesk. 6225–6227 (1930), holländisch. Ref. Z. org. ges. Chir. **53**, 270.
Steenberg, E.: Ein Fall von traumatischer Luxation des Knies nach vorne mit Zerreißung der Poplitealgefäße. Uskr. Laeger Kopenhagen **89**, 136–139 (1927), dänisch. Ref. Zbl. Chir. **55**, 1500.
Stellhorn, C.: Complete dislocation of the knee joint. Amer. J. Surg. **26**, 332–335 (1934).
Trausner, H.: Ein Fall von Luxatio genu mit Einwärtsrotation der Patella um 180°. Med. Klinik **19**, 830 (1923).
Weigel, E.: Complete dislocation of knee. Amer. J. Surg. **9**, 140–141 (1930).
Werjoffkin, M.: Ein Fall von Luxatio anterior des Kniegelenkes. Wojenno Med. Jour. **239**, 31–35 (1914), russisch. Ref. Z. org. ges. Chir. **6**, 176.

Werwath, K.: Luxatio genu lateralis incompleta mit Einklemmung der zerrissenen Weichteile in den Gelenkspalten. Zbl. Chir. **54**, 850–851 (1927).
Wette, W.: Autoptische Befunde bei frischen traumatischen Luxationen. Arch. orthop. Unfallchir. **25**, 371–381 (1927).
Ders.: Endausgänge traumatischer Luxationen. Arch. orthop. Unfallchir. **27**, 81–115 (1929).
Wiig, N.: Kniegelenkverrenkung mit Komplikationen. Nord. Med. 3327–3330 (1939), norwegisch. Ref. Z. org. ges. Chir. **97**, 618.
Wilson, M.: Complete dislocation of the knee joint. Amer. J. Surg. **52**, 77–81 (1941).

Angeborene Kniegelenkverrenkung

Im Schrifttum wird die angeborene Kniegelenkverrenkung je nach dem Schweregrad auch als *Genu recurvatum congenitum*, *Subluxatio genus* oder *Luxatio genus congenita* bezeichnet.

Sie stellt eine *Entwicklungsanomalie* dar, wobei meist der Unterschenkel im Kniegelenk nach vorn und nur selten nach hinten zu verrenkt ist. Oft finden sich gleichzeitig noch andere Entwicklungsstörungen, wie angeborene Hüftgelenkverrenkung, Klumpfußbildung, Ellenbogenverrenkung usw.

Die *Ursache* der angeborenen Kniegelenkverrenkung ist bis heute *ungeklärt*. Es gibt darüber die verschiedensten Theorien.

Bei der *Behandlung* müssen die leichteren Formen von der voll ausgebildeten Verrenkung unterschieden werden.

Besteht eine Subluxation des Unterschenkels im Kniegelenk, so kann man versuchen, diese im Gipsverband durch etappenweise Einrichtung und Beugung des Kniegelenkes bis 90° auszugleichen.

Gelingt es auf diese Art und Weise nicht, die Subluxation zu beheben, oder liegt eine vollständige Verrenkung vor, so soll *operativ* vorgegangen werden.

Die *Technik der Operation* beruht vor allem darauf, den geschrumpften M. quadriceps oder seine Sehne zu verlängern. Bei bereits stark deformierten Gelenkflächen kommt nach der blutigen Einrichtung der Verrenkung eine temporäre Fixation mit gekreuzten Bohrdrähten in Frage (*Niebauer*).

Kommt eine angeborene Kniegelenkverrenkung erst nach dem Schluß der Epiphysenfugen in Behandlung, so ist es am besten, eine *Arthrodese* des Kniegelenkes zu machen.

Literatur

Baldwin, C.: Congenital dislocation of the knee joint. J. Bone Jt. Surg. **8**, 822–823 (1926).
Boorstein, S.: Congenital backward dislocation of the knee. Amer. J. Dis. Child. **38**, 107–111 (1929).
Bunne: Angeborene Knieluxation. Zbl. Chir. **55**, 2527 (1928).
Clayburgh, B.: Congenital dislocation of the knee. Proc. Mayo Clin. **30**, 396–400 (1955).
Dermidov: Ein Fall von angeborener Knieluxation nach vorne. Ortop. travmat. **1**, 118–121 (1927), russisch. Ref. Z. org. ges. Chir. **43**, 815.
Durand, P.: Luxation du genou en arrière chez un nouveauné par traumatisme de l'utérus. Presse méd. Paris **49**, 681–682 (1941).
McFarland, B.: Congenital dislocation of the knee. J. Bone Jt. Surg. **11**, 281–285 (1929).
Forgon, M.: Über angeborene Kniegelenkverrenkung. Arch. orthop. Unfallchir. **52**, 599–606 (1961).
Frejka, B.: Behandlung angeborener Kniegelenkverrenkungen. Pressburg lek. Listy **17**, 466–473 (1937), tschechisch. Ref. Z. org. ges. Chir. **86**, 427.
Giordani, C.: Dislocazioni congenite del ginocchio. Minerva ortop. Torino **9**, 326–338 (1958).

Griswold, A.: Congenital dislocation of the knee joint. J. Bone Jt. Surg. **9**, 628 (1927).
Grossmann, J.: Congenital dislocation of both knees. Med. J. Rec. N. Y. **125**, 189–190 (1927).
Hamada, G.: Congenital dislocation of the knee treated by manipulation. Brit.med. J. **2**, 141 (1930).
Hartmann, K.: Luxation congénitale du genou en arrière. Rev. Orthop. Paris **10**, 205–212 (1923).
Henrad, E.: Zur Ätiologie und Prognose des Genu recurvatum congenitum. Mschr. Geburtsh. **80**, 317–318 (1928).
Jaroš, M.: Luxatio genus congenita. Acta Chir. orthop. Traum. čech. **28**, 215–219 (1961), tschechisch. Ref. Z. org. ges. Chir. **170**, 224.
Käfer, N.: Ein Fall von angeborener Luxation beider Kniegelenke. Ortop. travmat. **1**, 13–19 (1927), russisch. Ref. Z. org. ges. Chir. **40**, 349.
Kaijser, R.: Über kongenitale Knieluxationen. Acta orthop. Scand. **6**, 1–20 (1935).
Kopits, E.: Beiträge zur Pathologie und Therapie der angeborenen Kniegelenkluxationen. Arch. orthop. Unfallchir. **23**, 593–609 (1925).
Lozarraga, J.: Angeborene Luxationen im Kniegelenk nach hinten. Med. Klin. **9**, 1037–1038 (1913).
Magnus, F.: Über totale congenitale Luxation der Kniegelenke bei 3 Geschwistern. Dtsch. Z. Chir. **78**, 555–573 (1905).
Mattner, H.: Über die angeborene präfemorale Luxation der Kniegelenke. Arch. orthop. Unfallchir. **47**, 664–675 (1955).
Mayer: Kongenitale Subluxationen des Knies. Z. Orthop. **34**, 135–158 (1914).
Niebauer, J.: Congenital dislocation of the knee. J. Bone Jt. Surg. **42 A**, 207–225 1960).
Pankratjev, B.: Angeborene doppelseitige Luxation im Kniegelenk. Sovet. chir. **1**, 258–261 (1931), russisch. Ref. Z. org. ges. Chir. **58**, 671.
Ders.: Luxatio genus congenita bilat. per rotationem. Arch. orthop. Unfallchir. **29**, 530–534 (1931).
Rechmann: Beitrag zur Therapie der kongenitalen Luxation des Kniegelenkes. Arch. orthop. Unfallchir. **13**, 227–256 (1914).
Spiers, H.: Congenital luxation of the knee. J. Bone Jt. Surg. **9**, 469–475 (1927).
Tošovsky, V.: Gleichzeitige angeborene Verrenkung des Knie- und Hüftgelenkes. Acta chir. orthop. traum. čech. **26**, 229–232 (1959), tschechisch. Ref. Excerpta med. **5**, 29.
Werthemann, A.: Zur Frage der Genese der angeborenen Kniegelenkverrenkung. Schweiz. med. Wschr. **73**, 909–912 (1943).
Winter, H.: Über die angeborene Luxation des Kniegelenkes nach vorn und ihre Operation. Arch. orthop. Unfallchir. **28**, 94–99 (1930).

Meniskusverletzung

Es kann sowohl ein vollkommen gesunder, als auch ein degenerierter Meniskus verletzt werden. Die Unterscheidung, ob die Verletzung eines gesunden oder eines degenerierten Meniskus erfolgte, kann einwandfrei nur der Pathologe machen.

Die Verletzung eines Meniskus kommt vor allem bei einer plötzlichen Drehbewegung in Verbindung mit einem seitlichen Einknicken im Kniegelenk zustande.

Nach der *Form* der Meniskusverletzung unterscheidet man einen *Längsriß*, einen *Querriß* und einen *Lappenriß* (Abb. 92a—c). Diese drei Rißformen können sowohl im vorderen, mittleren, als auch im hinteren Anteil des Meniskus vorkommen.

Am häufigsten mit über 50% finden sich die Längsrisse. Wird bei einem Längsriß das vom Meniskus abgelöste Stück gegen die Gelenkmitte zu verlagert, so bezeichnet man diese Form als „*Korbhenkel*“.

Der Riß des Meniskus in seiner ganzen Ausdehnung muß nicht auf einmal entstehen, sondern kann sich allmählich entwickeln.

Klinisch sind u. E. zwei Stadien zu unterscheiden, nämlich die akute Einklemmung, die der Verletzte nicht zu lösen vermag und die öfter wiederkehrenden Einklemmungen, die sich leicht lösen lassen, oder aber auch unklare Kniebeschwerden.

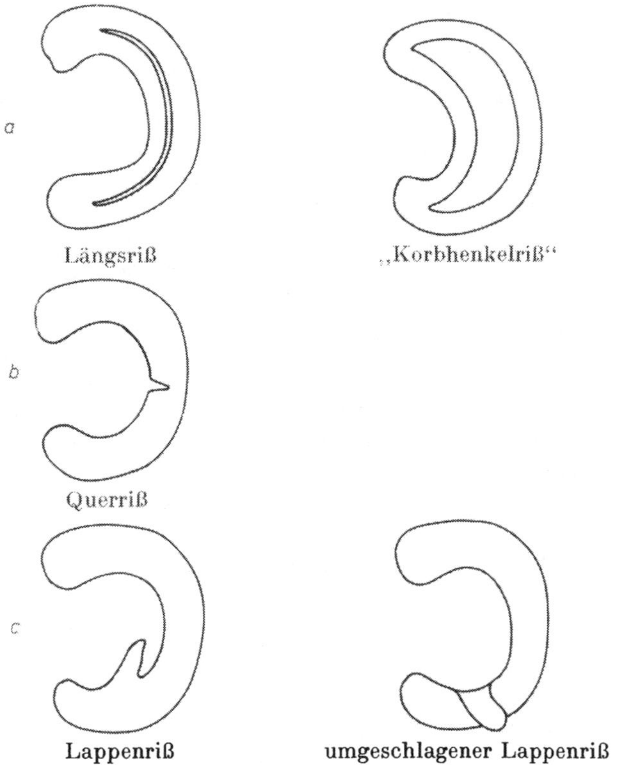

Abb. 92a bis c. Die verschiedenen Formen des Meniskusrisses

Die akute Einklemmung kann die erste Einklemmung überhaupt sein. Andererseits können schon einige Einklemmungen stattgefunden haben, die der Verletzte aber lösen konnte.

Ist es zu einem Meniskusriß gekommen, so verspürt der Verletzte *plötzlich* einen stechenden Schmerz im Kniegelenk und knickt zusammen. Manchmal gibt der Verletzte an, daß das Knie „herausgesprungen“ sei oder daß sich im Kniegelenk etwas „verklemmt“ habe. Das Kniegelenk kann nicht ganz gestreckt werden, es besteht eine Streckhemmung von 20° bis 30°. Beim Versuch, das Kniegelenk passiv zu strecken, treten starke Schmerzen auf. Durch Drehbewegungen des Unterschenkels gelingt es oft, die Einklemmung zu lösen.

Einige Stunden nach dem Meniskusriß oder bei jeder neuerlichen Einklemmung tritt ein mäßiger Erguß im Kniegelenk auf.

Die *akute Einklemmung in Verbindung mit einer Streckhemmung ist eine der wichtigsten anamnestischen Angaben.*

Die *Diagnose* einer Meniskusverletzung ist, wenn keine akute Einklemmung besteht, nicht immer einfach zu stellen. Genauso wie es bei den Rißformen die verschiedensten Variationen, Kombinationen und Übergangsformen gibt, so sind auch die Vorgeschichte und die klinischen Zeichen einer Meniskusverletzung nicht immer eindeutig und oft verschiedenartig.

Bei Verdacht auf eine Meniskusverletzung hat sich folgender *Untersuchungsgang* bewährt:

Besteht eine Meniskusverletzung bereits einige Monate, so kommt es infolge einer unbewußten Schonung des Beines zu einer Atrophie der Oberschenkelmuskulatur. Ein Erguß im Kniegelenk muß nicht vorhanden sein, wenn die letzte Einklemmung länger als 2 Wochen zurückliegt.

Die Kniegelenkbeweglichkeit ist in der Regel frei. Nur bei Rissen im hinteren Anteil des Meniskus besteht eine geringe Beugebehinderung.

Versucht man das Kniegelenk passiv zu überstrecken, so kann man dem Meniskus entsprechend einen Schmerz an der Innen- oder Außenseite des Kniegelenkes auslösen (*Überstreckschmerz*).

Bei einem Riß des äußeren Meniskus kann bei Abduktion des Unterschenkels im Kniegelenk ein Schmerz im äußeren Gelenkspalt und bei einer Verletzung des inneren Meniskus ein Schmerz bei Adduktion im inneren Gelenkspalt ausgelöst werden (*Abduktionsschmerz des äußeren und Adduktionsschmerz des inneren Meniskus*). Bei dieser Prüfung achtet man gleichzeitig auf die Festigkeit der Seitenbänder. Bei einer frischen Verletzung der Seitenbänder besteht ein Abduktionsschmerz bei einer Verletzung des inneren und ein Adduktionsschmerz bei einer Verletzung des äußeren Knieseitenbandes.

Beugt man im Kniegelenk auf ungefähr 90° und dreht den Unterschenkel passiv nach innen, so entstehen bei einer Verletzung des äußeren Meniskus Schmerzen an der Knieaußenseite, da der Meniskus durch die Drehung in das Gelenkinnere gezogen und die Rißstellen angespannt werden. Bei einem Riß des inneren Meniskus kann dieser Schmerz bei Außendrehung des Unterschenkels an der Innenseite ausgelöst werden (*Außen- bzw. Innendrehschmerz*). Die Prüfung auf den Drehschmerz soll nicht nur bei einer Stellung des Kniegelenkes von 90° erfolgen, sondern, wenn kein Schmerz auslösbar war, auch in anderen Winkelstellungen (ungefähr von 70° bis 120°).

Bei einer Meniskusverletzung findet man auch eine *Druckempfindlichkeit* des entsprechenden *Gelenkspaltes*, meist vor dem Seitenband. Die Untersuchung erfolgt bei einer Stellung des Kniegelenkes von 90°. Ist diese Art der Prüfung auf Druckempfindlichkeit des Gelenkspaltes ohne Erfolg, so versucht man, durch Außen- bzw. Innendrehung des Unterschenkels den entsprechenden Meniskus dem untersuchenden Finger näher zu bringen. Man läßt dazu den Verletzten mit der Ferse auf dem Boden den Unterschenkel langsam nach außen bzw. nach innen drehen. Bei der Innendrehung wird der innere Meniskus nach vorn gedrängt und bei der Außendrehung nach hinten gezogen. Beim äußeren Meniskus ist dies in umgekehrter Weise der Fall.

Besteht ein Lappenriß am Vorderhorn und ist dieser nach vorn umgeschlagen, so kann man im Gelenkspalt eine deutliche Vorwölbung tasten (Abb. 93). In differentialdiagnostischer Hinsicht ist dann eine Meniskuszyste auszuschließen.

Ist ein Meniskusriß einwandfrei festgestellt, so muß operativ *vorgegangen werden.* Die konservative Behandlung durch Ruhigstellung mit einer Oberschenkelgipshülse ist *zwecklos, da ein Meniskusriß trotz Ruhigstellung* **nicht** *zusammenwächst.*

Die *Operation* soll in Allgemeinnarkose und Blutleere am hängendem Bein erfolgen. Nach *Böhler* wird ein ungefähr 6 cm langer Hautschnitt in Richtung Epicondylus femoris — Tuberositas tibiae angelegt. Der Schnitt soll nicht zu weit nach vorn reichen und den Gelenkspalt nach distal um ungefähr 1 cm überragen. Bei dieser Schnittführung werden die Äste des N. saphenus und des N. cutaneus femoris anterior geschont und so Störungen des Hautgefühls vermieden, die sich beim Knien störend auswirken können.

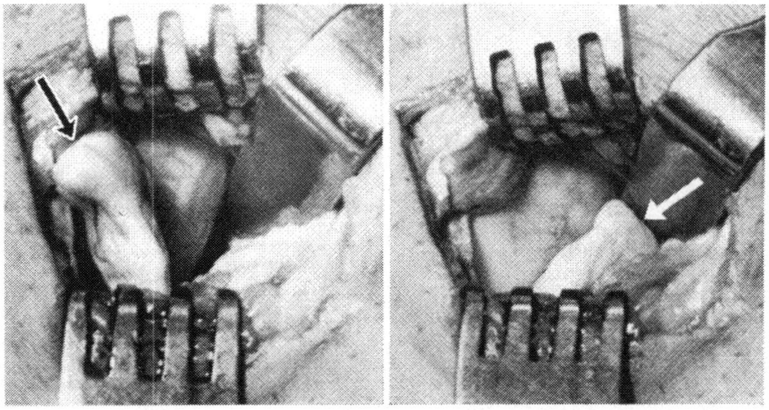

a b

Abb. 93a und b. Lappenriß am Vorderhorn eines medialen Meniskus Auf Abb. 93a ist der Lappen nach außen umgeschlagen, auf Abb. 93b liegt er gegen die Fossa intercondyloidea zu

Die Gelenkkapsel wird *quer* durchtrennt. Für diesen Schnitt tastet man sich den Rand des Schienbeinkopfes mit dem Finger und legt den Schnitt 1,5 bis 2 cm *oberhalb* des Schienbeinkopfrandes an. Durchtrennt man die Gelenkkapsel zu tief, so kommt man an die Meniskusbasis und trennt den Meniskus von seiner Unterlage ab.

Der Kapselschnitt ist so groß zu machen, daß einerseits das Seitenband und andererseits das Lig. patellae nicht verletzt werden.

Hat man den *Meniskusriß festgestellt, so darf nicht der ganze Meniskus entfernt werden, sondern nur eine Abtragung des verletzten Meniskusteiles erfolgen*, wie dies in Abb. 94 dargestellt ist.

Entfernt man den ganzen Meniskus, so kommt es zu statischen Veränderungen im Kniegelenk und als Folge davon zur Arthrose.

Die Teilabtragung des Meniskus erfolgt am besten mit einem Meniskotom.

Wegen Unfallzusammenhangsfragen ist bei der Eröffnung des Kniegelenkes darauf zu achten, ob die Gelenkflüssigkeit klar ist, oder Blutbeimengungen hat und ob bei den Rißstellen des Meniskus Blutpunkte zu sehen sind. Diese Tatsachen sind im Operationsbefund zu vermerken.

Der Riß eines Meniskus ist unter gewissen Umständen als Unfallfolge anzuerkennen, wenn ein entsprechendes Unfallereignis vorliegt und frühere Meniskusverletzungen einwandfrei auszuschließen sind.

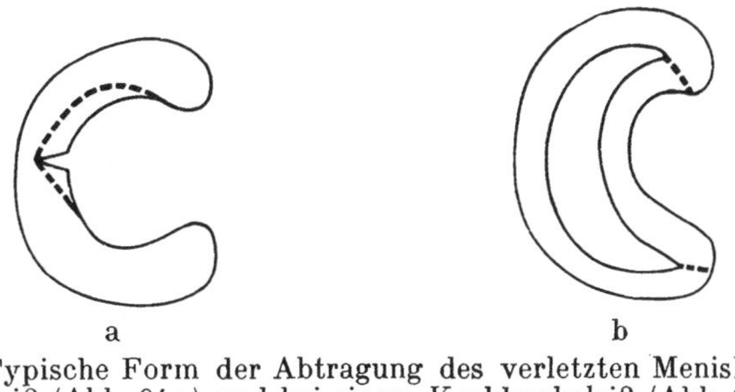

a b

Abb. 94a und b. Typische Form der Abtragung des verletzten Meniskusteiles bei einem Querriß (Abb. 94a) und bei einem Korbhenkelriß (Abb. 94b)

Zur Anerkennung eines Meniskusschadens bei Bergleuten ist nach Laarmann 3 Jahre schwerste Untertagearbeit in Zwangshaltung (Hockestellung) zu fordern.

Unter allen Umständen soll man aber bei der Anerkennung eines Meniskusrisses als Unfallfolge sehr vorsichtig und zurückhaltend sein.

Literatur

Aarstrand, T.: Treatment of meniscal rupture of the knee joint. A follow-up examination of material, where only the ruptured part of the meniscus has been removed. Acta chir. Scand. **107**, 146–157 (1954).

Aberle-Horstenegg: Meniskusregenerate. Zbl. Chir. **64**, 2639–2640 (1937).

Abrahamsen, H.: Meniskusverletzungen. Ugeskr. Laeg. 709–713 (1933), dänisch. Ref. Z. org. ges. Chir. **64**, 192.

Abrams, R.: Meniscus lesions of the knee in young children. J. Bone Jt. Surg. **39A**, 194–195 (1957).

Abrázanov, A.: Meniskusverletzungen. Vestn. Chir. **68**, 3–14 (1931), russisch. Ref. Z. org. ges. Chir. **58**, 271.

Aldinio, V.: La regenerazione del menisco. Arch. Ortop. Milano **56**, 479–494 (1941).

Aleman, O.: Erfahrungen aus der Meniskuschirurgie. Zbl. Chir. **61**, 412–413 (1934).

Ders.: Meniskusverletzungen im Kniegelenk. Acta chir. Scand. **74**, 319–360 (1934).

Alglave, P.: Avantages de la voie transrotulienne transversale pour l'exploration du genou, l'ablation des lésions méniscales et des séquelles traumatiques. Bull. mém. Soc. Chir. Paris **54**, 366–370 (1928).

Ders.: Arthrotomie transrotulienne pour séquelle traumatique du genou. Bull. Soc. nat. Chir. Paris **56**, 583–584 (1930).

Andersson, S.: Nachuntersuchungen von operierten Meniskusschäden besonders mit Rücksicht auf die Prognose. Acta chir. Scand. **75**, 534–546 (1934).

Andreesen, R.: Beitrag zur Schädigung der Knorpelbinnenscheiben der Kniegelenke. Dtsch. Z. Chir. **237**, 603–625 (1932).

Ders.: Über Meniskusschädigung und Unfall. Mschr. Unfallheilk. **39**, 310–317 (1932).

Ders.: Über Meniskusverletzungen und Schädigungen. Dtsch. med. Wschr. **59**, 611–614 (1933).

Ders.: Meniskusschaden, Unfallfolge oder Berufskrankheit. Zbl. Chir. **61**, 1235–1239 (1934).

Ders.: Das reizempfindliche Knie unter besonderer Berücksichtigung der Meniskusschäden der Bergleute. Arch. orthop. Unfallchir. **35**, 58–72 (1934).

Ders.: Erfahrungen bei der Wiedereröffnung der Kniegelenke nach Meniskusschäden. Arch. orthop. Unfallchir. **37**, 434–437 (1937).

Ders.: Meniskusschädigungen, Verletzungen und Erkrankungen bei Sport und Arbeit. Erg. Chir. **30**, 24–128 (1937).

Ders.: Gemeinsame Anschauungen in der Beurteilung von Meniskusschäden. Zbl. Chir. **64**, 222–228 (1937).

Ders.: Erwiderung auf vorstehende Arbeit von Dr. Linde. Zbl. Chir. **64**, 582–583 (1937).

Anglesio, B.: Influenza dell'assicurazione infortuni sul decorso delle lesioni dei menischi articolari del ginocchio. Chir. Org. Movim. **19**, 283–292 (1934).

Arens, W.: Innenmeniskusverletzung bei einem 9jährigen Knaben. Mschr. Unfallheilk. **54**, 248–250 (1951).

Asal: Meniskusverletzungen bei Soldaten. Veröff. Heeressanwes. **98**, 53–57 (1935).

Azzollini, A.: Contributo allo studio della rigeneratione e riconstruzione del menisco del ginocchio. Chir. Org. Movim. **23**, 585–597 (1938).

Baetzner, W.: Meniskus, Trauma und Schaden, auch in unfallmedizinischer Hinsicht. Med. Klin. 1145–1148 (1934).

Baikov, N.: Zur Symptomatologie der Verletzungen der Kniegelenkmenisken. Sovet. chir. **4**, 209–214 (1933), russisch. Ref. Z. org. ges. Chir. **64**, 460.

Barford, B.: Treatment of lesions of the semilunar cartilages. Acta chir. Scand. **110**, 422–435 (1955).

Basch, F.: Pathologie und Behandlung der Verletzungen der Menisken. Semana méd. 267–280 (1934), spanisch. Ref. Z. org. ges. Chir. **71**, 315.

Basset: Désinsertion de la corne postérieure du ménisque externe du genou. Bull. Soc. nat. Chir. **58**, 1258–1259 (1932).

Baud, M.: Über die Fern- und Dauerresultate der Meniskusoperationen. Schweiz. Rdsch. Med. **21**, 65–69 (1921).

Baumann, H.: Über die Dauerresultate der operativ behandelten Meniskusverletzungen des Kniegelenkes. Arch. orthop. Unfallchir. **19**, 250–308 (1921).

Baumann, M.: Die Therapie des Meniskusschadens. Therapiewoche **3**, 378–380 (1953).

Baumgartner, O.: Meniskusverletzung und deren Behandlung. Vjschr. schweiz. Sanit. Off. **34**, 222–228 (1957).

Bazzocchi, G.: Il potere rigenerativo dei menischi in rapporto alla therapia. Ann. ital. Chir. **14**, 1237–1288 (1935).

Becker, F.: Neuläsion eines echten Meniskusregenerates. Helvet. med. acta **3**, 871–872 (1936).
Ders.: Zerreißung eines echten Meniskusregenerates. Chirurg **8**, 680–684 (1936).
Becker, J.: Die Meniskusschädigungen, Diagnose, Auswirkungen und Behandlungen. Med. Klin. 509–511 (1947).
Ders.: Die Meniskusschädigungen, deren Behandlung und etwaige Auswirkungen. Dtsch. Z. Chir. **260**, 347–355 (1948).
Bernstein, M.: Derangements of the knee joint with special reference to the role of the internal alar ligaments in tears of internal semilunar cartilages. Surgery **46**, 554–561 (1928).
Bestle, S.: Meniskusschaden und Sport. Med. Klin. 283–284 (1955).
Bircher, E.: Zur Diagnose der Meniskusluxation und des Meniskusabrisses. Zbl. Chir. **40**, 1852–1853 (1913).
Ders.: Beitrag zur Pathologie und Diagnose der Meniskusverletzungen (Arthroendoskopie). Bruns Beitr. klin. Chir. **127**, 239–250 (1922).
Birgfeld: Über Dauererfolge nach Meniskusoperationen. Zbl. Chir. **55**, 1058–1061 (1928).
Blecher: Die seitliche Abreißung der Menisken. Dtsch. Z. Chir. **123**, 601–607 (1913).
Blumensaat, C.: Meniskusregenerat und Berufskrankheit Nr. 26. Mschr. Unfallheilk. **61**, 33–38 (1958).
Böhler, L.: Meniskusverletzung. Wien. klin. Wschr. **51**, 972–973 (1938).
Ders.: Behandlungsergebnisse der operierten Meniskusverletzungen. Wien. klin. Wschr. **51**, 1160–1162 (1938).
Ders.: Behandlung, Nachbehandlung und Begutachtung von Meniskusverletzungen. Langenbecks Arch. klin. Chir. **282**, 264 bis 276 (1955).
Borsotti, P.: Patologia e chirurgia dei menischi articolari del ginocchio. Arch. ital. Chir. **33**, 109–222 (1933).
Bosworth, D.: An operation for meniscectomy of the knee. J. Bone Jt. Surg. **19**, 1113 bis 1116 (1937).
Braicey, V.: Verletzungen der Kniegelenkmenisken. Sovet. Chir. **2**, 50–56 (1932), russisch. Ref. Z. org. ges. Chir. **59**, 732.
Braine, J.: Deux cas de fissuration longitudinale du ménisque interne du genou. Bull. mém. Soc. nat. Chir. Paris **54**, 286–290 (1928).
Brayard, K.: Ein neues Meniskuszeichen. Münch. med. Wschr. **77**, 682–685 (1930).
Ders.: Über die Schnittführung bei Meniskusoperationen. Z. Orthop. **61**, 371–382 (1934).
Brechling, S.: Ergebnisse der operativen Behandlung der Meniskusverletzungen des Knies. Ugeskr. Laeg. 426–431 (1942), dänisch. Ref. Z. org. ges. Chir. **107**, 143.
Breitner, B.: Frische Meniskusverletzungen durch Unfall. Münch. med. Wschr. **96**, 84–86 (1954).
Breitfelder, H.: Die Begutachtung des Unfallzusammenhanges der Meniskusbeschädigung. Mschr. Unfallheilk., Beih. **57**, 1–40 (1958).
Brichard, A.: Aperçu de la pathologie des menisques. Bull Soc. Clin. Hôp. Civ. Charleroi **3**, 12–17 (1952).
Bristow, W.: Internal derangement of the knee joint. J. Bone Jt. Surg. **17**, 605–626 (1935).
Ders.: Internal derangement of the knee joint. Amer. J. Surg. **43**, 458–465 (1939).
Brofeldt, S.: Über Beschädigungen des Kniegelenkmeniskus. Duodecim **43**, 621–631 (1927), finnisch. Ref. Z. org. ges. Chir. **40**, 876.
Bruce, J.: Replacement of the semilunar cartilages of the knee after operative excision. Brit. J. Surg. **25**, 17–28 (1937).
Bruoth, V.: Pathologie, Klinik und Therapie der Meniskusläsionen. Bratislav. lek. Listy **20**, 44–64 (1940), slovakisch. Ref. Z. org. ges. Chir. **99**, 299.
Bruser, D.: A direct lateral approach to the lateral compartment of the knee joint. J. Bone Jt. Surg. **42B**, 348–351 (1960).
Buirge, R.: Some disabilities of the knee. Surgery **26**, 770–776 (1949).
Bürkle de la Camp, H.: Über Meniskusschäden. Arch. orthop. Unfallchir. **37**, 354–368 u. 376–390 (1937).
Ders.: Zur Technik der Meniskusoperationen. Zbl. Chir. **66**, 1555–1560 (1939).
Ders.: Meniskusverletzung und Meniskusschaden. Wien. med. Wschr. **107**, 896–899 (1957).
Ders.: Meniskusverletzungen und Meniskusschäden. Therapiewoche **8**, 106–111 (1957).
Burmann, M.: A study of the degenerative changes of the menisci of the knee joint. J. Bone Jt. Surg. **15**, 835–861 (1933).
Buzby, F.: Internal derangements of the knee. Ann. Surg. **94**, 397–409 (1931).
Cabot, J.: Ergebnisse der Meniskektomie in den ersten 800 Fällen. Med. Clin. **20**, 19–25 (1953), spanisch. Ref. Z. org. ges. Chir. **132**, 170.
Caciro, J.: Technik der doppelten Meniskusentfernung von vorne. Semana méd. 1240–1245 (1928), spanisch. Ref. Z. org. ges. Chir. **45**, 304.
Čaklin, V.: Ein neues Symptom bei Verletzungen des inneren Meniskus. Nov. chir. Arch. **27**, 390–393 (1932), russisch. Ref. Z. org. ges. Chir. **62**, 718.
Castellana, A.: Le lesioni delle cartilagini meniscali del ginocchio. Minerva Ortop. Torino **5**, 97–115 (1954).

Cattaneo, J.: Die postoperative Behandlung der Meniskektomien. Prensa méd. argent. **18**, 1607–1611 (1932), spanisch. Ref. Z. org. ges. Chir. **59**, 234.

Ceballos, A.: Chronische Arthritis und deformierende Osteoarthritis des Knies infolge traumatischer Läsionen der Gelenkmenisken. Prensa méd. argent. **17**, 15–23 (1930), spanisch. Ref. Z. org. ges. Chir. **54**, 79.

Ceelen, W.: Pathologische Anatomie der Meniskusschäden. Arch. orthop. Unfallchir. **37**, 334–353 u. 376–390 (1937).

Ders.: Über histologische Meniskusbefunde nach Unfallverletzungen. Zbl. Chir. **68**, 1491–1498 (1941).

Ders.: Zur Meniskuspathologie. Ärztl. Wschr. 337–338 (1953).

Černošek, J.: Indikation zur Meniskektomie bei Sportlern. Rozhl. Chir. Gynaek. **9**, 225–230 (1930), tschechisch. Ref. Z. org. ges. Chir. **52**, 478.

Cerwenka, W.: Über röntgenologische Veränderungen im Bereich der Eminentia intercondyloidea tibiae nach Meniskusoperation. Beitr. Orthop. **6**, 470–475 (1959).

Chauvin, E.: Ce qu'il faut savoir actuellement sur les lésions traumatiques des menisques du genou. Progr. méd. **48**, 449–453 (1921).

Childress, H.: Diagnosis of posterior lesions of the medial meniscus. Description of a new test. Amer. J. Surg. **93**, 782–787 (1957).

Contargyris, A.: Due casi di meniscectomia per rottura del menisco interno del ginocchio. Arch. ortop. Milano **52**, 121–124 (1936).

Cottalorda: Désinsertion de la corne postérieure du ménisque externe. Bull. Soc. nat. Chir. Paris **58**, 1506–1509 (1932).

Courvoisier, E.: Sur la régénération des ménisques du genou après méniscectomie. Helvet. chir. Acta **26**, 358–374 (1959).

Couteaud, A.: A propos des luxations des ménisques du genou. Bull. mém. soc. Chir. Paris **39**, 581–585 (1913).

Covaro, A.: Menisken des Kniegelenkes. Prensa méd. argent. **16**, 1515–1516 (1930), spanisch. Ref. Z. org. ges. Chir. **51**, 61.

Ders.: Meniscus tripartitus. Prensa méd. argent. **16**, 1284–1288 (1930), spanisch. Ref. Z. org. ges. Chir. **52**, 317.

Cozzolino, A.: Sul valore clinico di alcuni rilievi semeiologici nella diagnosi di lesione meniscale del ginocchio. Arch. Ortop. Milano **73**, 16–30 (1960).

Cravener, E.: Injuries of the internal semilunar cartilage. J. amer. med. Ass. **117**, 1693–1700 (1941).

Cubbins, W.: Injuries to the menisci and the ligamentum mucosum commonly called internal derangements of the knee joint. Surg. Gyn. Obstetr. **45**, 220–225 (1927).

Curutchet, J.: Operationstechnik bei Meniskusentfernung. Semana méd. 1691–1622 (1937), spanisch. Ref. Z. org. ges. Chir. **86**, 347.

Czipott, Z.: Erfahrungen mit Meniskusoperationen bei Fußballspielern unter besonderer Berücksichtigung der späten postoperativen Periode. Sportarzt 215 bis 219 (1961).

Dahmen, G.: Elektronenmikroskopische Befunde bei Meniskusdegeneration. Arch. orthop. Unfallchir. **53**, 620–632 (1962).

Ders.: Submikroskopische Untersuchungen an gesunden und degenerierten Menisci. Z. Orthop. **96**, 7–27 (1962).

Define, D.: Beobachtungen über einige Fälle von Meniskusverletzung am Knie. Org. Cir. Ortop. **4**, 124–139 (1936), portugiesisch. Ref. Z. org. ges. Chir. **84**, 372.

Delchef: Une curieuse lésion méniscale. Scalpel 77–78 (1931).

Delrez: La méniscectomie et ses indications. Rev. Path. Physiol. Trav. **13**, 145–157 (1937).

Demmer, F.: Über Meniskusläsionen im Kniegelenk. Wien. klin. Wschr. **40**, 901 bis 905 u. 944–948 (1927).

Dengler, S.: Über Ergebnisse nach Meniskusoperationen. Bruns Beitr. klin. Chir. **167**, 449–472 (1938).

Détrie, P.: La méniscectomie de Bosworth. Presse méd. Paris 1430 (1954).

Dieterich, H.: Die Ruptur des Meniskus auf Grund der Erfahrungen der Gießener Klinik. Arch. klin. Chir. **155**, 29–38 (1929).

Ders.: Die Regeneration des Meniskus. Dtsch. Z. Chir. **230**, 251–260 (1931).

Dijkstra, O.: Entstehung der Meniskuszerreißung. Ned. Tijdschr. Geneesk. 3232 bis 3233 (1935), holländisch. Ref. Z. org. ges. Chir. **74**, 255.

Ders.: Die pathologische Anatomie des Kniegelenkmeniskus. Geneesk. Bl. **34**, 173–214 (1936), holländisch. Ref. Z. org. ges. Chir. **82**, 396.

Dittrich, K.: Zur Anatomie und Klinik des Meniskusabrisses. Dtsch. Z. Chir. **233**, 399–412 (1931).

Donati, M.: Sur les dérangements internes du genou. Schweiz. med. Wschr. **59**, 1356–1359 (1929).

Dubs: Über Dauerresultate und bleibende Erwerbseinbuße nach Meniskusoperationen bei Unfallversicherten. Schweiz. med. Wschr. **51**, 529–534 (1921).

Efskind, L.: Über Meniskusschäden. Acta chir. Scand. **82**, 499–529 (1939).

Ehalt, W.: Meniskusläsion und Verordnung von Krücken. Münch. med. Wschr. **81**, 707 (1934).

Estor, E.: La méniscite chronique de Roux existe-t-elle? Bull. mém. Soc. chir. Paris **54**, 553–559 (1928).

Ders.: Contribution à l'étude du syndrome méniscal. Rev. Orthop. Paris **21**, 587–590 (1934).

Fagge, C.: On injuries of the semilunar cartilages. Brit. J. Surg. **15**, 273–278 (1927).

Fairbank, T.: A complication of the lateral meniscectomy. J. Bone Jt. Surg. **33B**, 567–570 (1951).

Felsenreich, F.: Die Ergebnisse seitlich-hinterer Kniegelenkeröffnung wegen Meniskusverletzung oder Corpus liberum. Zbl. Chir. **66**, 2008–2010 (1939).

Ferguson, L.: Internal derangement of the knee joint. Ann. Surg. **112**, 454–470 (1940).

Ferrero, V.: Considerazioni su 49 casi di lesioni delle fibrocartilagini semilunari dell'articolazione del ginocchio. Arch. Ortop. Milano **46**, 647–677 (1930).

Ficat, P.: Pathologie des ménisques et les ligaments du genou. Verlag Masson Paris (1962).

Filippi, C.: Le lesioni interne post-traumatiche del ginocchio. Chir. Org. Movim. **22**, 85–100 (1936).

Finochietto, R.: Menisken des Knies. Prensa méd. argent. **17**. 302–326 (1930), spanisch. Ref. Z. org. ges. Chir. **52**, 671.

Ders.: Zusammenvorkommen von Läsionen des inneren und äußeren Meniskus des gleichen Gelenkes. Prensa méd. argent. **17**, 717–739 (1930), spanisch. Ref. Z. org. ges. Chir. **53**, 126.

Ders.: Menisken des Knies; Lokalanästhesie. Rev. Cir. Buenos Aires **10**, 184–188 (1931), spanisch. Ref. Z. org. ges. Chir. **55**, 127.

Ders.: Menisken des Kniegelenkes. Technik zur Exstirpation des Meniscus internus. Rev. Cir. Buenos Aires **12**, 321–357 (1933), spanisch. Ref. Z. org. ges. Chir. **64**, 541.

Ders.: Semilunar cartilages of the knee. The "jump sign". J. Bone Jt. Surg. **17**, 916–921 (1935).

Ders.: Vorgehen bei der Entfernung des äußeren Halbmondknorpels des Kniegelenkes. Semana méd. 1274–1278 (1938), spanisch. Ref. Z. org. ges. Chir. **91**, 156.

Fiorentini, A.: Rilievi e considerazioni sulle lesioni dei menischi articolari del ginocchio. Arch. Ortop. Milano **51**, 629–653 (1935).

Fisher, A.: A new method of approach to the semilunar cartilages of the knee joint. Lancet 1407 (1931).

Ders.: The problem of repair and regeneration of the semilunar cartilages. Lancet 1351–3152 (1936).

Ders.: Injuries of the semilunar cartilages. Brit. med. J. **4118**, 1149–1151 u. 1196–1197 (1939).

Focke, W.: Fokalinfektionen und postoperative Störungen nach Kniegelenkoperationen. Bruns Beitr. klin. Chir. **189**, 385–394 (1954).

Francesco, F.: Le fratture meniscali del ginocchio nella traumatologia clinica. Arch. Ortop. Milano **48**, 777–816 (1932).

Friedland, M.: Über Meniskusverletzungen des Knies. Ortop. Travmat. **3**, 42–55 (1929), russisch. Ref. Z. org. ges. Chir. **51**, 653.

Friedrich, H.: Über Meniskusregeneration. Zbl. Chir. **57**, 2534–2538 (1930).

Frising, G.: Nachuntersuchungen der an der orthopädischen Univ.-Klinik in Lund der Totalexstirpation unterzogenen Fälle von Meniskusschäden im Kniegelenk. Acta chir. Scand. **67**, 377–400 (1930).

Fry, A.: "Bucket-handle" fracture-dislocation of the medial meniscus of the knee joint. J. Army med. Corps **52**, 125–130 (1929).

Fürst, A.: Meniskuspathologie. Roz. chir. gyn. **6**, 112 (1927), tschechisch. Ref. Z. org. ges. Chir. **42**, 478.

Fuss, H.: Zur Begutachtung von Meniskusschäden. Mschr. Unfallheilk. **43**, 161–175 (1936).

Ders.: Die Bedeutung des körpereigenen Traumas bei der Entstehung von Meniskusrissen. Mschr. Unfallheilk. **44**, 542–554 (1937).

Ders.: Über spontane und traumatische Meniskusschäden. Dtsch. Z. Chir. **260**, 464–483 (1948).

Ders.: Spätergebnisse nach Meniskusoperationen. Zbl. Chir. **76**, 1184–1192 (1951).

Gandy, M.: A propos des épanchements articulaires après méniscectomie du genou. Paris méd. 39–42 (1936).

Gaugele, K.: Die Binnenverletzungen des Knies vom Standpunkt der Unfallheilkunde. Z. Orthop. **58**, 224–233 (1933).

Ders.: Der unfallbedingte Binnenschaden des Knies. Arch. orthop. Unfallchir. **36**, 504–509 (1936).

Ders.: Über die Unfallbedingtheit der Meniskusschädigung. Arch. orthop. Unfallchir. **38**, 599–605 (1938).

Gebhardt, K.: Der Bandschaden des Kniegelenkes. J. A. Barth Verlag, Leipzig 1933.

Gerber, W.: Schädigung des Kniegelenkes. Ned. Tijdschr. Geneesk. 1838–1846 (1930), holländisch. Ref. Z. org. ges. Chir. **50**, 791.

Gerö, G.: Über Verletzungen des Kniegelenkknorpels. Orvosképzés **21**, 108–113 (1931), ungarisch. Ref. Z. org. ges. Chir. **55**, 447.

Giertsen, P.: Dérangement interne des Kniegelenkes. Norsk. Mag. Laegevidensk. **97**, 938–945 (1936), norwegisch. Ref. Z. org. ges. Chir. **81**, 317.

Gioia, T.: Verletzungen der Kniegelenkmenisken und ihre Behandlung. Sem. méd. 1116–1123 (1929), spanisch. Ref. Z. org. ges. Chir. **48**, 869.
Goldenberg, R.: Refracture of a regenerated internal semilunar cartilage. J. Bone Jt. Surg. **17**, 1054–1055 (1935).
Grekov, S.: Verletzungen der Kniegelenkmenisken. Sovet. Chir. **2**, 56–60 (1932), russisch. Ref. Z. org. ges. Chir. **59**, 732.
Grobelski: Meniskusverletzungen und Erkrankungen. Chir. Narz. Ruchu **2**, 39–51 (1929), polnisch. Ref. Z. org. ges. Chir. **46**, 717.
Groh, G.: Zur Technik der Meniskusoperation. Zbl. Chir. **65**, 302–307 (1938).
Groh, H.: Der Meniskusschaden des Kniegelenkes als Unfall- und Aufbrauchfolge. Enke Verlag, Stuttgart (1954).
Guimy: Les lésion ménisques du genou. Arch. méd. belges **76**, 238–244 (1923).
Güntz, E.: Die gewerbliche Beurteilung von Gelenkschäden. Med. Klin. 1123–1125 (1940).
Gutmann, E.: Meniskusverletzung. Z. Orthop. **58**, 584–587 (1933).
Hackenbroch: Zur Frage der operativen Behandlung der Bandscheibenschäden des Kniegelenkes im Kriege. Z. Orthop. **72**, 37–49 (1941).
Hagemeyer, F.: Meniskusresektion oder -exstirpation? Zbl. Chir. **80**, 1087–1099 (1955).
Haggart, G.: Knee joint arthrotomy for removal of a semilunar cartilage. Surg. Clin. N. Amer. **19**, 709–714 (1939).
Hahn, F.: Über Meniskusverletzungen und ihre Behandlung. Münch. med. Wschr. **75**, 518–519 (1928).
Haid, B.: Luxation des medialen Meniskus in die Fossa intercondylica mit Einklemmung der Haut im medialen Gelenkspalt. Wien. klin. Wschr. **60**, 290–291 (1948).
Hambly, E.: Internal derangement of the knee joint. Lancet 125–126 (1940).
Hartmann, O.: Über Meniskusschädigungen. Dtsch. Mil. Arzt **6**, 288–290 (1941).
Hashimoto, H.: Observations on the lateral meniscus of the knee joint. Kumamoto Med. J. **11**, 32–41 (1958).
Heim: Vereinfachung der Meniskusoperationen und Abkürzung der Nachbehandlungszeit. Dtsch. Z. Chir. **251**, 763–770, (1939).
Heiss, F.: Fehler in der Behandlung von Meniskusschäden bei Sportlern. Ärztliche Praxis 1534 (1961).
Heldt, H.: Die Behandlung der Meniskusverletzung. Ther. Gegenwart **80**, 395–401 (1939).
Helfet, A.: Mechanism of derangements of the medial semilunar cartilage and their management. J. Bone Jt. Surg. **41B**, 319–336 (1959).
Henderson, M.: Injuries of the semilunar cartilages of the knee joint. Ann. Surg. **71**, 658–662 (1920).
Ders.: Derangement of the internal semilunar cartilage of the knee joint. Surg. Clin. N. Amer. **7**, 1425–1431 (1927).
Ders.: Injuries to the semilunar cartilages of the knee joint. Surgery **51**, 720–726 (1930).
Ders.: Bucket-handle or loop fracture of the internal semilunar cartilage of the knee joint. Surg. Clin. N. Amer. **11**, 731–734 (1931).
Henschen, C.: Die mechanischen Arbeitsschäden des Kniegelenkes und der Menisken. Schweiz. med. Wschr. **59**, 1368–1381 (1929).
Ders.: Der spontane Riß der Kniegelenkmenisken als Berufskrankheit der Fußbodenleger. Ber. 8. internat. Kongr. Unfallmed. u. Berufskrankh. **2**, 626–644 (1939).
Herzog, R.: Über Meniskusschaden und Meniskusoperation unter kritischer Würdigung von rund 500 operierten Fällen. Münch. med. Wschr. **95**, 1076–1078 (1935).
Hipps, H.: Hoffa's disease and external cartilage injury in same knee. Amer. J. Surg. **19**, 545–548 (1933).
Hoffmann, R.: Über die Beziehungen zwischen Menisken und der Arthritis deformans. Schweiz. med. Wschr. **59**, 1271–1292 (1929).
Horn: Meniskusverletzungen des Kniegelenkes. Z. Orthop. **55**, 250–254 (1931).
Howard, N.: Conservative treatment of semilunar cartilage injuries of the knee joint. Amer. J. Surg. **74**, 646–653 (1947).
Hübner, A.: Unfall und Recht: Meniskusschäden. Chirurg **12**, 76–84 (1940).
Ders.: Meniskusoperation und Arthrosis deformans. Mschr. Unfallheilk. **50**, 1–5 (1943).
Hustinx, E.: Verletzungen der Menisken des Kniegelenkes. Nederl. Tijdschr. Geneesk. 1218–1229 (1937), holländisch. Ref. Z. org. ges. Chir. **83**, 524.
Imperiale, C.: Sulle lesioni dei menischi del ginocchio. Giorn. med. mil. **79**, 329–338 (1931).
Jacob, O.: Les lésion traumatiques des ménisques articulaires du genou et leur traitement chirurgical. Rev. Chir. Paris **39**, 529–583 (1920).
Janěk, J.: Ergebnisse der operativen Meniskusbehandlung. Sborn. lék. **43**, 366–377 u. 424–427 (1941), tschechisch. Ref. Z. org. ges. Chir. **107**, 431.
Jehn, W.: Die Meniskusverletzung und ihre Behandlung. Bruns Beitr. klin. Chir. **166**, 278–285 (1937).

Ders.: Meniskusschäden. Z. ärztl. Fortbildg. **35**, 470–471 (1938).
Jelinek, R.: Über Meniskus-Seitenband- und Kreuzbandverletzungen des Kniegelenkes. Wien. klin. Wschr. **67**, 931–934 (1955).
Ders.: Beitrag zur Diagnose der Meniskusverletzungen. Wien. med. Wschr. **107**, 547–550 (1957).
Ders.: 10 Jahre Meniskuschirurgie an der Abteilung Prof. Mandl. Wien. med. Wschr. **107**, 946–948 (1957).
Jewstropow, A.: Neuartige Kniegelenkeröffnung bei Meniskusriß. Zbl. Chir. **86**, 1027–1031 (1961).
Jirásek, A.: Verletzungen der Menisken. Wien. med. Wschr. **80**, 1546–1549 (1930).
Ders.: Meniskusverletzungen. Čas. lék. česk. 489–496 (1930), tschechisch. Ref. Z. org. ges. Chir. **50**, 410.
Jonasch, E.: Postoperative Behandlung von Meniskusresektionen. Chir. Praxis 451–452 (1958).
Jung, A.: Troubles fonctionnels postopératoires après méniscectomie traités par des infiltrations novocainiques de la chaîne sympathique lombaire. Rev. Chir. Paris **56**, 463–464 (1937).
Jürgens, B.: Zur Frage der operativen Behandlung der Meniskusschädigungen des Kniegelenkes. Z. Orthop. **50**, 337–368 (1928).
Ders.: Über Verletzungen der Menisken des Kniegelenkes und deren Behandlung. Eesti Arst **8**, 96–102 (1929), estnisch. Ref. Z. org. ges. Chir. **46**, 604.
Kalina, L.: Zur Diagnostik und Therapie der Meniskusbrüche. Chir. Narz. Ruchu **6**, 669–676 (1933), polnisch. Ref. Z. org. ges. Chir. **68**, 76.
Kallius, H.: Meniskusverletzung und Unfall. Bruns Beitr. klin. Chir. **163**, 271–282 (1936).
Key, E.: Über Operationen wegen Meniskusschäden im Kniegelenk. Acta chir. Scand. **67**, 502–522 (1930).
King, D.: Regeneration of the semilunar cartilage. Surgery **62**, 167–170 (1936).
Ders.: The healing of semilunar cartilages. J. Bone Jt. Surg. **18**, 333–342 (1936).
Kočev, K.: Meniskusverletzungen und Meniscitis als Sporttrauma. Sovet. chir. **6**, 842–850 (1934), russisch. Ref. Z. org. ges. Chir. **73**, 160.
Ders.: Meniscitis als Sporttrauma. Trudy Kujby. Med. Inst. **1**, 175–183 (1935), russisch. Ref. Z. org. ges. Chir. **74**, 383.
König, F.: Binnenverletzungen des Kniegelenkes. Therap. Gegenw. **63**, 448–451 (1922).
Kopp, J.: Kombination der Osteochondritis dissecans mit Meniskusverletzung. Schweiz. med. Wschr. **59**, 725–728 (1929).
Kosiec, W.: Ergebnisse der chirurgischen Behandlung der Meniskusverletzungen. Chir. Narcad. Ruchu **33**, 215–219 (1958), polnisch. Ref. Excerpata med. **4**, 497.
Krämer, E.: Über die operative Behandlung der Knieknorpelscheibenschädigungen. Sovet. vrac. Gaz. 1680–1683 (1935), russisch. Ref. Z. org. ges. Chir. **78**, 634.
Kreuscher, P.: Semilunar cartilage derangements. Surg. Clin. N. Amer. **17**, 315–329 (1937).
Kroh: Demonstration einer gestielten Meniskusmaus. Zbl. Chir. **57**, 606 (1930).
Krömer, K.: Meniskusoperation und Unfallversicherung. Arch. orthop. Unfallchir. **35**, 526–543 (1935).
Ders.: Die Diagnose der Binnenverletzungen des Kniegelenkes. Wien. klin. Wschr. **54**, 514–518 (1941).
Ders.: Der verletzte Meniskus. Maudrich Verlag, 3. Aufl., Wien 1955.
Kummer, A.: Meniskusverletzungen. Nederl. Tidschr. Geneesk. 2615–2621 (1937), holländisch. Ref. Z. org. ges. Chir. **85**, 254.
Küppermann, W.: Einiges zur Meniskusoperation. Zbl. Chir. **62**, 1381–1384 (1942).
Laarmann, A.: Die beruflichen Voraussetzungen des „Bergmannmeniskus". Mschr. Unfallheilk. **61**, 39–43 (1958).
Ders.: Die Kausalität bei Beurteilung von Bergmannmeniscen. Med. Sachverständige **58**, 198–203 (1962).
Lagomarsino, E.: Die Beschädigungen der Synovialis bei Meniskusbrüchen. Rev. Ortop. **6**, 395–403 (1937), spanisch. Ref. Z. org. ges. Chir. **86**, 428.
Ders.: Die Verletzungen der Synovialmembran bei Brüchen der Menisken. Rev. San. mil. **36**, 542–550 (1937), spanisch. Ref. Z. org. ges. Chir. **85**, 384.
Lambrinudi, C.: Injuries to both semilunar cartilages of the knee joint. Proc. roy. Soc. Med. **32**, 635–640 (1939).
Lang, F.: Randbemerkungen zum Thema „Meniskusschaden". Münch. med. Wschr. **86**, 523–525 (1939).
Lange, M.: Frische Meniskusverletzungen durch Unfall. Münch. med. Wschr. **96**, 84 (1954).
Lannin, D.: Rehabilitation of knee meniscus injury with associated malacia of the patella. J. Amer. med. Ass. **171**, 1662–1664 (1959).
Lantzounis, L.: Derangement of the menisci of the knee joint. Surgery **53**, 182–188 (1931).
Lazzeroni, A.: Impossibilità di diagnosi differenziale fra i fenomeni dovuti a lesione dei menischi e a diverticoli sinoviali ipertrofici. Policlinico Sez. prat. 737–741 (1929).
Leggiadro, V.: A new electric meniscotomy knife. J. Bone Jt. Surg. **19**, 246 (1937).

Lenggenhager, K.: Neue Grundsätze für die Meniskusoperationen. Schweiz. med. Wschr. **68**, 135–137 (1938).
Leni, E.: Breve rassegna critica di alcuni cattivi esiti a distanza di meniscectomie. Atti mem. Soc. lomb. Chir. **2**, 959–965 (1934).
Ders.: Considerazioni cliniche sulle lesioni meniscali. Osp. Bergamo **3**, 39–52 (1934).
Lerch, H.: Zur Frage der ambulanten Meniskusoperation. Z. Orthop. **77**, 86–87 (1947).
Lievschitz, M.: Meniskusschädigungen des Kniegelenkes. Vestn. chir. pogran. oblastej. **11**, 117–131 (1927), russisch. Ref. Z. org. ges. Chir. **43**, 558.
Linde, F.: Unfallzusammenhang bei Meniskusverletzungen der Bergleute. Mschr. Unfallheilk. **37**, 60–64 (1930).
Ders.: Zur Frage der Entstehung des Bandscheibenrisses. Med. Klin. 942–943 (1935).
Ders.: Warum ist die Lehre vom Spontanriß des Meniskus unhaltbar? Med. Klin. 286–288 (1936).
Ders.: Die Lehre von der Berufskrankheit des Meniskus im Widerspruch zu Naturgesetzen. Med. Klin. 263–265 (1937).
Ders.: Kurswechsel in der gutachtlichen Beurteilung des Unfallzusammenhanges der Meniskusschädigung. Med. Klin. 1539 bis 1542 (1937).
Ders.: Gemeinsame Anschauungen in der Beurteilung der Meniskusschäden. Zbl. Chir. **64**, 581–582 (1937).
McAusland: Derangements of the semilunar cartilages, based on a study of 388 operative cases. Ann. Surg. **93**, 649–682 (1931).
Magnus, G.: Meniskusablösung. Mschr. Unfallheilk. **41**, 340–341 (1934).
Ders.: Unsere Stellung in der Meniskusfrage. Zbl. Chir. **65**, 2194–2196 u. 2380–2381 (1938).
Mandic, V.: Experimentelle Untersuchungen der Meniscusdegeneration. Verh. Dtsch. Orthop. Ges. 50. Kongr. 456–458 (1962).
Mandl, F.: Zur Pathologie und Therapie der Zwischenknorpelerkrankungen des Kniegelenkes. Arch. klin. Chir. **146**, 149–214 (1927).
Ders.: Regeneration des menschlichen Kniegelenkzwischenknorpels. Zbl. Chir. **56**, 3265–3268 (1929).
Ders.: Mehrfache Meniskusrupturen, doppelseitiges Schubladensymptom als „Sportschaden". Zbl. Chir. **57**, 1396–1400 (1930).
Ders.: Die Wiedereröffnung des Kniegelenkes nach Operation wegen Meniskusschäden. Dtsch. Z. Chir. **226**, 376–390, (1930).
Ders.: Beobachtungen und Ergebnisse bei 400 Meniskusoperationen. Dtsch. Z. Chir. **239**, 580–614 (1933).
Ders.: Das Kniegelenk im Sportbetrieb. Med. Welt 1005–1009 (1934)
Ders.: Weitere Beobachtungen zur Regeneration des Meniskus. Zbl. Chir. **62**, 694–698 (1935).
Ders.: Bemerkungen zur Regeneration des Meniskus. Zbl. Chir. **62**, 1778–1779 (1935).
Ders.: Technischer Bericht über 800 Meniskusoperationen. J. internat. Chir. **5**, 137–145 (1940).
Ders.: Rearthrotomie nach Meniskusoperationen. Zbl. Chir. **79**, 1169–1176 (1954).
Marchand, L.: A propos d'un cas de méniscite traumatique du genou. Arch. Soc. sc. méd. biol. Montpellier **10**, 245–248 (1929).
Markellov, N.: Klinik und Pathologie der Meniskusschäden des Kniegelenkes. Ortop. Travmat. **5**, 60–81 (1931), russisch. Ref. Z. org. ges. Chir. **61**, 699.
Ders.: Fernresultate nach Meniskusoperationen. Vestn. Chir. **39**, 156–167 (1935), russisch. Ref. Z. org. ges. Chir. **77**, 315.
Mathieu, P.: Lésion traumatiques des cartilages semilunaires du genou. Gaz. hôp. civ. et milit. **93**, 1565–1568 (1920).
Ders.: Blocade du genou dans le sens de la flexion par lésion du ménisque externe. Mém. Acad. Chir. Paris **65**, 43–47 (1939).
Maxwell, J.: A few notes on lateral derangement of the knee. J. roy. nav. med. Serv. **25**, 120–123 (1939).
Meier, P.: Resultate nach Meniskektomien. Schweiz. med. Wschr. **63**, 1019–1022 (1933).
Merke, F.: Richtlinien zur Diagnose der Meniskusverletzung. Schweiz. med.Wschr. **70**, 715–716 (1940).
Minař, F.: Meniskusverletzungen, Mechanismus ihrer Entstehung und therapeutische Indikationen. Zdravn. Vestn. **8**, 248–253 (1936), slovenisch. Ref. Z. org. ges. Chir. **80**, 557.
Minne, M.: Recherches anatomiques à propos des méniscectomies. Lille chir. **13**, 123–130 (1958).
Moeys, E.: Die Diagnostik der Meniskusläsion. Ned. Tijdschr. Geneesk. 1964–1970 (1947), holländisch. Ref. Z. org. ges. Chir. **113**, 85.
Mol, W.: Die konservative Behandlung des eingeklemmten Meniskus des Knies. Ned. Tijdschr. Geneesk. 3357–3362 (1935), holländisch. Ref. Z. org. ges. Chir. **74**, 310.
Möller, W.: Luxation eines nach Exstirpation neugebildeten Kniegelenkmeniskus. Zbl. Chir. **57**, 2790–2792 (1930).
Mommsen. F.: Eine neue Schnittführung für Eingriffe am inneren Meniskus (insbesondere Hinterhorn). Zbl. Chir. **78**, 150 bis 153 (1953).

Morasca, L.: Contributo anatomico sull' esistenza della „meniscite". Arch. med. chir. Milano **5**, 49–60 (1936).
Ders.: Sindromi meniscali croniche. Arch. med. chir. Milano **5**, 159–173 (1936).
Morel, P.: La régénération des ménisques du genou après méniscectomie. Rev. Orthop. Paris **38**, 137–153 (1952).
Morison, R.: Injuries to the semilunar cartilages of the knee joint. Clin. J. **52**, 1–7 (1913).
Mort, S.: A possible fallancy in the diagnosis of internal derangements of the knee joint. Brit. med. J. **2768**, 136 (1914).
Mouchet, A.: Lésions traumatiques des ménisques du genou. Presse méd. Paris 395–396 (1929).
Murdoch, G.: Errors of diagnosis revealed at meniscectomy. J. Bone Jt. Surg. **39B**, 502–507 (1957).
Natale, L.: Le lesione traumatiche dei menischi. Atti soc. lomb. Chir. **3**, 1461 bis 1489 (1935).
Neustadt: Verletzungen des Kniegelenkes unter besonderer Berücksichtigung der Meniskusverletzungen. Verh. Dtsch. Orthop. Ges. 27. Kongr. 246–252 (1933).
Nicolet, A.: La pathogénie et le traitement des lésions du ménisque. Acta orthop. belg. **19**, 281–292 (1953).
Niederecker, K.: Befunde und Erfahrungen bei Kniegelenkoperationen, insbesondere bei Binnenverletzungen. Z. Orthop. **81**, 225–250 (1951).
Niessen, H.: Die Degeneration der Kniegelenkmenisken als Systemerkrankung. Dtsch. Ges. Chir. Sitzg. 4.–7.4.1934. Z. org. ges. Chir. **66**, 717.
Nixon, J.: An evalutation of 171 arthrotomies for internal derangement of the knee. Surg. Gyn. Obstetr. **114**, 587–591 (1962).
Novotny, K.: Beitrag zur Diagnose der Meniskusruptur in der hinteren Hälfte. Čas. lek. česk. 755–756 (1940), tschechisch. Ref. Z. org. ges. Chir. **101**, 287.
Oberndorfer: Meniskusverletzung durch Sprung? Mschr. Unfallheilk. **34**, 255–258 (1927).
Oikawa, M.: Study on the approach to the knee joint for meniscectomy. Surg. Therap. (Tokio) **7**, 6–10 (1962).
Oliveira, S.: Ménisques du genou. Étude arthropneumographique de leur régénération après méniscectomie. Rev. Orthop. Paris **40**, 212–217 (1954).
Paltrinieri, M.: Analogie fra degenerazione del disco intervertebrale e meniscite del ginocchio. Chir. Org. Movim. **23**, 161–167 (1937).
Pannett, C.: Injuries to the semilunar cartilages. Brit. med. J. **3896**, 439–441 (1935).
Panthel, G.: Zur Technik der Schnittführung bei Meniskusoperationen. Arch. klin. Chir. **197**, 857–869 (1940).
Parker, C.: Derangements of the semilunar cartilages of the knee joint. Chicago med. rec. **36**, 143–152 (1914).
Paulat, H.: Zur Rechtsprechung des Reichsversicherungsamtes: Begriff und Bewertung der Erwerbsunfähigkeit; Meniskusschäden, Knochenmarkseiterung. Mschr. Unfallheilk. **46**, 177–186 (1939).
Pavlik, A.: Die Bedeutung der Skiagraphie bei der Diagnostik der Meniskusverletzungen im Kniegelenk. Bratislav. lek. Listy **17**, 284–290 (1937), tschechisch. Ref. Z. org. ges. Chir. **88**, 240.
Peckham, F.: The treatment of slipping semilunar cartilages with case reports. Amer. J. Electrotherap. **38**, 189–192 (1920).
Perey, O.: Follow up results of meniscectomy with regard to the working capacity. Acta orthop. Scand. **32**, 457–460 (1962).
Pfab: Zur Übungsbehandlung nach Gliedmaßenverletzungen mit besonderer Berücksichtigung der Binnenverletzungen des Knies. Verh. Dtsch. Orthop. Ges. 34. Kongr. 49–54 (1941).
Peškova, H.: Ergebnisse der Meniskektomie von 1927–1936. Čas lek. česk. 1205–1207 (1937), tschechisch. Ref. Z. org. ges. Chir. **87**, 556.
Pinardi, G.: Le lesioni dei menischi articolari del ginocchio e loro trattamento. Arch. ital. Chir. **4**, 487–510 (1921).
Pintilie, D.: Kniegelenkverstauchung mit Meniskusverletzung und Kniegelenksperre. Rev. méd. chir. **53**, 11–21 (1942), rumänisch. Ref. Z. org. ges. Chir. **109**, 668.
Piulachs, P.: Un cas de nouvelle rupture d'un ménisque régénéré. Ann. anat. path. Paris **15**, 69–75 (1938).
Platt, H.: Verletzungen der Semilunarknorpel des Kniegelenkes. Acta chir. Scand. **67**, 654–665 (1930).
Poeck, E.: Diagnose und Behandlung von Meniskusschäden. Zbl. Chir. **68**, 2206–2228 (1941).
Polivka, D.: Beitrag zur Pathologie und dem klinischen Erscheinungsbild bei Verletzungen des lateralen Meniskus. Plzensky lek. sborn. **12** (53–62 (1960), tschechisch. Ref. Excerpta med. **6**, 1349.
Poult, J.: Zur Reposition des eingeklemmten Meniskus. Schweiz. med. Wschr. **65**, 1120 bis 1121 (1935).
Prinz, H.: Über Meniskusverletzungen. Bruns Beitr. klin Chir. **165**, 337–375 (1937).
Puccinelli, V.: Le lesioni dei menischi del ginocchio e la „Sindrome meniscale". Chir. Org. Movim. **7**, 142–148 (1923).
Quénu, E.: Genou à ressort et luxations récidivantes des ménisques. Bull. mém. soc. Chir. Paris **39**, 800–806 (1913).

Raess: Meniskusschäden, ihre operative Behandlung und Dauerresultate. Veröff. Heeressan.wes. **85**, 97–118 (1931).

Raszeja, F.: Pathologische Veränderungen der Menisken und ihre klinische Bewertung. Chir. Narz. Ruchu **10**, 145–179 (1937), polnisch. Ref. Z. org. ges. Chir. **88**, 302.

Ders.: Les altérations pathologiques des ménisques du genou et leur importance clinique. Lyon chir. **36**, 269–307 (1939).

Redon, H.: Un cas de désinsertion de la corne postérieure du ménisque externe du genou; opération; guérison. Bull. Soc. nat. Chir. Paris **58**, 1232–1237 (1932).

Redwitz, E.: Zur Indikation der operativen Behandlung der Meniskusverletzungen. Dtsch. Z. Chir. **232**, 470–473 (1931).

Regensburger, K.: Die Meniskusschäden im Kniegelenk unter besonderer Berücksichtigung der Meniskusschäden der Bergleute. Arch. orthop. Unfallchir. **34**, 116–139 (1933).

Ders.: Ein Beitrag zur Begutachtung der Meniskusschäden. Chirurg **6**, 581–587 (1934).

Ders.: Meniskusschäden eine Folge der Arbeit mit Preßluftwerkzeugen. Zbl. Chir. **61**, 2707–2709 (1934).

Repaci, G.. Le enervazione articolare del ginocchio negli esiti dolorosi di meniscectomia. Minerva ortop. Torino **3**, 354–362 (1952).

Rezende, M.. Perturbations nerveuses réflexes consécutives à la lésion du ménisque articulaire. Rev. sud-amér. Méd. Paris **2**, 699–704 (1931).

Riachi, E.: An unusual deformity of the medial semilunar cartilage. J. Bone Jt. Surg. **45 B**, 146–147 (1963).

Roberts, P.: A new approach to the semilunar cartilages. J. Amer. med. Assoc. **79**, 1608 (1922).

Robinson, W.: Torn semilunar cartilages. Brit. med. J. **2768**, 133–136 (1914).

Rocher, H.: Trois cas de subluxations méniscales internes de l'articulation du genou. Gaz. hôp. **86**, 261–267 (1915).

Ders.: Opérations conservatrices dans les lésions méniscales: La méniscectomie subtotale dans la fissuration longitudinale et la méniscopexie. Bull. mém. Soc. nat. Chir. Paris **54**, 466–472 (1928).

Röllgen, L.: Pathologisch-anatomische Untersuchungen von Menisci des Kniegelenkes bei Sportschäden. Dtsch. Z. Chir. **211**, 195–200 (1928).

Rollo, S.: Le lesioni traumatiche dei menischi del ginocchio al disotto dei 15 anni. Pediatria Riv. **41**, 1280–1287 (1933).

Rosen, S.: Meniskusverletzungen im Kniegelenk beim Kinde. Acta chir. Scand. **79**, 383–390 (1937).

Ross, W.: Injury to the popliteal artery during meniscectomy. J. Bone Jt. Surg. **33B**, 571 (1951).

Rostock, P.: Schnittführung und operative Technik bei der Meniskusexstirpation. Arch. orthop. Unfallchir. **37**, 587–591 (1937).

Ders.: Schnittführung und operative Technik bei der Meniskusexstirpation. Zbl. Chir. **64**, 1499–1500 (1937).

Ders.: Der Heilplan bei der Meniskusextirpation. Arch. orthop. Unfallchir. **38**, 449–459 (1938).

Ders.: Zusammenhang zwischen Meniskusschädigung und Beruf und Sport. Arch. orthop. Unfallchir. **38**, 460–485 (1938).

Ders.: Die Lymphspalten des normalen und kranken Meniskus. Arch. klin. Chir. **197**, 782–791 (1940).

Ders.: Der traumatische und degenerative Meniskusschaden und seine Behandlung. Chirurg **5**, 405–415 (1943).

Rothascher, H.: Ergebnisse nach vollständiger Meniskusentfernung. Langenbecks Arch. klin. Chir. **294**, 118–134 (1960).

Roux-Berger, J.: Surgery of the knee: Menisci, crucial ligaments and articular cartilages. Amer. J. surg. **35**, 54–59 (1921).

Roy-Camille, R.: Les traumatismes du genou chez les sportifs. Les lésions méniscales. Vue méd. **43**, 39–44 (1962).

Schaedel, W.: Meniskusverletzungen. Münch. med. Wschr. **68**, 607–611 (1921).

Schaefer, H.: Zur Rearthrotomie des Kniegelenkes, zugleich ein Beitrag zu der Regeneration des Meniskus. Zbl. Chir. **78**, 1048–1054 (1953).

Schaer, H.: Der Meniskusschaden. Thieme Verlag, Leipzig 1938.

Schajowicz, F.: Die Veränderungen der Synovialmembran bei Meniskusschäden. Dtsch. Z. Chir. **249**, 694–705 (1938).

Scharizer, E.: Fehler bei der Diagnose von Meniskusverletzungen. Mschr. Unfallheilk. **60**, 4–17 (1957).

Scheibe, J.: Spätergebnisse nach Meniscusoperationen. Mschr. Unfallheilk. **66**, 330 bis 335 (1963).

Schilling, H.: Vollständige oder teilweise Meniscusentfernung? Mschr. Unfallheilk. **66**, 81–87 (1963).

Schmid, L.: Vorboten der Meniskusverletzung. Čas. lek. česk. 100–101 (1942), tschechisch. Ref. Z. org. ges. Chir. **108**, 48.

Schmidt, M.: Über die Zerreißung der Kniemenisken. Schweiz. med. Wschr. **65**, 180–183 (1935).

Schneider, P.: Die Technik der lateralen Meniskektomie. Chirurg **33**, 311–312 (1962).

Schum: Über Meniskusverletzungen. Zbl. Chir. **64**, 1987–1991 (1937).
Schwartz, A.: Le syndrome méniscal. Paris méd. 91–92 (1932).
Schwarz, E.: Die Verschmälerung des Kniegelenkspaltes bei vollständiger Verlagerung des Meniskus. Bruns Beitr. klin. Chir. **84**, 537–545 (1913).
Seifert, E.: Die unblutige Lösung des eingeklemmten Kniegelenkmeniskus. Chirurg **5**, 449–451 (1933).
Sgrosso, J.: Seltene Läsion des inneren Kniemeniskus. Bol. Soc. Cir. Rosario **6**, 52 (1939), spanisch. Ref. Z. org. ges. Chir. **96**, 525.
Sharrard, W.: Injuries to the semilunar cartilages of the knee in miners. Brit. J. industr. Med. **19**, 195–202 (1962).
Siegmund, H.: Zur pathologischen Anatomie der Meniskus- und Bandscheibenveränderungen. Arch. orthop. Unfallchir. **37**, 368–390 (1937).
Ders.: Zur pathologischen Anatomie klinisch wichtiger Meniskus- und Bandscheibenveränderungen. Kurse ärztl. Fortb. **29**, 18–28 (1938).
Sjövall, H.: Die Spätergebnisse nach totaler Meniskusexstirpation. Acta orthop. Scand. **13**, 153–217 (1942).
Slany, A.: Die Bedeutung abnormer Belastung für die Pathologie der Kniegelenkknorpel. Chirurg **14**, 111–116 (1942).
Smith, F.: Tibial collateral ligament strain due to occult derangements of the medial meniscus. Confirmed by operation in thirty cases. J. Bone Surg. **36A**, 88–93, 118 u. 132 (1954).
Soddemann, H.: Die Begutachtung von Meniscusschäden bei Bergleuten, die außerdem regelmäßig Sport betrieben haben. Mschr. Unfallheilk. **66**, 21–27 (1963).
Sommer, R.: Die Meniskusschäden im Kniegelenk. Erg. Chir. **22**, 387–430 (1929).
Spira, E.: Die Diagnose und die Behandlungserfolge bei Verletzungen der Menisken. Bruns Beitr. klin. Chir. **158**, 157–170 (1933).
Springorum, P.: Wandel der Anamnese bei Meniskusschäden. Mschr. Unfallheilk. **62**, 8–12 (1959).
Ders.: Meniskusläsionen bei Jugendlichen. Zbl. Chir. **84**, 1581–1587 (1959).
Ders.: Mehrfachläsionen der Menisken. Zbl. Chir. **85**, 706–711 (1960).
Ders.: Anamnesen und Befunde bei Meniskusläsionen. Mschr. Unfallheilk. **63**, 201 bis 206 (1960).
Ders.: Die Formen des Meniskusrisses. Mschr. Unfallheilk. **65**, 311–318 (1962).
Ders.: Alter und Meniscusschaden. Mschr. Unfallheilk. **65**, 464–469 (1962).
Stefanini, J.: Traitement des lésions méniscales du genou. Rev. Chir. Paris **52**, 349–370 (1933).
Steinmann, F.: Unfallmedizinische Studie über Meniskusverletzungen des Kniegelenkes. Schweiz. Rdsch. Med. **22**, 110 bis 113 (1922).
Ders.: Unfallmedizinische Studie der Meniskusverletzung des Kniegelenkes. Schweiz. Rdsch. Med. **22**, 133–141 (1922).
Stieve: Über Meniskusregeneration. Zbl. Chir. **67**, 91–92 (1940).
Strahlmann, L.: Derangement of the semilunar cartilage. Observations in seventy-six operative cases. J. Amer. med. Assoc. **76**, 561–564 (1921).
Strata, A.: Un nuovo caso di meniscite del ginocchio. Minerva ortop. Torino **4**, 418 bis 420 (1953).
Strauss, K.: Monarthritis gonorrhoica als ätiologisches Moment für Meniskusschäden. Arch. klin. Chir. **199**, 142–144 (1940).
Strickler, F.: Semilunar cartilages. Ann. Surg. **111**, 892–895 (1940).
Streli, R.: Spätergebnisse nach partieller Meniskusresektion bei 82 Fällen. Chirurg **26**, 97–103 (1955).
Ders.: Meniskusverletzung mit und ohne operative Behandlung. Chirurg **27**, 260 bis 262 (1956).
Ders.: Meniscotom für die partielle Meniskusresektion. Chirurg **27**, 94–95 (1956).
Ders.: Zur Resektion des hinteren Meniskusdrittels. Chir. Praxis 217–220 (1962).
Strzeszewski, J.: Meniskusverletzungen und ihre Behandlung. Polski Przegl. Chir. **27**, 985–1002 (1955), polnisch. Ref. Z. org. ges. Chir. **142**, 309.
Stumpfegger, L.: Wiedereröffnung von Kniegelenken nach Meniskusoperationen. Arch. klin. Chir. **199**, 62–75 (1940).
Symanski: Meniskusdegeneration als entschädigungspflichtige Berufskrankheit. Mschr. Unfallheilk. **46**, 457–466 (1939).
Symposium: The operative treatment of fractured or displaced semilunar cartilage. A comparison of opinions concerning the removal of the meniscus. J. Bone Jt. Surg. **14**, 229–241 (1933).
Tavernier, L.: Enquête auprès des joueurs de football operés pour une lésion d'un ménisque du genou. Presse méd. 179–180 (1929).
Ders.: Résultats éloignés d'une série de 73 méniscectomies. Bull. Soc. nat. Chir. Paris **59**, 1194–1196 (1933).
Ders.: Abus des méniscectomies. Lyon chir. **37**, 144–145 (1942).
Tchakline, W.: Un noveau signe de lésion du ménisque interne du genou. Rev. Orthop. Paris **20**, 603–606 (1933).

Terracol: Présentation d'un ménisque interns d'un genou (désinsertion des attachee périphériques capsulaires). Bull. mém. Soc. anat. Paris **18**, 228–229 (1921).

Tobler, T.: Zur normalen und pathologischen Histologie des Kniegelenkmeniskus. Arch. klin. Chir. **177**, 483–495 (1933).

Ders.: Die Bedeutung der Reparationserscheinungen am verletzten Kniegelenkmeniskus für die Beurteilung des Alters der Verletzung. Helvet. med. Acta **5**, 3931–3946 (1938).

Torre, P.: Qualche considerazione sulla lussazione abituale delle cartilagini semilunari del ginocchio. Morgagni Milano **62**, 121–140 (1920).

Toussaint, J.: Les lésions du ménisque en accident du travail. Acta chir. belg. **61**, 1039–1067 (1962).

Tranquilli, E.: Sul menisco lussante. Riv. Infort. Mal. Prof. **4**, 435–455 (1958).

Trillat, A.: Lésions traumatiques du ménisque interne du genou. Rev. Orthop. Paris **48**, 551–560 (1962).

Trindl, E.: Untersuchungen über Kniegelenkmenisken von Bergbewohnern. Arch. klin. Chir. **195**, 372–397 (1939).

Trüb, P.: Meniskus und Trauma in der Rechtsprechung des Reichsversicherungsamtes. Mschr. Unfallheilk. **53**, 161–171 (1951).

Trueta, R.: Traumatische Veränderungen der Menisci des Knies. Rev. Cir. Barcelona **6**, 289–301 (1933), spanisch. Ref. Z. org. ges. Chir. **69**, 62.

Turner, H.: Lokaler Nervenreflex einer Verletzung des Medialmeniskus. Vrac. Gaz. 1574–1580 (1931), russisch. Ref. Z. org. ges. Chir. **59**, 574.

Ders.: Über neuritische Symptome am Knie bei Verletzungen des medialen Meniskus. Arch. orthop. Unfallchir. **30**, 581–585 (1931).

Übermuth, H.: Meniskusexstirpation, -regeneration und Arthrosis deformans. Chirurg **13**, 329–334 (1941).

Uffreduzzi, O.: Sulla rottura dei menischi del ginocchio e su lesioni similari. Minerva med. Torino 824–830 (1930).

Valls, J.: Frakturen der Kniegelenkmenisken. Semana méd. 85–95 (1929), spanisch. Ref. Z. org. ges. Chir. **45**, 707.

Vandendorp, B.: Résultats éloignés des méniscectomies. Rev. Orthop. Paris **26**, 629–644, (1940).

Virenque, J.: Des lésions méniscales chez l'énfant. Rev. Orthop. Paris **46**, 319–327 (1960).

Vohnout, C.: Zur Mechanik der Meniskusverletzungen. Čas. lek. česk. 67–85 u. 128–134 (1928), tschechisch. Ref. Z. org. ges. Chir. **41**, 765.

Ders.: Dauererfolge der Heilung der verletzten Menisken. Zbl. Chir. **57**, 2911–2915 (1930).

Ders.: Diagnsoe der Meniskusverletzungen. Čas. lek. česk. 1505–1507 (1931), tschechisch. Ref. Z. org. ges. Chir. **57**, 154.

Vogeler, K.: Über die Naht des Meniskus. Zbl. Chir. **57**, 1458–1463 (1930).

Vuilleumier, C.: Über Meniscusläsionen. Schweiz. med. Wschr. **93**, 221–223 (1963).

Vukovich, H.: Riß beider Menisci eines Kniegelenkes vom Korbhenkeltyp. Wien. med. Wschr. **107**, 845–846 (1957).

Vulpius, O.: Behandlung der inneren Verletzungen des Kniegelenkes. Münch. med. Wschr. **60**, 453–454 (1913).

Walter: Binnenverletzungen des Kniegelenkes. Zbl. Chir. **64**, 1479–1495 (1937).

Weissbach, K.: Beitrag zur Pathogenese und Therapie der Meniskusverletzungen. Wien. med. Wschr. **89**, 547–550, 567–572, 594–596 u. 615–618, (1939).

Ders.: Exstirpation oder Teilresektion des zerrissenen Meniskus. Chirurg **14**, 207–212 (1942).

Weller, S.: Zur Frage der postoperativen Behandlung nach Kniegelenk-Arthrotomien, hauptsächlich nach Meniskektomien. Münch. med. Wschr. **99**, 1859–1860 (1957).

Westhues, H.: Meniskus und Sport. Med. Klinik 732–735 (1955).

Willems, C.: La meniscite. Scalpel **75**, 797 bis 806 (1922).

Ders.: Lesions of the cartilages of the knee. Practitioner **119**, 314–320 (1927).

Wittek, A.: Über Schnittführung bei Meniskusoperationen. Zbl. Chir. **61**, 1922 (1934).

Wollenberg, G.: Zur Differentialdiagnose der Meniskusverletzungen und Gelenkmäuse. Z. Orthop. **55**, 402–407 (1931).

Wulff, H.: Die Behandlung der Verletzungen der Kniegegend in der Praxis. Ugeskr. Laeg. 349–353 (1931), dänisch. Ref. Z. org. ges. Chir. **55**, 63.

Zancolli, E.: Die Menisci des Kniegelenkes. Prensa Méd. Arg. **49**, 148 (1962), spanisch. Ref. Z. Orthop. **97**, 275.

Zeno, A.: Über die Verletzungen der Menisken des Knies. Rev. Orthop. **3**, 147–161 (1933), spanisch. Ref. Z. org. ges. Chir. **66**, 718.

Zimmermann, M.: Erfahrungen mit der konservativen Meniskusbehandlung. Münch. med. Wschr. **82**, 1945–1947 (1935).

Kontrastdarstellung des Kniegelenkes

Gibt die klinische Untersuchung bei Verdacht auf eine Meniskusverletzung kein einwandfreies Ergebnis, so kann man durch eine Kontrastdarstellung des Kniegelenkes versuchen, eine Meniskusverletzung nachzuweisen. Leider bringt die Kontrastdarstellung bei unklaren Fällen oft auch keine Klärung.

Die früher angewandte Füllung des Gelenkes (Pneumoradiographie) mit Luft wird heute immer mehr verlassen. An ihre Stelle ist die *Füllung mit positivem Kontrastmittel* (Abb. 95 u. 96) oder die *Doppelkontrastarthrographie* getreten (positives Kontrastmittel plus Luft).

Zur einfachen Kontrastfüllung, die nach unserem Erachten die besten Ergebnisse zeigt, eignet sich 60%-Urografin, von dem 20 ccm in das Gelenk eingespritzt werden. Von diesem Präparat haben wir bisher bei der Füllung des Kniegelenkes keine Nachteile gesehen.

Die *Kontrastdarstellung* ist ein *Eingriff in das Kniegelenk* und muß *unter sterilen Bedingungen* durchgeführt werden.

Zuerst werden die Haut, das Unterhautzellgewebe und die Gelenkkapsel wie bei einer Punktion des Gelenkes medial oder lateral von der Kniescheibe mit einigen ccm einer 1%-Novokainlösung schmerzunempfindlich gemacht und ein bestehender Gelenkerguß abgelassen. Die dabei verwendete Nadel soll nicht zu dünn sein. Anschließend spritzt man mit der liegenden Injektionsnadel 20 ccm 60%-Urografin in das Kniegelenk ein. Nachdem die Injektionsnadel aus dem Gelenk entfernt wurde, bewegt man das Kniegelenk, um das Kontrastmittel gleichmäßig zu verteilen.

Hierauf wird der obere Rezessus mit einer Gummibinde unter Zug umwickelt und dabei ausgedrückt, um das Kontrastmittel in den Gelenkspalt hineinzupressen.

Es werden dann folgende *Röntgenaufnahmen* gemacht:

1. eine gewöhnliche Aufnahme von vorn nach hinten,
2. eine Aufnahme bei um 45° nach innen gedrehtem Bein,
3. eine Aufnahme bei um 45° nach außen gedrehtem Bein und
4. eine gewöhnliche Aufnahme von der Seite.

Der Zentralstrahl muß etwas schräg von vorn proximal nach hinten distal eingeneigt werden, da die Gelenkfläche des Schienbeinkopfes nach hinten zu abfällt.

Zeigt die Arthrographie eine Verletzung des Meniskus, so kann die Meniskusteilresektion *sofort* angeschlossen werden. Aus diesem Grunde soll die Kontrastdarstellung des Kniegelenkes nicht im Röntgenzimmer, sondern gleich im Operationssaal gemacht werden.

Vor einer ambulanten Durchführung der Kontrastarthrographie, wie sie von manchen Autoren angegeben wurde, ist *dringend* abzuraten.

War die Kontrastdarstellung des Kniegelenkes ohne Ergebnis, so legt man, um einen Reizerguß zu verhindern, einen Kompressionsverband mit Schaumgummi um das Knie an und lagert das Bein auf einer *Braun*schen Schiene. Treten keine erhöhten Temperaturen auf, so kann der Verletzte nach 2 Tagen mit einer elastischen Binde um das Kniegelenk aufstehen und herumgehen.

Vorderhorn Meniskusmitte Hinterhorn

1 2 3

Abb. 95. *Längsriß* des rechten inneren Meniskus im Mittelteil und im Hinterhorn. Kontrastdarstellung mit 60%-Urografin. Der Längsriß begann erst im mittleren Anteil des Meniskus. Daher ist im Röntgenbild des Vorderhornes der Meniskuskeil glatt begrenzt. Auf den Röntgenbildern der Meniskusmitte und des Hinterhornes sieht man das in den Meniskusbereich eingedrungene Kontrastmittel. Der Fall ist operativ bestätigt

Vorderhorn Hinterhorn

1 2

Abb. 96. *Querriß* am inneren rechten Meniskus am Übergang von Meniskusmitte zum Hinterhorn. Die Kontrastdarstellung mit 60%-Urografin zeigt den Meniskus in seinem Vorderhornanteil glatt begrenzt. Im mittleren Anteil sieht man in den Meniskuskeil eingedrungenes Kontrastmittel. Der Fall ist operativ bestätigt

Literatur

Andersen, K.: Pneumoarthrography of the knee joint with particular reference to the semilunar cartilages. Acta orthop. Scand. Suppl. **4**, 1–108 (1948).

Archimbaud, J.: L'arthrographie du genou. J. Radiol. Bruxelles **34**, 623–633 (1953).

Bayer, O.: Das horizontale Schichtbild der Kniegelenkmenisci. Röntgenblätter **6**, 248–256 (1953).

Berg, F.: La méniscographie en série du genou. Acta orthop. belg. **19**, 293–306 (1953).

Bircher, E.: Pneumoradiographie des Knies und anderer Gelenke. Schweiz. med. Wschr. **63**, 1210–1211 (1931).

Ders.: Pneumoradiographie des Kniegelenkes. Dtsch. Ges. Chir. Sitzg. 19.–22.4. 1933. Z. org. ges. Chir. **62**, 509.

Ders.: Die Kniegelenkkapsel im Pneumoradiographie-Bild. Acta radiol. **15**, 452 bis 466 (1934).

Birkner, R.: Kritisches zur Frage der röntgenologischen Kontrastmitteldiagnostik. Chirurg **19**, 529–541 (1948).

Bonnin, J.: Air arthrography of the knee joint. Surgery **85**, 64–70 (1947).

Boyd, D.: Knee joint visualization. A roentgenographic study with iopax. J. Bone Jt. Surg. **16**, 671–680 (1934).

Brooks, H.: Pneumoroentgenography with oxygen in the diagnosis of internal derangements of the knee joint. Amer. J. Roentgenol. **54**, 462 bis 469 (1945).

Burman, M.: The injection of lipiodol into the knee joint. A warning against its use. Amer. J. Roentgenol. **28**, 787–795 (1932).

Canigiani, T.: Röntgenologisches zur Kontrastarthrographie des Kniegelenkes. Fortschr. Röntgenstr. **62**, 202 (1940).

Capener, N.: Opaque arthrography of the knee joint. J. Bone Jt. Surg. **30B**, 729 (1948).

Carlostella, F.: La pneumoartrostratigrafia nelle lesioni traumatiche dei menischi del ginocchio. Riv. Infort. Mal. Prof. **45**, 465–482 (1958).

Cauwenberghe, R.: Arthrographie du genou et lésions méniscales traumatiques. Rev. med. Liège **16**, 421–426 (1961).

Clausen, A.: Beitrag zur Frage positives oder negatives Kontrastmittel bei Kniegelenkarthrographien. Fortschr. Röntgenstr. **65**, 76–80 (1941).

Croonenberghs, P.: Quelques réflexions à propos de 91 arthrographies mixtes du genou. Acta orthop. belg. **19**, 307–320 (1953).

Ders.: Quelques réflexions à propos d'une centaine d'arthrographies mixtes en série du genou. J. belge Radiol. **36**, 481–503 (1953).

D'Amora, T.: Il valore della pneumoartrografia nella diagnosi di lesione meniscale. Minerva ortop. Torino **3**, 27–32 (1952).

Delannoy, E.: La pneumarthrographie du genou. Atlas Radiol. clin. Presse méd. 1–4 (1954).

Delvoye, P.: Le diagnostic des lésions méniscales et la part de la radiologie. Afrique franç, chir. **13**, 507–519 (1955).

Djian, A.: Méniscographie en série du genou. Atlas Radiol. clin. Presse méd. 1–4 (1959).

Dittmar, O.: Der Kniegelenkmeniskus im Röntgenbilde. Röntgenpraxis **4**, 442–445 (1932).

Eggeling, W.: Zur Diagnostik der Meniskusverletzungen unter Berücksichtigung der Pneumoradiographie Zbl. Chir. **84**, 241 bis 247 (1959).

Epstein, J.: Kontrastfüllung des Kniegelenkes. Zbl. Chir. **58**, 2507–2510 (1931).

Fichtner, H.: Zur Frage der Gelenkschädigung durch Kontrastmittel. Bruns Beitr. klin. Chir. **207**, 164–171 (1963).

Fischedick, O.: Indikation und Ergebnisse der Kontrastdarstellung des Kniegelenkes mit positivem Kontrastmittel. Chirurg **31**, 13–19 (1960).

Forster, E.: Lésions du genou (Confrontations radiocliniques). J. Radiol. Électrol. Paris **40**, 418–428 (1959).

Ders.: Apport de la tomographie dans l'étude des lésions du genou par le procédé du double contraste. J. Radiol. Électrol. Paris **41**, 79–82 (1960).

Fontaine, R.: L'arthropneumographie du genou. Rev. Chir. Paris **71**, 327–347 (1952).

Fründ, G.: Binnenerkrankungen des Kniegelenkes. Zbl. Chir. **64**, 1477–1478 (1937).

Giacobbe, C.: Il pneumoartro terapeutico nelle lesioni endo-articolari del ginocchio. Chir. Org. Movim. **12**, 433–441 (1928).

Gradoyevitch: Arthrographie dans les maladies du genou. J. belge Radiol. **26**, 333 (1937)

Hajek, V.: Anwendung der Tomographie bei der Arthrographie des Kniegelenkes. Rozhl. chir **36**, 525–531 (1957). Ref. Zbl. Chir. **83**, 835.

Hasegawa, K.: Arthrography of meniscal lesions of the knee joint. Nagoya J. med. Sci. **22**, 85–106 (1959).

Hauch, P.: Arthrography. A comparative study of arthrography of the knee joint. Brit. J. Radiol. **25**, 120–129 (1952).

Häuptli, O.: Die Pneumoradiographie des Kniegelenkes. Schweiz. med. Wschr. **77**, 549–551 (1947).

Hopf, A.: Die Röntgenkontrastdarstellung des Kniegelenkes. Z. Orthop. **80**, 358–382 (1951).

Imai, N.: Korrelation zwischen Arthrographie und operativer Bestätigung von Meniscusverletzungen. J. Jap. orthop. Ass

35, 1161–1169 (1962), japanisch. Ref. Z. org. ges. Chir. **170**, 102.
Jensen, S.: Arthrography as a diagnostic aid in lesions of the knee joint. Acta chir. Scand. **103**, 302–305 (1952).
Jowett, A.: Arthrography as diagnostic aid in knee conditions. J. Bone Jt. Surg. **30B**, 394 (1948).
Junghagen, S.: La pneumographie du genou, surtout dans des cas de lipoma arborisant. Acta radiol. **14**, 172–183 (1935).
Karcher, H.: Der Wert der Kniegelenkdarstellung mit Uroselektan B. Chirurg **12**, 734–738 (1940).
Keats, T.: Pneumoarthrography of the knee. Surg. Gyn. Obstetr. **94**, 361–364 (1952).
Klami, P.: Tomoarthrography of meniscal lesions of the knee joint. Acta radiol. **48**, 248–256 (1957).
Klenberg, S.: Pulmonary embolism following oxygen injection of a knee. J. Amer. med. Assoc. **89**, 172–173 (1927).
Kreiner, W.: Über Radiographie der Gelenke. Klin. Med. **2**, 29–45 (1947).
Krogdahl, T.: Röntgenologische Diagnose der Meniskusluxation im Kniegelenk ohne Verwendung von Kontrastmittel. Acta radiol. **21**, 335–342 (1940).
Krömer, K.: Pneumoradiographie des Kniegelenkes. Zbl. Chir. **64**, 534–535 (1937).
Ders.: Die röntgenologische Darstellung des Kniegelenkinnenraumes durch Kontrastfüllung und die Deutung der Befunde. Chirurg **9**, 449–463 (1937).
Laarmann, A.: Die Darstellung des Knieinnern im Röntgenbild. Arch. klin. Chir. **187**, 234–251 (1936).
Ders.: Der Meniskusschatten im Darstellungsröntgenbild. Arch. klin. Chir. **192**, 697–701 (1938).
Lagarde, C.: De l'arthrographie opaques du genou. J. Radiol. Électrol. Paris 35, 714–726 (1954).
Lagergren, R.: Zur Frage der Diagnostizierung von Meniskusschäden mittels Arthrographie. Acta chir. Scand. **75**, 485–512 (1934).
Lauber: Beobachtungen über die Resorption im Kniegelenk nach kontrastgebenden Mitteln. Zbl. Chir. **58**, 2824–2825 (1931).
Leichs: Beitrag zur Pneumoradiographie der Kniegelenke. Verh. Dtsch. Orthop. Ges. 33. Kongr. 359–361 (1939).
Lindblom, K.: The arthrographic appearance of the ligaments of the knee joint. Acta radiol. **19**, 582–600 (1938).
Ders.: Arthrography of the knee. Acta radiol. Suppl. **74** (1948).
Marzano, E.: L'artografia con doppio mezzo di contrasto nelle lesioni delle cartilagini semilunari del ginocchio. Clin. Ortop. **15**, 34–43 (1963).
Meyer-Wildisen, R.: Zur Technik der Gelenk-Luftfüllungen. Schweiz. med. Wschr. **68**, 991 (1938)
Michaelis, L.: Kontrastfüllung des Kniegelenkes mit Uroselectan. Röntgenpraxis **3**, 320–325 (1931).
Millbourn, E.: Ein weiteres Arthrogrammsymptom bei Meniskuschäden. Acta chir. Scand. **83**, 91–103 (1939).
Möhlmann, A.: Zur Kontrastdarstellung des Kniegelenkes. Fortschr. Röntgenstr. **65**, 51–76 (1942).
Mucchi, L.: L'artrografia del ginocchio con mezzi di contrasto trasparenti ed opachi. Atti Mem. Soc. lomb. Chir. **5**, 1839–1854 (1937).
Murray, R.: Transitory eosinophilia localised in the knee joint after pneumarthrography. J. Bone Jt. Surg. **32B**, 74–83 (1950).
Nagy, J.: Beiträge zur Röntgenanatomie des kontrastgefüllten Kniegelenkes. Fortschr. Röntgenstr. **45**, 688–692 (1932).
Nidecker, H.: Die gezielte Pneumarthrographie des Kniegelenkes. Radiol. clin. **22**, 10–28 (1953).
Ders.: Über den Wert der gezielten Pneumarthrographie. Radiol. clin. **22**, 518–521 (1953).
Oberholzer, J.: Die Arthro-Pneumoradiographie. Bruns Beitr. klin. Chir. **158**, 113–156 (1933).
Ders.: Die Technik der Pneumoradiographie des Kniegelenkes nach Bircher. Zbl. Chir. **60**, 1522–1526 (1933).
Ders.: Einige ausgewählte Pneumoradiographiebilder des Kniegelenkes. Röntgenpraxis **6**, 646–652 (1934).
Ders.: Ergänzung zur Technik der Pneumoradiographie der Gelenke und besonders des Kniegelenkes. Zbl. Chir. **63**, 2117–2119 (1936).
Pacini, D.: Lesioni delle cartilagini semilunari del ginocchio e artrografia. Radiol. Fis. med. **3**, 159–171 (1936).
Pascual, G.: Die Arthrographie des Kniegelenkes zur Diagnose der Meniskusschäden. Rev. chir. espan. **1**, 137–143 (1940), spanisch. Ref. Z. org. ges. Chir. **102**, 432.
Popovič, L.: Beitrag zur Röntgenuntersuchung des Kniegelenkes. Röntgenpraxis **4**, 905–910 (1932).
Prip Buus, C.: Über die Röntgendiagnose der Meniskusverletzungen im Kniegelenk. Nord. med. 3185–3189 (1939).
Quaintance, P.: Pneumoroentgenography of the knee joint. An analysis of fifty cases. J. Bone Jt. Surg. **20**, 353–362 (1938).
Rasch, G.: Darstellung von Knie- und Hüftgelenken mit Falistrat-U. Beitr. Orthop. Traum. **6**, 319–323 (1959).
Rausch, E.: Fehlerquellen bei der Beurtei-

lung von Luftarthrogrammen des Kniegelenkes. Verh. Dtsch. Orthop. Ges. 45. Kongr. 468–469 (1958).

Rechtmann, A.: Pneumarthrosis of the knee. Surg. Gyn. Obstetr. **49**, 683–687 (1929).

Rakofsky, M.: Air injection as an aid in the diagnosis of internal derangements of the knee. Amer. J. Roentgenol. **63**, 502–511 (1950).

Rieunau, G.: 114 arthrographies opaques du genou. Mém. acad. Chir. Paris **80**, 81–85 (1954).

Ritter, C.: Der Kniemeniskus im Röntgenbilde. Zbl. Chir. **57**, 1084–1086 (1930).

Roczen, U.: 2 bemerkenswerte Fälle von Meniskusläsionen und ihre röntgenologische Erfassung durch Kontrastfüllung. Zbl. Chir. **64**, 627–631 (1937).

Rollo, S.: L'impiego dei mezzi di contrasto nell'esame radiografico dell'articolazione del ginocchio, con speciale riguardo allo studio delle lesioni dei menischi. Chir. Org. Movim. **20**, 463–472 (1934).

Rubaschow, S.: Der Kniemeniskus im Röntgenbilde. Zbl. Chir. **56**, 3268 (1929).

Rutscheidt, F.: PneumoradiographischeNachuntersuchungen über Meniskusersatzgewebe. Z. Orthop. **88**, 179–189 (1956).

Rüttimann, A.: Die Doppelkontrastarthrographie des Kniegelenkes. Fortschr. Röntgenstr. **87**, 736–755 (1957).

Ders.: Was leistet die Doppelkontrast-Arthrographie in der Kniegelenkdiagnostik? Chir. Praxis 107–120 (1959).

Sachs, M.: Studies in the scope of pneumoarthrography of the knee as a diagnostic aid. Radiology **54**, 10–32 (1950).

Sandfuhr, H.: Über den Wert des positiven Röntgenkontrastverfahrens zur Darstellung des Kniegelenkes mit besonderer Berücksichtigung der Meniskusschäden. Med. Mschr. 8, 739–743 (1954).

Schärer, K.: Die Arthrographie des Kniegelenkes mit positivem Kontrastmittel. Radiol. clin. **22**, 528–529 (1953).

Scheibel, O.: Über die Pneumoarthroradiographie des Kniegelenkes, besonders über ihre Technik. Hosp. tid. 548–556 (1937), dänisch. Ref. Z. org. ges. Chir. **86**, 229.

Schöllner, D.: Methode, Aussagewert, Ergebnisse und Indikationen der Arthrographie des Kniegelenkes mit positivem Kontrastmittel. Mschr. Unfallheilk. **66**, 266–275 (1963).

Schum, H.: Das Pneumoradiogramm des Kniegelenkes. Dtsch. Z. Chir. **238**, 1–56 (1932).

Ders.: Die röntgenologische Diagnostik der Meniskusverletzung. Röntgenpraxis **9**, 369–380 (1937).

Schüller, J.: Der Wert der Röntgenkontrastdarstellung des Kniegelenkes. Röntgenpraxis **4**, 947–955 (1932).

Ders.: Die Kontrastdarstellung der Gelenke. Verh. Dtsch. Orthop. Ges. 30. Kongr. 318–333 (1936).

Serra de Oliveira: Arthropneumographie pour lésions méniscales. Rev. Orthop. Paris **40**, 32–39 (1954).

Seyss, R.: Arthrographie des Kniegelenkes. Arch. orthop. Unfallchir. **48**, 403–413 (1956).

Simon, H.: Pneumoradiography of the knee. Radiology **27**, 533–540 (1936).

Sommerville, E.: Air arthrography in the diagnosis of internal derangement of knee joint. Proc. Roy. Soc. med. **36**, 663–664 (1943).

Ders.: Air arthrography as an aid to diagnosis of lesions of the menisci of the knee joint. J. Bone Jt. Surg. **28**, 451–465 (1946).

Stack, J.: Pneumoarthrograms of the knee. Arch. Surg. **63**, 486–495 (1951).

Stark, W.: Erfahrungen mit der Röntgenkontrastdarstellung des Kniegelenkes. J. Barth Verlag, Leipzig 1941.

Stocker, H.: Zur Darstellung der Menisci und Kreuzbänder durch die Arthrographie mit Uroselectan B. Dtsch. Z. Chir. **245**, 697–706 (1935).

Stör, O.: Über die Röntgendiagnostik der Kniegelenkbinnenorgane. Bruns Beitr. klin. Chir. **163**, 513–538 (1936).

Tawafa, J.: Arthropneumoradiographie des Kniegelenkes. Cir. ortop. Traumatol. 8, 3–17 (1940), spanisch. Ref. Z. org. ges. Chir. **102**, 389.

Turco, A.: Il valore del pneumoartro come mezzo diagnostico nelle lesioni dei menischi. Diario radiol. **9**, 149–160 (1930).

Ulrichs, B.: Roentgenogramme des Kniegelenkes mit Sauerstoffeinblasung. Fortschr. Röntgenstr. **21**, 618–620 (1914).

Ders.: Technik und Ergebnisse der Sauerstofffüllung des Kniegelenkes. Fortschr. Röntgenstr. **42**, 53–57 (1930).

Unger, H.: Kontrastdarstellung des Kniegelenkes in der Diagnostik der Meniskusverletzungen. Mschr. Unfallheilk. **60**, 102–109 (1957).

Uthgenannt, H.: Über Nutzen und Nachteil der Arthrographie des Kniegelenkes. Bruns Beitr. klin. Chir. **188**, 328–340 (1954).

Vespignani, L.: Valore dell'artrografia opaca del ginocchio nella diagnosi delle lesioni meniscali. Atti **5**, 1–34 (1960).

Wadi, H.: Über die Anwendung eines einfachen Gerätes bei der Kniegelenkarthrographie. Fortschr. Röntgenstr. **95**, 407–409 (1961).

Zilocchi, E.: La pneumoartrografia nella diagnosi di lesione delle cartilagini semilunari del ginocchio. Boll Soc. piemont. Chir. 8, 288–305 (1938).

Darstellung des wahren Kniegelenkspaltes (*Fick*sches Zeichen)

Der *wirkliche Kniegelenkspalt* ist unter normalen Verhältnissen im Röntgenbild *nicht* sichtbar. Der zwischen Ober- und Unterschenkel sich darstellende strahlendurchlässige Spalt entspricht vor allem den Gelenkknorpeln dieser Knochen. Daher ist dieser Spalt bei schwerer Arthrose, wenn es zum teilweisen Schwund der Gelenkknorpel gekommen ist, entsprechend schmäler als unter normalen Umständen.

Der *wahre* Gelenkspalt kann unter bestimmten Umständen durch Zug oder durch Ab- oder Adduktion des Kniegelenkes als Aufhellungsstreifen sichtbar werden.

Nach *Ravelli* hat der Anatom *Fick* als erster diesen Aufhellungsstreifen an den Fingergrundgelenken, an denen er einen Zug ausübte, gefunden. 1932 beschrieb *Dittmar* diese spontane Abbildung des wahren Gelenkspaltes am Kniegelenk. In der Folgezeit wurden die verschiedensten Ursachen für die Entstehung dieses Aufhellungsstreifens angenommen. Erst die Arbeiten von *Magnusson* und von *Nordheim* brachten Klarheit: Durch Zug oder durch Ab- oder Adduktion eines Gelenkes kommt es im Gelenk zur Ausbildung eines *relativen Vakuums*, das zur Verdampfung von Gelenkflüssigkeit und zum Freiwerden von Gasen führt, die in der Gelenkflüssigkeit gelöst sind und so im Röntgenbild als Aufhellungszone zur Darstellung kommen (Abb. 97).

In der Folgezeit wurde versucht mit Hilfe dieses Phänomens Meniskusverletzungen nachzuweisen.

Da jedoch der wahre Gelenkspalt nicht immer zur Darstellung gebracht werden kann, sei es daß ein straffer Bandapparat oder auch nur ein geringer Erguß die Bildung eines relativen Vakuums verhindert, wurde diese Methode wieder verlassen.

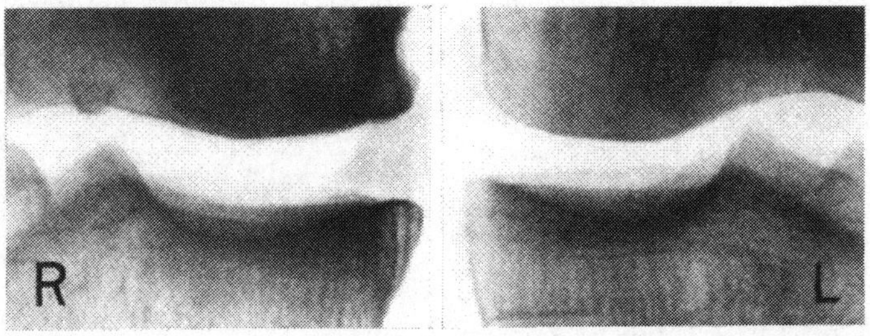

Abb. 97. Bei einem 33jährigen Baupolier wurde wegen Verdacht auf eine Verletzung des linken inneren Knieseitenbandes in O-Vermehrung gehaltene Röntgenbilder beider Kniegelenke gemacht. Das *Fick*sche Zeichen ist im rechten inneren Kniegelenkspalt deutlich, im linken in perlschnurartiger Form zu sehen. Arthrose im rechten Kniegelenk

Literatur

Dittmar, O.: Der Kniegelenkmeniskus im Röntgenbild. Röntgenpraxis **4**, 442–445 (1932).

Ders.: Zur Röntgeneologie des Kniegelenkes. Verh. Dtsch. Orthop. Ges. 27. Kongr. 255–256 (1932).

Evans, W.: The roentgenological demonstration of the true articular space. With particular reference to the knee joint and the internal cartilago. Amer. J. Roentgenol. **43**, 860–864 (1940).

Felsenreich, F.: Darstellung des verletzten Meniscus medialis im Röntgenbild bei veralteter Kreuzband- und Seitenbandverletzung. Röntgenpraxis **7**, 331–333 (1935).

Fick, R.: Handbuch der Anatomie und Mechanik der Gelenke. Verlag Fischer, Jena 1910.

Fuiks, M.: Vacuum pneumarthrography and the spontaneus occurence of gas in the joint spaces. J. Bone Jt. Surg. **32 A**, 933–938 (1950).

Kliemann, L.: Die spontane Abbildung des wirklichen Kniegelenkspaltes. Fortschr. Röntgenstr. **76**, 602–606 (1952).

Kohlbach, W.: Gasbildung im Gelenkspalt, ein röntgenologisches Distorsionszeichen. Fortschr. Röntgenstr. **63**, 47–50 (1941).

Krogdahl, T.: Röntgenologische Diagnose der Meniskusluxation im Kniegelenk ohne Verwendung von Kontrastmittel. Acta radiol. **21**, 335–342 (1940).

Kröker, P.: Die spontane Abbildung des wirklichen Kniegelenkspaltes. Fortschr. Röntgenstr. **78**, 174–176 (1953).

Löhr, R.: Der Kniegelenkspalt im Röntgenbild. Fortschr. Röntgenstr. **58**, 45–56 (1938).

Magnusson, W.: Über die Bedingungen des Hervortretens der wirklichen Gelenkspalte auf dem Röntgenbild. Acta radiol. **18**, 733–741 (1937).

Nordheim, Y.: Eine neue Methode, den Gelenkknorpel, besonders die Kniegelenkmenisken, röntgenologisch darszustellen (ohne Zuhilfenahme eingespritzen Kontrastmittels). Fortschr. Röntgenstr. **57**, 479–495 (1938).

v. Pannewitz, G.: Sichtbarwerden des wahren Gelenkspaltes bei Arthritis deformans. Röntgenpraxis **5**, 809–810 (1933).

Ravelli, A.: Das Vakuum Phänomen. Fortschr. Röntgenstr. **83**, 236–240 (1955).

*Rauber*sche Zeichen

Bei Meniskusverletzungen kann man *nach ungefähr 2 Monaten* im Röntgenbild Veränderungen an der dem Meniskus entsprechenden Gelenkkante des Schienbeines in Form einer mehr oder weniger breiten periostalen Anlagerung oder einer Konsolenbildung mit einer stumpfen oder spitzen Zacke, die sowohl nach kranial als auch nach kaudal umgebogen sein kann, finden. Manchmal ist auch nur eine Verdickung der Kortikalis in diesem Bereich nachweisbar (Abb. 98 u. 99).

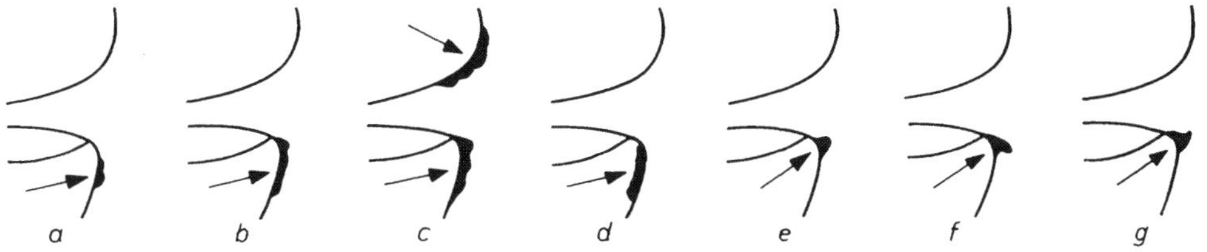

Abb. 98a bis g. (Aus *Barucha* Mschr. Unfallheilk. **63**, 370)

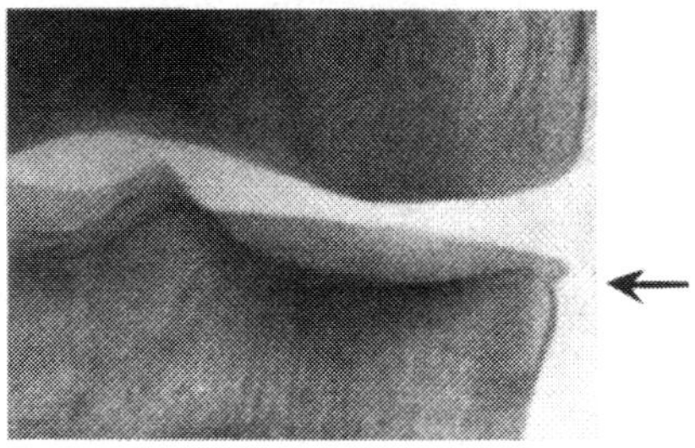

Abb. 99. *Rauber*sches Zeichen an der inneren Gelenkkante des Schienbeins bei einem 29jährigen Elektriker. Seit 1 Jahr treten Einklemmungen auf. Bei der Operation fand sich ein Korbhenkelriß des inneren Meniskus

Diese Veränderungen bei Meniskusverletzungen hat *Rauber* 1944 beschrieben. In der Folgezeit ist dieses Zeichen in Vergessenheit geraten, obwohl es sicher bei der röntgenologischen Meniskusdiagnose als wichtig anzusehen ist. *Barucha* konnte z. B. bei 764 operativ gesicherten Meniskusrissen in 88,7% der Fälle diese röntgenologischen Veränderungen nachweisen.

Literatur

Barucha, E.: Unsere Erfahrungen über den Wert des Rauberschen Röntgenzeichens bei der Meniskusdiagnose. Mschr. Unfallheilk. **63**, 370–375 (1960).

Löwe, H.: Beitrag zur Diagnostik der Meniskusverletzungen des Kniegelenkes unter besonderer Berücksichtigung des Rauberschen Röntgenzeichens. Zbl. Chir. **87**, 721–730 (1962).

Rauber, A.: Ein wenig bekanntes Röntgensymptom bei ältern Meniskusaffektionen. Z. Unfallmed. Zürich **7**, 168–172 (1944).

Vater, W.: Das Raubersche Zeichen in der Meniscusdiagnostik. Beitr. Orthop. Traum. **9**, 370–375 (1962).

Meniskusverkalkung

Im Schrifttum wird die röntgenologisch nachweisbare Meniskusverkalkung mit 0,3% angegeben. Tatsächlich sind Kalkeinlagerungen in einem weit höheren Prozentsatz vorhanden (ca. 30%), da diese eine gewisse Größe erreicht haben müssen, um auch im Röntgenbild sichtbar zu werden.

Nach der Entstehung der Verkalkung unterscheidet man eine *primäre, nicht traumatische* und eine *sekundäre, metatraumatische Verkalkung* der Menisken, eine Einteilung, die *Andreesen* getroffen hat.

Die primäre Verkalkung wird von den meisten Autoren als Alters- oder Abnutzungserscheinung aufgefaßt und findet sich in der Regel erst ab dem 50. Lebensjahr.

Die traumatische Meniskusverkalkung hingegen tritt immer im jüngeren Alter auf, wobei es zu Kalkablagerungen im gequetschten und dann degenerativ veränderten Meniskusgewebe kommt.

Nach der Ausdehnung kann man eine *diffuse* (Abb. 100) und eine *herdförmige Verkalkung* unterscheiden.

Während die diffuse Meniskusverkalkung in der Regel keine Beschwerden verursacht und meist als Zufallsbefund erhoben wird, kommt es bei der herdförmigen Meniskusverkalkung wie bei einem Meniskusriß häufig zu Einklemmungserscheinungen.

Die diffuse Verkalkung ist im *Röntgenbild* von vorn leicht zu erkennen, da sie sich entsprechend der Keilform des Meniskus im Kniegelenkspalt darstellt. Die herdförmigen Verkalkungen hingegen können in ihrer Erkennung Schwierigkeiten bereiten, da sie mit Verknöcherungen der Kreuzbänder, knöchernen Kreuzbandausrissen oder freien Gelenkkörpern verwechselt werden können.

Wenn es häufig zu Einklemmungen kommt, so sollen die Kalkherde *operativ* entfernt werden. Da die Herde meist im Vorder- oder Hinterhorn liegen und selten in der Meniskusmitte, genügt oft eine Teilresektion des Meniskus.

Ist ein einwandfreies entsprechendes Trauma nachweisbar und liegt dieses mindestens 6 Wochen zurück, so ist die Meniskusverkalkung als Unfallfolge anzuerkennen. Ist jedoch auch auf der nicht verletzten Seite eine Meniskusverkalkung nachweisbar, so ist die Unfallfolge abzulehnen.

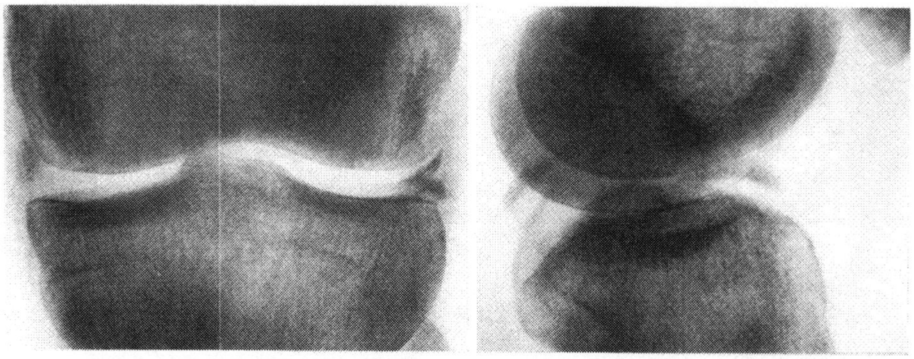

Abb. 100. *Diffuse* Verkalkung des äußeren und teilweise auch des inneren Meniskus, die auch im Seitenbild gut zu sehen ist, bei einem 36jährigen Hilfsarbeiter

Literatur

Andreesen, R.: Über Verkalkung der Knorpelzwischenscheibe der Kniegelenke. Bruns Beitr. klin. Chir. **158**, 75–82 (1933).

Balensweig, I.: Calcification of the semilunar cartilages of the knee joint. Surgery **2**, 120–125 (1937).

Beiler, K.: Meniskusverkalkung beider Kniegelenke auf nicht traumatischer Grundlage. Mschr. Unfallheilk. **40**, 118–121 (1933).

Bruchholz, H.: Knie- und Meniskusverkalkung im Röntgenbild. Röntgenpraxis **1**, 888–891 (1929).

Burrows, H.: Two cases of ossification in the internal semilunar cartilage. Brit. J. Surg. **21**, 404–410 (1934).

Cave, E.: Calcification in the menisci. J. Bone Jt. Surg. **25**, 53–57 (1943).

D'Agnelli, A.: Osservazioni sulla calcificazione dei menischi del ginocchio. Riforma med. 432–450 (1958).

Eck, T.: Meniskusverkalkungen und ihre Differentialdiagnose. Chirurg **11**, 547–560 (1939).

Fabbro, G.: La calcificazione dei menischi articolari del ginocchio. Gi. med. Alto Adige **11**, 569–588 (1939).

Garkisch, E.: Traumatische Meniskusverkalkung. Röntgenpraxis **13**, 102–104 (1941).

Ghilardi, G.: I menischi calcificati del ginocchio. Minerva ortop. Milano **7**, 1–12 (1956).

Giraudi, G.: Sulla ossidesmosi ipertrofica e sui processi di ossificazione e calcificazione dei menischi del ginocchio. Arch. ortop. Milano **49**, 1083–1108 (1933).

Harris, H.: Calcification and ossification in the semilunar cartilages. Lancet 1114–1116 (1934).

Henrichsen, A.: Meniskusverkalkung im Röntgenbild. Röntgenpraxis **4**, 403–405 (1932).

Hilgenreiner, H.: Wann ist der Kniegelenkmeniskus im Röntgenbild darstellbar? Zbl. Chir. **59**, 406–408 (1932).

Israelski, M.: Über Kalkablagerungen in den Kniegelenken und Intervertebralscheiben. Bruns Beitr. klin. Chir. **150**, 476–489 (1930).

Ders.: Meniscus calcification. Amer. J. Roentgenol. **25**, 85–87 (1931).

Jonasch, E.: Die Verkalkung der Menisci des Kniegelenkes. Arch. orthop. Unfallchir. **51**, 659–660 (1960).

Laarmann, A.: Osteom des Kniegelenkmeniskus. Med. Welt 1373–1374 (1960).

Lassoie, A.: A propos des calcifications méniscales du genou. Acta orthop. belg. **16**, 283–299 (1950).

Mauclaire, N.: Ossification d'un ménisque du genou. Bull. Soc. nat. Chir. Paris **60**, 1125–1126 (1934).

Meyer-Borstel, H.: Meniskusverkalkungen. Chirurg **3**, 424–426 (1931).

Müller, P.: Über Meniskusverkalkung im Kniegelenk. Zbl. Chir. **60**, 2055–2056 (1933).

Oestern, H.: Die Spontanverkalkungen der Menisken des Kniegelenkes. Langenbecks Arch. klin. Chir. **260**, 532–543 (1948).

Ritter, U.: Zur Klinik und Röntgendiagnose der Meniskusverkalkungen. Chirurg **23**, 22–27 (1952).

Rosen, J.: Unusual intrameniscal lunulae. J. Bone Jt. Surg. **40A**, 925–928 (1958).

Schapiro, M.: Wenn man einen Kniegelenkmeniskus im Röntgenbild zu sehen bekommt. Zbl. Chir. **58**, 1436–1439 (1931).

Schrop, F.: Zur Genese der primären Meniskusverkalkung. Fortschr. Röntgenstr. **76**, 202–205 (1952).

Schulte, F.: Beitrag zur Kenntnis der primären Meniskusverkalkung. Zbl. Chir. **75**, 214–215 (1950).
Schwarz, W.: Ein weiterer Fall von doppelseitiger Meniskusverkalkung im Röntgenbild. Röntgenpraxis **4**, 751–754 (1932).
Seyss, R.: Ein Beitrag zu den primären Verkalkungen der Menisci. Chirurg **25**, 38 (1954).
Sonntag, H.: Meniskusverkalkung. Zbl. Chir. **55**, 2932 (1928).
Stanisavljevic, S.: Ossification of regenerated medial semilunar cartilage. Acta orthop. Scand. **28**, 224–228 (1959).
Touzard: Une case rare de blocade du genou: La calcification et l'ossification du menisque. Rev. Orthop. Paris **35**, 465–469 (1949).
Wagner, W.: Meniskusverkalkungen. Zbl. Chir. **59**, 1197 (1932).
Ders.: Über Meniskusverkalkungen. Röntgenpraxis **5**, 188–195 (1933).
Weaver, J.: Calcification and ossification of the menisci. J. Bone Jt. Surg. **24**, 873–882 (1942).
Werwath, K.: Abnorme Kalkablagerungen innerhalb des Kniegelenkes, ein Beitrag zur Frage der primären „Meniscopathie". Fortschr. Röntgenstr. **37**, 169–171 (1928).
Wolke, K.: Über Meniskus und Gelenkknorpelverkalkungen. Acta radiol. **16**, 577–588 (1935).

Verkalkung der Gelenkknorpel des Kniegelenkes

Verkalkungen der Gelenkknorpel mehrerer Gelenke in Kombination mit einer Verkalkung der Menisken wurden von *Wolke* beobachtet. Als *Ursache* dieser Veränderungen nahm *Wolke* eine verringerte Ernährung der Gelenkknorpel durch Altersveränderungen der Gefäße bei entsprechender konstitutioneller Disposition an.

Weitere Mitteilungen stammen von *Harmon* und von *Bunjé*. Bei ihren Fällen fanden sich Knorpelverkalkungen verschiedener Gelenke, während Verkalkungen der Menisken nicht nachweisbar waren.

Literatur

Bunjé, H.: Calcification of articular cartilage. J. Bone Jt. Surg. **38B**, 874–881 (1956).
Harmon, P.: Degenerative calcification in cartilage of the knee. J. Bone Jt. Surg. **26**, 838–840 (1944).
Wolke, K.: Über Meniskus und Gelenkknorpelverkalkungen. Acta radiol. Stockh. **16**, 577–588 (1935).

Das schnellende Kniegelenk

In der Literatur findet man die Bezeichnung des „*schnellenden, schnappenden* oder *hüpfenden*" Kniegelenkes.

Es kommt dabei sowohl bei aktiver als auch bei passiver Bewegung des Kniegelenkes bei einer bestimmten Winkelstellung zu einer Behinderung der Gelenkbewegung, die oft unter hörbarem Knacksen überwunden wird.

Das „schnellende, schnappende oder hüpfende" Kniegelenk stellt *kein eigenes* Verletzungs- oder Krankheitsbild dar, sondern ist nur das klinische Zeichen einer intra- oder extraartikulär gelegenen Verletzung oder Erkrankung des Kniegelenkes.

Am häufigsten sind die intraartikulären Veränderungen, wie z. B. Risse und angeborene Formveränderungen der Menisken, vor allem der äußeren. Ferner kommen noch Tumore der Gelenkkapsel in Frage.

Von den extraartikulären Ursachen sind vor allem die gelenknahen Exostosen im Bereich des unteren Oberschenkelendes zu nennen.

Literatur

Billet, H.: Le genou à ressort. Gaz. hop. **86**, 997–1004 (1913).
Budde, M.: Zur Kenntnis des schnellenden Knies. Dtsch. Z. Chir. **165**, 376–396 (1921).
Covaro, A.: Schnappendes Knie. Rev. Cir. **10**, 600–606 (1931), spanisch. Ref. Z. org. ges. Chir. **57**, 78.
Demoulin, A.: Sur le „genou à ressort". Bull. mém. Soc. chir. Paris **39**, 666–681 (1913).
Fairbank, H.: Clicking knee due to lesion of the external cartilage. Proc. roy. Soc. med. **23**, 1001 (1930).
Fischer, H.: Zur Frage des schnellenden Knies. Zbl. Chir. **54**, 2085–2086 (1927).
Frank, W.: Über das schnellende Kniegelenk. Wien. med. Wschr. **107**, 1031–1033 (1957).
Frosch, L.: Demonstration eines Falles von doppelseitig schnellendem Knie. Verh. Dtsch. Orthop. Ges. 16. Kongr. 18—20 (1921).
Ders.: Über schnellende Kniegelenke. Arch. orthop. Unfallchir. **20**, 276–280 (1922).
Gaugele, K.: Das hüpfende Knie und das schnappende Knie. Z. Orthop. **42**, 160–168 (1921).
Hagemeyer, F.: Über das schnappende Knie und die Subluxation des Innen- und Außenmeniskus. Zbl. Chir. **81**, 650–664 (1956).
Hass, J.: Schnellendes Knie mit Veränderungen des äußeren Meniskus. Zbl. Chir. **64**, 1430 (1937).
Jeschke, W.: Zur Ätiologie des „schnellenden" Knies. Wien. klin. Wschr. **47**, 498 bis 499 (1934).
Linde: Beitrag zur Frage des schnellenden Knies. Zbl. Chir. **56**, 545–546 (1929).
Margulies, H.: Über das schnellende Knie. Bruns Beitr. klin. Chir. **147**, 217–220 (1929).
Ders.: Ein Fall von spontan entstandenem, schnellendem Knie. Zbl. Chir. **56**, 1710 bis 1711 (1929).
Meng, H.: Klinische und histologische Studien über das laterale meniskogene schnellende Knie. Fukuoka ikwadaigaku zasshi **27**, 61–64 (1934), japanisch. Ref. Z. org. ges. Chir. **68**, 525.
Müller, W.: Eine merkwürdige Binnenverletzung des Kniegelenkes mit dem Bilde des schnellenden Knies. Zbl. Chir. **60**, 2–4 (1933).
Plisson: Le genou à ressort. Lyon méd. **120**, 1226–1233 u. 1292–1300 (1913).
Rappaccini, M.: Un caso di ginocchio a scatto d'origine congenita. Chir. Org. Movim. **20**, 380–384 (1934).
Schulz, A.: Zum Krankheitsbild des schnellenden Knies. Arch. orthop. Unfallchir. **26**, 315–322 (1928).
Stackelberg, J.: Über das angeborene schnellende Knie. Dtsch. Z. Chir. **221**, 414–424 (1929).
Tokuda, T.: A case of spring knee cured by treatment. Bull. nav. med. Assoc. **25**, 1–5 (1936).

Scheibenmeniskus

Der Scheibenmeniskus, auch als *Diskus* bezeichnet, stellt eine *Entwicklungsanomalie* dar und betrifft vor allem den äußeren Meniskus. Der Meniskus hat dabei nicht seine normale Form, sondern ist eine fast kreisrunde Scheibe, deren Dicke wechselnd ist.

Über die Entstehung dieser Anomalie gibt es verschiedene Theorien.

Klinisch kann auch bei einem unverletzten Scheibenmeniskus oft ein Knacken im Kniegelenk in Verbindung mit der Überwindung eines Widerstandes bei der Beugung des Kniegelenkes bei ungefähr 160° wahrgenommen werden. Ist der Widerstand überwunden, so kann das Kniegelenk frei gebeugt werden.

Schlüter und *v. Ekesparre* konnten bei der Operation beobachten, daß der Scheibenmeniskus beim Strecken und Beugen vor- und zurückspringt und sehen darin die Ursache des „Schnellens" des Kniegelenkes.

Besteht bei einem Scheibenmeniskus ein Riß desselben, so finden sich die gleichen klinischen Zeichen wie beim Riß eines normal geformten Meniskus.

In der Literatur werden als *röntgenologische* Zeichen für das Vorliegen eines Scheibenmeniskus eine Abflachung des äußeren Schienbeinknorrens, eine Verbreiterung des äußeren Gelenkspaltes, ein Hochstand des Wadenbeinköpfchens und eine einseitige Abflachung des Tuberculum fibulare der Eminentia intercondyloidea angegeben. Diese röntgenologischen Zeichen sind umstritten. Wir konnten sie bei unseren Fällen *nicht* beobachten.

Eine Klärung durch das Röntgenbild, ob ein Scheibenmeniskus vorliegt, ist nur durch die Kontrastdarstellung möglich. Es findet sich dabei entsprechend der Form des Scheibenmeniskus eine breite, bis zur Eminentia intercondyloidea reichende Aussparung des Kontrastmittels.

Bestehen von seiten des Scheibenmeniskus infolge des „Schnellens" stärkere Beschwerden oder ist ein Riß des Scheibenmeniskus vorhanden, so kommt nur die vollständige Entfernung des Scheibenmeniskus auf *operativem* Weg in Frage.

Literatur

Baudet, C.: Genou à ressort par épaissement du ménisque externe. Bull. mém. Soc. anat. **18**, 202–203 (1921).

Bristow, W.: Anatomical variation of the semilunar cartilage. Proc. roy. soc. med. **21**, 19 (1927).

Burman, M.: Torn discoid meniscus. Association of discoid meniscus with congenitally high position of the fibular head. Arch. Surg. **60**, 279–293 (1950).

Cave, E.: Congenital discoid meniscus. Amer. J. Surg. **54**, 371–376 (1941).

Chandler, F.: Congenital abnormalities of the external semilunar cartilage. Surg. Clin. N. Amer. **17**, 331–334 (1937).

Cuveland, E.: Über Minderausbildung des Tuberculum fibulare der Eminentia intercondyloidea als diagnostisches Merkmal für das Vorliegen eines Scheibenmeniskus. Z. Orthop. **87**, 686 (1956).

Drehmann, F.: Angeborene Veränderungen des äußeren Meniskus als Ursache des schnappenden Knies. Z. Orthop. **63**, 212–227 (1935).

v. Ekesparre, W.: Der Diskus im Kniegelenk. Z. Orthop. **87**, 27–37 (1955).

Ellis, V.: Congenital abnormality of the external semilunar cartilage. Lancet 1359 (1932).

Filippi, G.: Anomalie congenite di sviluppo dei menischi del ginocchio. Chir. Org. Movim. **22**, 13–33 (1936).

Finder, J.: Discoid external semilunar cartilage. J. Bone Jt. Surg. **16**, 804–810 (1934).

Finochietto, R.: Äußerer Meniskus des Knies in Form einer Scheibe. Prensa méd. argent. 28 (1937), spanisch. Ref. Z. org. ges. Chir. **89**, 464.

Fisher, A.: The disk-shaped external semilunar cartilage. Brit. med. J. **3926**, 688–690 (1936).

Herzmark, M.: Bilateral giant meniscus. J. Bone Jt. Surg. **18**, 1082–1083 (1936).

Jaroschy, W.: Der scheibenförmige Meniscus lateralis genu als Ursache des schnellenden Knies. Bruns Beitr. klin. Chir. **161**, 139 bis 170 (1935).

Jeannopoulos, C.: Observations on discoid menisci. J. Bone Jt. Surg. **32A**, 649–652 (1950).

Kaplan, E.: Discoid lateral meniscus of the knee joint. J. Bone Jt. Surg. **39A**, 77–87 (1957).

Karlen, A.: Discoids in the knee joint. Acta orthop. Scand. **20**, 231–239 (1951).

Marottoli, O.: Scheibenförmiger lateraler Kniemeniskus. An. Cir. **5**, 217–224 (1939), spanisch. Ref. Z. org. ges. Chir. **99**, 138.

Marquardt, W.: Die Fehlbildungen der Kniegelenkzwischenknorpel. Verh. Dtsch. Orthop. Ges. 33. Kongr. 350–359 (1939).

Middleton, D.: Congenital disc-shaped lateral meniscus with snapping knee. Brit. J. Surg. **24**, 246–255 (1936).

Murdoch, G.: Congenital discoid medial semilunar cartilage. J. Bone Jt. Surg. **38B**, 564–566 (1956).

Ober, F.: Discoid cartilage, trigger knee. Surgery **6**, 24–30 (1939).

Pfannmüller: Die Differentialdiagnose der Diskenbildung des Zwischenknorpels des Kniegelenkes. Z. Orthop. **85**, 509 (1955).

Richmond, D.: Two cases of discoid medial cartilage. J. Bone Jt. Surg. **40B**, 268–269 (1958).

Ross, J.: Congenital discoid cartilage. J. Bone Jt. Surg. **40B**, 262–267 (1958).

Schlüter, K.: Fehlform des äußeren Meniskus als Ursache des schnappenden Kniegelenkes. Chirurg **25**, 499–505 (1954).

Ders.: Die einseitige Abflachung des Tuberculum fibulare im Röntgenbild, ein diagnostischer Hinweis auf das Vorliegen eines Scheibenmeniskus. Z. Orthop. **87**, 656–659 (1956).

Stanisavljevic, S.: Menisco imperforato congenito. Arch. Ortop. Milano **69**, 54–63 (1956).

Weiss, J. W.: Der Scheibenmeniscus des Kniegelenkes. Bruns Beitr. klin. Chir. **205**, 399–409 (1962).

Watson-Jones, R.: Specimen of internal semilunar cartilage as a complete disc. Proc. roy. Soc. med. **23**, 1588–1589 (1930).

Tumore der Menisken

Geschwülste, die von den Menisken des Kniegelenkes ausgehen, sind als ausgesprochene *Rarität* zu bezeichnen.

Bisher sind in der Literatur *Lipome*, *Fibrome*, *Ecchondrome*, *xanthomatöse Riesenzellgeschwülste* und *Spindelzellsarkome* beschrieben worden, die von einem Meniskus ausgingen.

Klinisch täuschen diese Geschwülste oft eine Meniskuszyste vor. Aus diesem Grund soll man jede entfernte Meniskuszyste histologisch untersuchen lassen, um nicht einen echten Tumor zu übersehen.

Bei den malignen Geschwülsten der Menisken muß man nach Klärung durch die histologische Untersuchung die Amputation im Oberschenkelbereich durchführen.

Literatur

Guinard, U.: Tumeur solide, ecchondrome du ménisque externe du genou. Bull. soc. nat. Chir. Paris **61**, 943–945 (1935).

Henschen, C.: Meniskuslipom als indirekte Ursache einer zur Spontanruptur führenden Abnützungsmeniscopathie. Studie über die Geschwülste der Menisken. Zbl. Chir. **67**, 1762–1773 (1940).

Marzegalli, G.: Fibroma del menisco interno del ginocchio destro. Chir. Org. Movim. **26**, 313–317 (1941).

Nigst, P.: Über einen Tumor des Meniscus medialis. Schweiz. med. Wschr. **63**, 880 bis 881 (1933).

Pieri, G.: Sarcome du ménisque interne du genou. Presse méd. Paris 348–349 (1933).

Serafini, G.: Fibroma policistico del menisco esterno dell'articolazione del ginocchio. Arch. scienze med. **50**, 423–427 (1927).

Stedtfeld, G.: Echte Lipome des Meniskus. Arch. orthop. Unfallchir. **47**, 399–404 (1955).

Tobler, T.: Zur Kenntnis der Meniskustumoren. Bruns Beitr. klin. Chir. **140**, 545–557 (1927).

Binnenverletzungen des Kniegelenkes

Unter der Bezeichnung Binnenverletzungen, innere Verletzungen des Kniegelenkes oder Dérangement interne wurden früher die Verletzungen der Menisken und der Kreuzbänder zusammengefaßt.

Beim heutigen Stand der Untersuchungstechnik erscheinen diese Bezeichnungen *nicht* mehr angebracht.

Literatur

Ahrens, W.: Binnenverletzungen des Kniegelenkes. Zbl. Chir. **59**, 2540 (1932).

Atkins, J.: Internal derangement of the knee joint in miners. Brit. J. Industr. Med. **14**, 121–126 (1957).

Austin, L.: Football injuries of the knee joint. Canad. med. Ass. J. **17**, 1324–1326 (1927).

Bartsch, G.: Die Therapie der Binnenverletzungen des Kniegelenkes. Wien. klin. Wschr. **54**, 430–433 (1941).

Bircher, E.: Die Binnenverletzungen des Kniegelenkes. Schweiz. med. Wschr. **59**, 1292–1307 u. 1309–1316 (1929).

Ders.: Binnenverletzungen des Kniegelenkes. Dtsch. Ges. Chir. Sitzg. 19.–22. 4. 1933. Z. org. ges. Chir. **62**, 555.

Ders.: Über Binnenverletzungen des Kniegelenkes. Arch. klin. Chir. **177**, 290–359 (1933).

Borchard, A.: Über die Begutachtung der inneren Verletzungen des Kniegelenkes. Mschr. Unfallheilk. **39**, 320–325 (1932).

Darrach, W.: Internal derangements of the knee. Ann. Surg. **102**, 129–137 (1935).

Dickson, F.: Injuries of the knee joint. J. Amer. med. Assoc. **110**, 122–127 (1938).

Elsner, J.: Warum aktives Vorgehen bei Binnenverletzungen des Kniegelenkes? Z. Orthop. **57**, 76–84 (1932).
Fisher, A.: Internal derangements of the knee joint. Verlag Lewis & Co. Ltd., London 1933.
Fründ, H.: Binnenverletzungen des Kniegelenkes. Zbl. Chir. **64**, 1477–1478 (1937).
Giertsen, P.: Internal derangement of the knee. Acta orthop. Scand. **7**, 185–198 (1936).
Goetjes: Das Dérangement internal des Kniegelenkes. Zschr. ärztl. Fortb. **11**, 236–239 (1914).
Harbin, M.: A consideration of certain derangements of the knee joint. Surgery **47**, 155–167 (1928).
Hénderson, M.: Mechanical derangements of the knee joint. Surg. Clin. N. Amer. **17**, 1207–1222 (1937).
L'Heureux, M.: De quelques affections traumatiques du genou. Arch. méd. pharm. milit. **87**, 310–348 (1927).
Janik, B.: Zur Diagnostik der sogenannten Kombinationsverletzungen. Bruns Beitr. klin. Chir. **188**, 16–26 (1954).
Knoll, W.: Binnenverletzungen des Kniegelenkes beim Sport. Z. Orthop. **58**, 233–245 (1933).
Mitchiner, P.: An inquiry into the results of the operative treatment of internal derangement of the knee joint. Brit. J. Surg. **10**, 221–225 (1922).
Morian, R.: Über Binnenverletzungen des Kniegelenkes und deren operative Dauerresultate. Dtsch. Z. Chir. **211**, 318–338 (1928).
Polikarpov, P.: Zur Frage der kombinierten Schädigungen der Kreuzbänder und anderen Komponenten des Kniegelenkes. Sovet. Klin. **29**, 577–585 (1933), russisch. Ref. Z. org. ges. Chir. **69**, 126.
Rethei-Prikkel, A.: Die inneren Verletzungen des Kniegelenkes. Orvosképzés **29**, 645 bis 662 (1939), ungarisch. Ref. Z. org. ges. Chir. **96**, 255.
Silfverskiöld, N.: Innere Verletzungen des Kniegelenkes. Nord. med. Tid. 289–295 u. 308–316 (1931), schwedisch. Ref. Z. org. ges. Chir. **55**, 190.
Wallace, J.: Internal derangement of the knee joint. J. Bone Jt. Surg. **9**, 677–699 (1927).
Werthmann. H.: Die Binnenverletzungen des Kniegelenkes unter besonderer Berücksichtigung des Einflusses der Unfallversicherung auf das Heilergebnis. Mschr. Unfallheilk. **39**, 456–468 (1932).
Wittek: Binnenverletzungen des Kniegelenkes. Verl. Dtsch. Orthop. Ges. 27. Kongr. 204–223 (1933).

Meniskuszysten

In der Literatur wird sowohl von *Meniskuszysten, als auch von Meniskusganglien* gesprochen, wobei die Bezeichnung Zyste sicher die richtige ist.

Nach den pathologisch-histologischen Untersuchungen der letzten Jahre neigt man zu der Ansicht, daß es sich bei den Meniskuszysten um eine *Entartung des Meniskusgewebes* handelt (mukoide Degeneration des kollagenen Bindegewebes) und nicht um eine echte Geschwulst.

Meistens ist der äußere Meniskus betroffen und selten der innere. Nach den Angaben in der Literatur in einem Verhältnis von 7 : 1.

Ein Meniskus kann entweder nur *eine* Zyste haben oder *vollständig von Zysten durchsetzt* sein. Wenn die Zysten eine gewisse Größe erreicht haben, wölben sie die Gelenkkapsel vor oder sie durchbrechen die Gelenkkapsel und kommen so subkutan zu liegen. Sie sind dann mit dem Meniskus durch einen Stiel verbunden (*Parameniskale Zysten*).

In der Regel liegen die Zysten in der Basis des Meniskus (Abb. 101). Bisher ist nur ein Fall beschrieben worden, bei dem sich eine Zyste vom freien Rand des Meniskus gegen die Gelenkmitte zu entwickelt hat.

Die Meniskuszysten machen erst *Beschwerden*, wenn sie eine bestimmte Größe erreicht haben. Liegt keine gleichzeitige Verletzung des Meniskus vor, so sind die klinischen Erscheinungen charakteristisch. Der Patient klagt über zunehmende Knie-

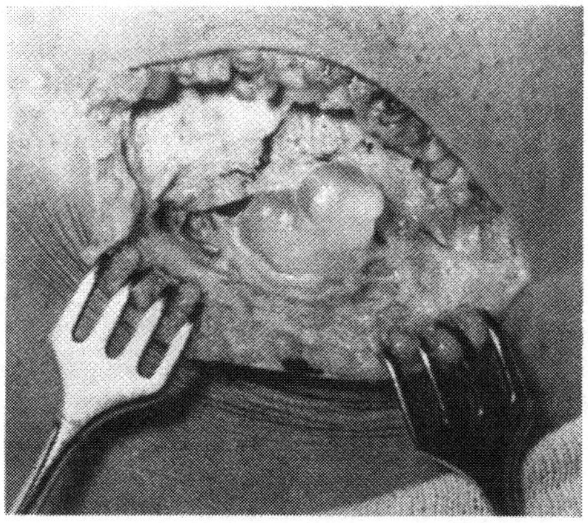

Abb. 101. Operationsfoto einer Zyste des äußeren Meniskus nach Durchtrennung der Gelenkkapsel

beschwerden, die oft schon vor Jahren begonnen haben. Nach Anstrengungen, z. B. nach langen Märschen, sind die Beschwerden stärker. Manchmal kommen die Verletzten nach einem Unfall in Behandlung, durch den sie auf eine Vorwölbung im Kniegelenkbereich aufmerksam geworden sind, oder es fand der Riß des Meniskus als auffälliges Ereignis statt.

Am besten sind die Zysten bei Streckstellung des Kniegelenkes als Vorwölbung sichtbar. Die Vorwölbung liegt dabei oft *nicht genau* in Höhe des Gelenkspaltes, denn die Zysten können, wenn sie durch die Gelenkkapsel hindurchgetreten sind, sowohl oberhalb als auch unterhalb des Gelenkspaltes erscheinen. Bei zunehmender Beugung im Kniegelenk wird die Vorwölbung kleiner oder verschwindet gänzlich. Dies ist ein *charakteristisches Zeichen* für die Meniskuszysten. In der Regel besteht kein Gelenkerguß oder Muskelschwund im Oberschenkelbereich.

Die Meniskuszysten können sowohl eine Streck- als auch eine Beugehemmung verursachen und sind selbst druckempfindlich. Bei Sitz der Zyste am äußeren Meniskus ist ein Abduktionsschmerz an der Außenseite des Kniegelenkes auslösbar. Hat die Zyste jedoch ihren Sitz am inneren Meniskus, so kann man einen Adduktionsschmerz an der Knieinnenseite nachweisen.

Besteht neben der Zyste ein Meniskusriß, so finden sich klinisch neben den Zeichen für die Zyste noch die typischen Symptome einer Meniskusverletzung.

Bei ungefähr 50% der Meniskuszysten ist ein Meniskusriß vorhanden. Der Riß des Meniskus kommt dadurch zustande, daß der Gelenkspalt durch das Wachstum der Zyste enger und dadurch ein vermehrter Druck auf den Meniskus ausgeübt wird. Die Einrisse der Menisken verlaufen daher *immer quer.*

Differentialdiagnostisch kommen alle vom Meniskus ausgehenden Geschwülste in Frage. Bei den Zysten des inneren Meniskus sind noch der vor dem Pes anserinus liegende Schleimbeutel und gelenknahe Exostosen des Schienbeines in Betracht zu ziehen. In seltenen Fällen kann bei einem Lappenriß am Vorderhorn des inneren Meniskus der Lappen nach außen umgeschlagen sein, dadurch die Gelenkkapsel vorwölben und so eine Meniskuszyste vortäuschen.

Bei einer Zyste des äußeren Meniskus findet man im *Röntgenbild* von vorn Veränderungen am äußeren Schienbeinknorren nahe der Gelenkfläche (Abb. 102). Sie sind

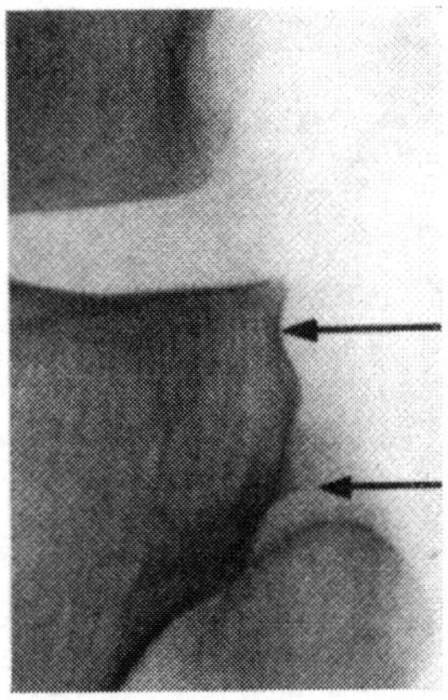

Abb. 102. Röntgenologische Veränderungen am äußeren Schienbeinknorren in Form einer Exostose und Usur durch eine Zyste des äußeren Meniskus

entsprechend dem Wachstum der Zyste verschieden. Um diese Veränderungen leichter zu erkennen, sollen immer Vergleichsaufnahmen des anderen Kniegelenkes gemacht werden.

Durch die wachsende Zyste wird auf die Gelenkkapsel ein vermehrter Zug ausgeübt. Durch diesen dauernden Reiz kommt es schließlich im Bereich der Kapselansatzstelle am äußeren Schienbeinknorren zur *Ausbildung eines Exostose.* Da diese Exostose manchmal auch unter normalen Umständen vorhanden ist, ist die Vergleichsaufnahme wichtig.

Durch das weitere Größenwachstum der Zyste kommt es auch zu einem vermehrten Druck auf den äußeren Schienbeinknorren und dadurch zu einer *dellenförmigen Usur.* Diese Knochenusuren reichen *nie* bis zur Gelenkfläche, da der Gelenkknorpel dem Druck der wachsenden Zyste besser standhält und den knapp darunterliegenden Knochen schützt.

Selten kommt es nicht zur Ausbildung einer Exostose, sondern nur zur Ausbildung einer Usur.

Wird die Meniskuszyste operativ entfernt, so findet weder eine Rückbildung der Exostose, noch der Knochenusur statt. Diese *Knochenveränderungen* sind *irreversibel.*

Die röntgenologisch voll ausgebildeten Knochenveränderungen benötigen zu ihrer Entwicklung nicht über 3 Jahre. Diese Tatsache ist bei der Begutachtung von Bedeutung, wenn ein stattgehabter Unfall als Ursache einer Meniskuszyste angeschuldigt wird.

Bei einer Kniegelenktuberkulose kann röntgenologisch ebenfalls eine Usur am Schienbein vorhanden sein, doch sind die Ränder im Gegensatz zur Meniskuszyste unregelmäßig begrenzt. Außerdem ist bei der Tuberkulose der Gelenkknorpel in die Karies mit einbezogen, so daß die Usur bis in die Gelenkfläche reicht.

Bei einer intrameniskär gelegenen Zyste kann eine Pneomoradiographie Aufklärung bringen, ebenso bei einer Lokalisation der Zyste am freien Meniskusrand. Dabei stellt sich die Zyste als rundlicher Schatten dar, der dem Meniskus breit aufsitzt.

Eine *konservative Therapie der Meniskuszysten bringt keinen Erfolg. Wegen der Rezidivgefahr und der häufigen Kombination der Zyste mit einem Querriß des Meniskus, ist dies die einzige Indikation, den Meniskus nicht teilzuresezieren, sondern total mit der Zyste zu entfernen.*

Große Zysten sind, wenn sie im vorderen Anteil des Meniskus liegen, leicht zu finden. Kleinere, die dazu noch im Mittelteil oder am Hinterhorn liegen, kommen bei der Operation oft erst durch Beugung des Kniegelenkes zur Darstellung.

Die Meniskuszysten sind als Unfallfolge nicht anzuerkennen. Besteht jedoch ein frischer Riß des Meniskus bei einer vorhandenen Zyste und ist ein entsprechendes Unfallereignis nachweisbar, so ist der Meniskusriß als Unfallfolge anzuerkennen. Ist das entsprechende Unfallereignis bzw. der frische Riß des Meniskus nicht nachweisbar, so ist auch der Meniskusriß als Unfallfolge abzulehnen, da in 50% der Fälle die Meniskuszyste, wie oben beschrieben, zu einem Meniskusriß führt.

Literatur

Albert, E.: Über Meniskusganglien. Z. Orthop. **83**, 228–238 (1953).

Bado, J.: Über die sogenannte Meniskuszyste des Kniegelenkes. Rev. Ortop. **2**, 298–320 (1933), spanisch. Ref. Z. org. ges. Chir. **63**, 750.

Ballerio, A.: L'anatomofisiologia del ginocchio nello della gangliogenesi e della degenerazione del menisco esterno. Minerva ortop. Torino **7**, 413–419 (1956).

Bechtoldt, W.: Zur Frage der sogenannten Meniskuszysten. Z. Orthop. **92**, 561–570 (1960).

Bennett, G.: Cysts of the semilunar cartilages. Arch. Surg. **33**, 92–107 (1936).

Ders.: Cysts of the semilunar cartilage. Am. J. Surg. **43**, 512–518 (1939).

Berezkin, F.: Die Zysten der Kniegelenkmenisken. Sovet. Chir. **4**, 654–661 (1936), russisch. Ref. Z. org. ges. Chir. **83**, 237.

Bocchi, L.: Lesioni insolite dei menischi articolari del ginocchio. Rivista sintetica e contributo alla conoscenze delle cisti e delle calcificazioni. Ortop. app. motore Roma **8**, 99–130 (1936).

Böhler, J.: Intraartkuläre Zyste des lateralen Meniskus. Z. Orthop. **88**, 65–69 (1956).

Bogomolec, O.: Ein Fall von echter Zyste des lateralen Kniegelenkmeniskus. Ortop. Travmat. **10**, 98–100 (1936), russisch. Ref. Z. org. ges. Chir. **82**, 555.

Bonnin, J.: Cysts of the semilunar cartilages of the knee joint Brit. J. Surg. **53**, 558–561 (1952)

Breck, L.: Cysts of the semilunar cartilages of the knee. Lippincott Company, Philadelphia 1954.

Bussebaum, G.: Beitrag zur Entstehung und Behandlung der Ganglien des fibularen Meniskus. Chirurg **21**, 337–340 (1950).

Campbell, W.: Semilunar cartilage cysts. Amer. J. Surg. **6**, 330–336 (1929).

Chapchal, G.: Beitrag zur Frage der Meniskuszysten. Arch. orthop. Unfallchir. **42**, 186–197 (1942).

Chiodin, L.: Extraartikuläre Sequestration und pseudozystische Degeneration eines äußeren Meniskus bei einem Kind. Bol. Soc. Cir. Rosario **2**, 67–78 (1935), spanisch. Ref. Z. org. ges. Chir. **75**, 270.

Ders.: Über einen neuen Fall von pseudozystischer Degeneration des äußeren Meniskus des Kniegelenkes. Bol. Soc. Cir. Rosario **3**, 99–106 (1936), spanisch. Ref. Z. org. ges. Chir. **81**, 238.

Colonna, P.: Cysta of the internal semilunar cartilage. J. Bone Jt. Surg. **15**, 696–701 (1933).

Cvitanovic, D.: Beitrag zum Studium der Meniskuszysten des Kniegelenkes. Liječ. Vjesn. **59**, 587–590 (1937), serbo-kroatisch. Ref. Z. org. ges. Chir. **87**, 637.

Delchef, J.: Deux cas de kyste traumatique du ménisque externe du genou. Rev. Orthop. Paris **16**, 172–175 (1929).

Desplas, B.: Un cas de kyste traumatique du ménisque externe du genou. Mém. Acad. Chir. Paris **62**, 1023–1025 (1936).

Dick, W.: Ganglion menisci migrans. Bruns Beitr. klin. Chir. **169**, 457–462 (1939).

Dieterich, P.: Meniscitis migrans. Arch. franco-belges Chir. **33**, 617–629 (1932).

Drehmann, F.: Meniskusganglion. Zbl. Chir. **75**, 1477–1480 (1950).

Edington, G.: Cystic changes in external semilunar cartilage of knee. Glasgow med. J. **107**, 355–358 (1927).

Efskind, L.: Über Meniskuszysten. Acta orthop. Scand. **9**, 317–330 (1938).

Elmslie, R.: Cyst of synovial membrane in the region of the internal semilunar cartilage. Proc. Roy. Soc. Med. **23**, 1586–1587 (1930).

Fairbank, H.: Cysts of the external cartilage of the knee with erosion of the head of the tibia. Brit. J. Surg. **22**, 115–118 (1934).

Gambier, R.: Osservazioni etiopatogenetiche ed anatomopatologiche su 86 casi di cisti meniscale. Clin. ortop. Parma **13**, 133–149 (1961).

Garavano, P.: Meniskuszysten des Kniegelenkes. Rev. Ortop. **5**, 21–43 (1935), spanisch. Ref. Z. org. ges. Chir. **76**, 219.

Golding, C.: Museum pages. Cysts of the lateral semilunar cartilage of the knee. J. Bone Jt. Surg. **42 B**, 142–147 (1960).

Grant-Bonin, J.: Cysts of the semilunar cartilages of the knee joint. Brit. J. Surg. **40**, 558–565 (1953).

Grospic, F.: Zysten des Kniemeniskus. Acta chir. Zagreb **4**, 453–462 (1951), serbo-kroatisch. Ref. Z. org. ges. Chir. **127**, 379.

Hajek, W.: Frühdiagnose des lateralen Meniskuszystoms. Wien. klin. Wschr. **65**, 180–181 (1953).

Hartung, F.: Über Ganglienbildung am medialen Kniegelenkmeniskus. Arch. orthop. Unfallchir. **47**, 149–154 (1955).

Heldt, H.: Beziehungen zwischen Kniegelenkganglion und Meniskusschaden. Zbl. Chir. **65**, 2207–2212 (1938).

Ders.: Beziehungen zwischen Kniegelenkganglion und Meniskusschaden. Zbl. Chir. **65**, 2623–2627 (1938).

Heusser, H.: Über Ganglien des Meniskus. Schweiz. med. Wschr. **58**, 153–154 (1928).

Hinricsson, H.: On ganglia of the menisci of the knee joint. Acta orthop. Scand. **6**, 156–169 (1935).

Horisberger, B.: Über Vorkommen, Entstehung und Behandlung des Meniskus-

ganglions. Helvet. chir. acta **26**, 128–154 (1959).
Hosford, J.: Cysts of the semilunar cartilage of the knee. Proc. Roy. Soc. Med. **27**, 1293–1295 (1934).
Ders.: Cysts of the semilunar cartilage of the knee. Lancet 1166–1168 (1935).
Idelberger, K.: Ganglien des Kniegelenkes. Arch. orthop. Unfallchir. **51**, 458–463 (1960).
Jakoby, E.: Erfahrungen bei Meniskusverletzungen, beim Scheibenmeniskus und Meniskusganglien. Arch. orthop. Unfallchir. **46**, 290–311 (1954).
Jastram, M.: Zur Genese der Ganglien des Kniegelenkes. Dtsch. Z. Chir. **157**, 145–156 (1920).
Jonasch, E.: Über das Auftreten von Knochenveränderungen bei Zysten des lateralen Meniskus des Kniegelenkes. Fortschr. Röntgenstr. **93**, 466–471 (1960).
Ders.: Zur Differentialdiagnose der medialen Meniskuszysten des Kniegelenkes. Arch. orthop. Unfallchir. **52**, 338–340 (1960).
Kennedy, H.: Cystic degeneration of the medial meniscus. Proc. Roy. Soc. Med. **45**, 135 (1952).
King, E.: Cystic development in the semilunar cartilage. Surgery **53**, 606–611 (1931).
Ders.: The formation of ganglia and cysts of the menisci of the knee. Surgery **70**, 150–156 (1940).
Kleinberg, S.: Cysts of external semilunar cartilage. Arch. Surg. **37**, 827–834 (1938).
Koskinen, E.: Lager parameniscal cysts of the knee with the relation to the cystic changes of the menisci. Ann. Chir. Gynaec. Fenn. **48**, 437–445 (1959).
Krapf, E.: Über einen Frühfall von Ganglion am lateralen Kniegelenkmeniskus. Dtsch. Z. Chir. **232**, 682–683 (1931).
Leemans, N.: Rapports du kyste du ménisque avec les formations kystiques d'origine conjonctive. J. Chir. Bruxelles **7**, 290–293 (1939).
Lenio, E.: Note cliniche su due casi di cisti, del menisco. Atti mem. Soc. Lomb. Chir. **2** 967–977 (1934).
Lidström, A.: Trauma and ganglia of the semilunar cartilages of the knee. Acta orthop. Scand. **23**, 237–246 (1954).
Linari, O.: Zyste des Meniscus semilunaris. Rev. Cir. B. Aires **17**, 472–473 (1938), spanisch. Ref. Z. org. ges. Chir. **92**, 560.
Malm, P.: Über Meniskusganglien. Nord. Med. 590–594 (1939), schwedisch. Ref. Z. org. ges. Chir. **94**, 620.
Mandl, F.: Über verschiedenartige Meniskuszysten. Dtsch. Z. Chir. **233**, 262–268 (1931).
Meekison, D.: Cysts of the semilunar cartilages of the knee joint. Canad. med. Assoc. J. **36**, 399–401 (1932).
Meyer-Burgdorf: 3 Meniskusganglien des lateralen Kniegelenkmeniskus. Zbl. Chir. **65**, 2786 (1938).
Meyer-Wildisen, R.: Über Meniskusganglien. Schweiz. med. Wschr. **67**, 1114–1116 (1937).
Morasca, L.: Contributo sulla patogenesi delle cisti meniscali. Arch. med. chir. Milano **8**, 333–351 (1939).
Moure, P.: Kyste méniscal du genou. Bull. Soc. nat. Chir. Paris **60**, 504–507 (1934).
Natale, L.: Le cisti dei menischi del ginocchio. Atti Mem. Soc. lomb. Chir. **2**, 887–906 (1934).
Nicole, R.: Über Meniskuszysten. Dtsch. Z. Chir. **243**, 147–160 (1934).
Norinder, E.: Zur Kenntnis der Meniskusganglien im Kniegelenk. Acta orthop. Scand. **7**, 362–378 (1936).
Ollerenshaw, R.: The development of cysts in connection with the external semilunar cartilage of the knee joint. Brit. J. Surg. **8**, 409–412 (1921).
Ders.: The development of cysts in connection with the semilunar cartilages. Brit. J. Surg. **16**, 555–561 (1929).
Ders.: A further note on the development of cysts in connection with the semilunar cartilages of the knee joint. Brit. J. Surg. **23**, 277–279 (1935).
Ott, H.: Meniskusganglien. Dtsch. Z. Chir. **247**, 560–564 (1936).
Ders.: Meniskusganglien und Unfall. Mschr. Unfallheilk. **43**, 618–623 (1936).
Pandalai, R.: A cyst of the medial meniscus of the knee. Ind. med. Gaz. **63**, 705–706 (1928). Ref. Z. org. ges. Chir. **45**, 708.
Phemister, D.: Cysts of the external semilunar cartilage of the knee. J. Amer. med. Ass. **80**, 593–595 (1923).
Pisani, A.: Pathognomonic sign for cyst of the knee-cartilage. Arch. Surg. **54**, 188–190 (1947).
Popilka, J.: Das klinische Bild und die Behandlung der sogenannten zystischen Degeneration des lateralen Meniskus. Acta chir. orthop. traumat. Čechoslov. **24**, 285–295 (1957), tschechisch. Ref. Z. org. ges. Chir. **149**, 76.
Pouzet, F.: Au sujet des kystes du ménisque externe. Rev. Orthop. Paris **17**, 126–127 (1930).
Rapaccini, M.: Considerazioni sulle cisti dei menischi del ginocchio. Arch. Ortop. Milano **51**, 91–101 (1935).
Redini, G.: Contributo allo studio delle cisti del menisco. Minerva Ortop. Torino **7**, 64–73 (1956).
Ruggieri, M.: Le cisti dei menischi del ginocchio. Osp. magg. **28**, 197–202 (1940).

Ruszkowski, I.: Die Zysten des medialen Meniskus. Acta chir. Jugosl. **1**, 90 (1958), serbo-kroatisch. Ref. Zbl. ges. Chir. **84**, 1086.

Santa, L.: Contributo clinico ed istopatologico allo studio delle cosidette cisti dei menischi. Arch. ital. Chir. **38**, 338–354 (1934).

Satanowsky, S.: Zystische Entartung des inneren Meniskus des Knies. Semana méd. 881–886 (1936), spanisch. Ref. Z. org. ges. Chir. **82**, 398.

Scharizer, E.: Über Meniskuszysten. Wien. klin. Wschr. **67** 38–39 (1955).

Schlüter, K.: Zur Ätiologie und Pathogenese der endoartikulären Myxofibrome des Kniegelenkes, sogenannte Meniskuszysten. Chirurg **27**, 343–350 (1956).

Silfverskiöld, N.: Two cases of ganglion originating from the internal meniscus of the knee. Acta chir. Scand. **64**, 548–550 (1929).

Sjövall, H.: Über Meniskusganglien. Acta chir. Scand. **86**, 561–583 (1942).

Sorrel, E.: A propos d'un kyste du ménisque interne du genou chez un enfant. Bull, Soc. nat. Chir. Paris **60**, 275–282 (1934).

Ders.: Kyste du ménisque externe du genou droit chez un enfant. Bull. Soc. nat. Chir. Paris **61**, 734–736 (1935).

Taylor, H.: Cysts of the fibrocartilages of the knee joint. J. Bone Jt. Surg. **17**, 588 bis 596 (1935).

Thomsen, W.: Zur Technik der Operation der Meniskuszysten. Z. Orthop. **73**, 38–45 (1941).

Thurner, H.: Zur Klinik und Pathogenese der Meniskuszysten. Z. Orthop. **88**, 164 bis 179 (1956).

Tobler, T.: Zur Kenntnis der Meniskustumoren. Bruns Beitr. klin. Chir. **140**, 545–557 (1927).

Venezian, E.: Processi morbosi primitivi della capsula articolare. Chir. Org. Movim. **14**, 266–284 (1929).

Weller, S.: Über Meniskusganglien und ihre Behandlung. Zbl. Chir. **85**, 376–380 (1960).

Wenig, K.: Zur Geschwulstnatur der sogenannten Meniskusganglien. Frankf. Z. Path. **56**, 23–30 (1941).

Wijnbladh, H.: Ganglion menisci migrans. Bruns Beitr. klin. Chir. **167**, 177–188 (1938).

Willard, P.: Cyst of the semilunar cartilage. Ann. Surg. **112**, 305–309 (1940).

Wolff, H.: Sulle cisti del menisco. Chir. Org. Movim. **23**, 18–25 (1937).

Zäch-Christen, P.: Über Meniskuszysten des Kniegelenkes. Virchow Arch. **279**, 273–292 (1930).

Zadek, I.: Cysts of the semilunar cartilages of the knee. Arch. Surg. **15**, 677–688 (1927)

Allgemein die Menisken betreffende Arbeiten:

Charles, C.: On the menisci of the knee joint in American whites and negroes. Anat. Rec. **63**, 355–364 (1935).

Dubinkin, G.: Über die Entwicklung der Menisken des Kniegelenkes. Arch. klin. Chir. **165**, 539–552 (1931).

Henscher, C.: Gefäßversorgung der Kniegelenkmenisken. Schweiz. med. Wschr. **59**, 1366–1368 (1929).

King, D.: The function of semilunar cartilages. J. Bone Jt. Surg. **18**, 1069–1076 (1936).

Kono, J.: An experimental observation of the movement of the meniscus in the knee joint. Igaku Kenkyn. **29**, 106–117 (1959). Ref. Excerpta Med. **4**, 1032 (1959).

Köstler, J.: Experimentelle Versuche über Ernährungsstörungen der Menisken. Arch. klin. Chir. **199**, 49–61 (1940).

Ders.: Deutung des Meniskusversagen des Menschen als Zivilisationsschaden an Hand vergleichender Beobachtungen aus dem Tierreich. Bruns Beitr. klin. Chir. **195**, 350–361 (1957).

Kouzmina, A.: Die Menisken des Kniegelenkes und die Bedeutung der Gelenkfunktion für ihre Regeneration. Chirurgija **7**, 103–107 (1940), russisch. Ref. Z. org. ges. Chir. **101**, 350.

Krüger, E.: Das Sehnenfach des M. popliteus. Beitrag zur Anatomie des Kniegelenkes und Histologie des Meniskusschadens. Bruns Beitr. klin. Chir. **193**, 253–263 (1950).

Last, R.: The popliteus muscle and the lateral meniscus. J. Bone Jt. Surg. **32B**, 93–99 (1950).

Leni, E.: Contributo allo studio della rigenerazione dei menischi articolari del ginocchio con nuove esperienze. Arch. ortop. Milano **50**, 1083–1108 (1934).

Letnik, S.: Anatomisch-physiologische Angaben über Kniegelenkmenisken in bezug auf deren Verletzungen. Novyj chirurgičeskij archiv **11**, 127–136 (1926), russisch. Ref. Z. org. ges. Chir. **41**, 607.

Lukjanov, G.: Die Gelenkveränderungen nach experimenteller Entfernung der Kniemenisken. Z. sovrem. Chir. **4**, 846–854 (1929), russisch. Ref. Z. org. ges. Chir. **47**, 668.

Luna, G.: Sulla vascolarizzazione dei menischi del ginocchio. Chir. Org. Movim. **28**, 69–80 (1942).

Mathur, P.: A study of the tensile strength of the menisci of the knee. J. Bone Jt. Surg. **31 A**, 650–654 (1949).
Meng, H.: Experimentelle Studie über die Verletzungen und Regenerationen des Kniegelenkmeniskus. Fukuoka Ikwadaigaku Zasshi **27**, 64–66 (1934), japanisch. Ref. Z. org. ges. Chir. **68**, 524.
Ohta, T.: Experimentelle Untersuchungen über die pathologischen Veränderungen des Gelenkknorpels, des Meniskus und der Grenzlinie des Kniegelenkes. Fukuoka Ikwadaigaku Zashi **21**, 714–776 (1928), japanisch. Ref. Z. org. ges. Chir. **43**, 182.
Pfab, B.: Zur Blutgefäßversorgung der Menisci und Kreuzbänder. Dtsch. Z. Chir. **205**, 258–264 (1927).
Ders.: Zur Gefäßversorgung der Menisci. Zbl. Chir. **55**, 731 (1928).
Prives, M.: Über die Ernährung der Kniemenisken. Vestn. Rentgenol. **22**, 163–174 (1940), russisch. Ref. Z. org. ges. Chir. **101**, 728.
Raszeja, F.: Untersuchungen über Entstehung und feineren Bau des Kniegelenkmeniskus. Bruns Beitr. klin. Chir. **167**, 371–387 (1938).
Schallock, G.: Untersuchungen zur Morphologie der Kniegelenkmenisci an Hand von Messungen und histologischen Befunden. Virchows Arch. path. Anat. **304**, 559–590 (1939)
Schweizer, A.: Elastizitätsprüfungen am Meniskus. Zbl. Chir. **58**, 1456 (1931).
Ders.: Untersuchung über die Elastizität der Kniegelenkmenisci. Bruns Beitr. klin. Chir. **153**, 570–587 (1931).
Tarchanov, V.: Der Mechanismus der Verschiebungen der Disken und Menisken im menschlichen Körper. Ortop. Travmat. **7**, 28–33 (1933), russisch. Ref. Z. org. ges. Chir. **69**, 365.
Tobler, T.: Makroskopische und histologische Befunde am Kniegelenkmeniskus in verschiedenen Lebensaltern. Schweiz. med. Wschr. **59**, 1359–1366 (1929).
Ders.: Zur normalen und pathologischen Histologie des Kniegelenkmeniskus. Langenbecks Arch. klin. Chir. **177**, 483–495 (1933).
Turco, A.: Sulla patologica del menisco (ricerche sperimentali). Ann. ital. Chir. **10**, 667–681 (1931).
Velluda, C.: Über Gefäßbildung der Kniegelenkmenisken. Virchows Arch. path. Anat. **306**, 526–537 (1940).
Wallinheimo, L.: Über die embryonale Entwicklung, Histologie und Degenerationserscheinungen der Menisken des Kniegelenkes. Duodecim **24**, 1–255 (1939).
Wittmoser, R.: Zur Histologie des Kniegelenkmeniskus im ersten und zweiten Lebensjahr. Arch. orthop. Unfallchir. **39**, 96–129 (1938).

Epiphysenlösungen am unteren Oberschenkelende

Die möglichen *üblen Folgen* nach einer Epiphysenlösung, nämlich *Wachstumsstörungen* sind sowohl am unteren Oberschenkel- als auch am oberen Schienbeinende die gleichen. Daher können sie bezüglich ihrer Folgen gemeinsam besprochen werden.

Zu den Epiphysenlösungen, die in der Regel *ohne* Wachstumsstörungen ausheilen, gehören die geschlossenen reinen Epiphysenlösungen, wobei das Ausmaß der primären Verschiebung *keinen* Einfluß auf eine Wachstumsstörung hat. Auch die geschlossenen Epiphysenlösungen mit Ausbruch eines Biegungskeiles heilen meist ohne Folgen aus.

Zu den Epiphysenlösungen, die in der Regel durch vorzeitigen Teilverschluß der Epiphyse zu *Wachsstumsstörungen* führen, gehören die *offenen* Epiphysenlösungen, sowohl die reinen, als auch die mit Ausbruch eines Biegungskeiles, die geschlossenen Epiphysenlösungen die offen, d. h. *operativ eingerichtet* wurden und die geschlossenen Epiphysenlösungen, bei denen noch ein *Bruch der Epiphyse* selbst besteht.

Auf Grund dieser Einteilung kann man bereits bei der Verletzung die Prognose stellen, ob es durch die Epiphysenlösung zu Wachstumsstörungen kommen wird oder nicht. *Sie werden um so schwerer sein, je jünger der Verletzte ist.*

Die Verletzten, die eine Epiphysenlösung haben, die zu Wachstumsstörungen neigt, sind nach der Gipsabnahme halbjährlich klinisch und röntgenologisch nachzuuntersuchen, um bei Beginn der Wachstumsstörungen entsprechend vorgehen zu können.

Zur Korrektur von Wachstumsstörungen im Kniegelenkbereich steht uns heute ein ausgezeichnetes Verfahren, nämlich die *Epiphysiodese nach Blount* zur Verfügung.

1. Geschlossene Epiphysenlösungen

Ob eine *reine* Epiphysenlösung oder eine Epiphysenlösung *mit Ausbruch eines Biegungskeiles* vorliegt, ist *weder für die Behandlung, noch für das Heilergebnis von Bedeutung.*

Eine *schlechte Prognose* haben die Fälle, bei denen es durch die starke Verschiebung *primär* zu einer *Gefäßzerreißung* oder durch den Druck der Metaphyse auf die Gefäße in der Kniekehle zu einer Gefäßschädigung, zur ischämischen Kontraktur oder zur Gangrän des Beines kommt.

Die Verschiebung der Epiphyse kann praktisch nach allen Richtungen erfolgen. Meist ist sie vor das untere Ende des Oberschenkelschaftes verschoben und durch den Zug des M. gastrocnemius gekippt (Abb. 103 bis 105).

Zur *Einrichtung* wird der Unterschenkel in Narkose unter kräftigem Längszug im Kniegelenk fast bis zum rechten Winkel gebeugt. Durch Druck und Gegendruck wird zuerst die Seitenverschiebung in der Frontalebene beseitigt und anschließend die in der Sagittalebene.

Epiphysenlösungen, bei denen nur eine *geringe* Seitenverschiebung besteht, lassen sich oft nicht durch Zug und Druck und Gegendruck mit den Händen allein einrichten. Man biegt dann das Bein über einen gepolsterten Keil und gleicht so die Verschiebung aus.

Nach dem Einrichten sind Röntgenbilder von beiden Seiten zu machen. Zeigen diese eine gute Stellung, so wird ein Beckenbein-Gipsverband angelegt, dessen Beinteil sofort zu spalten ist. Die Stellung des Kniegelenkes im Gipsverband soll ungefähr 120° betragen.

Nach zwei Tagen überzeugt man sich durch eine Röntgenkontrolle, ob sich die gute Stellung im Gipsverband gehalten hat. Sollte sich die Epiphyse wieder nach vorn zu verschoben haben, so muß neuerlich eingerichtet werden. Die Stellung des Kniegelenkes im Becken-Bein-Gipsverband soll dann 90° betragen. Selbstverständlich ist der Beinteil *sofort* zu spalten. Die Durchblutung des Beines muß in den *ersten 24 Stunden dauernd überwacht werden.*

Nach 4 Wochen, wenn bereits Verklebungen entstanden sind, wird der gespaltene Gipsverband abgenommen, das Kniegelenk vorsichtig auf 150° gestreckt und ein geschlossener Becken-Bein-Gipsverband angelegt. Im Gipsverband sind jede Woche Röntgenkontrollen von beiden Seiten zu machen.

Die Dauer der ununterbrochenen Ruhigstellung beträgt 6 Wochen.

Eine Fixation der eingerichteten Epiphyse mit gekreuzten Drähten oder mit Schrauben soll *nicht* gemacht werden, da es dadurch zu einem *frühzeitigen* teilweisen Epiphysenschluß und somit zu *Wachstumsstörungen* kommen kann.

Nur bei den Fällen, die *kurz* vor Abschluß des Epiphysenwachstums stehen, kann man nach dem Einrichten der Epiphysenlösung die gute Stellung mit zwei gekreuzten Bohrdrähten festhalten.

Nach der Gipsabnahme ist keine Nachbehandlung erforderlich, da das Kniegelenk bei Kindern und Jugendlichen in wenigen Wochen wieder frei beweglich wird und die Atrophie des M. quadriceps, die in diesen Fällen meist gering ist, wieder verschwindet und der Muskel von selbst zu seiner vollen Kraft kommt.

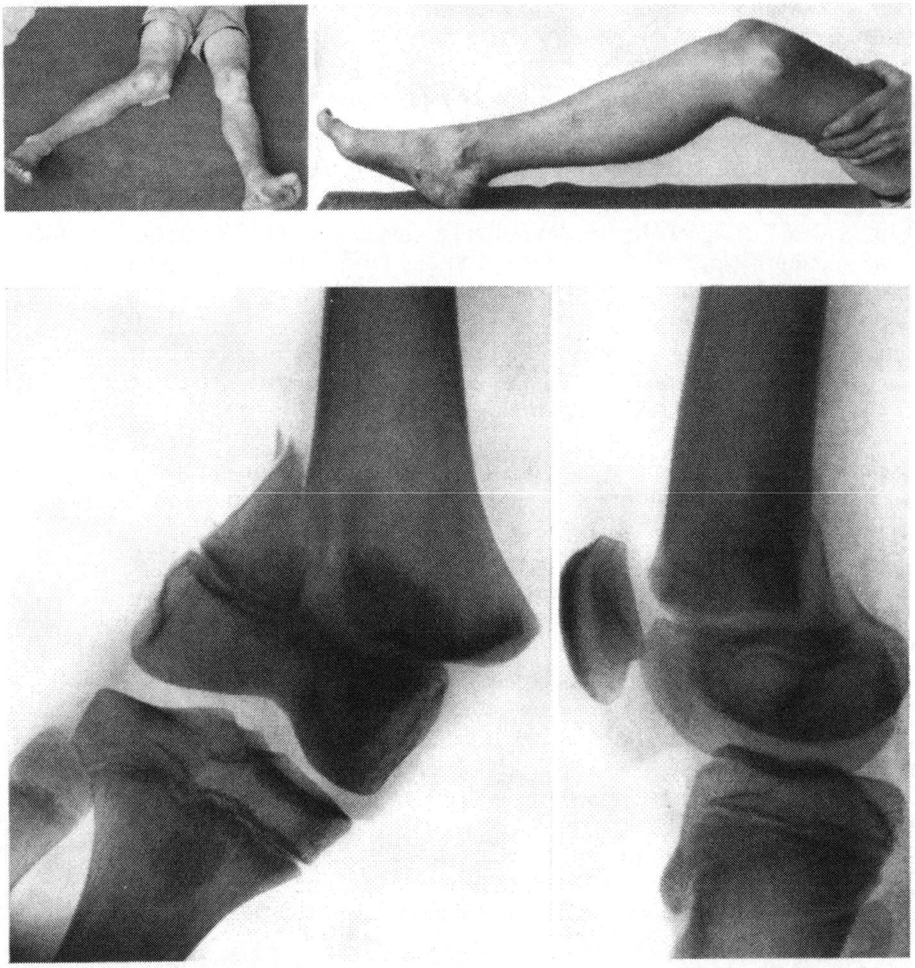

Abb. 103 und 104. Geschlossene Epiphysenlösung am unteren Oberschenkelende mit Ausbruch eines Biegungskeiles bei einem 17jährigen Schüler, dem beim Fußballspielen ein Gegner über das rechte Knie fiel. Die Gegend des inneren Oberschenkelknorrens springt deutlich vor, die Haut darüber ist gespannt und weißlich.
In Narkose Einrichtung und Ruhigstellung mit Becken-Bein-Gipsverband durch 6 Wochen

2. Offene Epiphysenlösungen

Bei den offenen Epiphysenlösungen werden die Wunden in Narkose ausgeschnitten und genäht.

Die Einrichtung erfolgt dann wie bei den geschlossenen Epiphysenlösungen. Auch hier ist das Festhalten der eingerichteten Epiphyse mit Drähten oder Schrauben nicht angezeigt, da es dadurch nur zu einer weiteren Schädigung der Epiphyse kommt. Eine Ausnahme bilden die Fälle, die *kurz* vor Abschluß des Epiphysenwachstums stehen.

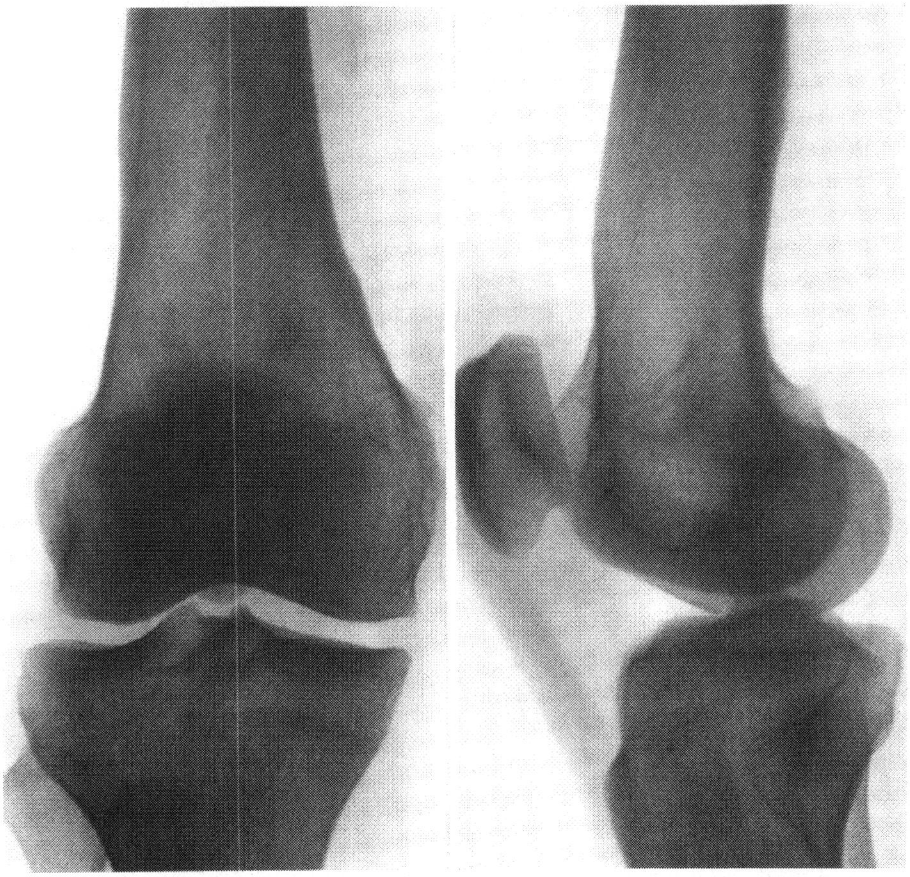

Abb. 105. Bei der Nachuntersuchung 9 Jahre später war das Kniegelenk aktiv frei beweglich und äußerlich unauffällig. Das Röntgenbild zeigt keine Wachstumsstörung und keine Athrose im Kniegelenkbereich

3. Nicht frische Epiphysenlösungen

Die konservative Einrichtung einer Epiphysenlösung am unteren Oberschenkelende gelingt nach *Böhler* bis zum 12. Tag. Nach diesem Zeitpunkt muß operativ eingerichtet werden.

Man soll dabei bei Epiphysenlösungen mit nur geringer Verschiebung mit der Operation zurückhaltend sein, um zu sehen, wie groß die Fehlstellung wird und wie weit die Funktion gestört wird.

Die Korrektur der Fehlstellung kann *später* durch eine Osteotomie erfolgen (Abb. 106 und 107).

4. Epiphysenlockerung

Bei den Lockerungen der Epiphysenfuge ist im Röntgenbild *keine* Verschiebung zu sehen.

Klinisch zeigen die Epiphysenlockerungen meist das Bild einer Verletzung des inneren oder äußeren Knieseitenbandes.

Vor der Osteotomie Nach der Osteotomie

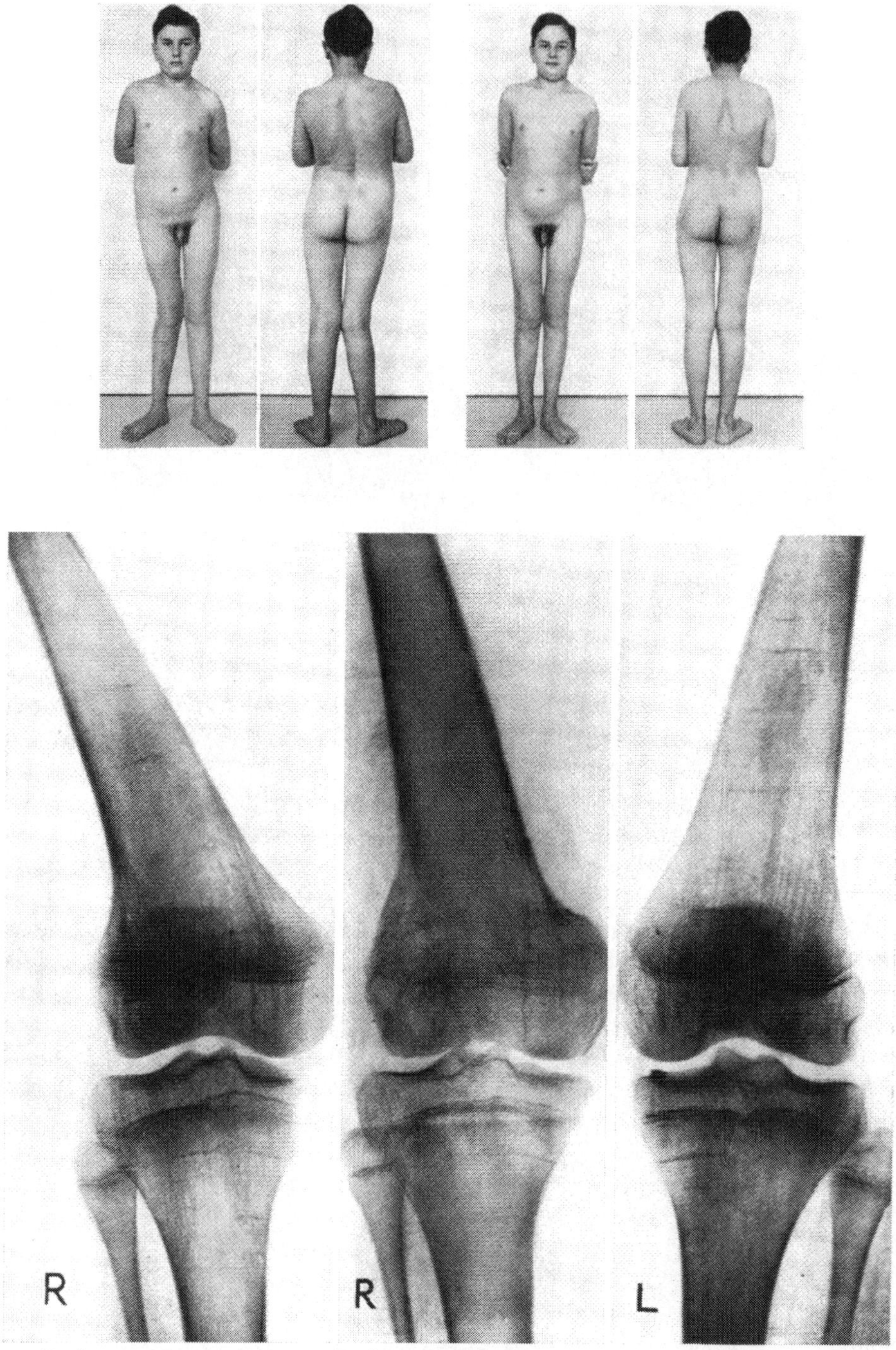

Rechts vor der Operation Rechts nach der Operation Links Vergleichsseite

Abb. 107

Röntgenaufnahmen, bei welchen das *Kniegelenk in X- oder O-Vermehrung* gehalten wird, ergeben dann die Klärung. Der Gelenkspalt ist dabei nicht vermehrt aufklappbar, jedoch die Epiphysenfuge. Da die Epiphysenfugen oft von unterschiedlicher Breite sind, sind Vergleichsaufnahmen der nicht verletzten Seite notwendig.

Bei den Epiphysenlockerungen genügt die *Ruhigstellung* mit einer Oberschenkelgipshülse für 4 Wochen.

Die Epiphysenlockerungen werden oft übersehen. Nach 2 bis 3 Wochen sieht man im Röntgenbild von vorn am Übergang der Epiphyse zum Oberschenkelschaft eine streifenförmige periostale Verschattung (Abb. 108).

Für den Fall, daß zu diesem Zeitpunkt noch stärkere Schmerzen bestehen, kann man eine Oberschenkelgipshülse für 2 Wochen anlegen. Sonst genügt ein Zinkleim-Idealbindenverband.

5. Bruch der Epiphyse

Die untere Oberschenkelepiphyse kann in ihrer Mitte in der Sagittalebene durchbrechen (Abb. 109). Die beiden Bruchstücke brauchen dabei keine Verschiebung zu zeigen. Klafft jedoch der Bruchspalt bis auf 3 mm, so kann diese Verschiebung belassen werden. Ist der Bruchspalt breiter als 3 mm, so muß man versuchen, die beiden Bruchstücke mit dem *Phelps-Gocht* aneinanderzupressen und die Diastase zu beseitigen.

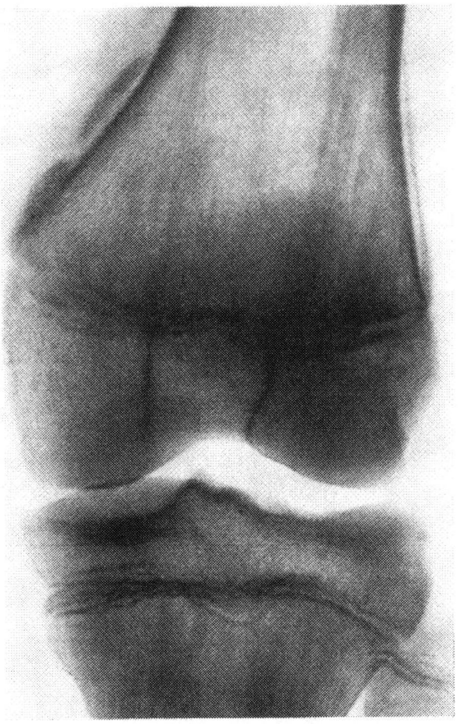

Abb. 108. 3 Wochen alte *Epiphysenlockerung* am unteren Oberschenkelende bei einem 15jährigen Schüler. Man sieht beiderseits des Oberschenkelschaftes im Bild von vorne die periostalen Auflagerungen

← Abbildungen nebenstehend

Abb. 106. Durch Wachstumsstörung vermehrte Valgusstellung im rechten Kniegelenk bei einem 15jährigen Schüler, der sich vor 2 Jahren eine offene Epiphysenlösung am unteren Oberschenkelende durch Radsturz zuzog.

Abb. 107. Durch eine gedeckte *suprakondyläre Osteotomie* wurde die Fehlstellung beseitigt. Der Knievalgus ist beiderseits gleich

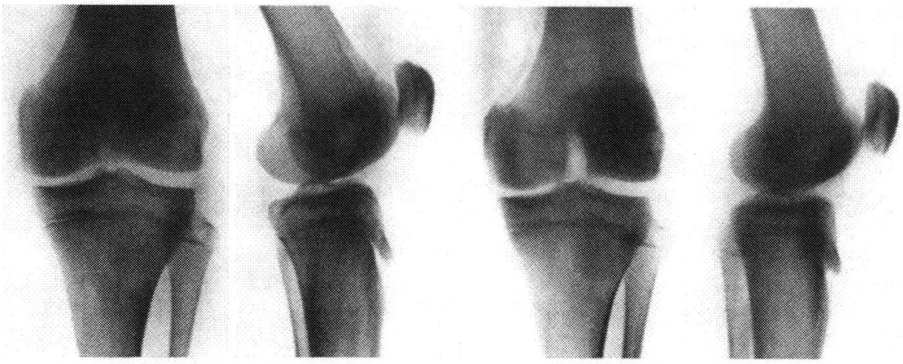

Abb. 109. Bruch der unteren Oberschenkelepiphyse mit Verschiebung des medialen Bruchstückes um 2 mm nach innen bei einem 17jährigen Landarbeiter, dem am 11.7.1951 eine 50 kg schwere Kiste auf das linke Knie fiel. Behandlung beim praktischen Arzt mit Umschlägen. Am 18.7.1951 wurde nach Punktion des Kniegelenkes ein Oberschenkelgehgipsverband angelegt. Durch die Belastung kam es zu einem Auseinanderweichen der Bruchstücke der unteren Oberschenkelepiphyse auf 9 mm. *Zu frühe Belastung*!

Zeigt die Röntgenkontrolle eine gute Stellung, so legt man einen gespaltenen Oberschenkelgips an, der nach einer Woche durch einen geschlossenen zu ersetzen ist.

Mit dem geschlossenen Gipsverband dürfen die Verletzten *nicht* belasten, da es durch das Gewicht zu einem neuerlichen Auseinanderweichen der Bruchstücke der Epiphyse kommen kann.

Das Bein darf daher erst nach 4 Wochen belastet werden.

Die Dauer der Ruhigstellung beträgt 6 Wochen.

Literatur

Aitken, A.: Fractures involving the distal femoral epiphyseal cartilage. J. Bone Jt. Surg. **34 A**, 96–108 (1952).

Aufram, O.: Distal femoral epiphyseal separation. J. Amer. Assoc. **181**, 1126–1129 (1962).

Fromme, A.: Über die traumatische Epiphysenlösung des unteren Femurendes. Zbl. Chir. **47**, 394–396 (1920).

Griswold, A.: Early motion in the treatment of separation of the lower femoral epiphysis. J. Bone Jt. Surg. **10**, 75–77 (1928).

Jusbašiš, D.: Beitrag zur Behandlung der Epiphysenlösung am unteren Femurende. Chirurg **23**, 127–128 (1952).

Leavitt, P.: Traumatic separation of the lower femoral epiphysis. New England J. Med. **245**, 565–566 (1951).

Levinthal, D.: Old traumatic displacement of the distal femoral epiphysis. J. Bone Jt. Surg. **18**, 199–204 (1936).

Neer, C.: Separation of the lower femoral epiphysis. Amer. J. Surg. **99**, 756–761 (1960).

Paraskevas, M.: Zur Behandlung der Epiphysenlösungen am unteren Ende des Oberschenkels. Chirurg **29**, 179–180 (1958).

Renkielski, J.: Beitrag zur konservativen Behandlung der veralteten Epiphysenlösung des distalen Femurendes. Zbl. Chir. **88**, 375–377 (1963).

Brüche der Oberschenkelknorren

1. Bruch eines Oberschenkelknorren

Die Brüche eines Oberschenkelknorren *ohne Verschiebung* bieten bei der Behandlung *keine Schwierigkeiten.*

Man gibt eine gespaltene Oberschenkelgipshülse in einer Stellung des Kniegelenkes von 165° bis 170°, die nach einer Woche durch eine geschlossene zu ersetzen ist. Mit dieser kann der Verletzte aufstehen und entlastend gehen.

Die Dauer der Ruhigstellung beträgt 6 Wochen, die Dauer des Entlastend-Gehens 4 Wochen. Um eine auftretende Verschiebung nicht zu übersehen, sollen jede Woche Röntgenkontrollen in beiden Ebenen vorgenommen werden (Abb. 110 und 111.)

Besteht *eine Verschiebung des Oberschenkelknorren*, so kommt es zu einer vermehrten Valgus- oder Varusstellung im Kniegelenk. In diesen Fällen müssen immer Vergleichsaufnahmen der nicht verletzten Seite gemacht werden, um die normale Stellung des Oberschenkelknochen zum Schienbein zu sehen. Man verwendet dazu Röntgenfilme vom Format 15 × 40 cm, wobei das Kniegelenk in der Mitte des Films sein soll.

In Allgemeinnarkose oder Rückenmarkbetäubung versucht man durch *Ab- oder Adduktion des Unterschenkels den verschobenen Oberschenkelknorren an seine richtige Stelle zu bringen.* Gelingt dies — Stufen in der Gelenkfläche bis 2 mm können belassen werden — so hält man die gute Stellung durch 2 perkutan gekreuzt eingeführte Bohrdrähte fest. Dann legt man einen gespaltenen Oberschenkelgipsverband an, der nach 1 Woche durch einen geschlossenen zu ersetzen ist. Mit dem geschlossenen Gipsverband kann der Verletzte aufstehen und entlastend gehen. Zeigt die Röntgenkontrolle nach 4 Wochen eine unveränderte Stellung des Oberschenkelknorren und der Drähte, so wird ein Gehbügel angelegt.

Die Dauer der Ruhigstellung beträgt 8 Wochen.

Gelingt die Einrichtung in der oben beschriebenen Weise nicht, so muß man *operativ* in den ersten Stunden nach der Verletzung, bevor eine starke Schwellung aufgetreten ist, einrichten.

In Allgemeinnarkose und Blutleere wird der entsprechende Oberschenkelknorren durch einen Längsschnitt freigelegt, interponierte Periostteile oder kleine Knochensplitter werden entfernt, die Bruchstücke an die richtige Stelle gelagert und mit einem einzinkigen Haken angepreßt. Der eingerichtete Oberschenkelknorren wird mit 2 Schrauben oder 2 gekreuzt eingeführten 2 mm starken Bohrdrähten befestigt.

Die Schrauben oder Bohrdrähte sollen mindestens so lang sein, daß sie durch die *gegenüberliegende Kortikalis* gehen. Außerdem sollen sie mindestens *1 cm von der Gelenkfläche entfernt* sein.

Nach Naht der Haut wird ein Kompressionsverband angelegt und das Bein auf einer *Braun*schen Schiene gelagert.

Am 14.Tag werden die Hautnähte entfernt und ein Oberschenkelgipsverband gegeben, mit dem der Verletzte aufstehen und entlastend gehen kann. Nach 4 Wochen wird ein Gehbügel angelegt, so daß der Verletzte belasten kann.

Die Dauer der Ruhigstellung beträgt 8 Wochen.

Brüche des hinteren Rollenanteiles der Oberschenkelknorren mit Verschiebung *müssen operativ* eingerichtet und mit Schrauben oder Bohrdrähten fixiert werden, da die unblutige Einrichtung fast nie gelingt.

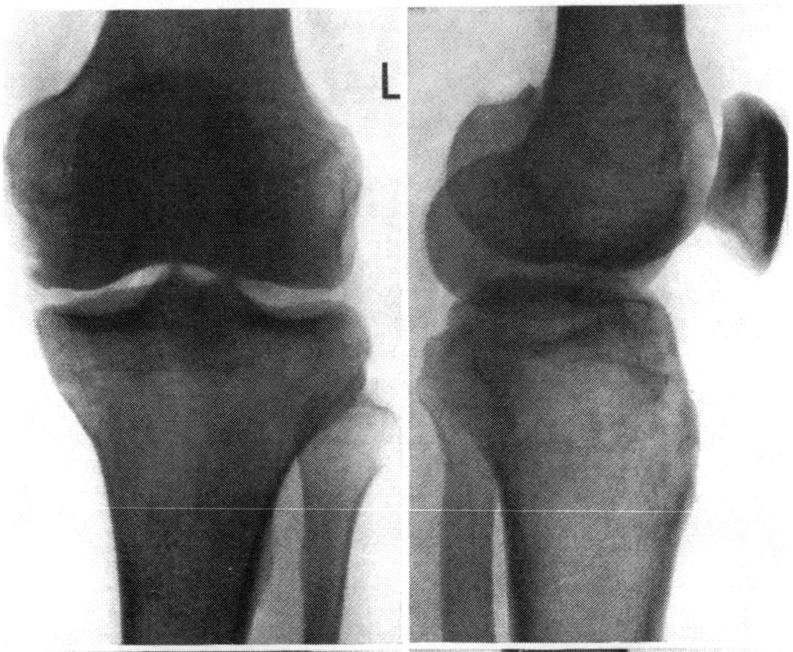

Abb. 110

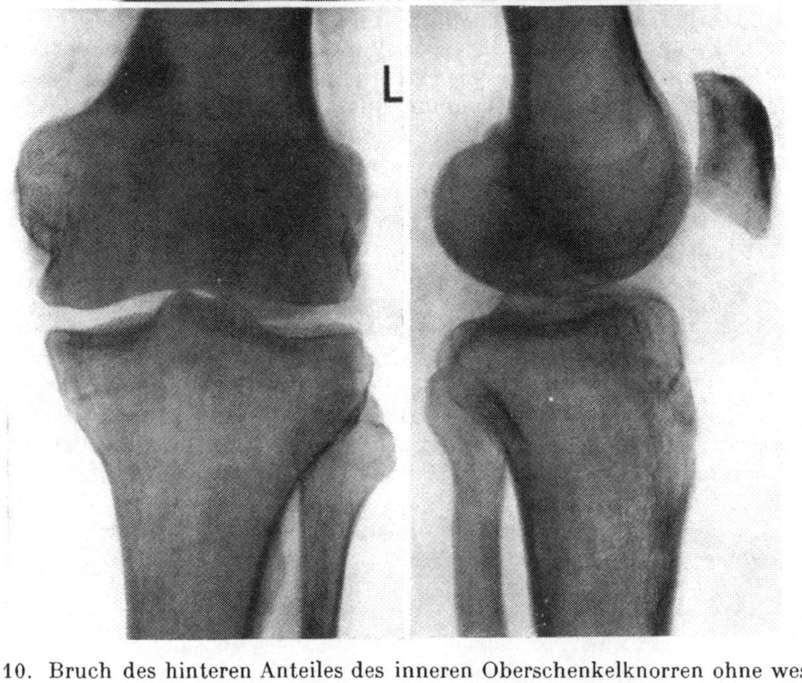

Abb. 111

Abb. 110. Bruch des hinteren Anteiles des inneren Oberschenkelknorren ohne wesentliche Verschiebung bei einem 42jährigen Malermeister, entstanden durch Zusammenstoß zweier PKW. Ruhigstellung mit einer Oberschenkelgipshülse durch 6 Wochen

Abb. 111. RöKo zu Abb. 110. 5 Monate nach dem Unfall war der Verletzte beschwerdefrei und das Kniegelenk aktiv frei beweglich

2. Brüche beider Oberschenkelknorren

a) Spaltbrüche

Die einfachsten Brüche im Bereich der Oberschenkelknorren sind die Spaltbrüche. Der Bruchspalt beginnt dabei in der Fossa intercondyloidea und reicht in das untere Oberschenkeldrittel. Es besteht keine Verschiebung.

Bei den Spaltbrüchen lagert man das Bein auf einer *Braun*schen Schiene und gibt Umschläge. Wenn nach 4 bis 5 Tagen noch ein stärkerer Kniegelenkerguß besteht, so punktiert man ihn ab und legt anschließend eine Oberschenkelgipshülse in einer Stellung des Kniegelenkes von 165° bis 170° an, mit der der Verletzte aufstehen und herumgehen kann.

Die Dauer der Ruhigstellung beträgt 6 Wochen.

b) Bikondyläre T- oder Y-Brüche

War die auf das gebeugte Kniegelenk einwirkende Gewalt stark, so kommt es nicht nur zu einem Spaltbruch ohne Verschiebung, sondern es entsteht ein T- oder Y-Bruch, da die Oberschenkelknorren durch die Kniescheibe wie durch einen Keil auseinandergetrieben und mehr oder minder stark verschoben werden.

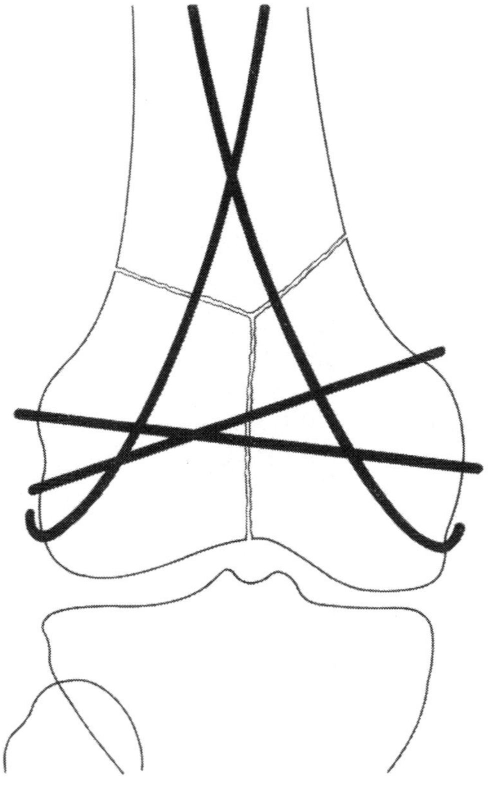

Abb. 112. Schematische Darstellung der Versorgung eines bikondylären Y-Bruches mit gekreuzten und Markdrähten

Zeigen die beiden Oberschenkelknorren *keine oder keine wesentliche Verschiebung und Stufe* (bis 2 mm) im Gelenk, so legt man einen *Dauerzugverband* durch die Tuberositas tibiae für 8 bis 12 Wochen an.

Sind die Oberschenkelknorren jedoch *verschoben*, so muß man die Bruchstücke *operativ* einrichten.

Man legt in Allgemeinnarkose und Blutleere durch einen Längsschnitt an der Innen- und Außenseite die Oberschenkelknorren frei, richtet sie ein und fixiert sie mit 2 gekreuzt eingeführten, 2 mm starken Bohrdrähten oder Schrauben, die durch die gegenüberliegende Kortikalis reichen müssen.

Anschließend führt man vom inneren und äußeren Epikondylus einen 2 mm starken Markdraht in den Oberschenkelschaft ein, um suprakondylär stärkere Verschiebungen zu verhindern (Abb. 112).

Die Weiterbehandlung erfolgt wie bei einem gewöhnlichen suprakondylären Oberschenkelbruch im Streckverband.

3. Knöcherne Abrisse am inneren Oberschenkelknorren

Die knöchernen Abrisse am inneren Oberschenkelknorren entstehen immer durch ein indirektes Trauma. Sie haben in der Regel eine Größe von 4 : 0,5 mm (Abb. 113a).

Frühestens nach 18 Tagen kommt es zu einer *periostalen Wucherung* des abgesprengten Knochenstückes, so daß die längliche Absprengung eine mehr *rundliche* Form (Abb. 113b), allerdings mit einer unregelmäßigen Oberfläche, annimmt. Im Verlauf von etwa 10 Wochen wird die Oberfläche glatt. Die Absprengung hat dann ihre *endgültige* Form (Abb. 113c).

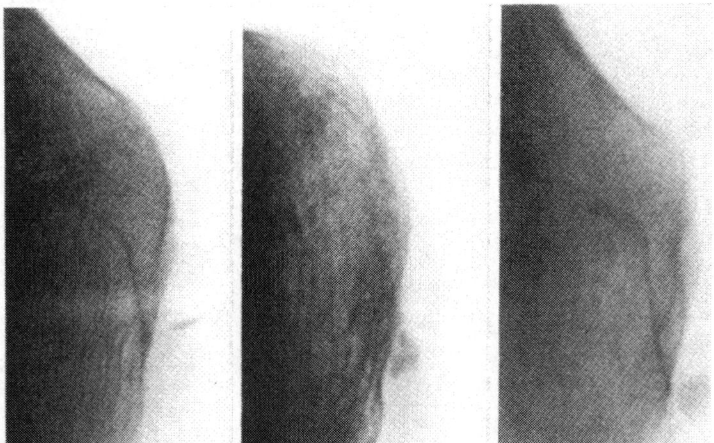

Abb. 113a. 4 : 0,5 mm große Absprengung von der Mitte des inneren Oberschenkelknorren
Abb. 113b. Durch periostale Wucherung wird die Form der Absprengung frühestens nach 18 Tagen mehr rundlich
Abb. 113c. Nach ungefähr 10 Wochen hat die Absprengung ihre endgültige Form

Eine *Ruhigstellung* des Kniegelenkes mit einer Gipshülse ist in der Regel *nicht notwendig*, sondern es genügt als Behandlung das Anlegen einer elastischen Binde für das Kniegelenk.

Wie Nachuntersuchungsergebnisse zeigen, machen die Abrisse vom inneren Oberschenkelknorren, wenn sie so behandelt werden, *keine* Beschwerden.

Literatur

Bertocci: Conformazione interna del condilo femorale esterno in rapporto con determinate fratture endosinoviali. Ann. ital. Chir. **1**, 948–949 (1922).

Böhler, J.: Die Behandlung der offenen Trümmerbrüche des unteren Oberschenkelendes. Verh. Dtsch. Orthop. Ges. 42. Kongr. 245–249 (1954).

Decoulx, P.: Les fractures supracondyliennes du fémur. Lille chirurgical **13**, 131–139 (1958).

Jewett, E.: Supracondylar fractures of the femur. J. internat. coll. Surg. **24**, 137–143 (1955).

Merle d'Aubigné, R.: Pseudarthroses et cals vicieux de l'extrémité inférieure du femur. Rev. Orthop. Paris **44**, 402–415 (1958).

Penhallow, D.: An unusual fracture of the femoral condyles. J. Amer. med. Assoc. **92**, 2018–2019 (1929).

Robbe: Seltener Femurkondylenbruch. Dtsch. Mil. Arzt **3**, 251–254 (1938).

Schmid, R.: Beitrag zur atypischen Verwendung von Küntscher-Nägeln bei kniegelenknahen offenen Oberschenkeltrümmerbrüchen. Chirurg **29**, 470–472 (1958).

Schumpelick, W.: Ein Beitrag zur Durchblutungsstörung bei der suprakondylären Oberschenkelfraktur. Mschr. Unfallheilk. **58**, 212–216 (1955).

Schweizer, R.: Über die sogenannte typische Verletzung am unteren Femurende. Schweiz. med. Wschr. **50**, 402–404 (1920).

Scuderi, C.: Supracondylar fractures of the femur. A recommended treatment for nonunion and fresh fractures. Amer. J. Surg. **83**, 313–320 (1952).

Sicard, A.: Un procédé d'ostéosynthèse par griffon des fractures sus-condylienes basses du femur. Presse méd. Paris **79**, 1772 bis 1778 (1958).

Simon, E.: Zur Behandlung schwerer Condylenbrüche des Oberschenkels. Zbl. Chir. **74**, 812–821 (1949).

Vinditti, D.: Su di un raro tipo di frattura monocondyloidea del femore. Chir. Org. Movim. **28**, 274–294 (1942).

Weiss, A.: Beitrag zur Behandlung der Brüche des unteren Endes des Femur. Zbl. Chir. **62**, 937 (1935).

Wense, G.: Zur Behandlung der suprakondylären Femurfraktur. Arch. orthop. Unfallchir. **48**, 414–416 (1956).

White, E.: Supracondylar fractures of the femur treated by internal fixation with immediate knee motion. Amer. Surgeon **22**, 801–820 (1956).

Traumatische Knorpel-Knochenabsprengung vom Oberschenkelknorren

In der Regel findet die traumatische Absprengung eines Knorpel-Knochenstückes vom *äußeren* Oberschenkelknorren statt. Zu dieser Verletzung kommt es bei Jugendlichen zwischen dem 15. bis 20. Lebensjahr.

Die traumatische Knorpel-Knochenabsprengung vom Oberschenkelknorren *wird oft fälschlich und irreführend als traumatische Osteochondrolysis dissecans bezeichnet.* Während es bei der Osteochondrolysis zur langsamen Dissektion eines Knorpel-Knochenstückes *ohne* Unfall kommt, finden wir bei der traumatischen Absprengung eines Knorpel-Knochenstückes immer eine entsprechende Gewalteinwirkung.

Weitere *differentialdiagnostische* Zeichen sind, daß die Osteochondrolysis dissecans meist mit unklaren Kniebeschwerden beginnt und manchmal erst die Lösung des nekrotischen Knorpel-Knochenstückes als auffälliges Ereignis stattfindet. Es kann dann zu Einklemmungen mit einem Reizerguß kommen.

Bei der traumatischen Absprengung eines Knorpel-Knochenstückes bestehen nach dem Unfall starke Schmerzen, eine deutliche Schwellung der Kniegelenkgegend und ein blutiger Gelenkerguß, in dem Fetttröpfchen nachweisbar sind.

Während bei der traumatischen Absprengung das abgesprengte Stück entsprechend der Absprengungsstelle unregelmäßig begrenzt ist, ist der freie Gelenkkörper bei der Osteochondrolysis immer glatt und kleiner als sein Bett.

Im weiteren Verlauf wird allerdings die Entscheidung, ob der freie Körper traumatisch oder auf Grund einer Osteochondrolysis dissecans entstanden ist, immer schwieriger, da sich der traumatisch entstandene freie Körper abrundet und genau so wie

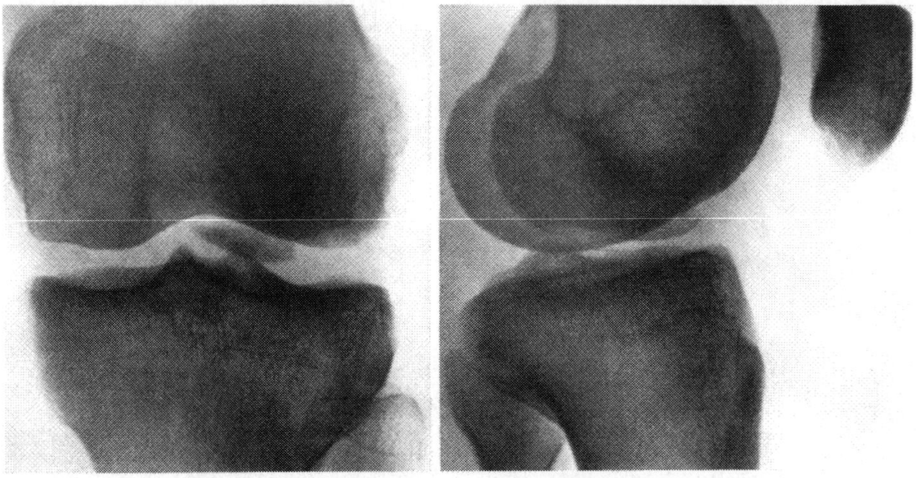

Abb. 114. Traumatische Knorpel-Knochenabsprengung vom äußeren Oberschenkelknorren, entstanden bei einem 18jährigen Angestellten durch Sturz auf das Knie beim Weitsprung. Im Bild von vorne sieht man den Defekt am äußeren Oberschenkelknorren gegen die Außenseite zu. Das abgebrochene Stück liegt in der Fossa intercondyloidea. Im Bild von der Seite liegt das Knorpel-Knochenstück im vorderen Gelenkspaltanteil

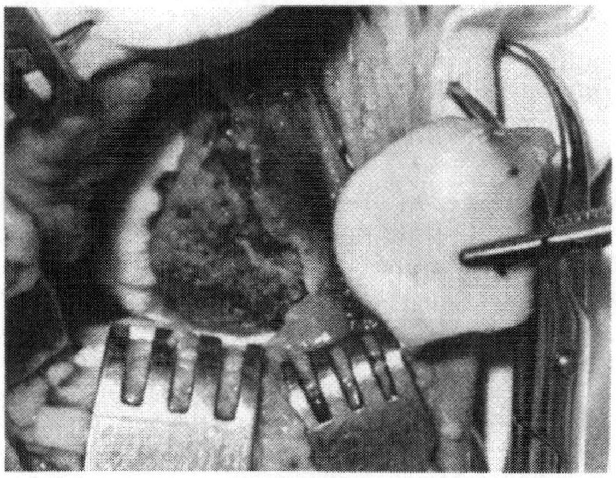

Abb. 115. Operationsfoto zu Abb. 114. Man sieht an der Außenseite des äußeren Oberschenkelknorren den unregelmäßig begrenzten Knorpel-Knochendefekt. Das abgesprengte Stück ist mit einer Pinzette links neben dem Defekt hingehalten

der auf Grund der Osteochondrolysis entstandene, ganz vom Knorpel überwachsen wird.

Die Stelle des Mausbettes bzw. die Stelle des abgesprengten Knorpel-Knochenstückes wird von Bindegewebe ausgefüllt, so daß der Defekt am Oberschenkelknorren schwer erkennbar wird. Nach den Angaben in der Literatur soll der *Defekt* nach *ungefähr 6 bis 8 Wochen mit Faserknorpel ausgefüllt* sein.

Die Knorpel-Knochenabsprengungen vom Oberschenkelknorren entstehen durch ein direktes Trauma auf die Kniescheibe. Wenn diese nach außen gedrängt wird, kommt es zur Abscherung eines Knorpel-Knochenstückes vom Oberschenkelknorren.

Die *Behandlung* kann nur *operativ* sein. Für die Arthrotomie eignet sich am besten ein Parapatellarschnitt, da er eine gute Übersicht gewährleistet (Abb. 114 u. 115).

Hat das abgesprengte Knorpel-Knochenstück einen Durchmesser unter 30 mm, so soll es entfernt werden. Ist es jedoch größer, so soll es an seine alte Stelle zurückgelagert und mit Bohrdrähten fixiert werden.

Die Bohrdrähte sind so anzulegen, daß sie nachher extraartikulär entfernt werden können. Auch sind die Bohrdrähte im Knorpel zu versenken, damit sie nicht in das Gelenk hineinragen. Nach der Operation wird, wenn das Knorpel-Knochenstück mit Bohrdrähten fixiert wurde, eine gespaltene Oberschenkelgipshülse angelegt, die nach zwei Wochen durch eine geschlossene zu ersetzen ist. Wenn die Haut in Ordnung ist, können die Bohrdrähte nach der Gipsabnahme extraartikulär entfernt werden. Die Dauer der Ruhigstellung im Gipsverband beträgt 8 Wochen.

Kommt es trotz der Fixation mit Bohrdrähten und der Ruhigstellung mit der Gipshülse nicht zum Einheilen des Knorpel-Knochenstückes, so muß der nekrotisch und pseudarthrotisch gewordene Gelenkkörper entfernt werden.

Die Absprengung eines Knorpel-Knochenstückes von den Oberschenkelknorren ist als Unfallfolge anzuerkennen, wenn ein entsprechendes Unfallereignis nachzuweisen ist, nachher Schmerzen, Schwellung und ein blutiger Kniegelenkerguß auftraten und im Röntgenbild keine osteochondrolytischen Veränderungen nachzuweisen sind.

Literatur

Alamowitch, C.: Traumatismes graves du genou par Twist. Presse méd. Paris **70**, 2705–2706 (1962).

Brooks, C.: Floating cartilage in the knee joint. J. Michigan State med. soc. **12**, 307–309 (1913).

Carlucci, G.: Cartilage of the outer condyle of the femur as a foreign body in the knee joint. J. Bone Jt. Surg. **15**, 796–799 (1933).

Chaklin, V.: Injuries to the cartilages of the patella and the femoral condyle. J. Bone Jt. Surg. **21**, 133–140 (1939).

Coleman, H.: Recurrent osteochondral fracture of the patella. J. Bone Jt. Surg. **30B**, 153–157 (1948),

Coventry, M.: Osteochondral fractures of the femoral condyles. Surg. Gyn. Obstetr. **100**, 591–594 (1955).

Darrach, W.: Chondritis of the knee. Ann. Surg. **110**, 948–950 (1939).

Farland, B.: Excision of the patella for recurrent dislocation. J. Bone Jt. Surg. **30B**, 158–159 (1948).

Grashey, R.: Ergänzende Mitteilung zur Arbeit von Schmitt. Röntgenpraxis **12**, 467 (1940).

Harmon, P.: Intra-articular osteochondral fractures as a cause for internal derangement of the knee in adolescents. J. Bone Jt. Surg. **27**, 703–705 (1945).

Hoffheinz, S.: Heilung von Knorpel-Knochendefekten. Dtsch. Ges. Chir. Sitzg. 8.–11.4.1931. Z. org. ges. Chir. **53**, 752.

Kleinberg, S.: Vertical fractures of the articular surface of the patella. J. Amer. med. Ass. **81**, 1205–1208 (1923).

Kleinschmidt, R.: Welche therapeutischen Maßnahmen bewähren sich bei traumatischer Knorpelablösung? Chirurg **2**, 1038 bis 1039 (1930).

Krida, A.: Osteochondral fracture of the knee joint. Amer. J. Surg. **9**, 558–560 (1930).

Kroner, M.: Ein Fall von Flächenfraktur und Luxation der Patella. Dtsch. med. Wschr. **31**, 996–997 (1905).

Lasher, W.: Injuries to the cartelagenous structures of the knee. Mil. Surg. **70**, 358–378 (1932).

Linde, F.: Beitrag zur Entstehung von Kniegelenkbinnenverletzungen. Zbl. Chir. **61**, 1187–1188 (1934).

Ders.: Beitrag zur Entstehungsart von Kniegelenkbinnenverletzungen. Zbl. Chir. 989–990 (1934)

Makin, M.: Osteochondral fracture of the lateral femoral condyle. J. Bone Jt. Surg. **33 A**, 262–264 (1951).

Marottoli, O.: Über die traumatische Natur der Osteochondritis dissecans des Knies. Bol. soc. cir. **6**, 337–342 (1939), spanisch. Ref. Z. org. ges. Chir. **98**, 240.

Milgram, J.: Tangential osteochondral fracture of the patella. J. Bone Jt. Surg. **25**, 271–280 (1943)

De Palma, A.: Reconsideration of lesions affecting the patellofemoral joint. Clin. Orthop. **18**, 63–85 (1960).

Phemister, D.: The cause of and changes in loose bodies arising from the articular surface of the joint. J. Bone Jt. Surg. **6**, 278–315 (1924).

Rendu, A.: Fracture intraarticulaire tangentielle et parcellaire de la rotule formant corps étranger. Rev. Orthop. Paris **20**, 46–47 (1933).

Rütt, A.: Zur Ätiologie und Pathogenese freier Gelenkkörper. Z. Orthop. **96**, 242 bis 245 (1962).

Schmitt, H.: Absprengung eines Knorpel-Knochenstückes im Kniegelenk. Röntgenpraxis **12**, 464–467 (1940).

Stewart, S.: Frontal fractures of the patella. Ann. Surg. **81**, 536–539 (1925).

Toussaint, J.: Une lésion à la mode: la torsion du genou chez les jeunes danseuses de „twist" („Twist fracture"). Bruxelles Médical **43**, 70–73 (1963).

Trenker, M.: Ein besonderer Fall von Osteochondritis genu traumatica. Chir. Narz. Ruchu 8, 201–207 (1935), polnisch. Ref. Z. org. ges. Chir. **78**, 735.

Wideröe, S.: Über Knorpelknochenbruch im Kniegelenk. Acta chir. Scand. **76**, 397–399 (1935).

Epiphysenlösungen am oberen Schienbeinende

Bei den Epiphysenlösungen am oberen Schienbeinende lassen sich nach der Art der Verschiebung in sagittaler Richtung *zwei Gruppen unterscheiden. Die Einrichtung ist bei jeder Gruppe anders.*

Die *gelöste Epiphyse kann nach vorn zu abrutschen*, so daß eine *Rekurvation* zustande kommt.

In Allgemeinnarkose übt man zur Einrichtung zuerst einen Längszug am gestreckten Bein aus. Dann versucht man, durch maximale Beugung im Kniegelenk und durch Druck auf die Schienbeindiaphyse von vorn die Verschiebung zu beseitigen. Eine bestehende Verschiebung der Epiphyse nach außen oder innen ist vorher auszugleichen.

Zeigen die Röntgenbilder von beiden Seiten eine gute Stellung, so legt man einen Becken-Bein-Gipsverband an, wobei das Kniegelenk in einer Stellung von 90° bis 100° stehen soll, da sonst die Gefahr besteht, daß die Epiphyse bei weiterer Streckung des Kniegelenkes wieder nach vorn zu abrutscht. Der Beinteil des Gipsverbandes ist sofort bis auf den letzten Faden zu spalten. Am nächsten Tag und dann jede Woche sind Röntgenkontrollen in beiden Ebenen zu machen.

3 Wochen nach der Einrichtung ist die Epiphysenfuge schon so weit verklebt, daß man ohne Gefahr das Kniegelenk auf 150° strecken kann. In dieser Stellung wird eine neuer geschlossener Beckenbein-Gipsverband angelegt, mit dem der Verletzte aufstehen und herumgehen kann.

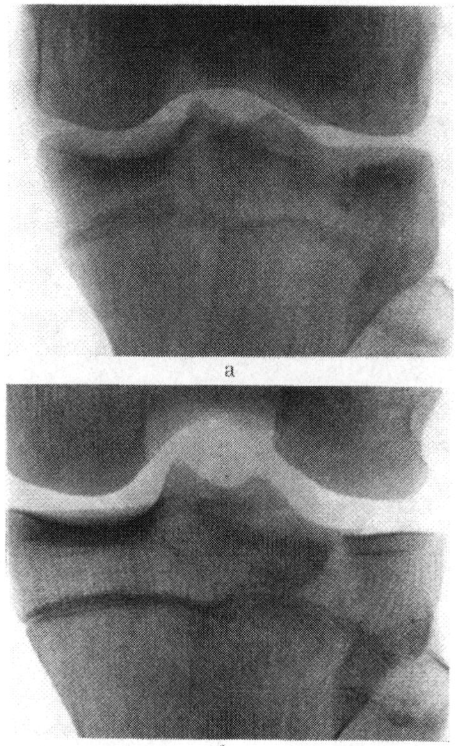

a

b

Abb. 116a und b. Bruch der linken oberen Schienbeinepiphyse und des linken Oberschenkels bei einem 17jährigen Hilfsarbeiter, der von einem Baumstamm getroffen wurde (Abb. 116a). Der Oberschenkelbruch wurde nach 6 Tagen Streckverband markgenagelt. Die Stufe in der Epiphyse glich sich während der Extensionsbehandlung von selbst aus. 3 Monate später war der Bruch der Epiphyse geheilt. Die obere Schienbeinepiphyse beginnt sich bereits teilweise zu schließen (Abb. 116b)

Bei der zweiten Gruppe rutscht die gelöste Schienbeinepiphyse nach hinten zu ab, so daß eine *Antekurvation* entsteht (Abb. 117 u. 118).

Bei dieser Gruppe ist die Einrichtung in der Regel einfacher als bei der anderen.

In Allgemeinnarkose überstreckt man das Kniegelenk. Dadurch wird die Epiphyse wieder an die richtige Stelle gebracht. Besteht noch eine Varus- oder Valgusstellung, so kann diese durch X- oder O-Vermehrung im Kniegelenk ausgeglichen werden. Zeigt die Röntgenkontrolle in beiden Ebenen die Epiphyse an richtiger Stelle, so wird in Streckstellung des Kniegelenkes von 180° ein gespaltener Oberschenkelgips angelegt. Nach dem Abschwellen, das ist innerhalb einer Woche, wird der gespaltene Gipsverband abgenommen und durch einen geschlossenen ersetzt, mit dem der Verletzte aufstehen und herumgehen kann. Jede Woche ist die Stellung der Epiphyse durch Röntgenaufnahmen in beiden Ebenen zu kontrollieren.

Die Dauer der Ruhigstellung bei Epiphysenlösungen am oberen Schienbeinende beträgt 5 Wochen.

Die blutige Einrichtung einer Epiphysenlösung oder das Festhalten der eingerichteten Epiphyse mit Schrauben oder Drähten ist nicht angezeigt, da es dadurch zu Wachstumsstörungen kommt.

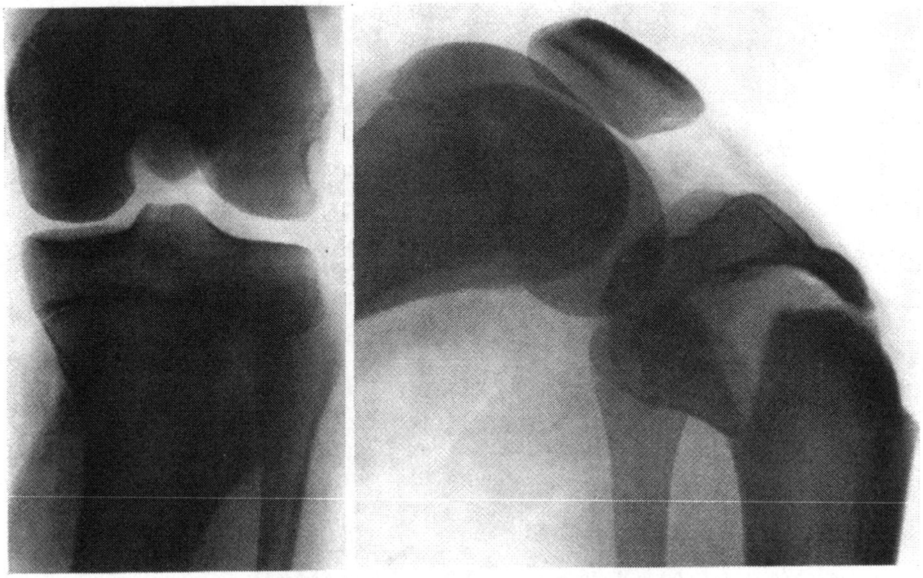

Abb. 117. Epiphysenlösung am oberen Schienbeinende bei einem 15 jährigen Schüler, entstanden durch Sturz beim Hochsprung. Die Epiphyse ist nach hinten abgerutscht, so daß eine *Antekurvation* entsteht. Im Bild von vorne ist ein deutlicher Varus sichtbar

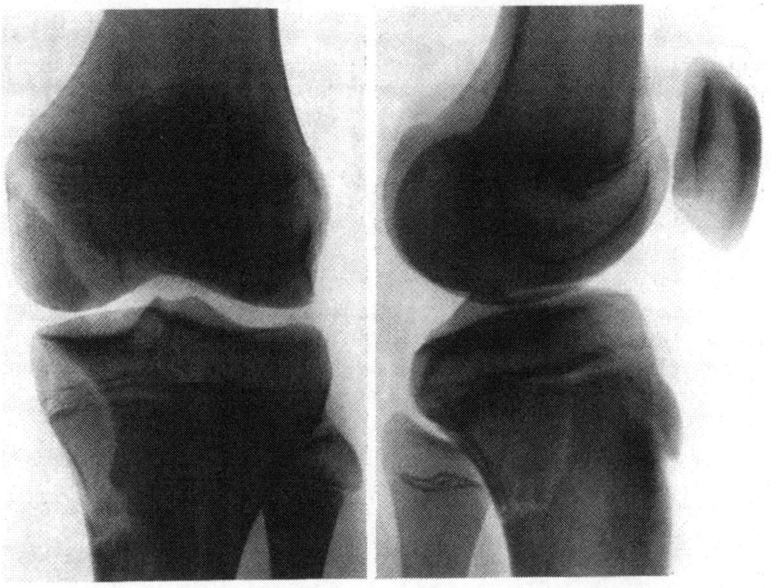

Abb. 118. Röntgenkontrolle zu Abb. 117 nach der Einrichtung. In Allgemeinnarkose wurde das Kniegelenk überstreckt und durch Druck auf die Vorderseite die Antekurvation und gleichzeitig auch die Varusstellung ausgeglichen. Die Epiphyse ist wieder an richtiger Stelle, zwischen Ober- und Unterschenkel besteht die normale Valgusstellung

Literatur:

Aitken, A.: Fractures of the proximal tibial epiphyseal cartilage. J. Bone Jt. Surg. **38A**, 787–796 (1956).

Bergenfeld, E.: Acta chir. Scand. Suppl. **28** (1928).

Böhler, J.: Behandlung der traumatischen Epiphysenlösung am oberen Schienbeinende. Chirurg **22**, 81–83 (1951).

Dost, K.: Über die traumatische Lösung der proximalen Tibiaepiphyse. Arch. orthop. Unfallchir. **53**, 379–385 (1961).

Ghilardi, G.: Il distacco epifisario traumatico prossimale della tibia. Acta ortop. Ital. **3**, 337–343 (1957).

Gibson, A.: Separation of the upper epiphysis of the tibia. Ann. Surg. **77**, 485–489 (1923).

Holldack, F.: Eine seltene Sportverletzung am Tibiakopf. Arch. orthop. Unfallchir. **38**, 379–381 (1937).

Paal, E.: Ein Fall von traumatischer Epiphysenlösung am oberen Tibiaende. Arch. orthop. Unfallchir. **31**, 399–402 (1932).

Parenzan, L.: Deux cas de décollement épiphysaire obstétrical de l'extrémité proximale du tibia. Acta orthop. belg. **19**, 169–189 (1953).

Stubenrauch, L.: Über traumatische subkutane Epiphysenlösungen am oberen Tibiaende. Arch. klin. Chir. **164**, 621–641 (1931).

Tsoutis, N.: A propos du traitement des fractures épiphysaires du genou. Rev. chir. Paris **56**, 706–726 (1937).

Brüche des Schienbeinkopfes

Bei den Brüchen des Schienbeinkopfes muß die Behandlung darauf hinzielen, die *normale Gelenkfläche* — möglichst ohne wesentliche Stufen- und Defektbildung — und die *physiologische Stellung zwischen Oberschenkelknochen und Schienbein* wiederherzustellen. Dadurch werden nicht nur ein standfestes Kniegelenk, ein ungestörter Bewegungsablauf und eine gleichmäßige Belastung der Gelenkfläche erreicht, sondern auch die Voraussetzungen zur Verhinderung einer sekundären Arthrosis deformans geschaffen.

Um die Schwere der Verletzung richtig zu erkennen und um bei der Behandlung entsprechend vorgehen zu können, müssen bei Schienbeinkopfbrüchen immer Röntgenbilder vom Format 15 × 40 cm gemacht werden, wobei das Kniegelenk in der Filmmitte liegen soll. Zur Feststellung der normalen Valgus- oder Varusstellung und der Reklination des Schienbeinkopfes sind auch von der nicht verletzten Seite Vergleichsbilder (15 × 40 cm) anzufertigen.

1. Bruch eines Schienbeinknorren

Am häufigsten findet sich der *Bruch des äußeren* Schienbeinknorren und nur selten der des inneren.

Besteht *keine Verschiebung* (Abb. 119), so legt man einen gespaltenen Oberschenkelgipsverband an, der nach einer Woche durch einen geschlossenen zu ersetzen ist, mit dem der Verletzte aufstehen und herumgehen kann.

Die Dauer der Ruhigstellung beträgt 6 Wochen.

Findet sich beim Bruch des Schienbeinknorren jedoch *eine Verschiebung*, so muß es das oberste Ziel der Behandlung sein, nicht nur die Schienbeingelenkfläche wiederherzustellen, sondern auch die normale Valgus- oder Varusstellung des Kniegelenkes zu erreichen.

Ist der Schienbeinknorren oder nur ein Teil desselben abgespalten oder als ganzes gekippt oder in die Tiefe geschlagen, so gelingt es in der Regel, auf konservativem Weg die Gelenkfläche wiederherzustellen.

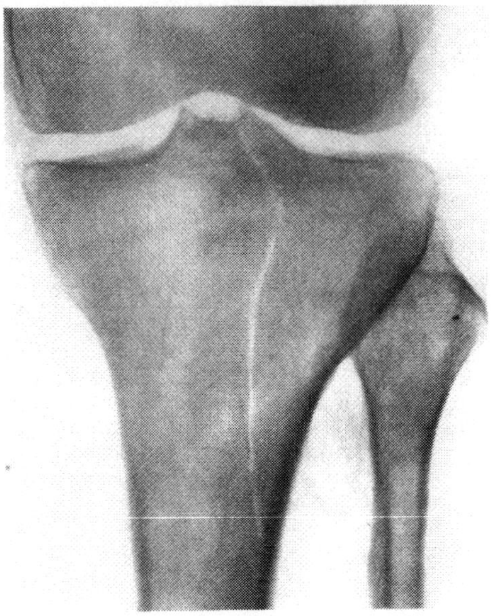

Abb. 119. Spaltbruch des linken äußeren Schienbeinknorren ohne Verschiebung bei einer 59jährigen Hausfrau, entstanden durch Sturz auf das Knie

In Allgemeinnarkose oder Rückenmarkbetäubung läßt man durch den Assistenten das Kniegelenk in O-Vermehrung (bei Brüchen des inneren Schienbeinknorren in X-Vermehrung) halten, so daß durch die Gelenkkapsel und den Bandapparat auf das abgebrochene Stück ein Zug ausgeübt und dieses nach oben gezogen wird. Durch starken entsprechenden Fingerdruck kann man den abgebrochenen Anteil des Schienbeinkopfes wieder an seine richtige Stelle bringen.

Zeigt das Röntgenbild (15 × 40 cm!) die Gelenkfläche wiederhergestellt, so kann man die gute Stellung durch zwei gekreuzt perkutan eingeführte Bohrdrähte oder Schrauben festhalten. Die Drähte oder Schrauben müssen mindestens 1 cm von der Gelenkfläche entfernt sein und durch die gegenüberliegende Kortikalis reichen. Hat man sich durch ein neuerliches Röntgenbild von der guten Lage der Drähte überzeugt, so legt man einen gespaltenen Oberschenkelgipsverband an. Nach 2 Wochen ersetzt man ihn durch einen geschlossenen, mit dem der Verletzte aufstehen, jedoch nur entlastend gehen soll.

4 Wochen nach der Einrichtung wird eine Röntgenkontrolle gemacht. Zeigt diese eine unverändert gute Stellung, so wird ein Gehbügel angelegt und der Verletzte kann das Bein belasten.

Die Dauer der Ruhigstellung beträgt 8 Wochen.

Schwieriger gestaltet sich die Behandlung der Schienbeinkopfbrüche, bei denen *ein Teil der Gelenkfläche und der darunter liegenden Spongiosa zerstört und in die Tiefe geschlagen ist.* Der Behandlung wegen muß man dabei *2 Gruppen* (Abb. 120) unterscheiden:

Impression der Gelenkfläche, bei der ein *breiter Rand* vom äußeren Anteil des

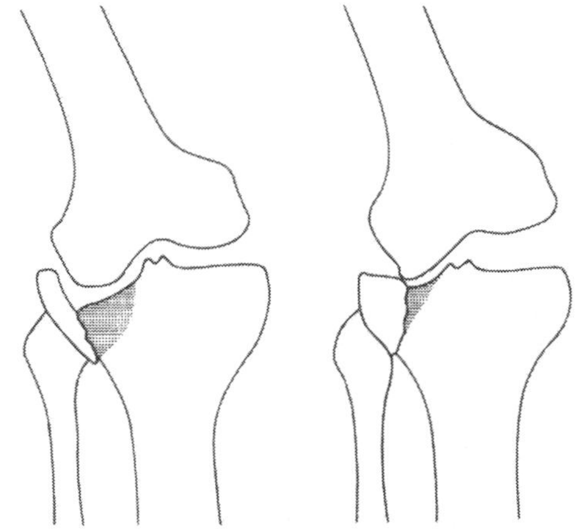

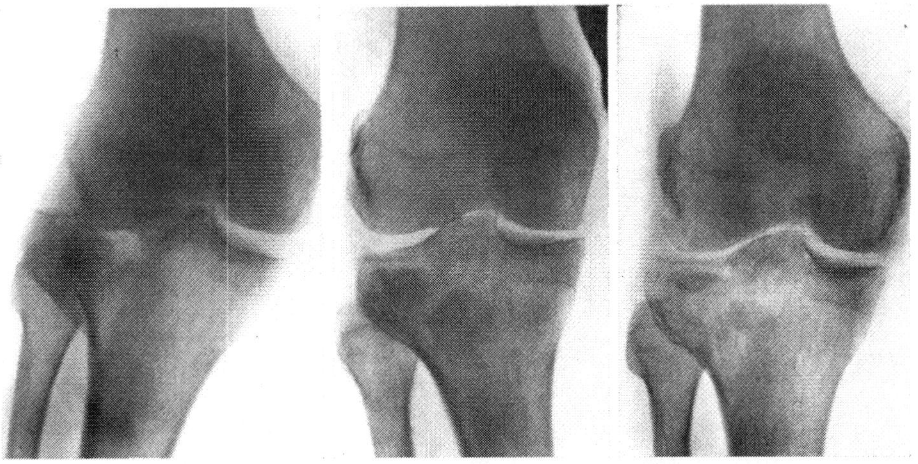

a b c

Abb. 121 a. Abspaltung des äußeren Teiles des äußeren Schienbeinknorren. Ein Teil der Gelenkfläche ist in die Tiefe geschlagen. Der Ober- und Unterschenkel stehen in vermehrter Valgusstellung zueinander. Der abgespaltene Teil der Schienbeingelenkfläche ist 21 mm breit, so daß man von einem *breiten Rand* sprechen kann

Abb. 121 b. Durch maximale O-Vermehrung des Unterschenkels und Anpressen ließ sich der abgespaltene Teil des Schienbeinknorren wieder an seine richtige Stelle bringen. Die Gelenkfläche ist belastungsfähig, der Knievalgus wie auf der Vergleichsseite

Abb. 121 c nach der Gipsabnahme nach 8 Wochen

Schienbeinknorren erhalten geblieben ist, das heißt, *daß dieser Rand genügend breit ist, um ein stabiles Kniegelenk zu gewährleisten* (Abb. 121).

Man richtet diese Fälle genauso ein wie die, bei denen keine Impression und Zerstörung der Gelenkfläche vorhanden ist.

Wenn jedoch vom äußeren Anteil des Schienbein*knorren* nur ein *schmaler Rand* vorhanden ist, der *als Tragfläche für den äußeren Oberschenkelknorren nicht genügt* (Abb. 122), so muß man *operativ* vorgehen, um ein belastungsfähiges Kniegelenk zu erhalten.

In Allgemeinnarkose und Blutleere macht man an der Vorder-Außenseite des Schienbeinkopfes einen Längsschnitt und legt den Knochen frei. Da der vordere Rand des Schienbeinknorren gewöhnlich erhalten ist — die Impression liegt meist im zentralen und hinteren Anteil der Gelenkfläche — muß man die Vorderwand einmeißeln, um auf die Impression zu gelangen. Dann wird die Gelenkkapsel *kaudal* vom Meniskus *quer* eingeschnitten, um einen Überblick über das Gelenk zu bekommen.

Die imprimierten Teile der Gelenkfläche werden mit einem Elevatorium gehoben und die dadurch entstandene Höhle in der Spongiosa mit Spongiosa aus der Knochenbank aufgefüllt, der abgebrochene schmale Rand vom äußeren Anteil des Schienbeinknorren eingerichtet und mit zwei gekreuzt eingeführten Bohrdrähten oder Schrauben, die durch die gegenüberliegende Kortikalis reichen und 1 cm von der Gelenkfläche entfernt sein müssen, fixiert.

Durch eine Röntgenkontrolle überzeugt man sich, daß die Gelenkfläche wiederhergestellt ist und die Drähte oder Schrauben richtig liegen.

Ist der *Meniskus* von seiner Ansatzstelle abgelöst, so darf er *nicht entfernt werden*, sondern wird in sein altes Bett zurückgelagert und dort mit 2 oder 3 feinen Seidennähten befestigt.

Nach der Hautnaht wird ein gespaltener Oberschenkelgipsverband angelegt und das Bein auf einem Keilpolster gelagert. Antibiotika werden allgemein gegeben.

Nach 2 Wochen werden die Hautnähte entfernt und der Spaltgipsverband durch einen geschlossenen Oberschenkelgipsverband ersetzt, mit dem der Verletzte *entlastend* gehen kann.

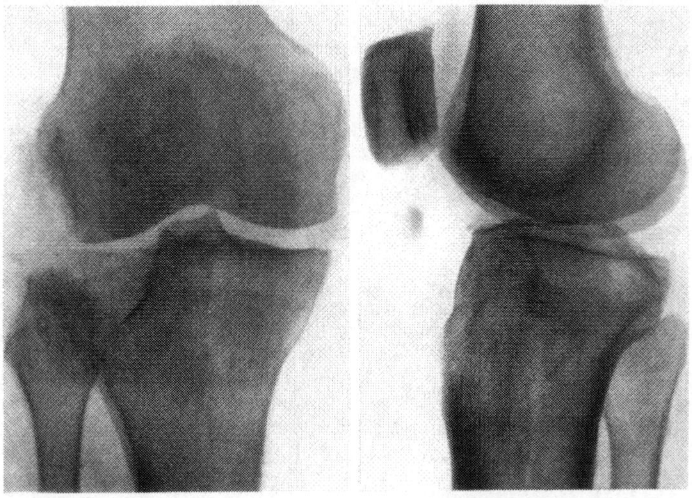

Abb. 122. Bruch des äußeren Schienbeinknorren bei einer 66jährigen Hausfrau. Ein *großer Teil* der Gelenkfläche ist in die Tiefe geschlagen und die darunter liegende Spongiosa zerstört. Der äußere Anteil des Schienbeinknorren ist abgebrochen und nach außen und unten zu verlagert. Er ist nur 8 mm breit, so daß man von einem „*schmalen Rand*" sprechen kann, da er trotz Einrichtung zu wenig Tragfläche für den äußeren Oberschenkelknorren bietet. Diese Fälle müssen operativ versorgt werden

Wenn die Röntgenkontrolle nach weiteren 4 Wochen eine unverändert gute Stellung zeigt, wird ein Gehbügel angelegt, so daß der Verletzte das Bein belasten kann.

Die Dauer der Ruhigstellung beträgt 10 Wochen.

2. Brüche durch oder unterhalb des Schienbeinkopfes

Bei Brüchen *durch den Schienbeinkopf*, die im Röntgenbild *von der Seite keine Verschiebung* zeigen, sondern nur im Bild von vorn eine Valgus- oder Varusstellung (Abb. 123 und 124), gleicht man diese aus, nachdem man vorher in den Bruchspalt ein Lokalanästhetikum eingespritzt hat.

Wenn die Röntgenkontrolle eine gute Stellung zeigt, legt man einen gespaltenen Oberschenkelgipsverband in einer Stellung des Kniegelenkes von 165° bis 170° an.

Nach 2 Wochen kann man den gespaltenen Gipsverband durch einen Gehgipsverband ersetzen, mit dem der Verletzte aufstehen und herumgehen kann.

Die Dauer der Ruhigstellung beträgt 8 Wochen.

Bei Brüchen des Schienbeinkopfes, die im *Röntgenbild von der Seite eine Rekurvation* zeigen, also durch Überstreckung zustandegekommen sind, beugt man am besten in Allgemeinnarkose oder Rückenmarkbetäubung das Kniegelenk über den in der Kniekehle eingelegten Vorderarm und gleicht die Rekurvation sowie gleichzeitig auch eine eventuell bestehende Varus- oder Valgusstellung aus.

Nach dem Einrichten legt man einen gespaltenen Oberschenkelgipsverband in einer Beugestellung des Kniegelenkes von 100° bis 120° an (*Achtung auf die Durchblutung*!) und lagert das Bein auf einer Schiene.

Wenn die Bruchstücke bereits verklebt sind, das ist nach ungefähr 4 Wochen, streckt man vorsichtig das Kniegelenk auf 160° und legt einen Oberschenkelgipsverband an, mit dem der Verletzte *entlastend* gehen kann.

Nach weiteren 4 Wochen wird ein Gehbügel gegeben, so daß der Verletzte das Bein belasten kann.

Die Dauer der Ruhigstellung beträgt 10 Wochen.

Bei *Brüchen des Schienbeinkopfes, die eine Antekurvation haben*, also durch Beugung entstanden sind, gleicht man diese in Allgemeinnarkose oder Rückenmarkbetäubung durch Druck auf die Vorderseite des gestreckten Kniegelenkes und gleichzeitig eine bestehende Varus- oder Valgusstellung aus.

Zeigt die Röntgenkontrolle eine gute Stellung, so legt man einen gespaltenen Oberschenkelgipsverband an, jedoch nicht wie bei den Überstreckungsbrüchen in Beugung des Kniegelenkes, sondern in einer *Streckstellung* von 180°.

2 Wochen später wird ein geschlossener Oberschenkelgipsverband gegeben, mit dem der Verletzte aufstehen und *entlastend* gehen kann.

Nach 8 Wochen gibt man einen Gehbügel.

Die Dauer der Ruhigstellung beträgt 10 Wochen.

Bei *Brüchen beider Schienbeinknorren*, bei denen der *Schienbeinschaft zwischen die Bruchstücke eingedrungen* und sie auseinandergedrängt hat, übt man in Allgemeinnarkose oder Rückenmarkbetäubung einen kräftigen Längszug am Nagel, den man vorher durch das Fersenbein geschlagen hat, aus. Ist der Schienbeinschaft heruntergezogen, so preßt man die beiden Kondylen an ihre richtige Stelle.

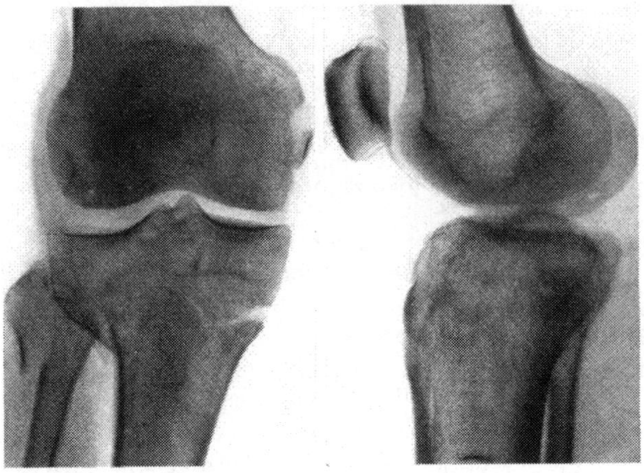

Abb. 123. Bruch durch den Schienbeinkopf und durch das Wadenbeinköpfchen mit Valgusstellung bei einem 41jährigen Bäcker, dem Mehlsäcke gegen die rechte Knieaußenseite fielen. Im Röntgenbild von der Seite besteht keine Verschiebung. In LA wurde die Valgusstellung ausgeglichen und ein Oberschenkelgips angelegt

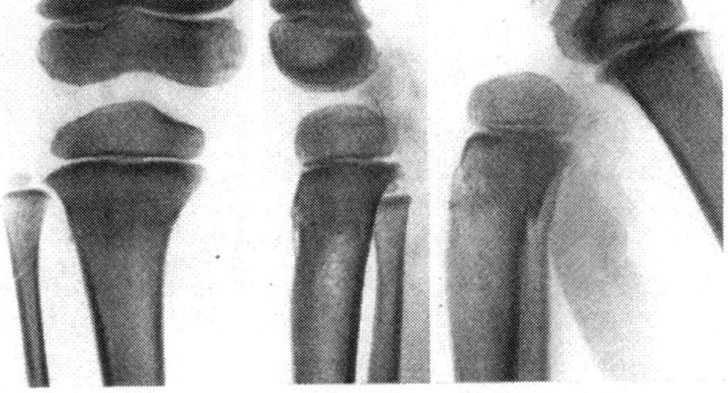

Abb. 124. Bruch des rechten Unterschenkels im proximalen Drittel bei einem 3jährigen Kind, wobei das Schienbein infrakondylär gebrochen ist und eine Rekurvation aufweist. Durch maximale Beugung ließ sich die Rekurvation leicht beseitigen. Um die gute Stellung zu erhalten, kann man bei diesen Fällen einen gespaltenen Oberschenkelgips in einer Stellung des Kniegelenkes von 120° anlegen (Kontrolle der Durchblutung!).
Nach 2 Wochen wird der Spaltgipsverband abgenommen und ein Oberschenkelgehgips in einer Stellung des Kniegelenkes von 160° bis 170° angelegt. Die Dauer der Ruhigstellung beträgt 4 Wochen

Zeigt die Röntgenkontrolle, daß die Gelenkfläche wiederhergestellt und eine bestehende Re- oder Antekurvation ausgeglichen ist, so fixiert man die gute Stellung entweder mit Bohrdrähten oder Schrauben. Zeigt eine neuerliche Röntgenkontrolle eine gute Stellung der Bruchstücke und Drähte, so wird ein gespaltener Oberschenkelgipsverband angelegt, der nach 2 Wochen durch einen geschlossenen ersetzt wird, mit dem der Verletzte aufstehen und nur *entlastend* gehen kann. Nach 6 Wochen wird ein Gehbügel gegeben, so daß der Verletzte das Bein belasten kann.

Die Dauer der Ruhigstellung beträgt 10 Wochen.

Bei Brüchen, bei denen der *ganze Schienbeinkopf mehrmals gebrochen und die Gelenkfläche stark verworfen* ist, übt man am besten einen Dauerzug von 6 kg an einem Fersenbeinnagel aus. Das Bein wird dazu auf einer *Braun*schen Schiene gelagert.

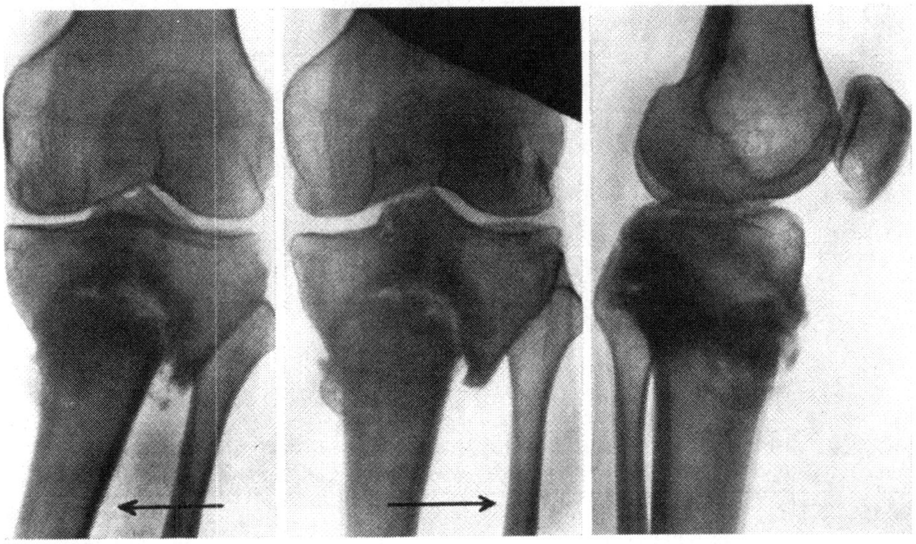

Abb. 125. *Pseudarthrose* des linken Schienbeins nach offenem infra- und intrakondylärem Schienbeinkopfbruch vor 7 Jahren bei einem 49jährigen Beamten. An der gleichen Seite bestand außerdem noch ein offener Oberschenkelbruch, der knöchern heilte

Besteht eine Rekurvation oder eine Neigung dazu, so wird unterhalb des Kniegelenkes ein Zug nach oben mit 2 kg ausgeübt.

Der Dauerzug ist 6 Wochen zu belassen. Dann wird ein Oberschenkelgipsverband für weitere 4 Wochen angelegt, mit dem der Verletzte aufstehen, jedoch nur *entlastend* gehen kann.

Konnte unter dieser Behandlung die Gelenkfläche nicht wiederhergestellt werden und bestehen später bei der Belastung starke Schmerzen, so kommt nur die *Arthrodese* des Kniegelenkes in Frage.

3. Abbrüche vom Schienbeinkopf

Außer den knöchernen Ausrissen der Kreuzbänder vom Schienbeinkopf finden sich noch Abbrüche vom vorderen und hinteren Rand der Schienbeinkopfgelenkfläche und vom äußeren Rand des äußeren Schienbeinknorrens.

Da in der Regel *keine wesentliche Verschiebung* besteht, lagert man das Bein auf einer *Braun*schen Schiene. Nach dem Abschwellen, das ist innerhalb einer Woche, legt man eine Oberschenkelgipshülse für 6 Wochen an.

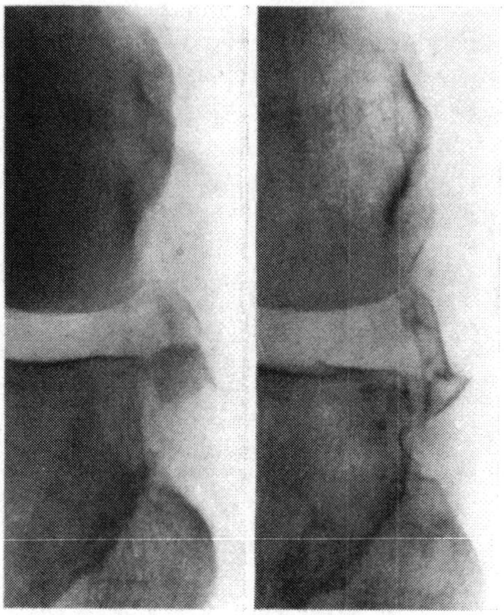

a b

Abb. 126a. 42jähriger Hilfsarbeiter, der mit dem Fahrrad stürzte und sich einen knöchernen Abriß vom äußeren Schienbeinknorren zuzog. Es wurde eine Oberschenkelgipshülse für 4 Wochen angelegt

Abb. 126b. 2 Jahre später bestand im Kniegelenk eine Streckhemmung von 5° und eine Beugehemmung von 30°. Subjektiv war der Verletzte beschwerdefrei. Röntgenologisch ist eine knöcherne Spangenbildung im äußeren Kniegelenksspalt zu sehen

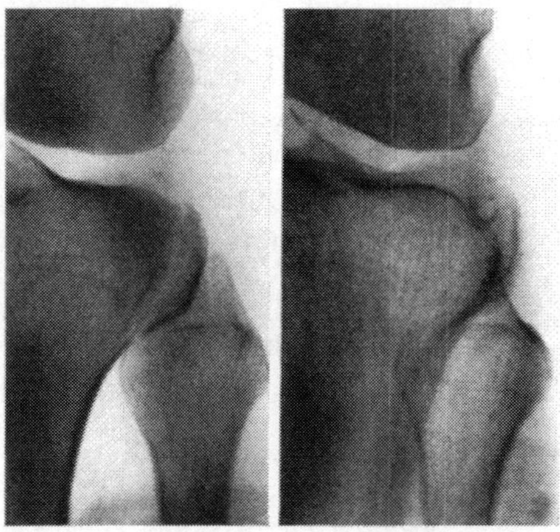

a b

Abb. 127a. Abbruch vom äußeren Schienbeinknorren bei einem 64jährigen Hilfsarbeiter, dem eine Eisenplatte gegen das rechte Knie fiel. Ruhigstellung mit einer Gipshülse durch 6 Wochen

Abb. 127b. Bei der Nachuntersuchung 6 Jahre später war das Kniegelenk frei beweglich und der Verletzte beschwerdefrei

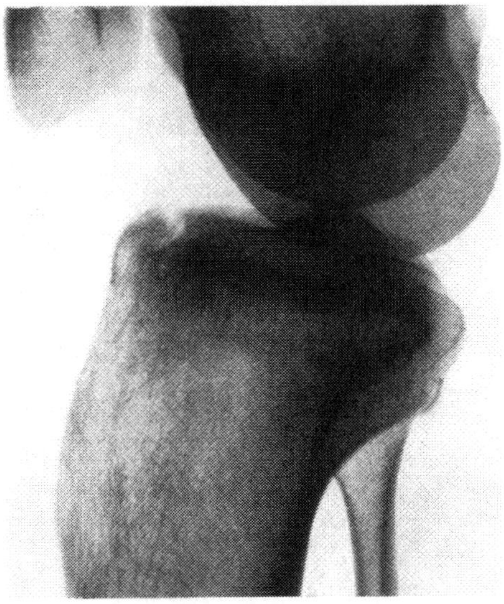

Abb. 128. Abbruch an der vorderen Kante der Schienbeingelenkfläche bei einem 36jährigen Maurer, entstanden durch Sturz mit dem Moped

Literatur

Andreesen, R.: Zur operativen Behandlung der Schienbeinkopfbrüche. Zbl. Chir. **65**, 2759–2761 (1938).

Ders.: Schienbeinkopfbrüche und ihre Behandlung. Enke Verlag, Stuttgart 1955.

Ders.: Die Behandlung der Schienbeinkopfbrüche. Chir. Praxis 49–60 (1959).

Apley, G.: Fractures of the lateral tibial condyle treated by skeletal traction and early mobilisation. J. Bone Jt. Surg. **38B**, 699–708 (1956).

Aufranc, O.: Fracture of the lateral tibia plateau. J. Amer. med. Ass. **176**, 676–679 (1961).

Ders.: Depressed lateral tibial plateau fracture. J. Amer. med. Ass. **178**, 835–870 (1961).

Ballerio, A.: Sulle fratture del piatto tibiale. Arch. ortop. Milano **65**, 101–121 (1952).

Barbo-Inclán, A.: Bajonettförmiger Heber zum Aufrichten von Abscherfrakturen am Tibiakopf. Cir. ortop. Traumatol. Habana **15**, 30–35 (1949), spanisch. Ref. Z. org. ges. Chir. **121**, 303.

Barr, J.: The treatment of fracture of the external tibial condyle. J. Amer. med. Ass. **115**, 1683–1687 (1940).

Basset, A.: Sur la nécessité de l'arthrotomie dans les opérations pour fractures articulaires de l'extrémité supérieure du tibia. Mém. Acad. Chir. Paris **62**, 427–428 (1936).

Baumgartner, J.: Fracture du plateau tibial externe traitée par reposition sanglante et greffe osseuse et fixée par une synthèse métallique. Lyon Chir. **34**, 179–182 (1937).

Becker, F.: Tibiakopffrakturen. Dtsch. Z. Chir. **243**, 189–208 (1934).

Bick, E.: Fractures of the tibial condyles. J. Bone Jt. Surg. **23**, 102–108 (1941).

Bistolfi, S.: Contributo allo studio del meccanismo delle fratture monocondiloidee della tibia da causa indiretta. Chir. org. movin. **16**, 451–498 (1931).

Bloch, C.: Affaissement de la tubérosité tibiale externe après fracture traitée par vissage. Mém. Acad. Chir. Paris **62**, 401–409 (1936).

Bombelli, R.: Le fratture del piatto tibiale. Patogenesi e risultati a distanza. Arch. Ortop. Milano **69**, 88–112 (1956).

Bradford, C.: Fractures of the lateral tibial condyle. J. Bone Jt. Surg. **32 A**, 39–47 (1950).

Bressan, G.: Le fratture del piatto tibiale. Minerva ortop. Torino **8**, 11–15 (1957).

Brocher, J.: Deux cas de fracture parcellaire du genou. Z. Unfallmed. Zürich **40**, 34–40 (1947).

Brunner, W.: Die Brüche der Schienbeingelenkfläche. Z. Unfallmed. Zürich **32**, 146–165 (1938).

Bruckner, H.: Fractures of the upper end of the tibia with lateral displacements Amer. J. Surg. **51**, 707–721 (1941).
Bürkle de la Camp, H.: Die Behandlung der Schienbeinkopfbrüche. Zbl. Chir. **67**, 367–368 (1940).
Buttermann, F.: Klinik der Tibiakondylenbrüche. Arch. klin. Chir. **190**, 580–603 (1937).
Caldwell, E.: Fractures of the condyles of the tibia. Surgery **63**, 518–522 (1936).
Cave, E.: Fractures of the tibial condyles involving the knee joint. Surgery **86**. 289–294 (1948).
Contiades, J.: A propos du traitement chirurgical des fractures sous articulaires récentes d'un plateau tibial par enfoncement. Presse méd. Paris 44–46 (1935).
Cornell, C.: Plateau fractures of the tibia. Surgery **28**, 735–743 (1950).
Cotte, G.: Deux cas de fractures avec éclatement du plateau tibial. Lyon chir. **26**, 718–720 (1929).
Creyssel, J.: Le boulonnage transcutané dans le traitement des fractures cunéiformes de l'extrémité supérieure du tibia. J. Chir. Paris **53**, 758–767 (1939).
Decoulx, M.: Fractures de l'extrémité supérieure du tibia. Lille Chir. **13**, 149–154 (1958).
Dengler, S.: Kritische Betrachtung zur operativen Behandlung von Gelenkfrakturen. Zbl. Chir. **70**, 121–132 (1943).
Deuticke, H.: Komplizierter Bruch des Schienbeins mit Eröffnung des Kniegelenkes. Zbl. Chir. **62**, 708–709 (1935).
Dezzani, D.: Sulle fratture dell'estremità superiore della tibia. Arch. Ortop. Milano **69**, 333–359 (1956).
Dickson, J.: Fractures of the tibia involving the knee joint. Amer. J. Surg. **38**, 700–705 (1937).
Dobelle, M.: A new method of closed reduction of fracture of the lateral condyle of the tibia. Amer. J. Surg. **53**, 460–462 (1941).
Duparc, J.: Fractures articulaires de l'extrémité supérieure du tibia. Rev. Orthop. Paris **46**, 399–486 (1960).
Ebner, E.: Behandlung schwerer Oberschenkel- und Schienbeinkopfbrüche. Zbl. Chir. **60**, 2665–2668 (1933).
Ehalt, W.: Trümmerbrüche am oberen Schienbeinende mit gleichzeitiger Zerreißung des Lig. patellae proprium als typische Motorradverletzung. Zbl. Chir. **64**, 1298 (1937).
Ders.: Trümmerbrüche am oberen Schienbeinende mit gleichzeitiger Zerreißung des Ligamentum patellae proprium als typische Motorradverletzung. Mschr. Unfallheilk. **44**, 417–427 (1937).
Ehlert, H.: Tibiakopfbrüche. Med. Mschr. **5**, 169–172 (1951).
Ender, J.: Brüche des Schienbeinkopfes. Langenbecks Arch. klin. Chir. **276**, 253–256 (1953).
Ders.: Behandlung und Behandlungsergebnisse der Schienbeinkopfbrüche. Arch. orthop. Unfallchir. **47**, 287–306 (1955).
Fairbank, T.: Fractures des plateaux du tibia. Acta orthop. belg. **21**, 456–468 (1955).
Felsenreich, F.: Zur Behandlung der sogenannten Spaltbrüche des Schienbeinkopfes. Wien. med. Wschr. **101**, 88–89 (1951).
Forrester, C.: A new method of reducing fractures of the head of the tibia involving the knee joint. Amer. J. Surg. **21**, 230–234 (1933).
Forster, E.: Etude des lésions ligamentaires dans les fractures du plateau tibial. Acta orthop. belg. **26**, 354–370 (1960).
Fries, L.: Spätresultate nach gebolzten Tibiakopfbrüchen. Z. Unfallmed. Zürich **52**, 242–251 (1959).
Garrison, L.: The use of periosteal sutures in open fixation of fractures of the tibial condyle. J. Bone Jt. Surg. **20**, 498–500 (1938).
Gérard-Marchant, P.: Fractures des plateaux tibiaux. Rev. Orthop. Paris **26**, 499–546 (1939).
Ghinst, M.: Les fractures du plateau tibial. J. Chir. Paris **55**, 97–130 (1940).
Goyo, G.: Use of the screw of Putti in fractures of the tibial plateau. Canad. Med. Assoc. **68**, 160–162 (1953).
Gylling, U.: Fracture of the tibial condyle. Ann. chir. gynaec, fenn. **42**, 229–241 (1953).
Hadjistamoff, B.: Ein Operationsverfahren zur Behandlung schwerer Schienbeinkopfbrüche. Z. Orthop. **95**, 45–53 (1961).
Hartmann, G.: Zur operativen Behandlung frischer und veralteter in schlechter Stellung verheilter Schienbeinkopfbrüche. Arch. orthop. Unfallchir. **44**, 359–364 (1951).
Hoffmann, G.: Schienbeinkopfbrüche. Zbl. Chir. **68**, 1342–1354 (1941).
Hoffmann, R.: Le traitement conservateur des fractures du plateau tibial. Rev. Orthop. Paris **16**, 313–332 (1929).
Hohl, M.: Fractures of the tibial condyle. J. Bone Jt. Surg. **38A**, 1001–1018 (1956).
Holle, F.: Konservative oder operative Behandlung der Tibiakopfbrüche? Mschr. Unfallheilk. **61**, 65–86 (1958).
Hulten, O.: Über die indirekten Brüche des Tibiakopfes nebst Beiträgen zur Röntgenologie des Kniegelenkes. Acta chir. Scand. Suppl. **15** (1929).

Ders.: Über die operative Behandlung der schalenförmigen Tibiakondylenbrüche. Zbl. Chir. **66**, 401–410 (1939).

Humbert, R.: Contribution à l'étude du traitement des fractures du plateau tibial par l'extension au fil de Kirschner. Rev. méd. Suisse rom. **59**, 641–666 (1939).

Hutchinson, J.: An apparatus for correction of subluxation of the tibial head. J. Bone Jt. Surg. **18**, 510–512 (1936).

Inclan, A.: Die chirurgische Behandlung der schweren Brüche der Schienbeinhöcker. Cir. ortop. Traumatol. **5**, 32–46 (1937), spanisch. Ref. Z. org. ges. Chir. **85**, 668.

Jakobsen, A.: Operative treatment of lateral tibial condyle fractures. A follow-up study of 68 cases. Acta orthop. Scand. **23**, 34–50 (1953).

Johansson, S.: Ein operierter Fall von Spaltbruch des Schienbeinkopfes. Acta chir. Scand. **67**, 476–481 (1930).

Jonasch, E.: Die Randabbrüche vom Schienbeinkopf. Z. Orthop. **97**, 321–326 (1963).

Jung, A.: Trois cas de fracture du coude et du genou traités par infiltrations novocainiques et mobilisation immédiate. Rev. Chir. Paris **56**, 450–462 (1937).

Junghans, H.: Die Brüche des knienahen Unterschenkelabschnittes. Dtsch. Z. Chir. **276**, 242–253 (1953).

Kapel, O.: Beitrag zur Behandlung der Fraktur der Tibiakondylen. Hosp. tid. 737–741 (1932), dänisch. Ref. Z. org. ges. Chir. **59**, 397.

Kappis, M.: Über die Behandlung der Schienbeinkopfbrüche. Zbl. Chir. **58**, 194–201 (1931).

Ders.: Ergebnisse der operativen Behandlung des schalenförmigen Einbruchs am Schienbeinkopf. Zbl. Chir. **61**, 1116 (1934).

Kast, H.: Über eine neue Idee zur Tibiakopfplastik. Dtsch. Z. Chir. **254**, 628–632 (1941).

Keyser, J.: Die Tibiakondylenbrüche. Dtsch. Z. Chir. **251**, 281–297 (1938).

Klapp, R.: Behandlung des Spaltbruchs des Schienbeinkopfes. Zbl. Chir. **56**, 47 (1929).

Ders.: Über den Spaltbruch des Schienbeinkopfes und seine Behandlung. Chirurg **1**, 289–291 (1929).

Knoblauch, H.: Beitrag zur operativen Behandlung der Tibiakopfgelenkbrüche. Mschr. Unfallheilk. **56**, 340–347 (1953).

König, W.: Zur Behandlung der Brüche im Schienbeinkopf. Zbl. Chir. **55**, 578–581 (1928).

Ders.: Erfahrungen über Tibiakopffrakturen der letzten 5 Jahre an der Leipziger chirurgischen Klinik. Dtsch. Z. Chir. **223**, 420–428 (1930).

Krull, F.: Zur Verwendung des Doppelgewindedrahtes nach Andreesen. Mschr. Unfallheilk. **59**, 305–310 (1956).

Kuhlmann, R.: Tibiakopffraktur. Dtsch. Z. Chir. **276**, 257–260 (1953).

Kummer, A.: Eine neue Behandlung des hohen bis ins Kniegelenk durchlaufenden Tibiabruches auf operativem Wege. Zbl. Chir. **62**, 503 (1935).

Küntscher, G.: Die Behandlung von Kniegelenkbrüchen und kniegelenknahen Brüchen alter Leute. Chirurg **22**, 351–356 (1951).

Küppermann, W.: Zur operativen Behandlung der Schienbeinkopfbrüche. Verh. Dtsch. Orthop. Ges. 49. Kongr. 91–94 (1962).

Lambert, L.: L'instabilité posttraumatique du genou. Acta orthop. Belg. **23**, 236–243 (1957).

Landelius, E.: Die operative Behandlung der Spaltbrüche des proximalen Tibiaendes. Acta chir. Scand. **82**, 90–98 (1939).

Leadbetter, G.: Fractures of the tibial plateau. J. Bone Jt. Surg. **22**, 559–568 (1940).

Lee, H.: Fractures of the tuberosities of the tibia. New England J. Med. **204**, 583–594 (1931).

Lehmann, K.: Zentrale Depressionsbrüche der Tibiakondylen. Zbl. Chir. **63**, 2672 bis 2674 (1936).

Lelio, Z.: Bruch der Schienbeinkondylen. An. Cir. **3**, 107–115 (1937), spanisch. Ref. Z. org. Chir. **86**, 140.

Ders.: Zur Behandlung des Bruchs der Proc. condyloidei des Schienbeins. Rev. Ortop. **7**, 32–41 (1937), spanisch. Ref. Z. org. ges. Chir. **87**, 397.

Ders.: Zur Behandlung der Kondylenbrüche des Schienbeins. Cir. ortop. Traumatol. **5**, 224–231 (1937), spanisch. Ref. Z. org. ges. Chir. **88**, 302.

Ders.: Zur Behandlung der Brüche der Schienbeinkondylen. Bol. Soc. Cir. Rosario **4**, 6–14 (1937), spanisch. Ref. Z. org. ges. Chir. **89**, 528.

Lentz, W.: Ergebnisse der Behandlung von schweren Tibiakopfbrüchen mit der Spongiosafeder. Chirurg **27**, 252–257 (1956).

Lexer, E.: Die Richtigstellung der Schienbeingelenkfläche durch Hebung mit Knochenkeilen. Zbl. Chir. **59**, 642–643 (1932).

Lichtenauer, F.: Zur blutigen Behandlung der Schienbeinkopfbrüche mit zentraler Depression eines Gelenkteiles. Dtsch. Z. Chir. **251**, 1–11 (1938).

Lippmann, R.: Depressed fractures of the tibial plateau. J. Mount Sinai Hosp. **17**, 761–768 (1951).

Maatz, R.: Die Behandlung des Tibiakopfbruches mit der Spongiosafeder. Chirurg **27**, 247–249 (1956).

Malatray: Le traitement des fractures du plateau tibial. Résultats éloignés. Rev. Chir. Paris **58**, 45–74 (1939).
Marino, V.: Considerazioni sul trattamento di alcuni casi di fratture intrarticolari del ginocchio. Ortop. traum. appar. mot. **22**, 551–574 (1954).
Maróttoli, O.: Behandlung der Brüche des äußeren Tibiakopfes mit der Technik nach Barr. Bol. Soc. Cir. Rosario **17**, 218–225 (1950), spanisch. Ref. Z. org. ges. Chir. **123**, 252.
Marwege, H.: Ein Beitrag zur Versorgung großer Spaltbrüche des Schienbeinkopfes. Mschr. Unfallheilk. **63**, 65–67 (1960).
Maurer, G.: Kniegelenkbrüche. Zbl. Chir. **65**, 1463–1467 (1938).
Merle d'Aubigné, R.: A propos du traitement des fractures par enfoncement du plateau tibial. Mém. Acad. Chir. Paris **68**, 249–250 (1942).
Ders.: Formes anatomiques et traitement des fractures de l'extrémité superieure du tibia. Rev. Orthop. Paris **46**, 289–318 (1960).
Mihailova, N.: Die Behandlung der intraartikulären Brüche des oberen Schienbeinendes. Vestn. chir. 93–99 (1958), russisch. Ref. Excerpta med. **4**, 908.
Mikkelsen, O.: Intraartikuläre Frakturen des obersten Tibiaendes. Acta chir. Scand. **73**, 1–42 (1933).
Moreau, L.: Des fractures tubérositaires de l'extrémité supérieure du tibia, d'après vingt-deux observations personnelles. Rev. Orthop. Paris **15**, 193–224 (1928).
Müller, W.: Behandlungsergebnisse bei Schienbeinkopfbrüchen. Dtsch. Mil. Arzt **6**, 134 (1941).
Ney, H.: Neue Schraubenzwinge und Universalschraube. Chirurg **26**, 334–335 (1955).
Niederle: Intraartikulare Frakturen der oberen Tibiaepiphyse. Rozhl. chir. gynaek. **12**, 219–233 (1933), tschechisch. Ref. Z. org. ges. Chir. **67**, 160.
Novačenko, N.: Brüche der Unterschenkelkondylen. Ortop. Travmat. **9**, 51–63 (1935), russisch. Ref. Z. org. ges. Chir. **80**, 317.
Palmer, I.: Compression fractures of the lateral tibial condyle and their treatment. J. Bone Jt. Surg. **21**, 674–680 (1939).
Ders.: Fractures of the upper end of the tibia. J. Bone Jt. Surg. **33B**, 160–166 (1951).
Papin, E.: Plâtre articulé pour fracture du plateau tibial. Arch. franco-belges Chir. **33**, 163–166 (1932).
Perey, O.: Depression fractures of the lateral tibial condyle. Acta chir. Scand. **103**, 154–157 (1952).
Perey, O.: Depression fractures of the lateral tibial condyle. Acta chir. Scand. **103**, 154–157 (1952).

Pfaehler, E.: Zur Behandlung von Tibiakopfbrüchen auf Grund von 179 Fällen aus dem Krankengut der Schweizerischen Unfallversicherungsanstalt der Jahre 1950 bis 1954. Z. Unfallmed. Zürich **55**, 325 bis 360 (1962).
Piotet, G.: Traitement des fractures de l'épiphyse supérieure du tibia, avec dislocation des condyles tibiaux. Rev. méd. Suisse rom. **54**, 455–462 (1934).
Piqué, J.: Die Knochentransplantate bei Frakturen der Schienbeinhöcker. Rev. Asoc. med. argent. **64**, 302–305 (1950), spanisch. Ref. Z. org. ges. Chir. **112**, 429.
Primo, G.: Le traitement opératoire des fractures du plateau tibial. Acta chir. belg. **52**, 720–735 (1953).
Rehbein, F.: Beitrag zur Überstreckungsverletzung des Kniegelenkes. Chirurg **17–18**, 654–659 (1947).
Ders.: Gesichtspunkte für die Behandlung der Schienbeinkopfbrüche. Chirurg **20**, 118–132 (1949).
Ders.: Verschraubung des Schienbeinkopfbruchs. Bruns Beitr. klin. Chir. **180**, 409–418 (1950).
Reibel, D.: Fractures of the tibial plateau. J. Trauma **2**, 337–352 (1962).
Rombold, C.: Depressed fractures of the tibial plateau. J. Bone Jt. Surg. **42A**, 783–797 (1960).
Rosenzweig, G.: Hintere Marginalbrüche des Schienbeins. Sovet. Chir. **12**, 983–990 (1936), russisch. Ref. Z. org. ges. Chir. **84**, 255.
Salem, G.: Die Gelenkfrakturen am oberen Tibiaende und ihre Behandlung. Arch. orthop. Unfallchir. **45**, 600–616 (1953).
Salvagni, A.: Particolare tecnica di riduzione di alcune fratture del piatto tibiale. Minerva Ortop. Torino **10**, 1–5 (1959).
Scheibe, G.: Vergleichende Nachuntersuchungen operativ und konservativ behandelter Tibiakopffrakturen. Zbl. Chir. **81**, 374–382 (1956).
Schmidt: Operativ behandelte Tibiakondylenfrakturen. Zbl. Chir. **65**, 611–615 (1938).
Schneider, J.: Technik bei der Einrichtung schwer zu stellender Tibiakopffrakturen. Zbl. Chir. **66**, 1613–1616 (1939).
Sechehaye, L.: Les tassements unitubérositaires du tibia. J. Chir. Paris **45**, 561–590 (1935).
Sgrosso: Quetschfraktur des äußeren Tibiakondyls mit Fraktur des Capitulum fibulae mit fragmentärer Verschiebung. Bol. Coc. Cir. Rosario **18**, 29 (1951), spanisch. Ref. Z. org. ges. Chir. **127**, 229.
Slee, G.: Fractures of the tibial condyles. J. Bone Jt. Surg. **37B**, 427–437 (1955).
Spiegelmann, L.: Positive pressure in the reduction of fractures of the tibial con-

dyles. J. Bone Jt. Surg. **35A**, 696–700 (1953).
Stocker, H.: Zur Behandlung der schweren Tibiakopffrakturen und der Nebenverletzungen. Zbl. Chir. **67**, 132 (1940).
Stübinger, K.: Kniegelenkbrüche. Zbl. Chir. **64**, 2490–2493 (1937).
Stumpfegger, L.: Meniskusvernarbung nach Schienbeinkopfbrüchen. Dtsch. Ges. Chir. Sitz. 31.3.–3.4.1937. Z. org. ges. Chir. **83**, 238.
Suckert, R.: Knochenplastische Operation mit gebrauchsfertigem Ampullenspan bei Schienbeinkopfbrüchen. Ver. Dtsch. Orthop. Ges. 49. Kongr. 107–108 (1962).
Swett, P.: Fracture of the tibia into the knee joint. New England J. med. **204**, 749–756 (1931).
Syller, R.: Zur Behandlung der Brüche des Schienbeinkopfes. Münch. med. Wschr. **77**, 1586–1588 (1930).
Titze, A.: Ersatz der zertrümmerten Gelenkfläche des Schienbeinkopfes durch die Kniescheibe. Chirurg **33**, 360–362 (1962).
Tixier: A propos des résultats éloignés des fractures articulaires de l'extrémité supérieure du tibia. Lyon Chir. **26**, 720–725 (1929).
Trabucco, A.: Contributo allo studio delle fratture dell'estremita superiore della tibia. Chir. Org. Movim. **16**, 306–323 (1931).
Valls, J.: Die chirurgische Behandlung von Frakturen der Schienbeinhöcker. Rev. Ortop. **7**, 315–324 (1938), spanisch. Ref. Z. org. ges. Chir. **91**, 432.
Wassner, U.: Wann ist die Behandlung der Tibiakopffraktur mit der komprimierenden Schraube indiziert? Chirurg **26**, 536–537 (1955).
Weyand, E.: Stellung und Funktion bei unseren Tibiakopffrakturen. Zbl. Chir. **79**, 1886–1895 (1954).
Wilson, J.: Patellar graft for severely depressed comminuted fractures of the lateral tibial condyle. J. Bone Jt. Surg. **34A**, 436–442 (1952).
Wittmoser, R.: Zur Behandlung der Brüche des lateralen Schienbeinkondyls. Zbl. Chir. **69**, 1814–1820 (1942).
Wüthrich, A.: Behandlung der Schienbeinkopfbrüche. Zbl. Chir. **66**, 2211 (1939).
Ders.: Die Behandlung der Tibiakopffrakturen. Arch. orthop. Unfallchir. **40**, 71–83 (1939).
Zachariae, L.: Kompressionsfraktur des lateralen Tibiakondylus. Nord. Med. **48**, 131–133 (1953), dänisch. Ref. Mschr. Unfallheilk. **59**, 255.
Zimmer, S.: Bemerkung zu der Arbeit von *Lexer*: Die Richtigstellung der Schienbeingelenkfläche durch Hebung mit Knochenteilen. Zbl. Chir. **59**, 1021 (1932).

In diesem Schrifttumsverzeichnis sind Arbeiten aufgenommen, die die Knochenbrüche im Kniegelenkbereich allgemeiner Art beinhalten.

Blake, J.: Diagnosis and treatment of fractures involving the knee joint. Ann. Surg. **58**, 27–38 (1913).
Daubenspeck, K.: Korrigierende Operationen nach Kniegelenkbrüchen. Verh. Dtsch. Orthop. Ges. 42. Kongr. 237–245 (1955).
Ehalt, W.: Frische Kniegelenkfrakturen. Verh. Dtsch. Orthop. Ges. 49. Kongr. 61–75 (1962).
Eliason, E.: Non operative treatment of fractures of the tibia and femur involving the knee joint. Surgery **57**, 658–667 (1933).
Ender, J.: Die Frühbehandlung der Kniegelenkfrakturen. Verh. Dtsch. Orthop. Ges. 42. Kongr. 207–216 (1955).
Exner, G.: Zur operativen Behandlung veralteter Kniegelenkfrakturen. Verh. Dtsch. Orthop. Ges. 49. Kongr. 89–91 (1962).
Furlong, R.: Modern treatment of fractures in the knee joint. Medical Press 73–76 (1953).
Girdlestone, G.: Treatment of fractures in the region of the knee. Brit. med. J. **4117**, 1099–1101 (1939).
Gottstein: Frakturen des Kniegelenkes. Zbl. Chir. **40**, 1145–1147 (1913).
Ivanova, A.: Über die Therapie intraartikulärer Frakturen des Kniegelenkes. Chirurgija 52–56 (1954), russisch. Ref. Z. org. ges. Chir. **136**, 170.
Koch, F.: Die intraartikulären Kniegelenkfrakturen. Arch. klin. Chir. **191**, 12–28 (1938).
Köhnlein, H.: Über Frakturen im Bereich des Kniegelenkes. Zbl. Chir. **86**, 849–855 (1961).
Matzen, P.: Wiederherstellung nach Frakturen im Kniegelenk. Verh. Dtsch. Orthop. Ges. 49. Kongr. 75–83 (1962).
Moons, E.: Intraartikuläre Kniebrüche. Vlaamsch. geneesk. tijdschr. **1**, 77–79 (1920), flämisch. Ref. Z. org. ges. Chir. **7**, 480.
Müller, M.: Zur operativen Behandlung der Kondylenbrüche im Kniebereich. Verh. Dtsch. Orthop. Ges. 49. Kongr. 109–110 (1962).
Nahrath, H.: Zur Behandlung schwerer Oberschenkel- und Schienbeinkopfbrüche. Zbl. Chir. **61**, 554–555 (1934).
Nowakowski, K.: Intraartikuläre Frakturen des Knies ohne Bruch der Kniescheibe.

Chir. Narz. Ruchu **11**, 373–378 (1938), polnisch. Ref. Z. org. ges. Chir. **93**, 349.
Ollerenshaw, R.: Fractures of the articular surfaces of the knee joint. Brit. med. J. **3637**, 466–468 (1930).
Rettig, H.: Folgezustände nach Kniegelenk- und kniegelenknahen Frakturen beim Kind und ihre Behandlung. Verh. Dtsch. Orthop. Ges. 49. Kongr. 83–91 (1962).
Soupault, R.: L'ostéosynthèse dans les fractures fermées et récentes du genou. J. Chir. Paris **18**, 446–448 (1921).
Thornton, L.: Fractures of the knee. Amer. J. Surg. **44**, 178–186 (1939).
Vorobiev, B.: Funktionelle Behandlung von Kniegelenksbrüchen. Ortop. Travm. Protez. **23**, 84–86 (1962), russisch. Ref. Z. org. ges. Chir. **170**, 102.
Weiss, J.: Die Versorgung kniegelenknaher Frakturen mittels Rush-Pin. Verh. Dtsch. Orthop. Ges. 49. Kongr. 95–98 (1962).
Zanoli, R.: Fratture del ginocchio. Chir. Org. Movim. **12**, 482–500 (1928).

Verrenkung des Wadenbeinköpfchens

Die isolierte Verrenkung des Wadenbeinköpfchens ist sehr selten.

Sie kommt immer durch eine indirekte Gewalteinwirkung zustande. Meist ist das Wadenbeinköpfchen nach vorn und nur selten nach hinten zu verrenkt.

Klinisch sieht man, daß das Wadenbeinköpfchen deutlich vorspringt. Die Verletzten können, wenn auch unter Schmerzen, gehen. Das Kniegelenk ist in der Regel frei beweglich.

Die *Einrichtung* gelingt fast immer ohne Schmerzbetäubung bei rechtwinkelig gebeugtem Kniegelenk durch Druck auf das Wadenbeinköpfchen. Anschließend legt man eine Oberschenkelgipshülse für 4 Wochen an (Abb. 129).

Literatur

Burman, M.: Subluxation of the head of the fibula. Amer. J. Surg. **11**, 108 (1931).
Delaney, R.: Simple dislocation of the superior tibio–fibular joint. Canad. Med. Assoc. J. **74**, 906–908 (1956).
Dennis, J.: Bilateral recurrent dislocations of the superior tibio–fibular joint with peroneal-nerve palsy. J. Bone Jt. Surg. **40A**, 1146–1148 (1958).
Gaudlitz: Mitteilung über eine isolierte Luxation des Wadenbeinköpfchens am rechten Kniegelenk nach außen seitlich vorne. Münch. med. Wschr. **83**, 1589 (1936).
Harrison, R.: Dislocation of the upper end of the fibula. J. Bone Jt. Surg. **41B**, 114–120 (1959).
Huard, P.: Les fractures du tibia compliquées d'une luxation de la tête du pérone. Bull. Soc. nat. Chir. Paris **59**, 487–497 (1933).
Imhäuser, G.: Über eine seltene Luxationsart des Wadenbeinköpfchens nach vorne. Münch. med. Wschr. **83**, 1383–1384 (1936).
Latarjet, M.: Un cas de luxation antérieure isolée de l'éxtrémité supérieure du péroné. Soc. Chir. Lyon **55**, 140–142 (1959).
Lyle, H.: Traumatic luxation of the head of the fibula. Ann. Surg. **82**, 635–638 (1925).
Novak, J.: Über die Verrenkungen und Frakturen des Wadenbeinköpfchens. Zbl. Chir. **87**, 1684–1692 (1962).
Olsen, M.: Luxatio capituli fibulae. Nord. Med. 3364–3367 (1939), dänisch. Ref. Z. org. ges. Chir. **97**, 397.
Peregalli, P.: Sulla lussazione isolata della testa del perone. Arch. Ortop. Milano **68**, 355–360 (1955).
Polonsky, B.: Isolated dislocation of the head of the fibula. S. Afric. med. J. 505 bis 506 (1956).
Schlegel, K.: Die isolierte traumatische Luxation des Wadenbeinköpfchens. Arch. orthop. Unfallchir. **45**, 400–405 (1952).
Schwarzhaupt, W.: Isolierte Luxation des Wadenbeinköpfchens nach vorn. Zbl. Chir. **58**, 1579–1581 (1931).
Stratford, B.: Simple dislocation of the superior tibio–fibular joint. J. Bone Jt. Surg. **41B**, 120–121 (1959).
Strauss, F.: Isolierte Verrenkung des Wadenbeinköpfchens nach vorn – eine typische Sportverletzung. Dtsch. Z. chir. **246**, 212–217 (1936).
Vitt, R.: Dislocation of the head of the fibula. J. Bone Jt. Surg. **30A**, 1012–1013 (1948).

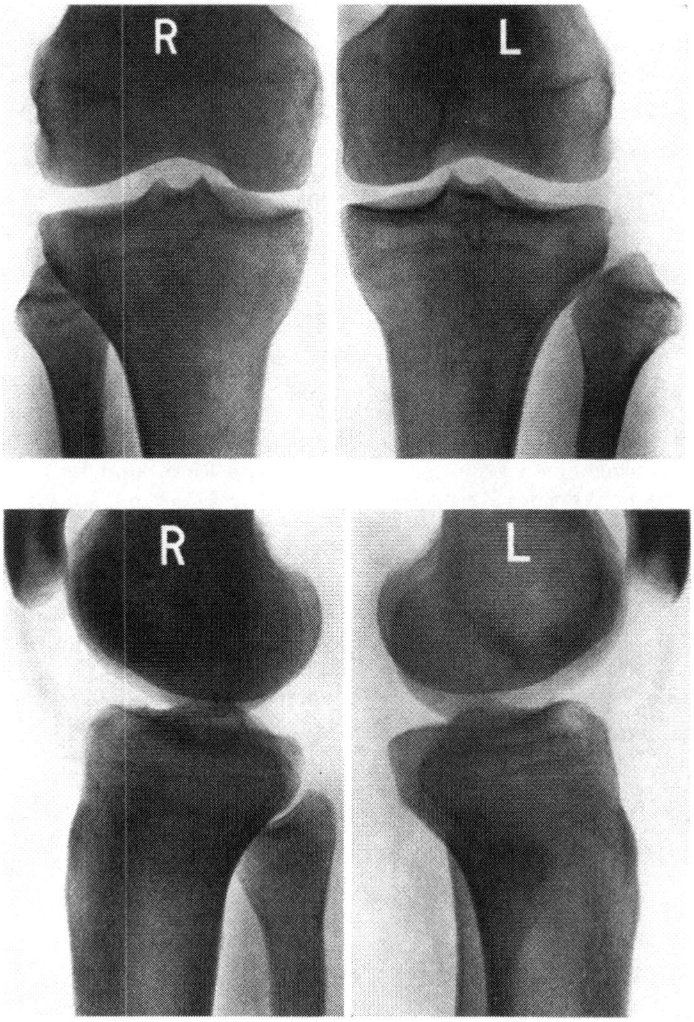

Abb. 129. Verrenkung des linken Wadenbeinköpfchens nach außen und vorne bei einem 20jährigen Hilfsarbeiter, der mit dem Bein in ein Förderband geriet

Kniegelenkschüsse

Die *klinische Erkennung* eines Kniegelenkschusses bietet in der Regel keine Schwierigkeiten.

Durch die Prüfung der Beweglichkeit der Zehen- und Sprunggelenke, des Hautgefühls und der Pulse am Fußrücken und hinter dem inneren Knöchel ersieht man, ob eine Gefäß- oder Nervenverletzung vorliegt.

Besteht eine Verletzung der A. poplitea und keine wesentliche der Knochen, so kann man durch eine Arteriennaht *versuchen* (wenn kältekonservierte Arterientransplantate zur Verfügung stehen), das Bein zu erhalten.

Bestehen gleichzeitig ausgedehnte Knochenverletzungen oder stehen keine Arterientransplantate zur Verfügung, so muß das Bein oberhalb des Kniegelenkes abgesetzt werden. Der Amputationsstumpf darf *primär nicht genäht* werden, sondern erst sekundär nach 5 Tagen, nur wenn die Wunde rein ist und kein Fieber besteht.

Wenn die Kniescheibe zertrümmert ist, so soll sie entfernt werden.

Wenn sehr große Wunden bestehen, so soll bei vollständiger Zertrümmerung eines oder beider Gelenkenden eine primäre Gelenkresektion durchgeführt werden.

Handelt es sich jedoch um glatte Durchschüsse mit guten Hautverhältnissen, so sollen die Knochen erhalten werden. Lose Knochensplitter sind dabei zu entfernen.

Da es in der Regel bei allen größeren Wunden im Kniegelenkbereich ohne Hautnaht zur Infektion kommt, soll bei reinen Weichteilschüssen ohne größere Schädigung der Weichteile und bei Knochenverletzungen ohne größere Verletzungen der Knochen eine Hautnaht durchgeführt werden, nachdem ein Drain an der tiefsten Stelle durch die *gesunde* Haut angelegt wurde. Dieser Drain soll 48 Stunden liegen bleiben.

Wenn bei Kniegelenksteckschüssen die Geschosse klein sind und voraussichtlich später die Beweglichkeit des Kniegelenkes nicht stören werden, so soll man sie belassen. Größere Geschosse sollen sofort entfernt werden, oder wenn dies nicht primär durchgeführt wurde, erst 6 Monate nach Abheilung der Wunde, da es sonst zu einer Infektion des Kniegelenkes kommen kann.

Bei allen Verletzungen im Bereich des Kniegelenkes muß nach der Wundausschneidung ein Becken-Bein-Gipsverband angelegt werden, der im Beinteil sofort zu spalten ist.

Nur bei glatten Weichteildurchschüssen im Kniegelenkbereich ohne Verletzung von Gefäßen und Knochen genügt das Anlegen einer gespaltenen Oberschenkelgipshülse.

Die Behandlung der vereiterten Kniegelenkschüsse erfolgt wie bei den eitrigen Kniegelenkverletzungen.

Literatur

Didier, R.: L'arthrectomie dans les arthrites purulentes du genou par blessures de guerre. Mém. Acad. Chir. Paris **67**, 751–755 (1941).

Doberer, F.: Über Schußverletzungen des Kniegelenkes. Bruns Beitr. klin. Chir. **172**, 565–601 (1942).

Haecker, R.: Stachelschienenverband bei Schußbrüchen des Kniegelenkes und Oberschenkels im Feld. Dtsch. Mil. Arzt **5**, 121–122 (1940).

Koechlin: Les plaies articulaires de guerre. Vjschr. Schweiz. San. Offz. **18**, 37–39 (1941).

Kreuter: Über Gelenkschüsse. Z. ärztl. Fortb. **37**, 17–18 (1940).

Läwen, A.: Über die Behandlung schwerer Kniegelenkvereiterungen nach Kriegsschußverletzungen. Dtsch. Mil. Arzt **7**, 161–166 (1942).

Lopez, A.: Die Schußverletzungen des Kniegelenkes und ihre Behandlung. Cir. Guerra **2**, 203–212 (1939), spanisch. Ref. Z. ges. org. Chir. **101**, 688.

Perruchio, P.: Opacification par surcharge métallique de la synoviale du genou. Rev. Orthop. Paris **37**, 428–429 (1951).

Porteler, G.: Kriegsverletzungen des Kniegelenkes. Rev. espan. Med. Cir. **4**, 35–50 (1941), spanisch. Ref. Z. org. ges. Chir. **105**, 272.

Schmieden, V.: Grundsätzliches zur Chirurgie der Kriegsverletzungen der Gelenke. Dtsch. Mil. Arzt **6**, 505–519 (1941).

Struppler, V.: Beobachtungen an Kniegelenkschüssen. Dtsch. Mil. Arzt **8**, 579 bis 586 (1943).

Traube, V.: Chirurgische Behandlung von infizierten Kniegelenkschüssen. Dtsch. med. Wschr. **68**, 982–983 (1942).

Vidal, J.: Kniegelenkschüsse. Arch. orthop. Unfallchir. **41**, 649–684 (1942).

Verletzung der Gefäße und Nerven in der Kniekehle

Bei der Verletzung der A. poplitea muß man eine *scharfe Durchtrennung von einer Zerreißung unterscheiden.* Während bei der scharfen Durchtrennung die direkte Naht gelingt, muß man bei der Zerreißung immer einige Zentimeter des Gefäßes resezieren, da die Arterienwand geschädigt ist.

Ein Defekt bis 2 cm Länge kann durch eine *direkte Naht* versorgt werden, da dies in der Regel noch ohne Spannung möglich ist. Größere Defekte müssen durch ein *Transplantat* überbrückt werden, am besten durch eine kältekonservierte Arterie.

Obwohl die *Aussichten auf einen Erfolg gering* sind, so soll doch der Versuch der Naht bzw. der Gefäßtransplantation unternommen werden. In der Literatur finden sich nur sehr vereinzelt Berichte über eine erfolgreiche Naht bzw. Transplantation der A.poplitea.

Besteht gleichzeitig eine Verletzung der V. poplitea, so ist sie zu unterbinden. Ist der Nerv zerrissen, so ist dieser zu nähen.

Ist die Gefäßnaht ohne Erfolg, so muß mit der *Amputation so lange gewartet* werden, bis eine *Demarkation eingetreten* ist.

Nach einer Verletzung der Gefäße und Nerven im Bereich der Kniekehle kann es infolge der Durchblutungsstörung und der zusätzlichen Nervenverletzung zu *sekundären Kalkablagerungen* (Abb. 130) im ischämisch nekrotisch gewordenen Gewebe des Unterschenkels kommen.

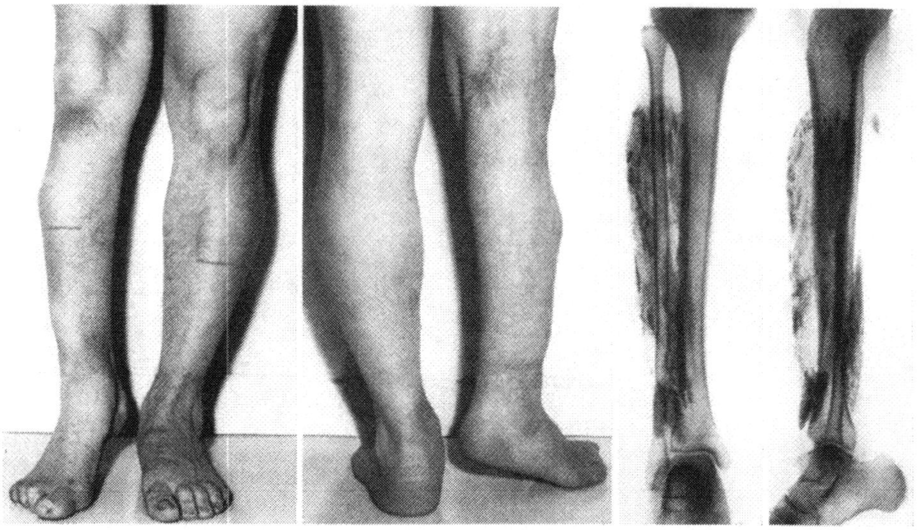

Abb. 130. *Kalkablagerungen* im Bereich der Unterschenkelmuskulatur, nach einem vor 37 Jahren erlittenem Durchschuß der rechten Kniekehle mit Verletzung der Gefäße und Nerven. Die A. poplitea wurde genäht, die V. poplitea unterbunden. Der Nerv wurde nicht genäht.
Am rechten Bein findet sich eine deutliche Muskelatrophie, eine Spitzfußstellung, sowie 2 Vorwölbungen an der Unterschenkelaußenseite, die fluktuierten. Die beiden Vorwölbungen wurden punktiert. Die Punktionsflüssigkeit, eine dickflüssige gelblichbraune Masse, war bakteriologisch steril. Histologisch erwies sie sich als teilweise verkalkter Zelldetritus

Diese Kalkablagerungen verursachen *nicht* immer Beschwerden. Es können aber auch Entzündungserscheinungen auftreten, die teils ohne Behandlung wieder abklingen, teils zu einer Spontanentleerung von verkalkten Massen durch die Haut führen. *Therapeutisch* kommt bei starken Entzündungserscheinungen mit Schmerzen die Inzision und anschließende Ausräumung der verkalkten Massen in Frage.

Literatur

de Bakey, M.: Battle injuries of the arteries in world war II. Ann. Surg. **123**, 534–579 (1946).
Bartsch, G.: Über subkutane traumatische Zerreißungen der Kniekehlenschlagader. Wien. klin. Wschr. **45**, 328–331 (1932).
Böhler, J.: Tiefgekühlte homoioplastische Arterientransplantate bei frischen Verletzungen. Langenbecks Arch. klin. Chir. **287**, 323–326 (1957).
Dobychin, B.: Rationelle Methode zur Erlangung eines breiten Zugangs zur Arterie der Kniekehle. Vestn. Chir. **56**, 231–234 (1938), russisch. Ref. Z. org. ges. Chir. **92**, 319.
Favre, R.: Une voie d'accès large postéro-interne à la loge vasculo-nerveuse du mollet et du creux poplité en chirurgie de guerre. Presse méd. Paris 510 (1953).
Hohlweg, E.: 43 Jahre bestehende traumatische arteriovenöse Fistel der Kniekehle. Med. Welt 885–891 (1962).
Horn, J.: Ischaemic necrosis and regeneration of the tibialis anterior muscle after rupture of the popliteal artery. J. Bone Jt. Surg. **33B**, 348–358 (1951).
Kroh, F.: Eine komplizierte Affenbißverletzung. Zbl. Chir. **59**, 915 (1932).
Roberts, B.: Operative treatment of sudden occlusions of the popliteal artery. Ann. Surg. **145**, 544–551 (1957).
Roth, H.: Über Verletzungen der A. poplitea bei Kniegelenkluxationen. Z. Unfallmed. Zürich **42**, 278–283 (1949).
Schmisch, W.: Subluxation des Kniegelenkes nach hinten mit Zerreißung der Arteria poplitea. Dtsch. Z. Chir. **243**, 621–627 (1934).
Suire, P.: Trois observations de plaies du paquet vasculaire poplité suivies d'amputation secondaire. Presse méd. Paris 652–654 (1940).
Szilagyi, E.: Anteromedial approach to the popliteal artery for femoropopliteal arterialgrafting. Arch. Surg. **78**, 647–651 (1959).

Böhler, J.: Ausgedehnte Myositis ossificans der Unterschenkelmuskulatur. Mschr. Unfallheilk. **60**, 185–187 (1957).
Horn, J.: Ischaemic necrosis and regeneration of the tibialis anterior muscle after rupture of the popliteal artery. J. Bone Jt. Surg. **33B**, 348–358 (1951).
Gülstorff, E.: Ausgedehnte traumatische Myositis ossificans der Unterschenkelmuskulatur. Mschr. Unfallheilk. **59**, 365 bis 367 (1956).
Jonasch, E.: Calcificazioni interstiziali localizzate dopo lesioni dei nervi e dei vasi. Atti mem. Sotimi **4**, 131–133 (1959).
Laas, S.: Die Chirurgie der Calcinose. Bruns Beitr. klin. Chir. **192**, 129–139 (1956).
Rhode, C.: Muskelverknöcherungen nach Gefäß- und Nervenschädigungen. Zbl. Chir. **72**, 27–31 (1947).

Darstellung der Gefäße in der Kniekehle

Zur *Darstellung der Gefäße* in der Kniekehle legt man in der Mitte der Kniekehle einen ungefähr 15 cm langen Längsschnitt an, wobei dieser mit seinem unteren Ende bis zum Kniegelenkspalt reichen soll.

Nach Durchtrennung der Fascia poplitea wird der fibulare Rand des M. semimembranaceus dargestellt. Anschließend wird der Fettkörper stumpf durchtrennt, worauf der N. tibialis zur Darstellung kommt. Etwas tiefer und mehr fibular verläuft der N. peroneus.

Zwischen dem N. peroneus und dem fibularen Rand des M. semimembranaceus kommt in der Tiefe zuerst die V. poplitea und unter ihr die A. poplitea zur Darstellung (Abb. 131).

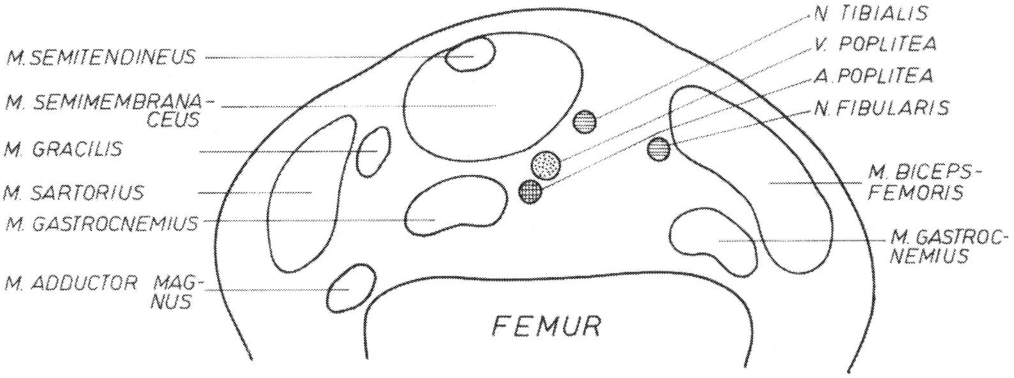

Abb. 131.

Zysten in der Kniekehle

Als *Popliteazyste* wird eine *Vergrößerung der Bursa semimembranacea oder der Bursa gastrocnemia bezeichnet.* In ungefähr einem Drittel der Fälle stehen beide Bursae miteinander in Verbindung.

Oft findet sich auch zwischen der Bursa semimembranacea und dem Kniegelenk eine Kommunikation, so daß Gelenkflüssigkeit in die Bursa austreten kann und diese dadurch mit der Zeit vergrößert wird.

Für diese Verbindung Bursa-Kniegelenk wird von einigen Autoren als Ursache ein Trauma angenommen, da die Gelenkkapsel an dieser Stelle am dünnsten ist und leicht einreißen kann.

Manche Autoren stehen auf dem Standpunkt, daß es sich bei den Popliteazysten um eine Ausstülpung der Gelenkkapsel handelt und diese daher echte Hernien sind.

Klinisch bestehen in der Regel, solange die Zyste noch klein ist, keine wesentlichen Beschwerden. Beim Größenwachstum der Zyste treten nach längerer Belastung Schmerzen und eine Beugehemmung auf. Meist suchen die Patienten den Arzt auf, da sie auf eine Vorwölbung in der Kniekehle aufmerksam wurden.

Im gewöhnlichen *Röntgenbild* sind keine Veränderungen sichtbar. Bei Kommunikation des Schleimbeutels mit dem Kniegelenk kann er bei einer Kontrastfüllung des Kniegelenkes mit dargestellt werden.

In *differentialdiagnostischer* Hinsicht ist an ein Aneurysma der A. poplitea oder an einen kalten tuberkulösen Abszeß zu denken.

Bestehen durch die Popliteazyste zunehmende Beschwerden, so kommt als *Behandlung* nur die *operative* Entfernung in Frage.

Punktionen oder Einspritzung von verödend wirkenden Mitteln führen zu keinem Erfolg.

In Bauchlagerung und Blutleere legt man einen entsprechenden Längsschnitt, der eine genügende Übersicht gibt, über der Kuppe der Vorwölbung der Popliteazyste an und stellt den Schleimbeutel dar. Bei der Abtragung der Bursa ist darauf zu achten, ob eine Verbindung mit dem Kniegelenk besteht. Ist dies der Fall, so muß nach der scharfen Abtragung der Bursa an der Gelenkkapsel die *Lücke in der Kapsel durch Matratzennähte verschlossen* werden.

Nach der Hautnaht und dem Anlegen eines Kompressionsverbandes wird das Bein auf einer *Braun*schen Schiene gelagert. Am 14. Tag können die Nähte entfernt werden. Nach dem Anlegen eines Zinkleim-Idealbindenverbandes kann der Patient aufstehen und herumgehen.

Bei der Begutachtung sind die Popliteazysten als Unfallfolge abzulehnen. Die Erklärungen für ihre traumatische Entstehung sind zu wenig untermauert.

Literatur

Burleson, R.: Popliteal cyst. J. Bone Jt. Surg. **38A**, 1265–1274 (1956).

Childress, H.: Popliteal cysts associated with undiagnosed posterior lesions of the medial meniscus. J. Bone Jt. Surg. **36A**, 1233–1237 (1954).

Ders.: Popliteal cysts and posterior lesions of the medial meniscus. Clin. Orthop. **18**, 136–148 (1960).

Collard, R.: A propos des kystes séreux du creux poplité. Scalpel 1230–1235 (1931).

Cravener. E.: Hernia of the knee joint (Baker's cyst). J. Bone Jt. Surg. **14**, 186–187 (1932).

Guichard, L.: Diverticule postérieur médian de la synoviale de l'articulation du genou. Arch. méd. nav. **124**, 194–196 (1934).

Haggart, G.: Posterior hernia of the knee joint. J. Bone Jt. Surg. **20**, 363–373 (1938).

Hintzn: Popliteacysten und Ganglien der Kniegelenkgegend. Zbl. Chir. **66**, 2210 bis 2211 (1939).

Kühne, W.: Beitrag zur Kenntnis großer Schleimbeutelhygrome in der Kniekehle und am Unterschenkel auf Grund der Beobachtung bei einem Patienten mit chronischer Polyarthritis vom Hämoagglutinationstyp. Z. Orthop. **96**, 339–348 (1962).

Marique, P.: Ostéochondromatose d'un kyste poplité. Acta orthop. Belg. **15**, 199–202 (1949).

Mauclaire, A.: A propos de la difficulté du diagnostic de certaines lésions du genou. Bull. mém, soc. nat. Chir. Paris **54**, 416–417 (1928).

Moser, H.: Traumatische kommunizierende Arthrocele in der Kniekehle. Zbl. Chir. **75**, 942–950 (1950).

Mussgnug, G.: Über eine auffallende Häufung von Kniegelenkganglien bei Bergleuten. Mschr. Unfallheilk. **62**, 12–14 (1959).

Mutel, H.: Le traitement des kystes dits „synoviaux". Paris méd. 475–478 (1930).

da Rin, O.: Über Zysten der Kniekehle. Semana méd. 464–469 (1937), spanisch. Ref. Z. org. ges. Chir. **83**, 526.

Schnaberth, K.: Über kommunizierende Kapselzysten des Kniegelenkes. Münch. med. Wschr. **87**, 939–940 (1940).

Tytgat: Un cas de kyste du creux polité guéri par une injection sclérosante. J. Chir. ann. Soc. belge Chir. **7**, 190–191 (1929).

Wilson, P.: A clinical and anatomical study of the semimembranous bursa in relation of the popliteal cysts. J. Bone Jt. Surg. **20**, 963–984 (1938).

Fibröse Hyperplasie des retropatellaren Fettkörpers (*Hoffa*sche Erkrankung)

Hoffa beschrieb 1904 eine fibröse Hyperplasie des retropatellaren Fettkörpers. In der Folgezeit wurden für diese Veränderung des Fettkörpers einerseits andere Bezeichnungen geprägt (Lipoarthritis traumatica, Synovitis chronica hypertrophica, Liposynovitis infrapatellaris, Fettgewebssklerose usw.), andererseits aber auch andere traumatische oder geschwulstartige Prozesse, die den retropatellaren Fettkörper betrafen, als *Hoffa*sche Erkrankung bezeichnet.

Schon unter normalen Umständen unterliegt der retropatellare Fettkörper bezüglich seiner Größe ziemlichen Schwankungen. Seine Oberfläche zeigt spärlich kleine und zarte Zotten.

Bei der *fibrösen Hyperplasie* ist der Fettgewebskörper durch die Durchwachsung mit Bindegewebe vergrößert, derb, zeigt eine starke Zottenbildung und hat eine rötlich-gelbliche Farbe oder zahlreiche hämorrhagische Herde.

Die *Ursache* der *Hoffa*schen „Erkrankung" ist *nicht* geklärt. Einige Autoren nehmen ein Trauma an, wobei eine direkte Verletzung des Fettkörpers nicht erfolgt sein muß. Als weitere Ursache für eine chronische Schädigung des retropatellaren Fettkörpers kann z.B. auch eine Meniskusverletzung mit öfteren Einklemmungen angenommen werden.

Die Hyperplasie des Fettkörpers findet sich vorwiegend beim männlichen Geschlecht in den mittleren Lebensjahrzehnten. *Klinisch* besteht eine umschriebene teigige Schwellung zu beiden Seiten des Kniescheibenbandes in seinem oberen Anteil. Ein leichter Kniegelenkerguß muß nicht immer vorhanden sein. Wenn es durch die vergrößerten Zotten zu häufigen Einklemmungserscheinungen kommt, dann erscheint die klinische Diagnose gesichert.

In *differentialdiagnostischer* Hinsicht ist an eine Meniskusverletzung zu denken.

An dieser Stelle sei auf die Strangverwachsungen des Fettkörpers hingewiesen. Es handelt sich dabei um Bindegewebsstränge, die vom retropatellaren Fettkörper ausgehen und zur Fossa intercondyloidea, zu den Gelenkflächen der Ober- oder Unterschenkelknorren oder zu den Kreuzbändern ziehen. Der Fettkörper selbst braucht in diesen Fällen nicht verändert zu sein. Bei der Strangverwachsung des Fettkörpers bestehen Schmerzen bei der Bewegung des Kniegelenkes beiderseits der Kniescheibe oder aber sie werden vom Patienten in das Gelenkinnere verlagert.

Bestehen beim vergrößerten Fettkörper durch eingeklemmte Gewebszotten oder bei Strangverwachsungen Beschwerden, so kommt nur die *Operation* in Frage.

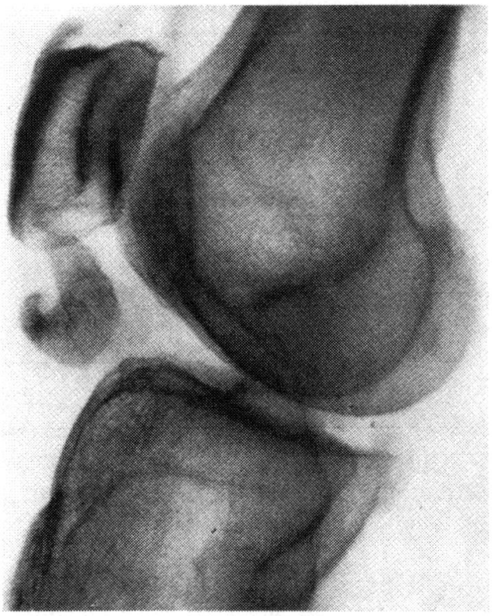

Abb. 132. Verkalkung des *infrapatellaren* Fettkörpers bei einer 48jährigen Frau. Klinisch bestanden keine Beschwerden. Zufallsbefund

Man eröffnet in diesen Fällen das Kniegelenk wie zu einer Meniskusteilresektion und entfernt die vorstehenden Zotten des verdickten Fettkörpers oder die vorhandenen Bindegewebsstränge.

Nach der Naht der Gelenkkapsel und der Haut wird ein Kompressionsverband für das Kniegelenk angelegt und das Bein auf einer *Braun*schen Schiene gelagert. Am 10.Tag nach der Operation werden die Hautnähte entfernt, ein Zinkleimverband für den Unterschenkel und eine elastische Binde für das Kniegelenk angelegt. Mit diesem Verband kann der Patient aufstehen und herumgehen.

Literatur

Baudet, G.: Lipo-arthrite du genou à localisation rare. Rev. Orthop. Paris **28**, 101–103 (1942).

Biebl, M.: Die lipophage Erkrankung des Kniegelenkes ein bisher unbekanntes Krankheitsbild. Zbl. Chir. **65**, 626–635 (1938).

Borsay, J.: Experimentelle Beiträge zur Pathologie der Hoffaschen Krankheit. Z. Orthop. **82**, 420–429 (1952).

Budde, W.: Über den Mechanismus der Fettkörpereinklemmung im Kniegelenk. Dtsch. Ges. Chir. Sitz. 3–6.4.1929. Z. org. ges. Chir. **45**, 790.

Drenkhahn, R.: Die Rolle des Hoffaschen Fettkörpers bei Verletzungen und Erkrankungen des Kniegelenkes. Dtsch. Mil. Arzt **3**, 493–494 (1938).

Friedrich, H.: Über die Hoffasche Sklerose des vorderen Kniegelenkfettkörpers und ihre Röntgendiagnose. Fortschr. Röntgenstr. **36**, 646–651 (1927).

Hoffa, A.: Über die Bedeutung des Fettgewebes für die Pathologie des Kniegelenkes. Dtsch. med. Wschr. **30**, 337–339 (1904).

Holldack, F.: Ein weiterer Beitrag zur Kasuistik der Kniegelenkkapselgeschwülste. Z. Orthop. **67**, 176–179 (1937).

Ders.: Operationsbefunde- und ergebnisse bei Kniebinnenverletzungen. Zbl. Chir. **65**, 126–139 (1938).

Jean, G.: Hypertrophie traumatique douloureuse du tissu graisseux sous-rotulien. Rev. Orthop. Paris **39**, 548–552 (1932).

Kastert, J.: Die Verwachsung des Kniegelenkfettkörpers als selbständiges Krankheitsbild. Chirurg **24**, 390–394 (1953).

Köstler, H.: Die umschriebene Fettkörperschwiele im Kniegelenk. Verh. Dtsch. Orthop. Ges. 34. Kongr. 252–257 (1941).

Lerch, H.: Über die Hoffasche Kniegelenkserkrankung. Chirurg **34**, 269–273 (1963).

Schnaberth, K.: Ein Fettkörperosteom des Kniegelenkes. Z. Orthop. **66**, 410–412 (1937).

Sicard, A.: Un cas de maladie de Hoffa. Bull. Soc. nat. Chir. Paris **56**, 646–652 (1930).

Sipli, K.: Über die Rolle des Hoffaschen Fettkörpers bei chronischen unspezifischen Erkrankungen des Kniegelenkes. Dtsch. Mil. Arzt **2**, 402–404 (1937).

Stack, J.: Intra-articular lesions caused by fat pad hypertrophy. Amer. J. Surg. **78**, 570–573 (1949).

Valjasko, G.: Bedeutung des Fettgewebes bei Kontusionen des Kniegelenkes. Akute traumatische Lipoarthritis. Ortop. Travmat. **6**, 5–6 u. 7–18 (1932), russisch. Ref. Z. org. ges. Chir. **65**, 366.

Winterstein, O.: Hoffasche Krankheit und Unfall. Z. Unfallmed. Zürich **26**, 1–9 (1932).

Lipoma arborescens

Beim Lipoma arborescens, das auch als Synovitis chronica villosa, Synovitis chronica villosa haemorrhagica oder Arthritis villosa bezeichnet wird, findet man eine *Verdickung der Gelenkkapsel* und vor allem *der Synovialis*, die von gewucherten Zotten verschiedener Größe übersät ist. Ein großer Teil der Zotten zeigen Blutungen oder eine chronisch entzündliche Rötung.

Die *Ursache* dieser Erkrankung ist bis heute nicht eindeutig gefunden worden. Nur *Borsay* konnte im Punktat eines mit einem Lipoma arborescens befallenen Kniegelenkes den Coccidioides immitis nachweisen. Auch liegen einige Beobachtungen über das polyartikuläre Auftreten des Lipoma arborescens vor.

Im Laufe von Jahren kommt es zu einer zunehmenden Schwellung des Knies, ohne daß dabei Schmerzen auftreten. Ist die Schwellung sehr stark, so kann diese zu einer Bewegungseinschränkung des Kniegelenkes führen. Ab und zu kommt es durch die gewucherten Zotten zu Einklemmungen.

Im *Röntgenbild* sind *keine* Veränderungen zu sehen.

Eine Tuberkulose oder andere Geschwülste des Kniegelenkes sind in *differentialdiagnostischer* Hinsicht auszuschließen.

Ist das Lipoma arborescens nur monoartikalär, so kommt die *totale Synovektomie* des Kniegelenkes in Frage, da bisher sämtliche konservativen Behandlungsmethoden keinen Erfolg zeigten.

Literatur

Arzimanoglu, A.: Bilateral arborescent lipoma of the knee. J. Bone Jt. Surg. **39A**, 976–979 (1957).

Basset, A.: Lipoma arborescent du genou. Mém. Acad. Chir. Paris **68**, 210–215 (1942).

Bessler, W.: Die Röntgensymptome der Synovitis villosa des Kniegelenks. Fortschr. Röntgenstr. **99**, 343–353 (1963).

Biebl, M.: Die lipophage Erkrankung des Kniegelenkes. Arch. klin. Chir. **191**, 237–326 (1938).

Ders.: Erkrankung des Kniegelenkes, ein bisher unbekanntes Krankheitsbild. Zbl. Chir. **65**, 887–891 (1938).

Borsay, J.: Synovitis chronica villosa oder Coccidiomykose? Zbl. Chir. **81**, 1314–1320 (1956).

Cattaneo, F.: Pneumoartro diagnostico in un caso di frattura del menisco articolare e di lipoma arborescente del ginocchio. Boll. spec. med.-chir. Milano **3**, 44–61 (1929).

Coerper, P.: Synovektomie des Kniegelenkes bei der chronischen Synovitis. Bruns Beitr. klin. Chir. **194**, 74–86 (1957).

Demel, R.: Zur Klinik und Behandlung des Lipoma arborescens des Kniegelenkes. Med. Klin. 322–324 (1937).

Gäde, E.: Ein Fall von Synovitis chronica villosa generalisata. Arch. orthop. Unfallchir. **53**, 315–319 (1961).

Kling, D.: Hemorrhagic villous synovitis of the knee joint. Arch. Surg. **30**, 52–61 (1935).

Lefévre, H.: Le lipome arborescent du genou. Arch. gén. chir. Paris **7**, 295–323 u. 399–426 u. 541–560 (1913).

Madier: Synovectomie pour lipome arborescent du genou developpé au cours d'une arthrite chronique posttraumatique. Bull. Soc. nat. Chir. Paris **56**, 729 (1930).

May, O.: Lipoma arborescens des Kniegelenkes. Zbl. Chir. **66**, 954–956 (1939).

Placeo, F.: Sul lipoma arborescente traumatico dell'articolazione del ginocchio. Bull. Soc. piemont. Chir. **9**, 697–702 (1931).

Scharizer, E.: Über die Synovitis chronica villosa. Zbl. Chir. **80**, 316–317 (1955).

Chondromatose des Kniegelenkes

Die Gelenkchondromatose kommt vor allem im Ellbogen- und Kniegelenk vor. In der Regel ist aber nur ein Gelenk befallen.

Die Chondromatose *geht von der Synovia* aus. Anfangs findet man histologisch einfache Knorpelnester, die sich nur wenig über das Niveau der Synovia erheben. Durch das weitere Wachstum sitzen sie der Synovia breitbasig auf, bekommen später einen Stiel, der schließlich durchreißt und wodurch freie Gelenkkörper entstehen. Mit der Zeit verkalken die freien Körper und werden so im Röntgenbild sichtbar.

Die *Genese* der Chondromatose ist bis heute noch nicht klargestellt. Es ist ein gutartiges Leiden. Bisher sind nur einige wenige Fälle einer malignen Entartung bekannt geworden (Gelenkchondrosarkomatose).

Es kann jedoch die ganze Gelenkhöhle von chondromatösen Gebilden ausgefüllt sein, die durch ihr Wachstum zu einer Druckatrophie der Gelenkkapsel führen und dann durch die Haut nach außen durchbrechen können.

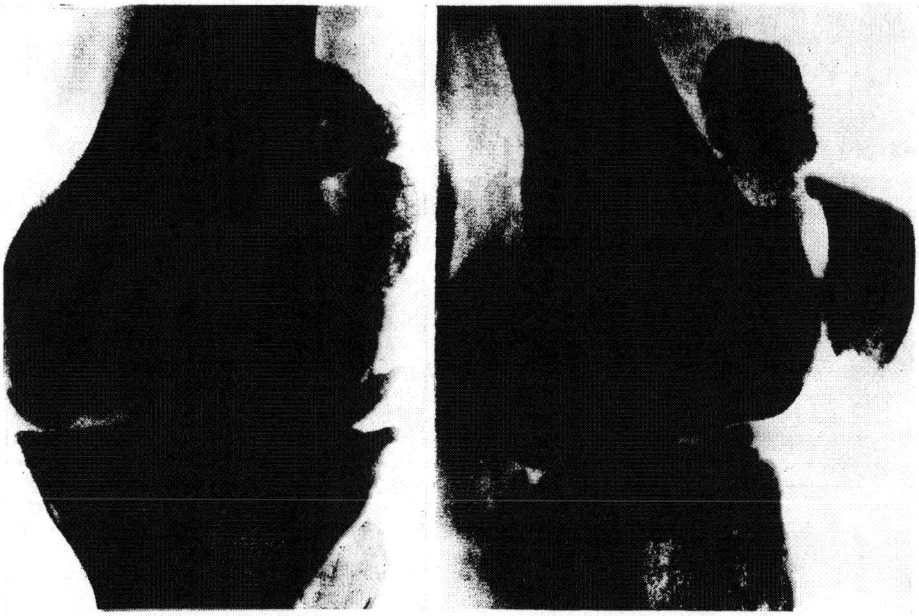

Abb. 133. Chondromatose des linken Kniegelenkes bei einem 42jährigen Mann. Man beachte die schon vorhandenen arthrotischen Veränderungen mit Randwulstbildung

Meist kommen die Patienten wegen Einklemmungserscheinungen im Kniegelenk zur Behandlung oder weil sie im Gelenkbereich eine Vorwölbung, die manchmal nur zeitweilig besteht, beobachten konnten.

Haben die chondromatösen Gebilde eine gewisse Größe erreicht, so kann man sie durch die Haut tasten. Liegen bereits Verkalkungen vor, so ist das *Röntgenbild* charakteristisch (Abb. 133). Im Kniegelenkbereich sind zahlreiche traubenförmige, kalkdichte, rundliche und mehr oder weniger geschichtete Körper sichtbar.

Bestehen häufig wiederkehrende Einklemmungen oder sind die Gelenkkörper so zahlreich, daß sie bereits eine Bewegungseinschränkung des Kniegelenkes zur Folge haben, so kommt nur ihre *operative Entfernung* in Frage.

Sind mehrere Gelenkkörper vorhanden, so eignet sich am besten ein medialer Parapatellarschnitt, da er eine genügende Übersicht gibt.

In begutachtlicher Hinsicht ist die Gelenkchondromatose als Unfallfolge abzulehnen.

Literatur

Böhm, F.: Synoviale Osteochondromatosis und Trauma. Dtsch. Z. Chir. **212**, 275–284 (1928).

Borsotti, P.: Osservazioni sulla condromatosi sinoviale. Chir. Org. Movim. **22**, 63–72 (1936).

Ders.: Considerazioni su di un caso di osteomatosi sinoviale. Chir. Org. Movim. **25**, 427–435 (1940).

Chrysospathes, J.: Fall von Osteochondromatose des Knie- und Fußgelenkes. Z. Orthop. **62**, 309–314 (1934).

Ducrey, E.: Ein Fall von Osteochondromatose des Kniegelenkes. Schweiz. med. Wschr. **65**, 1026–1027 (1935).

Freyer, B.: Röntgenologisch selten diagnostizierte biartikuläre Chondromatosis synovialis genus. Z. Orthop. **95**, 510–514 (1962).

Graber, J.: Considérations cliniques et

thérapeutiques sur l'ostéochondromatose du genou. Bull. méd. 223–225 (1937).
Hagen, R.: Synovial chondromatosis of the knee joint. T. norske Laegforen. **83**, 106–108 (1963), norwegisch. Ref. Z. org. ges. Chir. **176**, 112.
Hautkappe, W.: Geschwulstartige Kniegelenkkapselchondromatose mit knöchernen Umbauprozessen. Langenbecks Arch. klin. Chir. **271**, 547–555 (1952).
Hosford, J.: Synovectomie for multiple synovial chondromata. Roy. Soc. med. **28**, 1361–1362 (1935).
Ingebrans, P.: Ostéochondromatose articulaire du genou. Rev. Orthop. Paris **26**, 566–572 (1939).
Jones, H.: Loose body formation in synovial osteochondromatosis, with special reference to the etiology and pathology. J. Bone Jt. Surg. **6**, 407–410 (1924).
Knoblich, H.: Chondroosteomatose. Zbl. Chir. **55**, 1689–1690 (1928).
Kroh, F.: Chondromatose des Kniegelenkes. Zbl. Chir. **59**, 1528–1529 (1932).
Ders.: Seltene Formen der Chondromatose des Kniegelenkes. Chirurg **17–18**, 177–181 (1947).
Leydig, S.: Synovial osteochondromatosis. Surgery **89**, 457–463 (1949).
Lotheissen, G.: Ein Fall von atypischer Gelenkchondromatose. Röntgenpraxis **3**, 903–906 (1931).
Murphy, F.: Articular synovial chondromatosis. J. Bone Jt. Surg. **44A**, 77–86 (1962).
Mussey, R.: Osteochondromatosis. J. Bone Jt. Surg. **31A**, 619–627 (1949).
Niosi, F.: La condromatosi articolare. Policlinico Sez. chir. **43**, 369–406 (1936).
Ottolenghi, C.: Osteochondromatose des Kniegelenkes. Rev. ortop. **5**, 70–75 (1935), spanisch. Ref. Z. org. ges. Chir. **77**, 79.
Prywlin, J.: Osteochondrom der fibrösen Gelenkkapsel des Kniegelenkes als Osteochondritis dissecans angesprochen. Sovet. Chir. **7**, 141–143 (1936), russisch. Ref. Z. org. ges. Chir. **84**, 733.
Radner, S.: Über Chondromatose im Kniegelenk. Acta chir. Scand. **85**, 487–500 (1941).
Reimann, H.: Über Gelenksosteochondromatose mit Sarkombildung. Röntgenpraxis **3**, 942–944 (1931).
Schrattenbach, V.: Zur Frage der Chondromatose. Röntgenpraxis **3**, 776–779 (1931).
Schrenk, H.: Chondromatose des rechten Kniegelenkes. Zbl. Chir. **56**, 593–597 (1929).
Solomon, I.: La chondromatose articulaire. J. radiol. électrol. **12**, 275–279 (1928).
Stocker, H.: Chondromatosis und Osteochondromatosis des Knie- und Schultergelenkes. Zbl. Chir. **62**, 1923–1928 (1935).
Tarkovskaja, V.: Chondromatose des Kniegelenkes. Z. sovrem. Chir. **4**, 1703–1716 (1929), russisch. Ref. Z. org. ges. Chir. **51**, 350.
Tomoda, M.: Über einen operativen geheilten Fall von Osteochondromatosis des linksseitigen Kniegelenkes. Zbl. Chir. **62**, 374–378 (1935).
Zaremba, J.: Chondromatose des Kniegelenkes. Chir. Narz. Ruchu **8**, 53–69 (1935), polnisch. Ref. Z. org. ges. Chir. **74**, 509.

Osteochondrolysis dissecans

Die *Ätiologie* der Osteochondrolysis dissecans *ist bis heute nicht geklärt.* Es bestehen hauptsächlich zwei Gruppen von Ansichten. Auf der einen Seite die Autoren, die als Ursache der Osteochondrolysis dissecans eine Ernährungsstörung annehmen, auf der anderen Seite die Autoren, die als Ursache eine mechanische Komponente sehen.

Die *Ernährungstheorie* besagt, daß es auf Grund aseptischer Embolien zu einer Nekrose des Knochens nahe der Gelenkfläche kommt. *Lexer* konnte nachweisen, daß im Bereich der unteren Oberschenkelepiphyse zahlreiche Endarterien vorhanden sind, die aber nicht nur die typischen Stellen der Osteochondrolysis dissecans versorgen.

Ribbing sah als Ursache der Osteochondrolysis dissecans *solitäre Knochenkerne* an, die während des Wachstums an die Gelenkoberfläche gelangen. Diese Knochenkerne werden durch die Gelenkbewegungen vom umgebenden Knochen gelöst, werden nekrotisch und schließlich abgestoßen.

Löhr und *Groh* fanden als Ursache der Osteochondrolysis dissecans eine *anämische*

Nekrose an umschriebener Stelle, die durch mechanische Drosselung der entsprechenden Gefäße entstehen soll.

Da die Osteochondrolysis dissecans vor allem nur im Knie- und Ellbogengelenk und nur vereinzelt im Hüft-, oberen Sprung- und Schultergelenk vorkommt, erhebt sich natürlich die Frage, wieso nicht auch andere Gelenke im gleichen Ausmaß von diesen Veränderungen befallen werden.

Aus diesem Grund kam man von der Ernährungstheorie ab und versuchte die Ursache der Osteochondrolysis dissecans auf *mechanischer Basis* zu klären. *Burckhardt* fand bei seinen Berechnungen und Versuchen, daß schon unter normalen Bedingungen zwischen Oberschenkelknorren-Schienbeinkopf einerseits und Kniescheibe-Oberschenkelknorren andererseits starke Kräfte einwirken, die bereits zu einer Schädigung von normalem Gewebe führen können.

Verschiedene Autoren haben darauf hingewiesen, daß das Knie- und Ellbogengelenk zwischen den längsten Hebelarmen des menschlichen Körpers liegen, eine deutliche Inkongruenz der Gelenkflächen aufweisen und die einzigen Gelenke sind, bei denen eine Bewegung um eine Längs- und um eine Frontalachse möglich ist.

Küntscher konnte durch kleine Dauerbelastungen an den Oberschenkelknorren Veränderungen erzeugen, die der Osteochondrolysis in Form, Ausdehnung und Lokalisation entsprachen. Auch *Bandi* wies mit seinen Versuchen nach, daß der Druck von der Kniescheibe und dem Schienbeinkopf auf die Oberschenkelknorren an den Stellen am stärksten ist, wo sich die typischen osteochondrolytischen Herde finden.

Das Auftreten der Osteochondrolysis dissecans bei ein und derselben Person an mehreren Gelenken bzw. bei mehreren Familienangehörigen wird damit erklärt, daß die Gelenkform mehr oder weniger hereditär festgelegt ist und schon eine geringe Inkongruenz der Gelenkflächen oder leichte Störungen der Koordination genügen, um einen pathologischen Bewegungsvorgang auszulösen.

Am häufigsten ist das Kniegelenk befallen. Erst an zweiter Stelle kommen das Ellbogengelenk und in großem Abstand das Hüft-, obere Sprung- und das Schultergelenk.

Die Osteochondrolysis dissecans findet sich *vorwiegend* bei Jugendlichen männlichen Geschlechts zwischen dem 14. bis 25. Lebensjahr. Nach den Statistiken der Literatur wird das männliche Geschlecht siebenmal häufiger betroffen als das weibliche.

Die *Osteochondrolysis dissecans hat ihren Sitz immer am Gelenkkopf* und *nie an der Gelenkpfanne.* Es kommt dabei zum Absterben eines umschriebenen subchondral gelegenen Knochenareals. Durch die Gelenkbewegungen wird dieses nekrotisch gewordene Knochenstück aus dem Verband des gesunden Knochen gelöst. Zwischen dem gelösten nekrotischen Knochenstück und dem gesunden Knochen bildet sich Bindegewebe. Der darüberliegende Knorpel, der zu Beginn unverändert ist — nur ab und zu weist er zu diesem Zeitpunkt eine leichte Gelbfärbung auf — bekommt mit der Zeit Risse und bricht schließlich an umschriebener Stelle ein. In der Literatur wird auch die Bezeichnung verwendet, daß die „*Maus*“ geboren ist und in ihrem Bett liegt.

Schon durch eine normale Gelenkbewegung kann die Maus aus ihrem Bett gelöst werden und als freier Körper zu Einklemmungen führen. Meist findet die Lösung der Maus als auffälliges Ereignis statt und führt so den Patienten zum Arzt.

Auf der anderen Seite gibt es Fälle, bei denen die Maus durch Jahrzente in ihrem Bett liegen bleibt.

Der so entstandene freie Körper wird vom mit abgelöstem Knorpel umwachsen, so daß er schließlich vollkommen von Knorpel umgeben ist. Im Laufe der Zeit kann es auch zu Kalkeinlagerungen kommen.

Ist die Maus aus ihrem Bett gelöst, so bildet sich im Bett Narbengewebe, das sich schließlich in Knorpelgewebe umwandelt. So kommt es, daß der Defekt im Oberschenkelknorren nach ungefähr einem Jahr nur schwer oder gar nicht mehr zu erkennen ist.

Am *inneren Oberschenkelknorren* sitzt der Herd im vorderen Drittel der Gelenkrolle meist mehr nach innen gegen den Rand der Fossa intercondyloidea zu. Am *äußeren Oberschenkelknorren* hingegen ist der Herd meist weiter hinten als am inneren und etwas weiter von der Fossa intercondyloidea entfernt.

Zu *Beginn der Erkrankung* werden nur unbestimmte Gelenkbeschwerden angegeben. Wenn dabei eine geringe Streckhemmung im Kniegelenk besteht, so handelt es sich fast immer um eine Osteochondrolysis dissecans. In den meisten Fällen findet erst die Lösung der Maus als auffälliges Ereignis statt (Abb. 134).

Eine *einwandfreie Diagnose* kann nur *mit Hilfe des Röntgenbildes* gestellt werden.

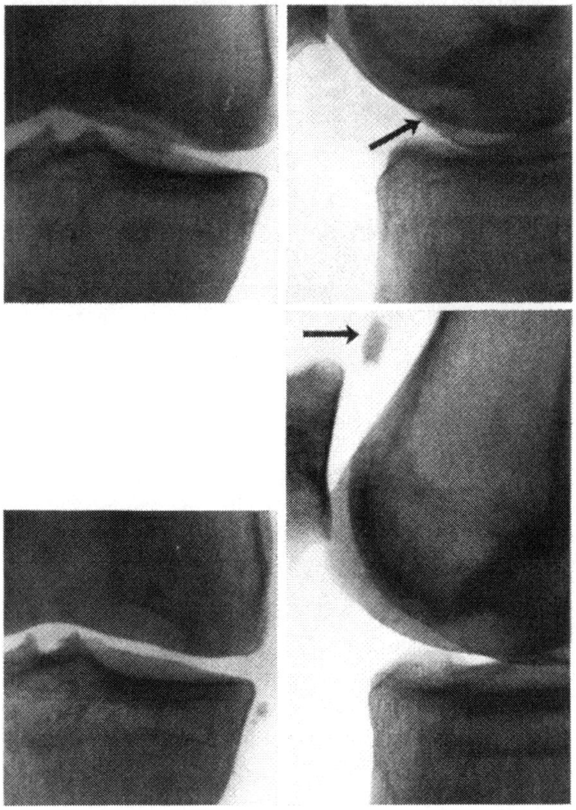

a

b

Abb. 134a. Die „Maus“ liegt in ihrem Bett im Bereich des inneren Oberschenkelknorren

Abb. 134b. Das „Mausbett“ ist leer. Die „Maus“ ist zum freien Gelenkkörper geworden und befindet sich knapp oberhalb der Kniescheibe im Bereich des oberen Rezessus

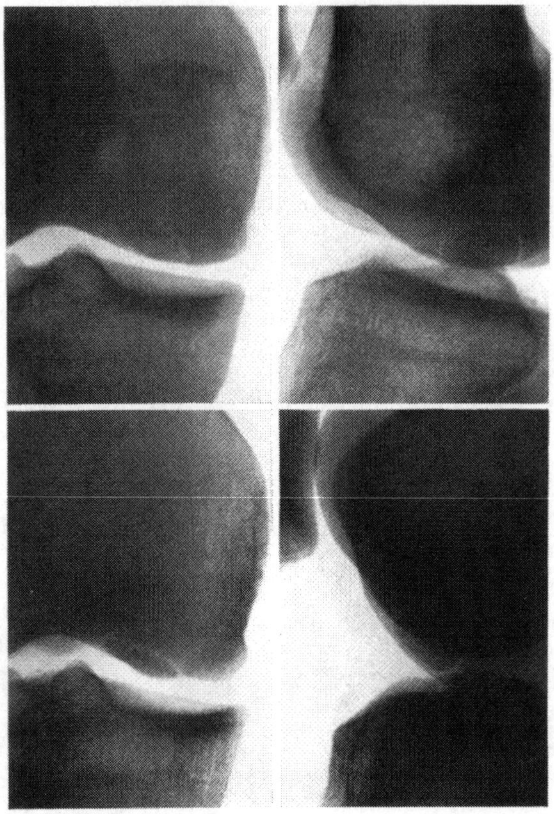

Abb. 135a und b. Osteochondrolysis dissecans bei einem 24jährigen Hilfsarbeiter. Seit Oktober 1956 bestanden zunehmende Beschwerden im rechten Kniegelenk (Abb. 135a). Die Abbildung 135b zeigt die röntgenologische Entwicklung der Osteochondrolysis dissecans nach 8 Monaten

Im Anfangsstadium (Abb. 135) der Osteochondrolysis dissecans ist eine umschriebene Aufhellung mit einem verdichteten Rand im Oberschenkelknorren nahe der Gelenkfläche sichtbar. Später wird der nekrotische Knochenteil durch einen schmalen Aufhellungssaum vom übrigen Knochen abgegrenzt. Das nekrotische Knochenstück hat entweder die gleiche Dichte wie der übrige Knochen oder kann schattendichter erscheinen.

Befindet sich der Herd im äußeren Oberschenkelknorren, so ist er röntgenologisch manchmal schlecht nachweisbar. In diesen Fällen bringt eine *Einsichtsaufnahme* die Klärung.

Die *Behandlung* richtet sich nach dem Alter des Patienten, nach der Größe des Herdes und nach dem Stadium der Osteochondrolysis. Kommt die Osteochondrolysis zu einem Zeitpunkt zur Behandlung, wo es noch zu keiner Lösung des nekrotischen Knochenteiles gekommen ist, so soll vorerst konservativ vorgegangen werden. Es sind Fälle, vor allem von 14- bis 17jährigen, bekannt geworden, bei denen es durch Ruhigstellung des Gelenkes zu einer Abheilung des osteochondrolytischen Herdes kam. Man stellt das Kniegelenk mit einer Oberschenkelgipshülse für 12 Wochen ruhig.

Kommt es unter der 12wöchigen Ruhigstellung zu keiner Abheilung der Osteochondrolysis, so soll keine neue Fixation mehr angelegt, sondern so lange zugewartet werden, bis sich das Knorpel-Knochenstück abstößt.

Bei den Fällen, bei welchen bereits ein *freier Gelenkkörper* vorhanden ist — mit oder ohne Einklemmungen — soll dieser *möglichst bald* entfernt werden, da ein Zuwarten nur die Bildung einer Arthrose fördert.

Der *Zugang zum Kniegelenk* richtet sich nach der Lokalisation des gelösten Körpers. Am besten legt man einen Parapatellarschnitt an, da er eine genügende Übersicht gibt. Da es durch die Lagerung des Patienten am Operationstisch und dem Anlegen der Blutleere zu einer Verschiebung des freien Körpers kommen kann, soll man vor dem Hautschnitt unbedingt eine Röntgenaufnahme von vorn und von der Seite zur neuerlichen Lokalisation des freien Gelenkkörpers machen.

Nach Entfernung des freien Körpers sollen wieder Röntgenaufnahmen in beiden Ebenen gemacht werden, um nicht ein allenfalls noch vorhandenes, nekrotisch gewordenes Knochenstück zu übersehen. An dieser Stelle sei darauf hingewiesen, daß oft *mehrere Körper in einem Bett* liegen können.

Nach Naht der Gelenkkapsel und der Haut wird ein Zellstoffkompressionsverband für das Kniegelenk angelegt und das Bein auf einer *Braun*schen Schiene gelagert. Am 10. Tag nach der Operation werden die Hautnähte entfernt und eine Oberschenkelgipshülse angelegt, mit der der Verletzte aufstehen und herumgehen kann.

Die Dauer der Ruhigstellung beträgt 8 Wochen. Die Ruhigstellung hat den Zweck, daß sich im Mausbett in Ruhe Narbengewebe bilden kann, das später in Knorpelgewebe umgewandelt wird.

Die Osteochondrolysis dissecans ist als Unfallfolge nicht anzuerkennen, auch dann nicht, wenn bei einer bestehenden Osteochondrolysis das dissezierte Knorpel-Knochenstück erst durch einen Unfall aus dem Bett gelöst wird.

Literatur

Andreesen, R.: Zur Begutachtung der Osteochondritis dissecans. Zbl. Chir. **66**, 1594 bis 1598 (1939).

Astolfi, R.: Su tre casi di osteocondrolisi circoscritta del ginocchio. Radiol. fisica. med. **4**, 46–58 (1937).

Axhausen, G.: Gelenkausbrüche und Gelenkeinbrüche im Tierversuch. Arch. klin. Chir. **124**, 543–553 (1923).

Ders.: Der Heilverlauf bei den Ein- und Ausbrüchen der Gelenkflächen. Arch. klin. Chir. **126**, 96–97 (1923).

Ders.: Epiphyseonekrosen und Arthritis deformans. Arch. klin. Chir. **129**, 341–363 (1924).

Ders.: Ist die embolische Genese der freien Gelenkkörper denkbar? Bruns Beitr. klin. Chir. **131**, 386–394 (1924).

Ders.: Über anämische Infarkte am Knochensystem und ihre Bedeutung für die Lehre von den primären Epiphyseonekrosen. Arch. klin. Chir. **151**, 72–98 (1928).

Badelon, P.: Blocade permanent du genou au cours d'une ostéochondrité disséquante. Rev. Orthop. Paris **25**, 339–342 (1938).

Bado, J.: Le probléme étiologiques de l'ostéochondrite disséquante du genou et ses conséquences pratiques. Rev. ortop. traumat. B. Aires Fasc. I (1957). Ref. Rev. Orthop. Paris **43**, 502.

Balensweig, I.: Osteochondritits dissecans involving the entire articulating surface of the distal end of the femur. Amer. J. Surg. **39**, 648–651 (1938).

Bandi, W.: Über die Ätiologie der Osteochondritis dissecans. Helvet. chir. acta **18**, 221–247 (1951).

Ders.: Zur Therapie der Osteochondritis dissecans. Helvet. chir. acta **26**, 552–558 (1959).

Barcaroli, I.: L'osteocondrite dissecante. Policlinico Sez. chir. **38**, 589–605 (1931).

Barth, A.: Über die Entstehung der freien Gelenkkörper mit besonderer Berücksichtigung der arthritischen Gelenkkörper. Langenbecks Arch. klin. Chir. **112**, 369 bis 412 (1919).

Baumgartl, F.: Zur Pathogenese der Osteochondrosis dissecans. Zbl. Chir. **87**, 1916 bis 1925 (1962).

Bernstein, M.: Osteochondritis dissecans. J. Bone Jt. Surg. **7**, 319–329 (1925).

Blanco, P.: Report of a case of loose osteocartilaginous bodies in the knee joint. J. orthop. Surg. **3**, 104–108 (1921).

Bocchi, L.: Osteocondrite dissecante e corpi mobili endoarticolari da frattura. Arch. ital. Chir. **44**, 403–432 (1936).

Bösch, J.: Osteochondrosis dissecans. Arch. orthop. Unfallchir. **52**, 155–169 (1960).

Burckhardt, E.: Perthes, Osteochondritis dissecans und coxa vara infantum. Helvet. chir. acta **15**, 3–23 (1948).

Burr, R.: Osteochondritis dissecans. Canad. med. Assoc. **41**, 232–235 (1939).

Christmann, F.: Osteochondritis dissecans König. Rev. Ortop. **2**, 457–464 (1933), spanisch. Ref. Z. org. ges. Chir. **64**, 751.

Decker, P.: Guérison d'une ostéo-chondrite disséquante bilatérale du genou. Schweiz. med. Wschr. **68**, 221–223 (1938).

Delchef: Ostéochondrite disséquante du genou productrice de corps étrangers. Arch. franco-belges Chir. **30**, 331–333 (1927).

Dragonetti, M.: Osteocondrite dissecante bilaterale del ginocchio. Arch. Ortop. Milano **55**, 533–544 (1939).

Dzigit, A.: Ein Fall von Osteochondritis dissecans des Kniegelenkes als Berufskrankheit. Sovet. Chir. **8**, 318–321 (1936), russisch. Ref. Z. org. ges. Chir. **84**, 317.

Ebach, G.: Über die Nagelung der Osteochondritis dissecans. Z. Orthop. **97**, 456–461 (1963).

Egües, A.: Dissezierende Osteochondritis des Kniegelenkes. Bol. Inst. Clin. Chir. quir. **13**, 208–219 (1937), spanisch. Ref. Z. org. ges. Chir. **86**, 348.

Emanuele, L.: Le osteocondrite dissecante del ginocchio. Acta ortop. ital. **3**, 280–292 (1956).

Endler, F.: Chondrolyse als Überbeanspruchungsschaden des Kniegelenkes. Wien. med. Wschr. **108**, 948–951 (1958).

Exner, G.: Beitrag zur Pathogenese der Osteochondritis dissecans. Z. Orthop. **81**, 377–386 (1951).

Fairbank, H.: Osteochondritis dissecans. Brit. J. Surg. **21**, 67–82 (1933).

Friedenberg, Z.: Polyvinyl sponge in osteochondral joint defects. Surg. Gyn. Obstetr. **110**, 719–722 (1960).

Friedl, E.: Osteochondrosis dissecans. Fortschr. Röntgenstr. **67**, 17–25 (1943).

Gardiner, T.: Osteochondritis dissecans in three members of one family. J. Bone Jt. Surg. **37B**, 139–141 (1955).

Geymann, M.: Osteochondritis dissecans. Radiology **11**, 315–320 (1928).

Gitis, M.: Die Arteriensysteme des Kniegelenkes in Zusammenhang mit der Pathogenese chirurgischer Erkrankungen des Gelenkes. Chirurgija **2**, 46–57 (1949), russisch. Ref. Z. org. ges. Chir. **116**, 160.

Göthman, B.: A case of bilateral Osteochondritis dissecans of the lateral condyle of the tibia. Acta chir. Scand. **107**, 128–137 (1954).

Green, W.: Osteochondritis dissecans in children. J. Bone Jt. Surg. **35A**, 26–47 (1953).

Hay, B.: Two cases of osteochondritis dissecans affecting several joints. J. Bone Jt. Surg. **32B**, 361–367 (1950).

Heine, J.: Beitrag zur Pathogenese der Osteochondritis dissecans. Dtsch. Zschr. Chir. **206**, 119–131 (1927).

Hellström, J.: Beitrag zur Kenntnis der sogenannten Osteochondritis dissecans im Kniegelenk. Acta chir. Scand. **55**, 190–221 (1922).

Hirsch, E.: Necrosis of the distal epiphysis of the right femur. Amer. med. Assoc. **93**, 679–684 (1929).

Jerusalem, M.: Über freie Knochengebilde im Kniegelenk. Wien. klin. Wschr. **42**, 903–905 (1929).

Kahr, E.: Zur Ätiologie der Osteochondrosis dissecans. Fortschr. Röntgenstr. **88**, 319 bis 324 (1958).

König, F.: Über freie Körper in den Gelenken. Dtsch. Zschr. Chir. **27**, 90–109 (1888).

Kreisinger, V.: Osteochondritis dissecans und Fremdkörper im Kniegelenk. Rozhl. Chir. Gynaek **9**, 294–297 (1930), tschechisch. Ref. Z. org. ges. Chir. **51**, 590.

Kroh, F.: Osteochondritis dissecans des medialen Femurkondyls. Zbl. Chir. **61**, 2392 (1934).

Küntscher, G.: Über das Wesen der mechanisch bedingten Knochen- und Gelenkerkrankungen. Arch. klin. Chir. **193**, 665–668 (1938).

Künzli, H.: Beitrag zur Osteochondrosis dissecans. Schweiz. med. Wschr. **92**, 292 (1962).

Lagomarsino, E.: Ein seltener Fall von Königscher Osteochondritis dissecans. Rev. Ortop. **6**, 203–206 (1936), spanisch. Ref. Z. org. ges. Chir. **83**, 319.

Lamas, A.: Osteochondritis dissecans des Kniegelenkes. An. Fac. Med. **13**, 762–768 (1928), spanisch. Ref. Z. org. ges. Chir. **46**, 79.

Läwen, A.: Doppelseitige Osteochondritis dissecans am Kniegelenk. Zbl. Chir. **56**, 2847–2848 (1929).

Löfgren, L.: Spontaneous healing of osteochondritis dissecans in children and adolescents. Acta chir. Scand. **106**, 460 bis 478 (1954).

Löhr, W.: Dauererfolge bei der Behandlung der Osteochondritis dissecans. Arch. klin. Chir. **157**, 752–811 (1929).

Ders.: Epiphysenstörungen am Ellbogengelenk, zugleich ein Versuch der genetischen Erklärung der Osteochondritis dissecans. Arch. klin. Chir. **162**, 489–520 (1930).

Ludloff, K.: Zur Frage der Osteochondritis dissecans am Knie. Arch. klin. Chir. **87**, 552–570 (1908).

May, E.: Knorpelläsionen an den Femurkondylen im Experiment bei Traumatisierung der Patella. Arch. orthop. Unfallchir. **54**, 301–323 (1962).

Mauro, M.: Contributo allo studio della osteocondrite dissecante. Giorn. ital. Chir. **14**, 259–274 (1958).

Michans, J.: Osteochondritis dissecans des Kniegelenkes. Prensa méd. argent. **18**, 1401–1414 (1932), spanisch. Ref. Z. org. ges. Chir. **59**, 734.

Mohing, W.: Die Osteochondritis dissecans des Kniegelenkes. Z. Orthop. **92**, 543–560 (1960).

Mohing, W.: Die Bedeutung der juvenilen Osteochondrosen. Münch. med. Wschr. **105**, 416–420 (1963).

Ders.: Die Osteochondrosis dissecans. Med. Klin. **56**, 1000–1003 (1961).

Moreau, J.: L'ostéochondrite dissécante du genou. Arch. franco-belges Chir. **26**, 131–156 (1923).

Mouchet, A.: Ostéochondrite déformante infantile de l'épiphyse supérieure du fémur. Rev. Orthop. Paris **8**, 101–117 (1921).

Muller, L.: Osteochondritis dissecans of the medial femoral condyle. Med. Proc. **4**, 8–13 (1958).

Müller, U.: Spontanheilung der Osteochondritis dissecans. Z. Orthop. **81**, 377–386 (1951).

Nielsen, A.: Osteochondritis dissecans und Epiphyseonekrose. Verh. jüt. med. Ges. **34**, 47–55 (1935), dänisch. Ref. Z. org. ges. Chir. **74**, 179.

Niessen, H.: Über symmetrische Osteochondritis dissecans der lateralen Femurkondylen. Bruns Beitr. klin. Chir. **143**, 159–170 (1928).

Paitre, A.: A propos de quinze observations nouvelles d'ostéochondrite disséquante du genou. Bull. Soc. nat. Chir. Paris **59**, 695–703 (1933).

Parisel, F.: L'hypothèse de Ribbing dans l'ostéochondrite disséquante du genou. Acta orthop. belg. **19**, 190–194 (1953).

Paterson, T.: Osteochondritis dissecans des Knies. Rev. Ortop. **6**, 48–57 (1936), spanisch. Ref. Z. org. ges. Chir. **82**, 556.

Perassi, F.: Sull osteocondrite dissecante del ginocchio. Radiologia Roma **8**, 267–286 (1952).

Pick, M.: Familial osteochondritis dissecans. J. Bone Jt. Surg. **37B**, 142–145 (1955).

Platzgummer, H.: Die Osteochondritis dissecans. Arch. orthop. Unfallchir. **46**, 650–692 (1954).

Ravelli, A.: Zur Osteochondrolysis dissecans. Langenbecks Arch. klin. Chir. **269**, 61–64 (1951).

Ders.: Osteochondrolysis dissecans am Condylus fibularis femoris. Fortschr. Röntgenstr. **75**, 492–493 (1951).

Rehbein, F.: Die Entstehung der Osteocondritis dissecans. Langenbecks Arch. klin. Chir. **265**, 69–114 (1950).

Ribbing, S.: Zur Ätiologie der Osteochondritis dissecans. Acta radiol. **25**, 732–755 (1944).

Ders.: The hereditary multiple epiphyseal disturbance and its consequences for the aetiogenesis of local malacias particulary the osteochondrosis dissecans. Acta orthop. Scand. **24**, 286–293 (1955).

Richards, G.: Osteochondritis dissecans. Amer. J. Roentgenol. **19**, 279–284 (1928).

Ridlon: Osteochondritis dissecans. J. Amer. med. Assoc. **61**, 1777–1780 (1913).

Rocher, H.: Ostéochondrite hémorragique de l'extrémité inférieure du femur chez un garçon de 14 ans. Rev. Orthop. Paris **19**, 713–714 (1932).

Roesner, E.: Die Entstehungsmechanik der sogenannten Osteochondritis dissecans am Kniegelenk. Bruns Beitr. klin. Chir. **127**, 537–561 (1922).

Roman, R.: Einiges über freie Gelenkkörper, besonders in den Kniegelenken. Svenska läkg. **17**, 705–721 (1920), schwedisch. Ref. Z. org. ges. Chir. **10**, 64.

Röpke: Osteochondritis dissecans. 52. Tg. Dtsch. Ges. Chir. Z. org. ges. Chir. **42**, 222.

Ders.: Die operative Behandlung der Osteochondritis dissecans des Kniegelenkes. Zbl. Chir. **57**, 2504–2505 (1930).

Rostock, P.: Reichsversicherungamtsentscheidung über den Zusammenhang zwischen Osteochondritis dissecans genu und Unfall. Mschr. Unfallheilk. **39**, 20–23 (1932).

Schaefer, V.: Der Zusammenhang zwischen Osteochondritis und Unfall. Mschr. Unfallheilk. **43**, 21–29 (1936).

Schallock, G.: Untersuchungen zur Pathogenese von Aufbrauchveränderungen an den knorpeligen Anteilen des Kniegelenkes. Fischer Verlag, Jena 1942.

Schieber, M.: Zur Kenntnis der Osteochondritis dissecans. Arch. orthop. Unfallchir. **29**, 84–87 (1930).
Schröder, G.: Klinisch-röntgenologischer Beitrag zum Problem der seltenen Lokalisation der Osteochondritis dissecans. Bruns Beitr. klin. Chir. **194**, 267–277 (1957).
Seidenstein, H.: Osteochondritis dissecans of the knee. Spontaneous healing in children. Bull. Hosp. Jt. Dis. **1**, 123–134 (1957).
Sgrosso, J.: Über den traumatischen Ursprung der Osteochondritis dissecans des Knies. Bol. soc. Cir. **6**, 366–368 (1939) spanisch. Ref. Z. org. ges. Chir. **98**, 239.
Smillie, I.: Treatment od osteochondritis dissecans. J. Bone Jt. Surg. **39B**, 248–260 (1957).
Smith, A.: Osteochondritis of the knee joint. J. Bone Jt. Surg. **42A**, 289–294 (1960).
Sonntag, H.: Je ein freier und ein in Ablösung begriffener Körper in beiden Knien. Zbl. Chir. **55**, 2932 (1928).
Staa, H.: Zur Frage der Operation bei der Osteochondritis dissecans. Arch. klin. Chir. **161**, 281–308 (1930).
Tallquist, G.: The reaction to mechanical trauma in growing articular cartilage. Acta orthop. Scand. Suppl. **53**, 1–112 (1962).
Tobin, W.: Familial osteochondritis dissecans with associated tibia vara. J. Bone Jt. Surg. **39A**, 1091–1105 (1957).
Trias, A.: Effect of persistent pressure on the articular cartilage. J. Bone Jt. Surg. **43B**, 376–386 (1961).
Valdoni, P.: Osteocondrite traumatica del ginocchio. Ortop. Traumatol. Appar. Mot. **7**, 235–252 (1935).
Van Denmark, R.: Osteochondritis dissecans with spontaneous healing. J. Bone Jt. Surg. **34A**, 143–148 (1952).
Vidal, J.: Corps étranger ostéo-cartilagineux du genou. Bull. soc. Chir. Paris **59**, 714 bis 716 (1933).
Weismann, J.: The medial femoral triangle of translucency simulating osteochondritis dissecans. Amer. J. Roentgenol. **58**, 166–167 (1947).
Weller, S.: Die Osteochondrosis dissecans und ihr Zusammenhang mit der traumatischen Knorpelknochenschädigung. Bruns Beitr. klin. Chir. **207**, 215–230 (1963).
White, J.: Osteochondritis dissecans in association with Dwarfism. J. Bone Jt. Surg. **39B**, 261–267 (1957).
Wiberg, G.: Spontanheilung von Osteochondritis dissecans im Kniegelenk. Acta chir. Scand. **85**, 421–431 (1941).
Wolbach, S.: Osteochondritis dissecans. Arch. Surg. **16**, 1176–1186 (1928).
Zorat, G.: Contributo dell'artrografia opaca allo studio della osteochondrite dissecante del ginocchio. Quad. Radiol. **27**, 149–161 (1962).

Solitäre kartilaginäre Exostosen im Kniebereich

Die solitären kartilaginären Exostosen, auch Osteochondrome genannt, sind zu den *gutartigen Knochengeschwülsten* zu rechnen. Sie können an jeder Stelle des Skeletts vorkommen, die knorpelig präformiert ist. Sie sitzen dem Knochen nicht auf, sondern stellen einen *richtigen Auswuchs des Knochens* dar. Die Form und Größe der Exostosen kann verschiedenartig sein, genau so wie ihre Kuppe sowohl kopf- als auch fußwärts gerichtet sein kann.

Die Exostosen *im Bereich des unteren Oberschenkelendes* (Abb. 136) finden sich an der Innenseite etwas oberhalb der Epiphysenfuge, entsprechend dem Ansatzgebiet des M.adductor magnus und des Caput tibiale des M.gastrocnemius. Wenn die Sehne des M.semimembranaceus an der Exostose hängen bleibt, so kommt es zu einer plötzlichen Bewegungsbehinderung des Kniegelenkes. Auf diese Weise kann ein „Schnellen" des Kniegelenkes zustande kommen und eine Meniskusverletzung vorgetäuscht werden.

Exostosen im *Bereich des oberen Schienbeinendes* (Abb. 137) liegen im Ansatzbereich des M.sartorius, M.gracilis und M.semitendineus an der Innenseite des Schienbeines knapp unterhalb der Epiphysenfuge. Sie verursachen in der Regel keine Beschwerden und werden *meist als Zufallsbefunde* erhoben.

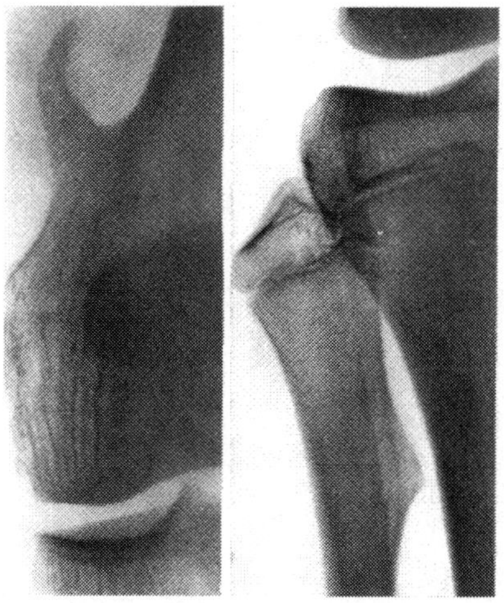

Abb. 136

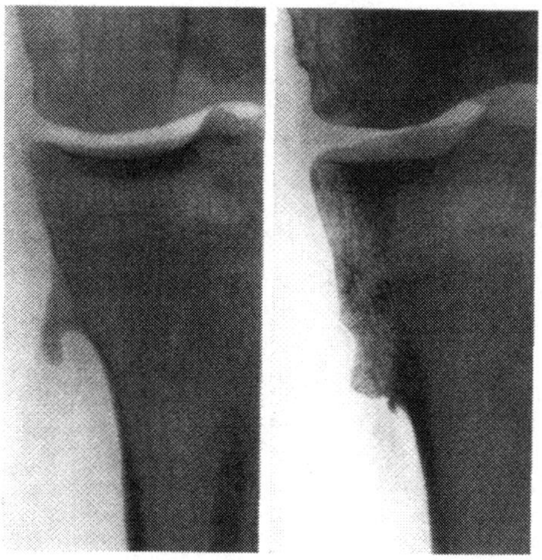

Abb. 137

Abb. 136. Solitäre kartilaginäre Exostosen am unteren Oberschenkelende und im Bereich des oberen Wadenbeines

Abb. 137. Solitäre kartilaginäre Exostosen am oberen Schienbeinende

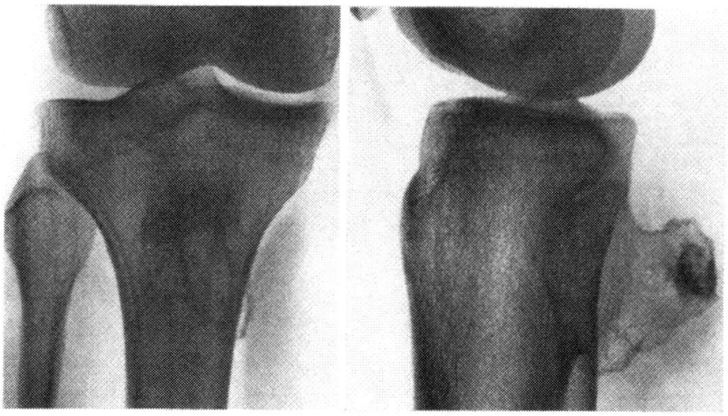

Abb. 138. 24jährige Friseurin, die seit 2 Jahren zunehmende Beschwerden beim Gehen hatte. Im Röntgenbild ist eine kartilaginäre Exostose an der Hinterseite des Schienbeinkopfes nachweisbar. Nach Entfernung der Exostose war die Patientin beschwerdefrei

Bei der *klinischen* Untersuchung können sie zu Verwechslungen mit Zysten des inneren Meniskus Anlaß geben.

Selten kommen Exostosen an der Hinterseite des Schienbeinkopfes (Abb. 138) entsprechend dem Ansatzgebiet des M.popliteus vor. Sie sind meist von breitbasiger Form und verursachen ziehende Beschwerden bei Bewegungen des Kniegelenkes.

Bestehen durch eine Exostose im Kniebereich Beschwerden, so kommt nur ihre *operative Entfernung* in Frage, da eine konservative Behandlung zwecklos ist. Während des Wachstumsalters soll man jedoch mit der operativen Entfernung der Exostosen zurückhaltend sein, um Rezidive zu vermeiden.

Häufig kommt es an der Kuppe der Exostose durch den dauernden mechanischen Reiz bei der Bewegung des Kniegelenkes zur Ausbildung eines Schleimbeutels, der sich unter Umständen entzünden kann.

In der Literatur sind Blutungen in diese Schleimbeutel, sowie Brüche der Exostosen durch eine direkte Gewalteinwirkung beschrieben worden. In diesen Fällen kommt nur die Entfernung der Exostose bzw. auch des Schleimbeutels in Frage.

Die Exostosen im Kniebereich mit der typischen Lokalisation entstehen auf nicht traumatischer Basis und sind daher als Unfallfolge abzulehnen.

Literatur

Beck, W.: Die unfallbedingte Exostose und mögliche Folgen. Mschr. Unfallheilk. **54**, 141–148 (1951).

Haas, E.: Durch Exostose bedingte Bewegungseinschränkung des Kniegelenkes. Zbl. Chir. **67**, 1297–1299 (1940).

Mordeja, J.: Über Exostosen. Z. Orthop. **85**, 606–618 (1955).

Murphy, F.: Cartilaginous exostoses following irradiation. J. Bone Jt. Surg. **44A**, 662–668 (1962).

Porstmann, W.: Störung der peripheren Durchblutung durch kartilaginäre Exostosen. Fortschr. Röntgenstr. **96**, 568–570 (1962).

Schilling, H.: Solitäre Exostosen. Arch. orthop. Unfallchir. **53**, 119–129 (1961).

Seubert, R.: Ein weiterer Fall von artikulierter Sackexostose. Zbl. Chir. **56**, 2953 bis 2955 (1929).

Strater, P.: Die solitäre Exostose. Zbl. Chir. **86**, 777–779 (1961).

Xanthomatöse Riesenzellengeschwulst des Kniegelenkes

Die Riesenzellengeschwülste des Kniegelenkes nehmen ihren *Ausgang von der Gelenkkapsel.* Ob es sich um *echte Geschwülste handelt oder nicht, konnte bisher pathologisch-anatomisch nicht entschieden* werden. *Ebenso ist ihre Genese ungeklärt.* Einige Autoren führen sie auf ein Trauma zurück, während andere eine bestehende Hypercholesterinaemie als begünstigendes und das Trauma als auslösendes Moment ansehen.

Eine *maligne Entartung* wurde bisher noch *nicht* beobachtet.

Die *Diagnose* der xanthomatösen Riesenzellengeschwulst ist in fast allen Fällen vor der Arthrotomie unmöglich. Die meisten Patienten kommen wegen plötzlicher Einklemmungen oder wegen zunehmender Beschwerden beim Gehen entsprechend dem Größenwachstum der Geschwulst in Behandlung.

Das *klinische* Bild entspricht oft dem eines Meniskusrisses, einer Meniskuszyste oder eines freien Gelenkkörpers.

Ab und zu gibt die *Kontrastdarstellung* des Kniegelenkes einen Hinweis auf einen intraartikulären Tumor (Abb. 139).

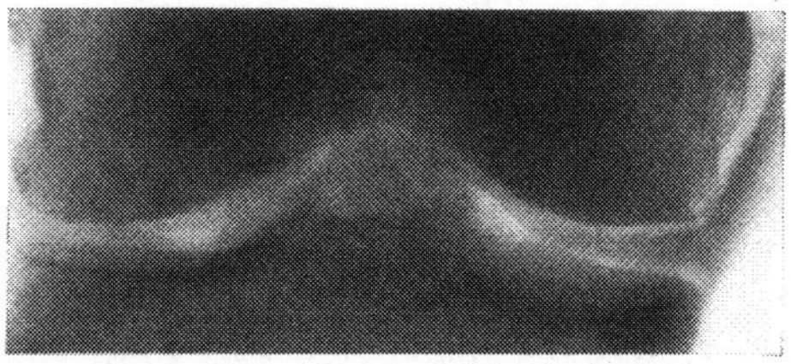

Abb. 139. Pneumoradiographie bei einer operativ bestätigten Riesenzellengeschwulst des Kniegelenkes. Im Bereich der Eminentia intercondyloidea tibiae ist eine ungefähr 20 mm breite Verschattung sichtbar, durch die der stärkere Schatten des Kreuzbandes hindurchzieht

Als *Behandlung* kommt nur die *Arthrotomie* des Kniegelenkes mit Entfernung der Riesenzellengeschwulst in Frage. Wegen der Möglichkeit einer unvollständigen Entfernung und der daher beobachteten Rezidive wird von manchen Autoren eine Röntgennachbestrahlung empfohlen. Diese ist jedoch bei exakter Entfernung der Riesenzellengeschwulst überflüssig.

Der Zugang zum Kniegelenk erfolgt wie zum medialen Meniskus. Diese Schnittführung ist ausreichend, da man auch über die Gegend der Eminentia intercondyloidea, in deren Bereich die Riesenzellengeschwulst meist liegt, einen guten Überblick gewinnt. Man findet einen bläulichrot schimmernden, glänzenden, von Synovia überzogenen Tumor, der gestielt ist. Der Stiel endet immer an der Kniegelenkkapsel (Abb. 140) und muß hier abgetragen werden. Die weitere Operation und Nachbehandlung erfolgt wie bei einer Meniskusteilentfernung.

Histologisch findet man bei der xanthomatösen Riesenzellengeschwulst Schaumzellen und verstreut *Touton*sche Riesenzellen. Im polarisierten Licht läßt sich Cholesterin nachweisen.

Zur Begutachtung läßt sich sagen, daß eine xanthomatöse Riesenzellengeschwulst als Unfallfolge abzulehnen ist.

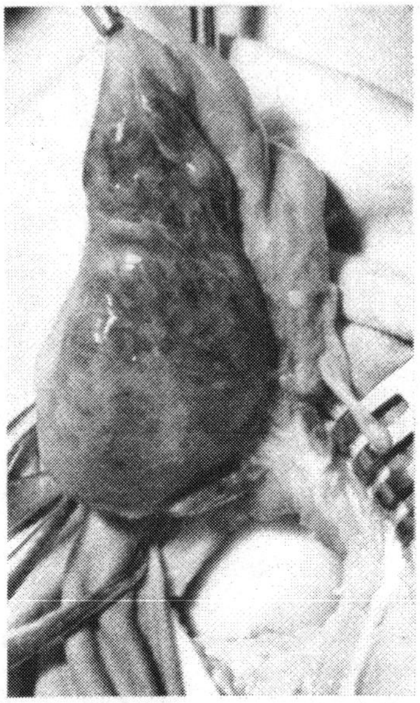

Abb. 140. Operationsfoto einer xanthomatösen Riesenzellengeschwulst. Der Tumor ist aus dem Gelenk herausgezogen und nach oben umgeschlagen. Man sieht deutlich den Stiel, der an der *Gelenkkapsel* seinen Ursprung hat

Literatur

Banfalvi, T.: Seltener Fall von Geschwulst des Kniegelenkes. Orv. Hetil 1293–1294 (1935), ungarisch. Ref. Z. org. ges. Chir. **76**, 527.

Bonn, R.: Xanthom des Kniegelenkes als Unfallfolge. Arch. orthop. Unfallchir. **33**, 146–148 (1933).

Cederlund, H.: Zwei Fälle von intraartikulärem Xanthom im Kniegelenk. Acta chir. Scand. **84**, 143–154 (1940).

Eichbaum, F.: Zur Frage des Geschwulstcharakters gutartiger Kniegelenktumoren. Bruns Beitr. klin. Chir. **152**, 184–209 (1931).

Frangenheim: Das gutartige xanthomatöse Riesenzellensarkom der Gelenkkapsel. 13. Tag. Dtsch. Ges. Chir. 3.–6.4.1929. Z. org. ges. Chir. **45**, 790.

Hunter, W.: Benign polymorphocellular tumors of the knee region. Amer. J. Pathol. **7**, 13–30 (1931).

Jonasch, E.: Xanthomatöse Riesenzellengeschwulst im Kniegelenk. Arch. orthop. Unfallchir. **48**, 656–658 (1957).

Ders.: Ein weiterer Fall einer Riesenzellengeschwulst im Kniegelenk. Arch. orthop. Unfallchir. **50**, 611–612 (1959).

Latten, W.: Seltene Ursache einer Mauseinklemmung im Kniegelenk. Ein Beitrag zu Klinik der xanthomatösen Riesenzellgranulome. Arch. klin. Chir. **161**, 416–428 (1930).

Mathieu, P.: Synovite du genou de type histologique granulo-xanthomateux. Mém. Acad. Chir. Paris **65**, 632–638 (1939).

Pampari, D.: Contributo casistico allo xanthoma delle sinoviali articolari. Policlinico Sez. Chir. **49**, 223–240 (1942).

Raszeja, F.: Differentialdiagnose bei chronischen Kniegelenkerkrankungen. Chir. narz. Ruchu **7**, 171–186 (1934). Ref. Z. org. ges. Chir. **69**, 432.

Satanowsky, S.: Riesenzellgranulom des Fettbandes des Kniegelenkes. Rev. Asoc. méd. argent. **64**, 274–275 (1950), spanisch. Ref. Z. org. ges. Chir. **118**, 269.

Sonntag, E.: Xanthoblastom. Zbl. Chir. **55**, 2932 (1928).

Ders.: Über intraartikuläre Xanthome des Knies. Dtsch. Z. Chir. **223**, 346–359 (1930).

Stedtfeld, G.: Beitrag zur Klinik und Histologie der Xanthome. Z. Orthop. **87**, 298–304 (1956).

Ders.: Gutartige Riesenzelltumoren der Kniegelenke. Z. Orthop. **87**, 532–541 (1956).

Volckmann, J.: Xanthom und Unfall. Arch. orthop. Unfallchir. **40**, 273–274 (1940).

Riesenzellengeschwulst der Knochen im Kniegelenkbereich

Die Riesenzellengeschwülste der Knochen kommen so gut wie immer in der *Epiphyse der Röhrenknochen* (Abb. 141 u. 142) und nur selten in den platten Knochen vor.

Die häufigste Lokalisation in den langen Röhrenknochen ist die untere Oberschenkel- und vor allem die obere Schienbeinepiphyse. *Infolge der Nähe des Kniegelenkes ist hier die Behandlung schwierig.*

Die *Auskratzung* der Riesenzellengeschwulst und die nachfolgende Auffüllung der entstandenen Höhle mit Knochenspänen ist wegen der Rezidivgefahr *ungenügend. Jedes Rezidiv beschwört aber die Gefahr einer malignen Entartung herauf, da die Riesenzellengeschwulst nur bedingt gutartig ist* (*Hellner*). Andererseits beweist nach *Hellner* die zystische Umwandlung der Riesenzellengeschwulst eine Ausheilungstendenz und ist als prognostisch günstiger zu beurteilen.

Als *Behandlung* kommt nur die Resektion des Tumors und des entsprechenden Gelenkkörpers in Frage. Die Versuche eines plastischen Ersatzes mit Erhaltung der Beweglichkeit des Kniegelenkes haben sich als *nicht zufriedenstellend* erwiesen. *Juvara* hat als erster ein Operationsverfahren (Abb. 143) angegeben, bei dem der erhaltene Gelenkkörper (Oberschenkel oder Schienbein) in der Mitte frontal gespalten, um 180° gedreht und zur Überbrückung des entstandenen Defektes verwendet wird. Durch dieses Operationsverfahren wird einerseits der Defekt überbrückt und andererseits gleichzeitig eine Kniegelenkarthrodese ausgeführt.

Heute verwendet man zur besseren Stabilisierung den Arthrodesenagel nach

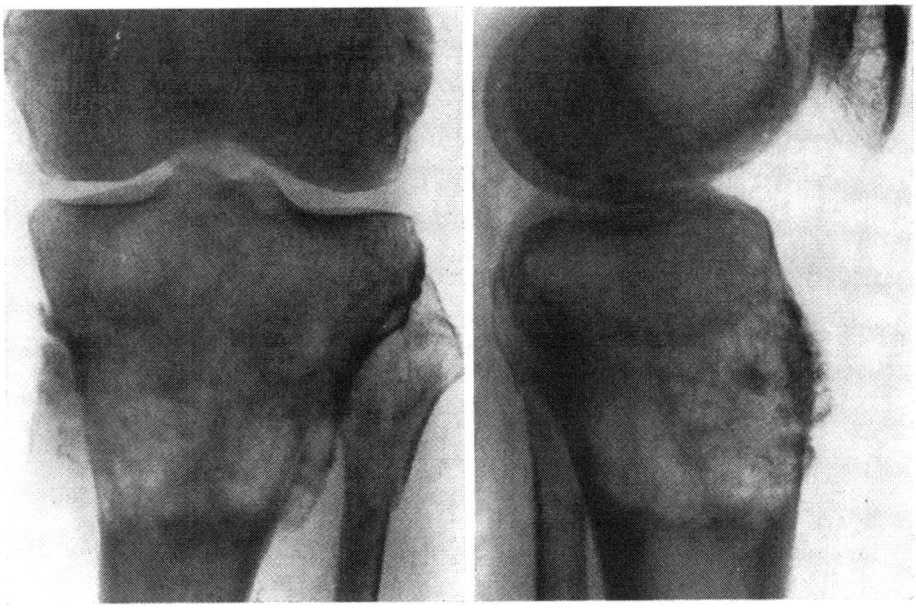

Abb. 141. Röntgenbild einer Riesenzellengeschwulst im Schienbeinkopf bei einem 47 jährigen Kaufmann. Vor 7 Jahren wurde im Schienbeinkopf ein Tumor festgestellt. Nach einer Probeexzision erfolgte eine Röntgenbestrahlung. Vor 4 Monaten Spontanfraktur

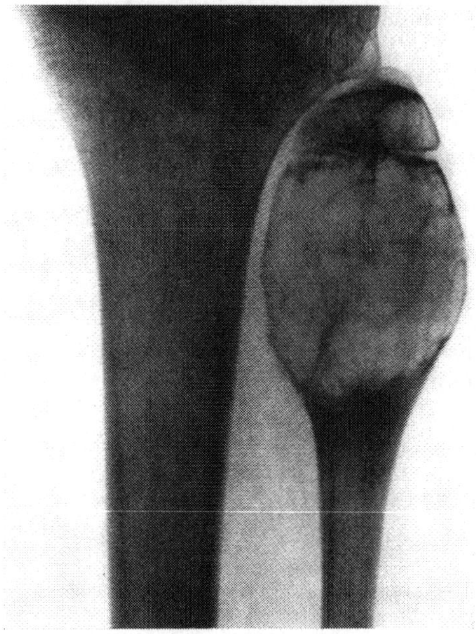

Abb. 142. Riesenzellengeschwulst im Wadenbeinköpfchen bei einem 13jährigen Knaben

Küntscher und verbindet den stehengebliebenen und den umgekippten Knorren mit einer Schraube mit Gegenmuttern fest miteinander. Nach dem Vorschlag von *J. Böhler* soll der erhaltene Gelenkkörper nicht frontal, sondern sagittal gespalten werden, da der Marknagel dadurch einen besseren Halt hat.

Sowohl der durch das Umkippen entstandene Defekt, als auch der restliche Defekt im Resektionsbereich werden mit homoioplastischen Kortikalisspänen ausgefüllt und diese mit Drahtschlingen fixiert.

Das obere Drittel des Wadenbeines wird zur besseren Durchführung der Operation immer reseziert. Die Kniescheibe muß nicht entfernt, sondern braucht nur zum Einwachsen entknorpelt zu werden.

Nach der Operation wird eine gespaltene Gipshülse angelegt, die nach 2 Wochen durch eine geschlossene zu ersetzen ist, mit der der Patient aufstehen und herumgehen kann.

Die Dauer der Ruhigstellung beträgt 12 Wochen.

Literatur

Böhler, J.: Marknagelarthrodese des Kniegelenkes mit Umkipp-Plastik. Chir. Praxis 427–430 (1959).

Busatti, P.: Sul trattamento ricostruttivo consecutivo a resezione per tumori del ginocchio. Ortop. Traumatol. app. motore **7**, 326–347 (1935).

Codman, E.: Treatment of giant-cell tumors about knee, Surgery **64**, 485–496 (1937).

Coley, B.: Giant cell tumor of bone. Amer. J. Surg. **96**, 479–491 (1958).

Grigorescu, J.: Die chirurgische Behandlung der benignen Tumoren des Kniegelenkes mittels der Juvaraschen Operation. Bruns Beitr. klin. Chir. **160**, 575–587 (1934).

Hellner, H.: Die chirurgische Behandlung der soliden und zystischen Riesenzellgeschwulst. Chirurg **29**, 149–152 (1958).

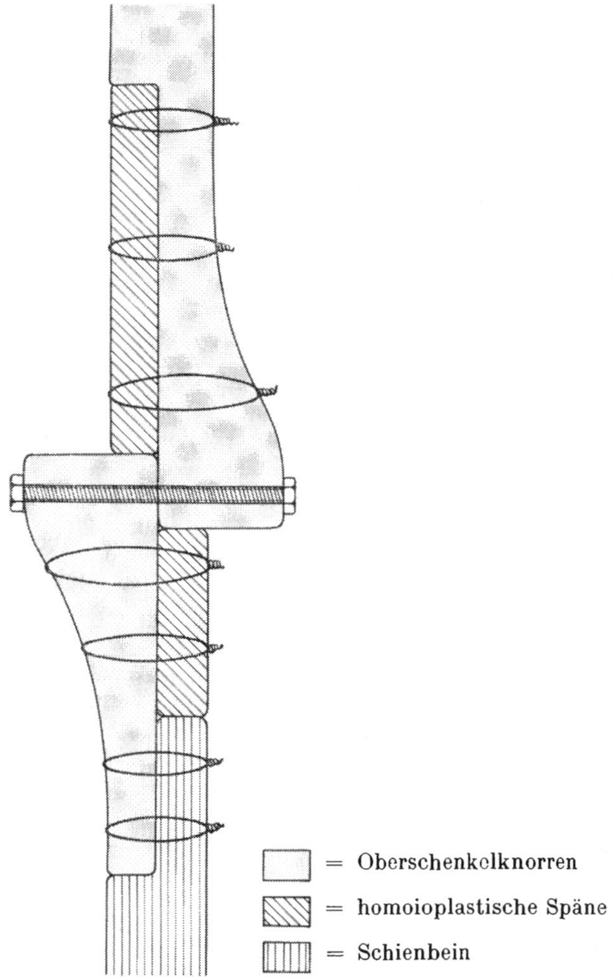

Abb. 143. Schematische Darstellung der Operation nach JUVARA

Herfarth, H.: Ein zentrales Myxom der Tibia. Arch. klin. Chir. **170**, 283–286 (1936).

Hiertonn, T.: Cystic lesions of bone resembling giant cell tumors. Acta orthop. Scand. **32**, 281–289 (1962).

Johnson, R.: Treatment of benign giant-cell tumors in the lower third of the femur by curettage and "teleskoping" the fragments of bone. J. Bone Jt. Surg. **27**, 557–561 (1945).

Juvara, E.: Reconstitution de la tige osseuse fémoro-tibiale. Bull. Soc. chir. Paris **55**, 541–556 (1929).

Ders.: Fälle von plastischer Chirurgie nach Abtragung gutartiger Geschwülste des Knies. Bull. Soc. med. Bukarest **3**, 20–23 (1929). Ref. Z. org. ges. Chir. **49**, 556.

Kindler, K.: Zur Klinik und Behandlung jugendlicher Knochenzysten und Riesenzellgeschwülste. Bruns Beitr. klin. Chir. **194**, 129–138 (1957).

Marziani, R.: Localizzazione sinovale di un tumore gigantocellulare dell'epifisi distale del femore. Atti mem. Soc. Lomb. Chir. **5**, 1587–1598 (1937).

Matzen, P.: Defektüberbrückung nach Resektion von Riesenzelltumoren. Verh. Dtsch. Orthop. Ges. 46. Kongr. 281–283 (1958).

Merle d'Aubigné, R.: Diaphyso-epiphysal resection for bone tumor at the knee. J. Bone Jt. Surg. **40B**, 385–395 (1958).

Pegullo, J.: Tumeur à myéloplaxes de l'extrémité supérieure du tibia opération de Juvara. Afr. franç. chir. **16**, 333–338 (1958).

Rocca, P.: Il tumore a cellule giganti. Minerva med. Torino 2623–2631 (1961).

Rockwell, M.: Giant cell tumors of bone in south India. J. Bone Jt. Surg. **43A**, 1035–1040 (1961).

Schmid, P.: Knochenzysten bei Jugendlichen. Tbc-arzt **4**, 640–646 (1950).

Schwartz, E.: Sarcome à myéloplaxes de l'extrémité inférieure du fémur. Rev. Orthop. Paris **24**, 71–73 (1913).

Talbot: Un cas de xanthome osseux solitaire du bulbe tibial. Mém. Acad. Chir. Paris **75**, 58–60 (1949).

Taubert, G.: Über die malignen Riesenzellgeschwülste. Zbl. Chir. **83**, 209–218 (1958).

Vitalli, H.: Zur Diagnose der gutartigen „zystischen" Knochentumoren. Münch. med. Wschr. **105**, 514–523 (1963).

Hämangiom des Kniegelenkes

Die Hämangiome des Kniegelenkes nehmen ihren *Ausgang von der Synovia oder vom subserösem Gewebe der Gelenkkapsel.*

Die ersten *Beschwerden* beginnen meist in der Kindheit und ziehen sich *über viele Jahre* hin. Mit der Zeit nehmen die unklaren Beschwerden zu, bis sie meist im Bereich der Kniescheibe lokalisiert sind. Zu diesem Zeitpunkt können in zunehmendem Maße Einklemmungen auftreten.

Klinisch findet man in diesem Stadium teilweise eine umschriebene Schwellung beiderseits der Kniescheibe, die sich wegdrücken läßt und ihre Größe bei Lagewechsel des Beines ändert. Wenn das Hämangiom gestielt ist und in das Kniegelenk hineinragt, fehlt diese Vorwölbung. Meist ist am Oberschenkel ein Muskelschwund vorhanden.

Das *Röntgenbild* zeigt in der Regel keine Besonderheiten, außer es ist in den Septen des Hämangioms zu einer Knochenbildung gekommen.

Häufig wird die Diagnose einer chronischen Bursitis oder eines Meniskusrisses gestellt.

Besteht z.B. durch Einklemmung und Quetschung des Hämangioms eine akute Blutung in das Gelenk ohne daß ein entsprechendes Trauma vorhanden war, so kann eine Kniegelenkpunktion auf ein Hämangiom hinweisen.

Bisher ist noch *kein Fall einer malignen Entartung* eines Hämangioms im Kniegelenkbereich bekannt geworden.

Als *Behandlung* kommt nur die *operative Entfernung* des Hämangioms in Frage. Die Operation soll in Blutleere erfolgen. Zur Eröffnung des Kniegelenkes eignet sich am besten ein Parapatellarschnitt.

Literatur

Balice, G.: Di una entita nosologica complessa angiomixomatosa e granulomatosa aspecifica semplice a carico della sinoviale del ginocchio. Ortop. Traumatol. appar. mot. **3**, 198–208 (1931).

Benett, G.: Hemangioma of joints of five cases. Arch. Surg. **38**, 487–500 (1939).

Bertele, G.: Beitrag zur Kenntnis der Hämangiome des Kniegelenkes. Zbl. Chir. **78**, 711–717 (1953).

Freund, D.: Kontrastdarstellung eines tiefen Weichteilhämangioms. Z. Orthop. **86**, 113–116 (1958).

Haas, A.: Gefäßtumoren der Kniegelenkkapsel. Dtsch. Z. Chir. **173**, 130–141 (1922).

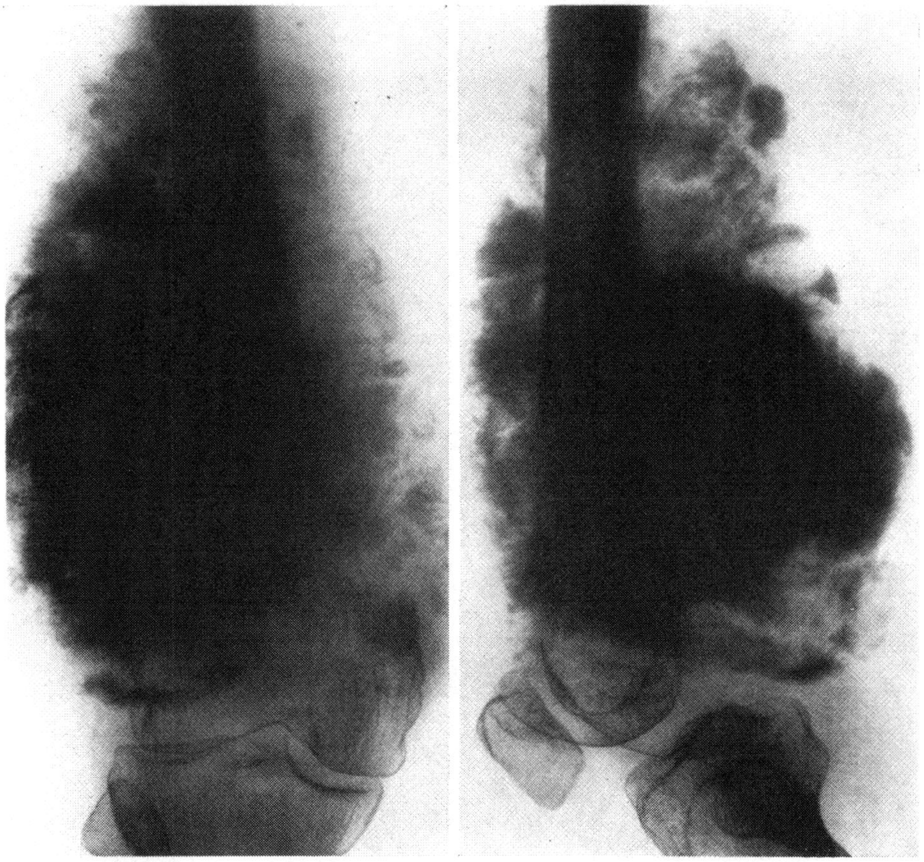

Abb. 144. Sarkom im Bereich des unteren Oberschenkelendes bei einem 50jährigen Mann. Die ersten Beschwerden traten vor $4^1/_2$ Jahren auf. Damals konnte der Patient das Kniegelenk nicht ganz beugen. Oberhalb der Kniekehle war ein Tumor mit einem Durchmesser von ungefähr 5 cm tastbar, der mit dem Knochen in Verbindung stand

Hunt, A.: Cavernous hemangioma of the knee joint. J. Bone Jt. Surg. **33B**, 106–107 (1951).

Jacobs, J.: Hemangioma of the knee joint. J. Bone Jt. Surg. **31A**, 831–836 (1949).

Kristo, B.: Hämangiom des Kniegelenkes. Zbl. Chir. **84**, 13–15 (1959).

Lauwers, G.: Angiofibrome der Kniegelenkkapsel. Nederl. Tijdschr. Geneesk. 6384 bis 6385 (1928), holländisch. Ref. Z. org. ges. Chir. **45**, 539.

Lewis, R.: Hemangioma of the synovial membrane. J. Bone Jt. Surg. **41A**, 264–271 (1959).

Mizuno, J.: Über einen Fall von Kniegelenkkapselangiom. Zbl. Chir. **64**, 353–356 (1937).

Ragnotti, E.: L'angioma della capsula articolare del ginocchio. Arch. ital. Chir. **46**, 189–220 (1937).

Ritter, U.: Fehldeutung eines kavernösen Hämangioms der Kniegelenkkapsel als eingeklemmter Innenmeniskus. Zbl. Chir. **77**, 310–315 (1952).

Sabanas, A.: Hemangioma of the knee joint complicated by synovial chondromatosis. Proc. Staff. Meet. Mayo Clin. **30**, 171–179 (1955).

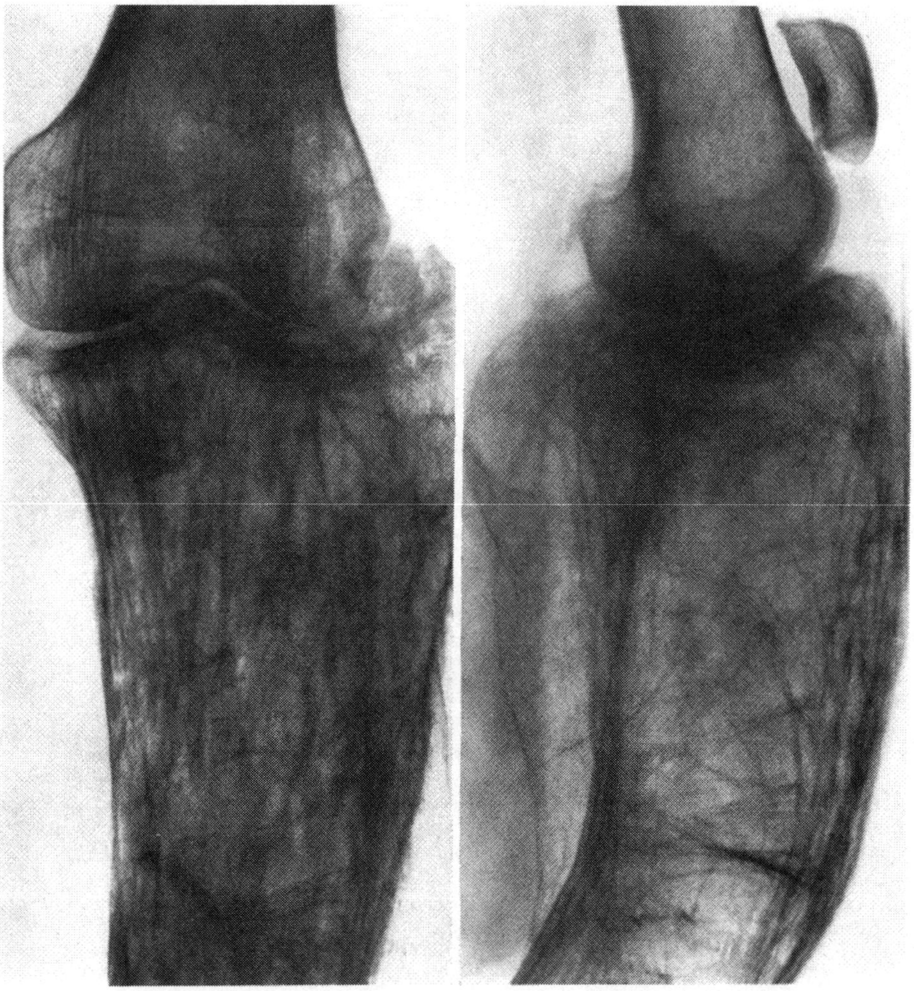

Abb. 145. *Paget*sche Erkrankung bei einem 53jährigen Landwirt

Serra, A.: Beitrag zur Lehre der primären Muskelangiome. Arch. klin. Chir. **103**, 1018–1030 (1914).

Soule, E.: Hemangioma of the synovial membrane. J. Bone Jt. Surg. **41 A**, 264 bis 271 (1959).

Stahr, H.: Über geschwulstmäßige Zottenvermehrung im Kniegelenk (papilläres Angiom). Z. Chir. **55**, 287–288 (1928).

Stauber, R.: Hämangiom der Bursa praepatellaris. Zbl. Chir. **82**, 1409–1412 (1957).

Tavernier: Angiome de la synoviale du genou. Lyon Chir. **35**, 684–685 (1938).

Torklus v., D.: Die Synovitis villosa pigmentosa des Kniegelenkes. Arch. orthop. Unfallchir. **54**, 174–179 (1962).

Weaver, J.: Hemangiomata of the lower extremities. J. Bone Jt. Surg. **20**, 731–749 (1938).

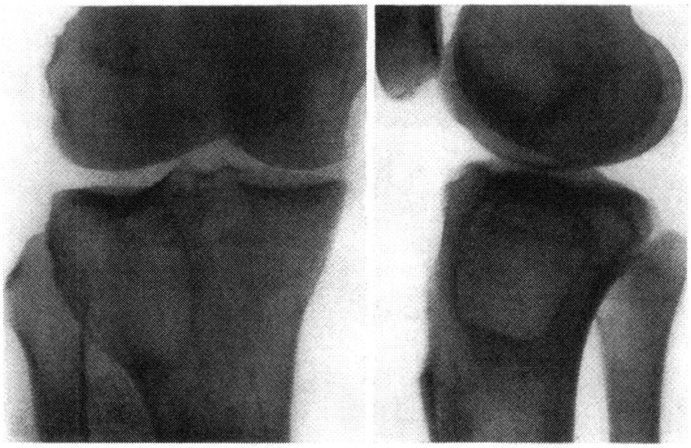

Abb. 146. Nicht ossifizierendes Markfibrom (non-osteogenic fibroma of bone) im Bereich des äußeren Schienbeinkopfes bei einem 24jährigen Mann. Der Tumor wurde als Zufallsbefund anläßlich einer Röntgenuntersuchung des Kniegelenkes nach einer Prellung erhoben. Das Markfibrom wurde *operativ* entfernt und die dadurch entstandene Höhle mit *Spongiosaspänen* aufgefüllt

Lipome, Fibrome und Lipofibrome

Als *gutartige* Geschwülste können im Kniebinnenraum noch Lipome, Fibrome und Lipofibrome vorkommen. Am seltensten sind die Lipome. Während die Lipome nur von der Gelenkkapsel oder von den Menisken ausgehen können, sind die Fibrome praktisch ubiquitär.

Synovialom

Das Synovialom stellt eine *außerordentlich bösartige* Geschwulst dar. Meist hat sie ihren Ursprung an der Synovialis und ist durch ein *sehr rasches* Wachstum gekennzeichnet.

Literatur

Balensweig, I.: Acute torsion of pedunculated lipoma of the knee joint. Amer. J. Surg. **39**, 127–129 (1938).

Bertini, G.: Raro tumore primitivo posttraumatico della capsula articolare del ginocchio (endotelioma sinoviale). Infortun. Traumat. Lav. **2**, 159–172 (1936).

Birkner, H.: Zur Klinik der Synovialome. Zbl. Chir. **75**, 770–775 (1950).

Bonaccorsi, A.: Le neoformazioni benigne del ginocchio in rapporto al trauma. Policlinico sez. chir. **45**, 105–114 (1938).

Bonne, C.: Synoviome. Geneesk. Tijdschr. Nederl.-Indie **75**, 1384–1390 (1935), holländisch. Ref. Z. org. ges. Chir. **75**, 143.

Brüning, W.: Zur Differentialdiagnose der benignen und malignen Synovialome. Bruns Beitr. klin. Chir. **205**, 99–104 (1962).

Campbell, D.: Intra- und extraartikuläre Lipome des Kniegelenkes. Fortschr. Röntgenstr. **37**, 852–863 (1928).

Diamant-Berger, L.: Un cas de volvulus d'un lipome pédiculé intraarticulaire du genou. Bull. Soc. Chir. Paris **56**, 744–745 (1930).

Diez, J.: Das synoviale artikuläre Endotheliom. Prensa méd. argent. **18**, 487–500

(1931), spanisch. Ref. Z. org. ges. Chir. **57**, 155.

Enderlen: Über Geschwülste der Kniegelenkkapsel. Med. Klin. **16**, 721–724 (1920).

Ferla, L.: Sinovialoma del ginocchio. Chir. org. movim. **19**, 239–252 (1934).

Henschen, C.: Das Myxosarkom der Kniegelenkkapsel. Chirurg **10**, 279–287 (1938).

Hodgson, F.: Malignant synovioma of the knee joint. J. Bone Jt. Surg. **17**, 184–188 (1935).

Hohenthal, T.: Ein Fall von primärem Sarkom der Kniegelenkkapsel. Finska Läk. sällsk. Hdl. **76**, 458–476 (1934), schwedisch. Ref. Z. org. ges Chir. **69**, 511.

Karlen, A.: Fall von Synovialom im Kniegelenk. Nord. Med. 3705–3707 (1942), schwedisch. Ref. Z. org. ges. Chir. **109**, 448.

Murard, J.: Oléome du genou datant de quinze ans. Rev. Orthop. Paris **21**, 27–36 (1934).

Neugebauer, G.: Zur Klinik des Osteolipoms. Med. Klin. **34**, 360–361 (1938).

Négrié: Tumeur à myélolpaxes de le synoviale du genou. Bull. Soc. nat. Chir. Paris **55**, 617–619 (1929).

Novich, M.: The management of primary sarcoma of bones and joints. J. Newark Beht Israel Hosp. **7**, 299–319 (1961).

Prym, P.: Synoviales Sarkoendotheliom des Kniegelenkes. Virchows Arch. **279**, 71–78 (1930).

Rech, H.: Zur Klinik des sogenannten malignen Synovialoms. Zbl. Chir. **84**, 1092–1102 (1959).

Rodi, G.: Lipomatosi e pseudolipomatosi articolare. Pathologica Genova **26**, 38–47 (1934).

Roetzer, H.: Seltene Tumoren des Kniegelenkes. Verh. Dtsch. Orthop. Ges. 42. Kongr. 104–107 (1954).

Rosen v., S.: Ein Fall von synovialem Sarkoendotheliom des Kniegelenkes. Acta orthop. Scand. **8**, 190–207 (1937).

Schulz, P.: Zur Differentialdiagnose der Kniegelenkerkrankungen. Zbl. Chir. **86**, 1043–1047 (1961).

Stedtfeld, G.: Zur Differentialdiagnose von Kniegelenkerkrankungen. Med. Klin. **52**, 859–861 (1952).

Suermondt, W.: Tumoren der Gelenkkapsel. Arch. chir. nederl. **2**, 278 (1950), holländisch. Ref. Z. org. ges. Chir. **123**, 124.

Tillotson, J.: Synovial sarcomata. J. Bone Jt. Surg. **33A**, 459–473 (1951).

Wegelin, C.: Über falsche und echte Tumoren der Kniegelenkkapsel. Schweiz. med. Wschr. **58**, 722–726 (1928).

Wehner. K.: Ein großes Fibrom des Kniegelenkes, entstanden im Anschluß an einen Abriß des Ligamentum patellae. Z. Orthop. **58**, 77–81 (1932).

Weickert, H.: Seltene Kniegelenkerkrankungen. Beitr. Orthop. Traumatol. **7**, 443–454 (1960).

Diese Zusammenstellung enthält Arbeiten, die sich mit Knochentumoren im Kniegelenkbereich befassen.

Gilmer, S.: Central fibrosarcoma of bone. J. Bone Jt. Surg. **40A**, 121–141 (1958).

King, E.: An example of benign osteogenic Sarkoma. Brit. J. Surg. **19**, 330–333 (1931).

Manges, W.: Osteogenic sarcoma of the tibia. Surg. clin. N. Amer. **9**, 1201–1216 (1929).

Maudsley, R.: Non-osteogenic fibroma of bone. J. Bone Jt. Surg. **38B**, 714–733 (1956).

Monesi, B.: Angioma cavernoso della metaepifisi superiora del peroneo. Arch. Putti **6**, 38–43 (1955).

Montag, H.: Über ein Hämangioendotheliom des Schienbeines. Fortschr. Röntgenstr. **86**, 95–98 (1957).

Perlman, R.: Sarcoma formation in Paget's disease of bone. J. Bone Jt. Surg. **16**, 594–603 (1934).

Petacci, M.: Interessante caso di sarcoma posttraumatico del ginocchio. Policlinico Sez. prat. 537–547 (1940).

Richter, G.: Gutartige Knochentumoren. Bruns Beitr. klin. Chir. **201**, 58–76 (1960).

Sherman, R.: The roentgen diagnosis of haemangioma of bone. Amer. J. Roentgenol. **86**, 1146–1159 (1961).

Studemund, H.: Osteoid-Osteom im Femurkondylus. Zbl. Chir. **87**, 1433–1437 (1962).

Vitalli, P.: Zur Differentialdiagnose maligner Knochentumoren bei Jugendlichen. Arch. orthop. Unfallchir. **52**, 547–566 (1961).

Winogradoff, P.: Sarkom des Kniegelenkes. Chirurgija **34**, 345–349 (1913), russisch. Ref. Z. org. ges. Chir. **3**, 735.

Witwicki, T.: Résultats du traitement des tumeurs malignes de l'os par la résection biologique. Rev. Orthop. Paris **48**, 17–26 (1962).

In dieser Literaturzusammenstellung sind Arbeiten über freie Gelenkkörper verschiedenen Ursprungs und verschiedener Lokalisation im Kniegelenk enthalten.

Bartoli, O.: Sui corpi mobili articolari di origine sinoviale. Arch. Soc. ital. chir. 973–974 (1930).
Ders.: Genesi dei corpi mobili articolari di origine sinoviale. Chir. org. movim. **14**, 594–606 (1930).
Bejdl, W.: Zur Entstehung freier Gelenkkörper. Arch. orthop. Unfallchir. **46**, 263–268 (1954).
Bligh, W.: Large ossicles in both knee joints. Brit. med. J. **3533**, 529 (1928).
Chrétien: Corps étrangers articulaires du genou et exstirpation. Arch. prov. chir. Paris **22**, 466–467 (1913).
Curtis, G.: Osteocartilaginous loose bodies in the knee joint. Surg. Clin. N. Amer. **9**, 415–430 (1929).
Davalli, C.: Considerazioni sui corpi mobili articolari. Clin. ortop. Parma **12**, 51–61 (1960).
Franceschini, P.: Sopra la struttura e l'accrescimento dei corpi articolari liberi. Ann. ital. Chir. **9**, 892–920 (1930).
Fumagalli, R.: Corpi liberi articolari multipli in grave osteosi cronica deformante posttraumatica del ginocchio. Atti mem. Soc. lomb. Chir. **2**, 1974–1989 (1934).
Fürst, A.: Gelenkmäuse. Klinik und Histologie. Roz. chir. gyn. **6**, 111–112 (1927), tschechisch. Ref. Z. org. ges. Chir. **42**, 478.
Geist, E.: Loose body under the external semilunar cartilage of the knee. J. Amer. med. Assoc. **92**, 1751–1752 (1929).
Gold, E.: Gelenkkapselosteomatose. Zbl. Chir. **57**, 2067–2069 (1930).
Harbecke, W.: Freie Gelenkkörper des Kniegelenkes in submeniskären Taschen. Zbl. Chir. **85**, 1253–1256 (1960).
Hébraud: Une technique d'extraction des souris articulaires du genou. Arch. méd. nav. **128**, 1021–1022 (1938).
Kroh, F.: Gelenkkapsel und Gelenkmäuse in einem Fall von Arthritis deformans adhaesiva. Arch. orthop. Unfallchir. **21**, 267–288 (1922).
Lamson: Movable bodies in the knee joint. Surg. Gyn. Obstetr. **33**, 490–493 (1921).
Laroyenne, R.: Corps étranger intra-articulaire du genou. Lyon méd. **141**, 726–728 (1928).
Lino, G.: Su due casi di corpi liberi articolari del ginocchio. Ann. ital. Chir. **10**, 426–438 (1931).
Saupe, R.: Multiple große geschichtete Gelenkkörper im Kniegelenk. Fortschr. Röntgenstr. **37**, 12–14 (1928).
Schnaberth, K.: Vortäuschung freier Gelenkkörper im Kniegelenk. Zbl. Chir. **67**, 1577–1578 (1940).
Smith, J.: Loose bodies in the knee joint. Canad. med. Assoc. J. **4**, 209–215 (1914).
Stener, B.: Loose bodies in the knee joint with some special forms of location. Acta chir. Scand. **112**, 65–68 (1956).
Ders.: Loose body in the anterior recess of the medial menisco-tibial joint space. Acta chir. Scand. **113**, 322–323 (1957).
Whitelocke, R.: Loose bodies in the knee with special reference to their etiology and growth. Brit. J. Surg. **1**, 650–664 (1914).

Tabische Veränderungen des Kniegelenkes

Von den Tabikern werden ungefähr 20 bis 30% von Gelenkveränderungen befallen, wobei am häufigsten das Kniegelenk betroffen ist.

Die Gelenkveränderungen können durch eine exogene Ursache, durch ein Trauma hervorgerufen werden. Andererseits genügt oft bei dem veränderten Ernährungszustand des Knochengewebes bereits die normale Gelenkbeanspruchung. Fördernd wirken noch die trophischen Störungen, das Fehlen jeglicher Schmerzempfindung und die ataktischen Bewegungen.

Die *Knochen- und Gelenkveränderungen treten oft als erstes Symptom der Tabes* auf, so daß man dadurch erst auf eine Tabes aufmerksam wird, während alle anderen bekannten Erscheinungen fehlen.

Wie oben erwähnt sind Tabiker durch äußere Traumen sehr gefährdet. *Bereits durch eine geringe Zerrung oder Prellung können schwere tabische Gelenkveränderungen ausgelöst werden.* Diese entwickeln sich frühestens nach 3 Monaten (Abb. 147).

Die befallenen Gelenke sind meist stark geschwollen. Charakteristisch sind die

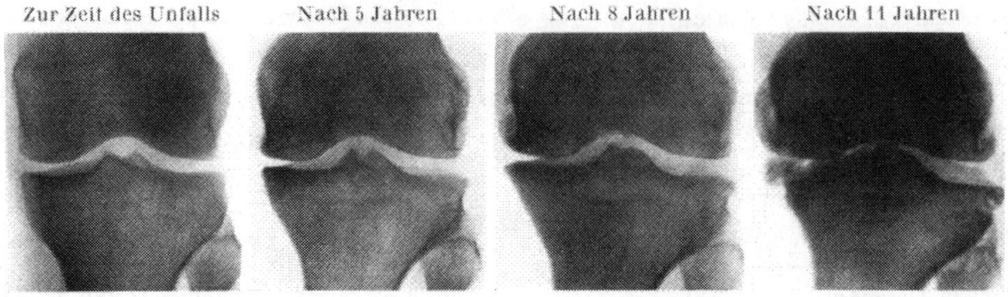

Abb. 147. Entwicklung einer tabischen Arthropathie im Kniegelenk nach einer Zerreißung des inneren Knieseitenbandes

immer wiederkehrenden Gelenkergüsse. Mit der Zeit wird der Gelenkknorpel zerstört. Dann folgt das Stadium der Knochenneubildung und des Knochenabbaues. Der fehlende Muskeltonus führt zu einer Überdehnung der Gelenkbänder und zur Ausbildung eines Schlottergelenkes. Im Kniegelenk kann es schließlich zu einer Verrenkung des Unterschenkels gegenüber dem Oberschenkel kommen (Abb. 148 und 149).

Die *röntgenologische Erkennung* einer tabischen Arthropathie bietet nur im Anfangsstadium Schwierigkeiten, wo sie mit einer Arthrosis deformans verwechselt werden kann.

Als *Behandlung* einer tabischen Arthropathie im Kniebereich kommt nur die Verordnung eines Stützapparates in Frage. Dadurch kann man einerseits das rasche Fortschreiten des Leidens verhindern und andererseits bekommt der Patient wieder Sicherheit beim Gehen.

Antiluetische Injektionskuren *sind ohne Erfolg* und sollen daher nicht durchgeführt werden.

Bei schweren Schlottergelenken oder bei einer Kniegelenkverrenkung soll man *nicht* versuchen eine Arthrodese zur Stabilisierung des Gelenkes zu machen, da es *fast nie zu einer knöchernen Heilung* kommt. Auch die Kompressionsarthrodese versagt in diesen Fällen.

Eine tabische Arthropathie ist als Unfallfolge anzunehmen, wenn im entsprechenden Körperbereich zur Zeit der Verletzung keine tabischen Veränderungen bestanden haben und das Trauma den Körperbereich betroffen hat, in dem es später zur Ausbildung der tabischen Veränderungen kam. Wenn diese Bedingungen vorhanden sind, dann ist ein ursächlicher Zusammenhang anzunehmen und derselbe entschädigungspflichtig und zwar in einem solchen Ausmaß, als ob keine zentrale Nervenerkrankung vorliegen würde. Es ist nämlich zweifelhaft, ob es ohne dieses Trauma je zur Entstehung einer tabischen Knochen- oder Gelenkerkrankung gekommen wäre.

Literatur

Algyogyi, H.: Tabische Arthropathie des rechten Kniegelenkes mit seltener Spontanfraktur. Verh. Dtsch. Röntgen. Ges. **9**, 103–104 (1913).

Andersch, H.: Röntgenologischer Beitrag zur Arthropathia tabica. Z. Orthop. **87**, 688–691 (1956).

Cleveland, M.: Fusion of a knee in Charcots disease. J. Bone Jt. Surg. **17**, 1031–1034 (1935).

Ders.: Surgical fusion of unstable joints due to neuropathic disturbance. Amer. J. Surg. **43**, 580–584 (1939).

Diez, S.: La sifilide terziaria post-traumatica nell'infortunistica. Policlin, sez. chir. **29**, 375–390 (1922).

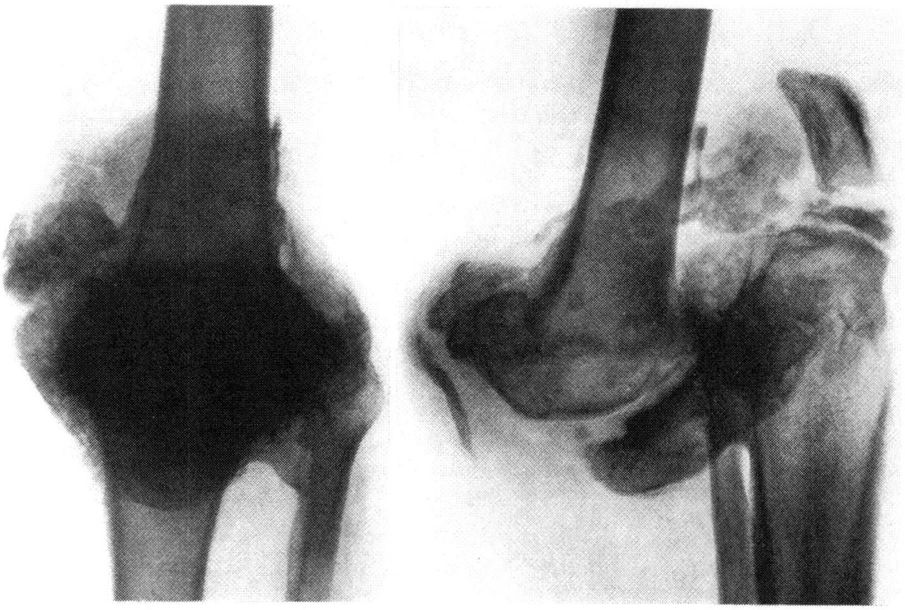

Abb. 148. Verrenkung des linken Unterschenkels um volle Gelenkkörperbreite nach vorne auf Grund einer tabischen Arthropathie. Es besteht eine Verkürzung von 65 mm. Man beachte die neugebildete Schienbeingelenkfläche

Falcone, R.: Artropatia tabetica del ginocchio. Riforma med. **29**, 421–425 (1913).

Geswein: Arthropatische Veränderungen. Zbl. Chir. **58**, 2155–2157 (1931).

Graf, K.: Zur Frage der Entstehung des Genu recurvatum beim Tabiker. Fortschr. Röntgenstr. **29**, 322–324 (1922).

Kortzeborn, A.: Erfolgreiche Osteotomien bei tabischer Arthropathie und Ostitis deformans. Chirurg **2**, 555–561 (1930).

Mourgue-Molines: Arthrite du genou secondaire à une ostéite éberthienne récidivée. Arthropathie syphilitique associée. Bull. Soc. sc. méd. biol. Montpellier **8**, 130–135 (1927).

Resni: Tabes dorsalis mit schwerer Arthropathie des Kniegelenkes. Zbl. Chir. **59**, 2291 (1932).

Schnek, F.: Erfolgreiche Osteotomien bei tabischer Arthropathie. Chirurg **2**, 887 bis 890 (1930).

Schröder, G.: Die Arthropathia und Spondylopathia tabica. Münch. med. Wschr. **104**, 724–733 (1962).

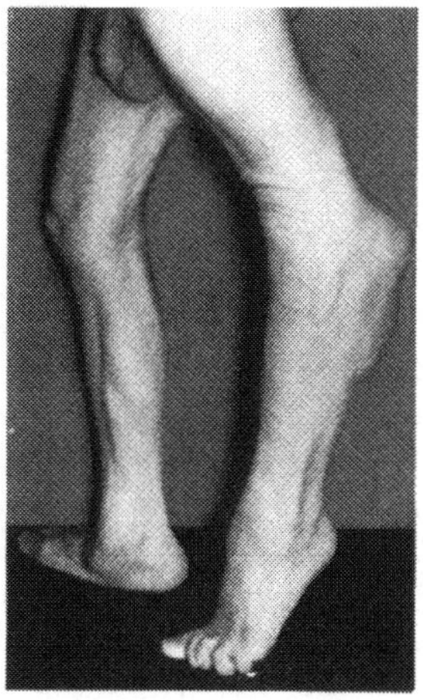

Abb. 149. Foto zu Abb. 148. Die Verrenkung im Kniegelenk ist deutlich zu sehen

Kniegelenk bei der Hämophilie

Bei der Bluterkrankheit wird von allen Gelenken *am häufigsten das Kniegelenk befallen*, da es einerseits einer stärkeren statischen Beanspruchung und andererseits leicht Traumen ausgesetzt ist.

Charakteristisch für die Erkrankung ist, daß sie *in Schüben* verläuft.

Die ersten Blutergüsse treten oft nach belanglosen Traumen oder Überanstrengungen auf. Es bestehen dabei starke Schmerzen, da die Blutungen erst unter hohem Druck zum Stehen kommen. Nach einigen Blutergüssen kommt es durch den chronischen Reiz zu einer *Verdickung der Synovialis mit Wucherung der Zotten*. Durch die unter hohem Druck stehenden Ergüsse werden die Gelenkknorpel unterminiert, es entsteht *röntgenologisch* das Bild einer Pseudorandwulstbildung. Mit der Zeit findet auch eine Zerstörung des Gelenkknorpels statt. Im Röntgenbild wird der Gelenkspalt unregelmäßig begrenzt und verschmälert, der ganze Knochen atrophisch.

Die *Schrumpfung der Gelenkkapsel führt schließlich zu einer Beugekontraktur*, die oft mit einer Subluxationsstellung des Unterschenkels verbunden ist.

Literatur

Charlé, T.: Ein Beitrag zum Blutergelenk. Z. Orthop. **79**, 142–154 (1949).

Fonio, A.: Die röntgenologische Darstellung des Blutergelenkes an Hand von 136 Aufnahmen der Fonioschen Sammlung. Radiol. clin. Basel **21**, 316–331 (1952).

Gaetano, G.: Contributo allo studio delle alterazioni articolari ed ossee nell'emofilia. Gaz. intern. med. chir. **59**, 926–948 (1955).

Marx, R.: Über Hämophilien und Pseudohämophilien. Münch. med. Wschr. **101**, 881–885 u. 924–927 (1959).

Peltesohn: Zur Behandlung des Bluterknies. Berl. klin. Wschr. **58**, 328–329 (1921).

Stiris, G.: Bone and joint changes in haemophiliacs. Acta radiol. Stockh. **49**, 269–275 (1958).

Knocheninfarkte im Kniebereich

Die Knocheninfarkte *entstehen durch Unterbrechung der Zirkulation in den ernährenden Blutgefäßen des Knochens.* Als Folge davon kommt es zu *aseptischen Knochennekrosen*, die mit der Zeit verkalken können und so im *Röntgenbild* sichtbar werden. Sie stellen sich als unregelmäßig konfluierende kalkhaltige Strukturverdichtungen dar.

In *differentialdiagnostischer* Hinsicht müssen Enchondrome, verkalkte Gummen und Knochenmetastasen in Betracht gezogen werden. Eine einwandfreie *Diagnose* ist in allen Fällen *nur histologisch* möglich.

Als *Berufserkrankung* findet man Veränderungen der Knochenstruktur und Knocheninfarkte *bei Caissonarbeitern.* Die typischen Lokalisationen sind die Schulter-, Hüft- und Kniegegenden.

Durch die Knocheninfarkte bestehen in der Regel keine Beschwerden. Eine *Behandlung* ist nicht möglich und auch nicht angezeigt.

Bei Caissonarbeitern sind die Veränderungen der Knochenstruktur in Form von Knocheninfarkten als Berufserkrankung anzusehen.

Literatur

Frank, G.: Symmetrische metadiaphysäre Knocheninfarkte des Femur und der Tibia. Z. Orthop. **88**, 250–252 (1956).

Jacob, A.: Ein Beitrag zur Differentialdiagnose der enossalen Verkalkung, insbesondere der Knocheninfarkte. Fortschr. Röntgenstr. **74**, 77–83 (1951).

Kahlstrom, S.: Aseptic necrosis of bone. Surg. Gyn. Obstetr. **68**, 129–132 (1939).

Schröder, G.: Klinisch-röntgenologischer Beitrag zum Problem des Knocheninfarktes bei Caissonarbeitern. Mschr. Unfallheilk. **59**, 161–167 (1956).

Ders.: Beitrag zur Ätiologie des Knocheninfarktes. Fortschr. Röntgenstr. **88**, 113 bis 114 (1958).

Walker, W.: Aseptic necrosis of bone occurring in caisson disease. J. Bone Jt. Surg. **22**, 1080–1084 (1940).

Operationstechnik

Der mediale bzw. laterale Parapatellarschnitt

Braucht man einen *guten Überblick über das Kniegelenk*, so *eignet sich am besten ein medialer bzw. lateraler Parapatellarschnitt* nach *Payr* (Abb. 150).

Der Schnitt beginnt ungefähr 7 cm oberhalb der Kniescheibenbasis medial bzw. lateral des Kniescheibenrandes, geht leicht bogenförmig ungefähr 1 cm lateral bezw. medial des Kniescheibenrandes entsprechend der Form der Kniescheibe und endet 1 cm oberhalb der Tuberositas tibiae.

Nach Durchtrennung der Haut werden die Faszie, die sehnigen Anteile des M. vastus medialis bzw. lateralis und die Gelenkkapsel in gleicher Richtung durchtrennt und so das Kniegelenk eröffnet.

Die übrigen Operationsverfahren sind bei den jeweiligen Abschnitten beschrieben.

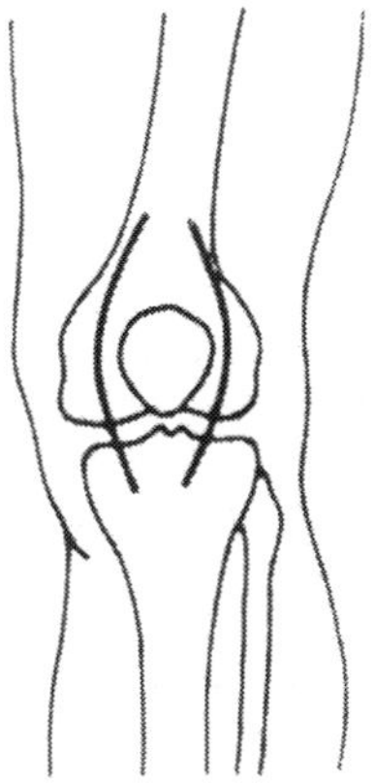

Abb. 150.

Literatur

Bertocci, A.: Studi sull'artrotomia longitudinale transrotulea. Giorn. Accad. Med. Torino **93**, 286–299 (1930).

Ders.: Evoluzione clinica ed anatomica delle sezioni longitudinali della rotula. Chir. Org. Movim. **20**, 170–176 (1934).

Brandao, F.: Arthrotomie du genou. Chir. org. movim. **12**, 130–139 (1928).

Cave, E.: Combined anterior-posterior approach to the knee joint. J. Bone Jt. Surg. **17**, 427–430 (1935).

Descomps, P.: A propos de l'arthrotomie exploratrice du genou. Bull. mém. Soc. Chir. Paris **54**, 371 (1928).

Devine, H.: Exposure of the knee joint. Brit. J. Surg. **19**, 306–309 (1931).

Dieker: Zur Frage der Schnittführung bei Kniegelenkoperationen. Zbl. Chir. **65**, 892–893 (1938).

Drüner, L.: Über Hautschnitte an der Kniescheibe. Zbl. Chir. **59**, 2049–2050 (1932).

Erkes, F.: Über physiologische Schnittführung zur Eröffnung des Kniegelenkes. Med. Klin. 1346–1347 (1928).

Ders.: Physiologische Schnittführung zur Eröffnung des Kniegelenkes. Z. Orthop. **51**, 199–200 (1929).

Ders.: Weitere Erfahrungen mit physiologischer Schnittführung des Kniegelenkes. Bruns Beitr. klin. Chir. **147**, 221–232 (1929).

Ders.: Physiologische Schnittführung zur Eröffnung des Kniegelenkes mit Berücksichtigung der Spätresultate. Zbl. Chir. **61**, 1916–1918 (1934).

Felsenreich, F.: Der Zugang zum Kniegelenkinnern von seitlich hinten. Zbl. Chir. **64**, 1280–1285 (1937).

Fisher, A.: The treatment of internal derangements of the knee joint. A new method of operative exposure. Lancet **204**, 945 bis 948 (1923).

Gernez, L.: Les larges voies d'accès latérales de l'articulation du genou. Presse méd. Paris 238–239 (1930).

Hernández-López, E.: Große osteoplastische Arthrotomie am Kniegelenk. Cir. Aparato locomotor **9**, 184–213 (1952), spanisch. Ref. Z. org. ges. Chir. **127**, 380.

Hesse, F.: Methoden der Schnittführung zur Eröffnung von Kniegelenken. Zbl. Chir. **57**, 1181 (1930).

Ders.: Der mediale S-Schnitt und die Ergebnisse mit dieser Methode. Bruns Beitr. klin. Chir. **148**, 418–435 (1930).

Kaplan, E.: Surgical approach to the lateral side of the knee joint. Surgery **104**, 346–356 (1957).

Läwen, A.: Über die diagnostische Athrotomie bei chronischen Kniegelenkerkrankungen. Dtsch. med. Wschr. **60**, 14–16 (1934).

Loeffler, F.: Die Wege ins Kniegelenk. Chirurg **19**, 17–19 (1948).

Mader, V.: A new approach to the knee joint. Canad. Assoc. med. J. **42**, 17–18 (1940).

Moorhead, J.: The surgical knee. Surg. Clin. N. Amer. **15**, 413–423 (1935).

Nixon, J.: Lateral approach to the knee joint. Surg. Gyn. Obstetr. **116**, 126–127 (1963).

Putti, V.: Tecnica dell'artrotomia del ginocchio. Chir org. movim. **5**, 1–10 (1921).

Rombold, C.: Local anaesthesia in knee arthrotomies. J. Bone Jt. Surg. **17**, 794–795 (1935).

Santanelli, L.: Arthrotomie des Kniegelenkes auf dem Weg von hinten-innen-seitlich her. Rev. méd. Rosario **25**, 1051–1064 (1935), spanisch. Ref. Z. org. ges. Chir. **76**, 447.

Arthrodese des Kniegelenkes

In den letzten Jahren hat sich beim Kniegelenk die *Arthrodese mittels Kompression* immer mehr durchgesetzt. Durch die Kompression wird einerseits die Dauer bis zur knöchernen Heilung *erheblich* abgekürzt, andererseits wird eine *sichere* Ruhigstellung erreicht, da die bei anderen Arthrodeseverfahren vorhandenen scherenden Kräfte durch die starre Fixation ausgeschaltet werden.

Von den verschiedenen Spannvorrichtungen, die zur Kompression bisher beschrieben wurden, hat sich am besten die nach *Charnley* bewährt.

Während die früheren Arthrodeseverfahren wegen der Heilungsaussichten nur bis zu den mittleren Lebensjahrzehnten angewendet werden konnten, kann die *Druckarthrodese in jedem Lebensalter erfolgreich* durchgeführt werden.

Das Hauptanwendungsgebiet sind in schlechter Stellung geheilte und dadurch schmerzhafte Brüche im Bereich des Kniegelenkes, stark schmerzhafte Arthrosen und Teilversteifungen nach Kniegelenkinfektionen.

Wir stehen heute auf dem Standpunkt, daß ein in guter Stellung versteiftes Kniegelenk besser ist, als ein um wenige Grad bewegliches und dabei schmerzhaftes Gelenk, da durch die Arthrodese ein stabiles, belastungsfähiges und schmerzfreies Bein geschaffen wird.

Von der Arthrodese des Kniegelenkes — auch mittels Kompression — sind *Tabiker* auszuschließen, da es bei diesen *fast nie* zu einer knöchernen Heilung kommt.

Vor der Operation sind Röntgenbilder — auch der Vergleichsseite — anzufertigen (*Format 15 × 40 cm*), um das Ausmaß des Knievalgus zu bestimmen.

In Allgemeinnarkose und Blutleere wird das Kniegelenk durch einen bogenförmigen Schnitt mit dem tiefsten Punkt 2 cm unter der Kniescheibenspitze freigelegt (Abb. 151a bis d). Der Schnitt soll bis zur Mitte der Außen- bzw. Innenseite des Oberschenkels reichen, damit die Basis des so entstehenden Lappens *möglichst breit* wird. Anschließend wird das Lig.patellae durchtrennt. Die Haut und die Kniescheibe können nun nach oben geklappt werden. Nach dem Einschneiden der Gelenkkapsel, der Seiten- und Kreuzbänder wird der Unterschenkel maximal gebeugt, so

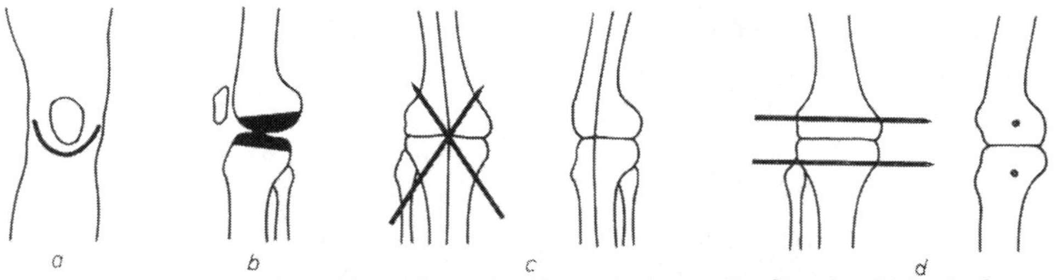

Abb. 151. Schematische Darstellung der Kompressionsarthrodese des Kniegelenkes

daß die Gelenkflächen des Oberschenkels und des Schienbeines einwandfrei zur Darstellung kommen. Die Gefäße der Kniekehle werden durch einen Spatel geschützt.

Von der Oberschenkel- und Schienbeingelenkfläche wird eine je 10 bis 15 mm dicke Knorpel-Knochenscheibe abgesägt. Die Resektionsflächen werden dabei *etwas schräg* angelegt und zwar so, daß zwischen Ober- und Unterschenkel die entsprechende Valgusstellung (siehe Röntgen der Vergleichsseite) und eine Beugestellung von 165° bis 170° zustande kommt. Diese leichte Beugestellung ist deshalb wichtig, weil durch sie das Gehen mit dem versteiften Gelenk erleichtert wird.

Mit zwei gekreuzten Bohrdrähten oder *Steinmann*-Nägeln werden die Oberschenkel- und Schienbeingelenkflächen aneinander fixiert und Röntgenbilder von vorn und von der Seite gemacht. Sollte die Valgusstellung bzw. die leichte Beugestellung nicht erreicht sein, so werden die Bohrdrähte wieder herausgezogen und der Knochen mit der Säge entsprechend korrigiert.

Zeigen die Röntgenbilder eine gute Stellung, so werden sowohl am Oberschenkel, als auch am Schienbein 3 bis 4 cm von der Resektionsstelle entfernt und *etwas von der Knochenmitte nach hinten* ein je 25 cm langer und 4mm dicker *Steinmann*-Nagel parallel zueinander eingeschlagen und die Spanner angelegt.

Damit die Haut nach dem Anlegen der Kompression keine Spannung zeigt, wird sie beim Schlagen der Nägel am *Oberschenkel nach aufwärts* und am *Unterschenkel nach abwärts* zu verschoben.

Nach dem Anlegen der Kompression werden die gekreuzten Bohrdrähte entfernt und Röntgenkontrollen gemacht. Zeigen die Röntgenbilder die gewünschte Stellung, so wird die Kniescheibe heruntergeklappt und das Lig.patellae mit zwei feinen Seidennähten versorgt.

Die Kniescheibe soll man, wenn möglich, belassen, um die Form des Knies zu erhalten.

Nach Lösen der Blutleere wird das Operationsgebiet 5 bis 10 Minuten komprimiert, um die Blutung zu stillen. Dann wird nur die Haut genäht, die Operationswunde mit einem trockenen sterilen Tupfer bedeckt und eine gespaltene Oberschenkelgipshülse angelegt. Der Gipsverband ist zwischen den *Steinmann*-Nägeln auf jeder Seite fensterförmig auszuschneiden, damit er beim weiteren Zusammenspannen der Kompression nicht im Wege ist. Die Stellung im Gipsverband wird durch Röntgenaufnahmen in beiden Ebenen überprüft.

Im Bett wird das Bein auf einem Keilpolster gelagert. Nach einer Woche wird die Operationswunde freigelegt und am 14. Tag werden die Nähte entfernt.

Ab der 2. Woche nach der Operation werden die Schrauben der Kompression jeden 2. Tag um eine halbe Umdrehung angezogen.

Die richtige Stellung der Arthrodese wird nach 2 Wochen röntgenologisch überprüft.

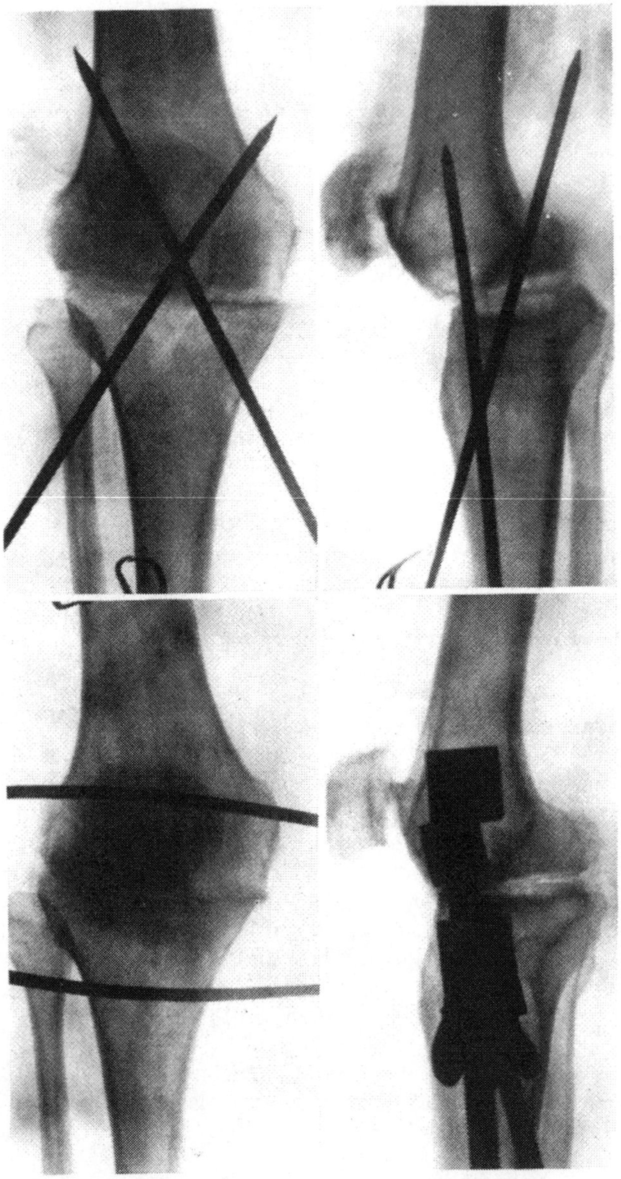

a

b

Abb. 152a. Kniegelenkarthrodese bei einer 53jährigen Frau wegen einer stark schmerzhaften Arthrose. Nach Resektion der Gelenkflächen erfolgte die vorübergehende Fixation in diesem Fall mit 2 gekreuzt eingeschlagenen Steinmann-Nägeln

Abb. 152b. Die Kompression ist angelegt. Zwischen Ober- und Unterschenkel leichte Valgus- und Beugestellung

Nach 6 Wochen werden die gespaltene Gipshülse abgenommen und die Spanner der Kompression entfernt. Zeigt sich, daß die Arthrodese klinisch fest ist, so können

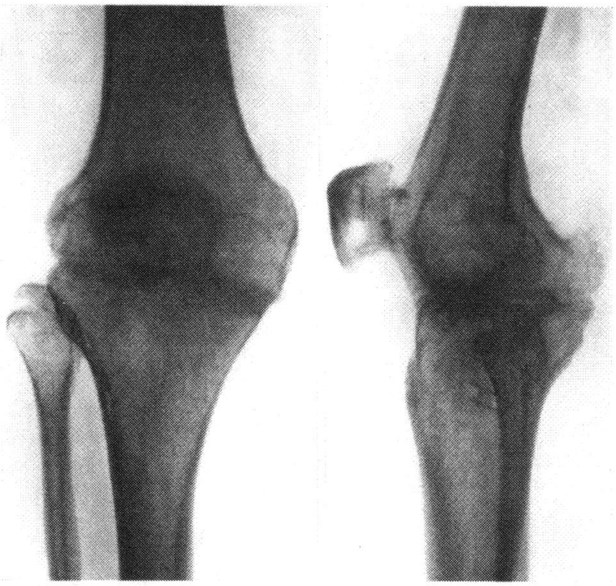

Abb. 152c. Röntgenkontrolle nach Gipsabnahme am 81. Tag nach der Operation. Die Arthrodese ist fest und belastungsfähig

die *Steinmann*-Nägel herausgezogen und eine geschlossene Zinkleimgipshülse für weitere 6 Wochen angelegt werden, mit der der Verletzte aufstehen und herumgehen kann.

Sollte jedoch die Arthrodese nach 6 Wochen klinisch noch nicht fest sein, so müssen die Spanner wieder angebracht und die Kompression noch weitere 2 Wochen liegen gelassen werden.

Bei Versteifung des Kniegelenkes gelten folgende Rentenrichtsätze: Kniegelenk in 160 bis 170° versteift ... 30%, Kniegelenk in 150° oder unter 150° versteift ... 40%.

Literatur

Barret, M.: Enclouage fémoro-tibial dans trois cas de résection du genou. Rev. Orthop. Paris **40**, 266–270 (1954).

Bätzner, K.: Ein Beitrag zur Druckarthrodese des Kniegelenkes. Z. Orthop. **83**, 93–97 (1953).

Ders.: Zur Technik der Druckarthrodese des Kniegelenkes. Bruns Beitr. klin. Chir. **193**, 225–231 (1956).

Best, F.: Eine weitere Anwendung des Extensionsdrahtes, zugleich ein neues Verfahren für die Fixation der Knochenenden nach Kniegelenkresektion. Zbl. Chir. **67**, 1254–1256 (1940).

Bosworth, D.: Knee fusion by the use of a three-flanged nail. J. Bone Jt. Surg. **28**, 550–554 (1946).

Cadenat, F.: La résection du genou. Paris méd. **13**, 373–376 (1923).

Castanedo, A.: Kommentar zum Artikel Kniearthrodese. Cir. y Cirujanos **22**, 393–394 (1954), spanisch. Ref. Z. org. ges. Chir. **142**, 391.

Chapchal, G.: Intramedullary pinning for arthrodesis of the knee joint. J. Bone Jt. Surg. **30A**, 728–734 (1948).

Charnley, J.: Positive pressure in arthrodesis of the knee joint. J. Bone Jt. Surg. **30B**, 478–486 (1948).

Ders.: Compression arthrodesis of the knee. J. Bone Jt. Surg. **34B**, 187–199 (1952).

Ders.: Compression arthrodesis. Verlag Livingstone Ltd., Edinburgh 1953.

Delanne, J.: Résection totale atypique du genou. Scalpel 863–868 (1930).

Ehalt, W.: Zur Arthrodese der Arthrosen. Med. Klin. 985–987 (1951).

Erfurth, C.: Beitrag zur Würfelarthrodese am Knie und Fuß. Zbl. Chir. **87**, 1675–1684 (1962).
Ettore, E.: Nota di tecnica nella resezione del ginocchio. Atti mem. soc. Lomb. chir. **4**, 555–556 (1936).
Exner, G.: Zur Technik der Druckosteosynthese bei Pseudoarthrosen und Kniearthrosen. Chirurg **21**, 128 (1950).
Ferrand, J.: La résection arthrodèse du genou sous appareil de compression. J. Chir. Paris **72**, 51–64 (1956).
Finochietto, R.: Kniegelenkresektion unter Lokalanästhesie. Sem. méd. 1344 (1933), spanisch. Ref. Z. org. ges. Chir. **65**, 721.
Fredet, P.: A propos de la résection du genou. Bull. Soc. nat. Chir. Paris **57**, 346–347 (1931).
Fürmaier, A.: Zur Technik der Druckosteosynthese bei der Kniegelenkresektion. Chirurg **22**, 143–144 (1951).
Greifensteiner, H.: Kompressionsarthrodese des Kniegelenkes. Z. Orthop. **83**, 406–414 (1953).
Hagen, R.: Die Einführung des Resektionsdoppelbügels zur Behandlung der Kniegelenkresektionen. Wien. klin. Wschr. **59**, 52–55 (1947).
Hamada, G.: Intermittent compression arthrodesis of the knee. J. Bone Jt. Surg. **37A**, 95–98 (1955).
Hatt, R.: The central bone graft in joint arthrodesis. J. Bone Jt. Surg. **22**, 393–402 (1940).
Heyn, W.: Zur Technik der Kniegelenkresektion. Zbl. Chir. **67**, 110–113 (1940).
Hoffmann-Kuhnt, H.: Arthrodesenoperationen an der unteren Extremität. Arch. orthop. Unfallchir. **44**, 208–212 (1949).
Ianas, A.: Unser Kniearthrodesisverfahren. Zbl. Chir. **70**, 669–672 (1943).
Judet, H.: Immobilisation par le fixateur externe des extrémités osseuses àpres du genou. Procès. – verb. 46. Congr. franç. chir. 1028–1031 (1937).
Juvara, E.: A propos de la résection du genou. Bull. Soc. nat. chir. Paris **57**, 270–280 (1931).
Kaefer, N.: Über Resektion des Kniegelenkes. Ortop. Travmat. **3**, 7–16 (1929), russisch. Ref. Z. org. ges. Chir. **51**, 654.
Katthagen, A.: Zur Technik der Resektionen und Arthrodesen am Knie- und Fußgelenk. Z. Orthop. **84**, 36–43 (1953).
Key, J.: Arthrodesis of the knee with a large central autogenous bone peg. Southern. Med. J. **30**, 574–581 (1937).
Lange, M.: Die Arthrodesen. Wien. med. Wschr. **105**, 256–266 (1955).
Lapidus, P.: A few points concerning the operative fusion of Charcot knee. Bull. Hosp. Joint Dis. N.Y. **6**, 33–40 (1945).
Leriche: De l'ostéosynthèse métallique dans la résection du genou. Bull. Soc. nat. chir. Paris **56**, 1146–1147 (1930).
Lewin, P.: Stabilisation-arthrodesis-arthroplasty of the knee joint. Surg. clin. N. Amer. **18**, 65–83 (1938).
López-Quiles, J.: Betrachtungen über die Kompressionsarthrodese des Knies. Cir. ap. locomotor. **9**, 248–257 (1952), spanisch. Ref. Z. org. ges. Chir. **128**, 139.
Lucas, D.: Arthrodesis of the knee by double-plating. J. Bone Jt. Surg. **43A**, 795–808 (1961).
Mantia, S.: La sinovialectomia – artrodesi doppia interna di Calandra, la resezione – artrodesi di Albée e l'atrodesi crociata di Zanoli nella gonilite. Minerva ortop. Torino **7**, 245–253 (1956).
Marques, S.: Zur Technik der Arthrodesen des Kniegelenkes. Argu. brasil. cir. ortop. **6**, 392–396 (1938), portugiesisch. Ref. Z. org. ges. Chir. **98**, 639.
Maxen, H.: Druckarthrodesen. Verh. Dtsch. Orthop. Ges. 39. Kongr. 309–311 (1951).
Merchán-Gonzáles, M.: Grundlage und Technik der Arthrodesen. Rev. clin. españ. **39**, 420–425 (1950), spanisch. Ref. Z. org. ges. Chir. **123**, 236.
Michail, J.: Arthrodèse du genou, après résection, obtenue au moyen d'un appareil d'immobilisation supprimant le plâtre. Helvet. chir. acta **20**, 483–486 (1953).
Milgram, J.: A modification of the rotation arthrodesis of the knee. Surgery **53**, 355 bis 359 (1931).
Mirabella, P.: Le resezione – artrodesi del ginocchio nella gonilite. Arch. ortop. Milano **71**, 368–372 (1958).
Morris, H.: Arthrodesis of the knee. J. Bone Jt. Surg. **33A**, 982–987 (1951).
Müller, M.: Die Kompressionsosteosynthese unter besonderer Berücksichtigung der Kniearthrodese. Helvet. chir. acta **22**, 474–484 (1955).
Nikolai, N.: Ermüdungsbrüche des Oberschenkels nach Kniegelenkversteifung. Mschr. Unfallheilk. **62**, 133–138 (1959).
Ders.: Erfahrungen bei 130 operativen Kniegelenkversteifungen. Zbl. Chir. **85**, 89–100 (1960).
Orell, S.: A propos des ostéosynthèses dans les résections de l'articulation du genou. J. internat. Chir. **5**, 147–157 (1940).
Parisel, F.: Le cadre de Key-Charnley dans le maintien postopératoire des résections du genou. Acta orthop. Belg. **16**, 327–331 (1950).
Pascalis, G.: Note sur l'évolution de la résection du genou. Presse méd. Paris **29**, 681–682 (1921).
Riedl, H.: Exstirpation des Kniegelenkes. Wien. klin. Wschr. **26**, 1885–1890 (1913).

Seghini, G.: L'arthrodesi intraarticolare crociata del ginocchio. Minerva ortop. Torino **6**, 197–203 (1955).
Siegl, W.: Druckosteosynthese mit normalen Kirschnerbügeln bei Kniegelenkarthrodesen. Chirurg **30**, 565 (1959).
Simon-Weidner, R.: Über Kniearthrodesen. Wien. med. Wschr. **104**, 991–993 (1954).
Ders.: Die Kompression bei Arthrodesen am Kniegelenk. Zbl. Chir. **79**, 1992–1997 (1954).
Ders.: Arthrodesenoperation am Knie. Z. Orthop. **85**, 646 (1955).
Skärenborg, H.: On resection of the knee. Acta orthop. Scand. **19**, 312–325 (1949).
Solares, L.: Kniearthrodese – wichtigste Techniken. Cir. y Cirujanos **22**, 359–393 (1954), spanisch. Ref. Z. org. ges. Chir. **142**, 391.
Soto-Hall, R.: Fusion in Charcot's disease of the knee. Ann. Surg. **108**, 124–126 (1938).
Stack, J.: Experiences with intramedullary fixation in knee fusion. Amer. J. Surg. **83**, 291–299 (1952).
Stewart, M.: Compression in arthrodesis. J. Bone Jt. Surg. **40A**, 585–606 (1958).
Teneff, S.: Resezione-artrodesi del ginocchio ad incastro cuneiforme. Arch. Putti **17**, 520–528 (1962).
Thomsen, W.: Kann eine knöcherne Ankylose des Kniegelenkes Beschwerden machen? Mschr. Unfallheilk. **44**, 6–9 (1937).
Tessarolo, G.: Resezione artrodesi del ginocchio mediante fissazione compressione con nastro di Putti secondo Campiglio. Chir. Organi Mov. **48**, 328–337 (1960).
Wolanczyk, A.: Beschleunigung der knöchernen Versteifung bei Kniearthrodesen durch Aufsplitterung der Resektionsflächen. Chir. Narz. Ruchu **21**, 141–144 (1956), polnisch. Ref. Z. org. ges. Chir. **144**, 140.
Zanoli, R.: Artrodesi del ginocchio per compressione. Schweiz. med. Wschr. **84**, 1022 (1954).

Kniegelenkplastik

Von den verschiedenen beschriebenen Verfahren einer Kniegelenkplastik hat sich die Interposition von Fascia lata noch am besten bewährt.

1957 hat *Walldius* einen Kniegelenkersatz in Form eines ganzen *künstlichen Gelenkes aus Acryl* angegeben. Die Zukunft wird zeigen, ob dieser Methode ein Erfolg auf längere Zeit beschieden sein wird.

Literatur

Albee, F.: Original features in arthroplasty of the knee with improved prognosis. Surgery **47**, 312–328 (1928).
Ders.: Bessere Prognose der Arthroplastik des Kniegelenkes. Arch. amer. Med. **4**, 58–88 (1928), spanisch. Ref. Z. org. ges. Chir. **44**, 300.
Ders.: Original features of arthroplasty of the hip and knee. J. Amer. med. Ass. **101**, 1694–1699 u. 1701–1702 (1933).
McAusland, W.: Knee joint arthroplasty. J. amer. med. Ass. **101**, 1699–1701 (1933).
Ders.: Total replacement of the knee joint by a prosthesis. Surgery **104**, 579–583 (1957).
Bätzner, K.: Freiburger Methode der Arthroplastik. Bruns Beitr. klin. Chir. **179**, 297–301 (1950).
Ders.: Freiburger Methode der Arthroplastik. Langenbecks Arch. klin. Chir. **264**, 475–478 (1950).
Bier, A.: Über Nearthrosen, besonders über solche des Kniegelenkes. Zbl. Chir. **47**, 2–8 (1920).
Berezkin, F.: Zur Kniegelenkplastik. Sovet Chir. **1**, 83–96 (1931), russisch. Ref. Z. org. ges. Chir. 59, 79.
Borggreve, J.: Kniegelenkersatz durch das in der Beinlängsachse um 180° gedrehte Fußgelenk. Arch. orthop. Unfallchir. **28**, 175–178 (1930).
Ders.: Kniegelenkersatz durch das in der Unterschenkelachse um 180° gedrehte Fußgelenk. Zbl. Chir. **58**, 1460 (1931).
Brown, J.: Use of cutis as a interposing membrane in arthroplasty of the knee. J. Bone Jt. Surg. **40A**, 1003–1018 (1958).
Bürkle, H.: Wiederherstellung der Beweglichkeit versteifter Glieder. Langenbecks Arch. klin. Chir. **264**, 455–475 (1950).
Cahen, J.: Résultat éloigné d'une arthroplastic du genou. J. Chir. Bruxelles **2**, 39–44 (1929).
Campell, W.: End results of arthroplasty of the knee. J. Bone Jt. Surg. **10**, 822–833 (1928).
Charrier: Quatre arthroplasites du genou. Bordeaux chir. **3**, 271–282 (1930).
Deutschländer, C.: Beitrag zur Verpflanzung

ganzer Kniegelenke. Dtsch. Z. Chir. **128**, 183–199 (1914).
Elgart, J.: Arthroplasty in ankylosis of the knee by interposition of patellar flaps. Surgery **64**, 673–674 (1937).
Frumin, J.: Ein Fall von Rekonstruktion des Knies nach Klapp. Ortop. Travmat. **1**, 55–57 (1928), russisch. Ref. Z. org. ges. Chir. **44**, 733.
Guillot: Traitement des ankyloses par la méthode de Murphy. Application à l'arthroplastie du genou. J. Chir. Paris **12**, 561–574 (1914).
Gutnikov, B.: Replantation der unteren Extremität auf einem Stiel, der Gefäße und Nerven enthält. Festschr. Bogoraz 98–123 (1928), russisch. Ref. Z. org. ges. Chir. **49**, 638.
Hackenbroch, M.: Kniegelenkersatz durch das in der Längsachse 180° gedrehte Fußgelenk. Zbl. Chir. **59**, 1531–1532 (1932).
Ders.: Zur Frage der Mobilisation von Kniegelenksteifen. Münch. med. Wschr. **99**, 1271–1273 (1957).
Ders.: Arthrodese, Arthroplastik, Arthrolyse. Arch. orthop. Unfallchir. **51**, 549–566 (1960).
Hanson, R.: Arthroplastik des Kniegelenkes. Acta orthop. Scand. **1**, 271–274 (1930).
Harmon, P.: Joint mobilizing operations on the hip, knee and shoulder for complications following trauma. Amer. J. Surg. **74**, 598–613 (1947).
Hellens, A.: Arthroplasty of the knee using an endoprosthesis. Ann. Chir. Gynaec Fenn. **50**, 132–139 (1961).
Hohmeier: Experimentelles zur Kniegelenkchirurgie. Z. org. ges. Chir. **5**, 687 (1914).
Inclan, A.: Kniegelenkplastik. Cir. ortop. Traumat. **1**, 7–22, spanisch. Ref. Z. org. ges. Chir. **68**, 288.
Kast, H.: Über eine neue Idee zur Tibiakopfplastik. Dtsch. Z. Chir. **254**, 628–632 (1941).
Kuhlmann, K.: Die krankengymnastische Behandlung bei Arthroplastik des Kniegelenkes. Arch. physik. Ther. **4**, 370–373 (1952).
Kuhns, J.: Nylon arthroplasty of the knee joint in chronic arthritis. Surgery **91**, 351–362 (1950).
Ders.: Nylon arthroplasty in rheumatoid and osteo-arthritis. Ann. Rheumat. Dis. **10**, 22–31 (1951).
Ders.: Nylon membrane arthroplasty of the knee in chronic arthritis. J. Bone Jt. Surg. **35A**, 929–936 (1953).
Labbok, A.: Die Resektion des Kniegelenkes durch einen hinteren medialen bogenförmigen Schnitt mit nachfolgender Plastik des Ligamentum collaterale mediale. Z. Orthop. **60**, 98–105 (1933).
Lenormant, C.: A propos d'un cas d'arthroplastic pour ankylose du genou. Presse méd. Paris **30**, 677–680 (1922).
Lexer, E.: Homoplastische halbe Kniegelenktransplantation nach Lexer. Zbl. Chir. **61**, 508–509 (1934).
Lohe, R.: Kniegelenkplastiken mit Hilfe der schiefen Ebene des Tibiakopfes. Langenbecks Arch. klin. Chir. **264**, 488–490 (1950).
López, A.: Gelenktransplantation des Knies. Cirurg. Gines Urol. **12**, 233–239 (1958), spanisch. Ref. Z. org. ges. Chir. **154**, 360.
Lozovaja, A.: Zwei Fälle von Arthroplastik des Kniegelenkes bei kurzem Unterschenkelstumpf. Chirurgija 81–93 (1949), russisch. Ref. Z. org. ges. Chir. **120**, 296.
Mathieu, P.: Arthroplastic du genou pour ankylose osseuse d'origine gonococcique. Bull.Soc.nat.Chir.Paris **58**, 374–377 (1932).
Meyer, A.: Gelenktransplantation aus der Leiche. Dtsch. Ges. Chir. Sitzg. 3.–4.1929. Z. org. ges. Chir. **45**, 790.
Ders.: Gelenktransplantation aus der Leiche. Dtsch. Z. Chir. **232**, 473–478 (1931).
Mocquot, B.: Cinq cas d'ankylose du genou traités par arthroplastic. Rev. Orthop. Paris **24**, 105–118 (1937).
Nicod, D.: Deux arthroplastices du genou. Rev. méd. Suisse rom. **54**, 290–299 (1934).
Niederecker, K.: Beispiele der plastischen Gelenkrekonstruktion an der unteren Extremität unter Berücksichtigung orthopädischer Gesichtspunkte. Arch. klin. Chir. **302**, 27–33 (1962).
Pap, K.: Arthroplasty of the knee. J. Bone Jt. Surg. **43A**, 523–537 (1961).
Payr, E.: Über das Schicksal einer vor 20 Jahren erfolgreich ausgeführten Kniegelenkplastik. Dtsch. Z. Chir. **225**, 464–469 (1930).
Potter, T.: Observations on arthroplasty of the knee. Surg. Gyn. Obstetr. **107**, 359–362 (1958).
Redon: Arthroplastic du genou. Bull. Soc. nat. Chir. Paris **60**, 1373–1374 (1934).
Rehm, J.: Über eine vor 36 Jahren ausgeführte Kniegelenkplastik. Zbl. Chir. **80**, 140–144 (1955).
Reinberg, G.: Die Plastik des Kniegelenkes. Sovet. Chir. **7**, 126–135 (1934), russisch. Ref. Z. org. ges. Chir. **77**, 158.
Rückert: Plexiglasplastik am Kniegelenk. Chirurg **20**, 92 (1949).
Russell, W.: Total replacement of the knee joint by a prosthesis Surg. Gyn. Obstetr. **104**, 579–583 (1957).
Salmon, M.: Arthroplastic bilatérale du genou. Rev. Orthop. Paris **43**, 147–157 (1957).
Samson, J.: Arthroplasty of the knee joint. J. Bone Jt. Surg. **18**, 881–892 (1936).
Ders.: Arthroplasty of the knee joint. Late results. J. Bone Jt. Surg. **31B**, 50–52 (1949).

Sanchis, O.: Die Behandlung der Ankylosen des Kniegelenkes in Beugestellung. Rev. med. soz. Madrid **4**, 46–50 (1942), spanisch. Ref. Z. org. ges. Chir. **109**, 608.

Shiers, L.: Arthroplasty of the knee. Preliminary report of a new method. J. Bone Jt. Surg. **36B**, 553–560 (1954).

Ders.: Arthroplasty of the knee. J. Bone Jt. Surg. **42B**, 31–39 (1960).

Sinha, B.: Suitability of dermis as an interposing membrane in the arthroplasty of the knee joint. Indian J. Surg. **24**, 939–945 (1962).

Soltysik, A.: Ein Fall von Kniegelenkplastik. Chir. Narz. Ruchu **6**, 779–782 (1933), polnisch. Ref. Z. org. ges. Chir. **68**, 77.

Speed, J.: Arthroplasty of the knee. A follow-up study. J. Bone Jt. Surg. **31B**, 53–60 (1949).

Stanischeff, A.: Plastische Wiederherstellung des ankylosierten Kniegelenkes. Jahresber. med. Fak. Sofia 533 (1921), bulgarisch. Ref. Z. org. ges. Chir. **19**, 352.

Struppler, V.: Gelenkplastik und Schwangerschaft. Chirurg **21**, 697 (1950).

Stumpfegger, L.: Rearthrotomie bei früherer Kniegelenkplastik. Dtsch. Z. Chir. **252**, 269–274 (1939).

Tavernier, L.: Traitement opératoire des ankyloses du genou. Rev. Orthop. Paris 8, 577–615 (1921).

Ders.: Arthroplastie du genou. Lyon chir. **26**, 227–230 (1929).

Ders.: Arthroplasties de la hanche et du genou chez un polyankylosé de toutes les articulations des deux membres inférieurs. Lyon chir. **31**, 333–334 (1934).

Valls, J.: Hemiarthroplastik des Knies wegen alter Kondylenfraktur. Rev. Ortop. **1**, 111–115 (1931), spanisch. Ref. Z. org. ges. Chir. **58**, 125.

Walldius, B.: Arthroplasty of the knee joint employing an acrylic prosthesis. Acta orthop. Scand. **23**, 121–131 (1953).

Wrede, L.: Dauerergebnisse bei Ellbogen- und Kniearthroplastik. Zbl. Chir. **61**, 1122 (1934).

Der postoperative Kniegelenkerguß

Nach einer Kniegelenkeröffnung soll das Bein auf einer *Braun*schen Schiene gelagert werden. Wenn man z.B. nach Meniskusteilresektionen oder nach Entfernung von freien Gelenkkörpern während der ersten 9 Tage *keine Bewegungen* im Kniegelenk oder Hebeübungen des Beines machen läßt, *entsteht in der Regel kein postoperativer Gelenkerguß.*

Läßt man jedoch in den ersten 9 Tagen das Kniegelenk bewegen oder Hebeübungen des Beines machen oder das Bein massieren, so treten Schmerzen auf. *Jeder Schmerz erzeugt aber eine Störung der Durchblutung, die zu Reizergüssen führt.*

Sollte aber ein postoperativer Kniegelenkerguß auftreten, so braucht dieser nicht punktiert zu werden, sondern es genügt das Anlegen eines Kompressionsverbandes. Durch den Kompressionsverband kommt es zu einem schnellen Schwinden des Ergusses.

Das Anlegen eines Kapselfensters zur Verhütung eines postoperativen Kniegelenkergusses ist *vollkommen* überflüssig.

Literatur

Boeminghaus, H.: Zur Verhütung des postoperativen Kniegelenkergusses. Zbl. Chir. **60**, 2432–2433 (1933).

Erkes, F.: Verhütung des postoperativen Kniegelenkergusses durch Bildung eines Kapselfensters. Zbl. Chir. **60**, 2568–2569 (1933).

Hoffheinz: Postoperative Gelenkergüsse. Zbl. Chir. **66**, 2207 (1939).

Ders.: Über postoperative Gelenkergüsse. Dtsch. Z. Chir. **253**, 90–93 (1939).

Mandl, F.: Verhütung des postoperativen Kniegelenkergusses durch Bildung eines Kapselfensters. Zbl. Chir. **60**, 1723–1726 (1933).

Ders.: Weitere Mitteilungen über das Kapselfenster bei Kniegelenkoperationen zur prophylaktischen Vermeidung des postoperativen Gelenkergusses. Dtsch. Z. Chir. **242**, 440–446 (1934).

Schajowicz, F.: Zur Frage der Verhütung des postoperativen Kniegelenkergusses durch Bildung eines Kapselfensters. Zbl. Chir. **65**, 187–191 (1938).

Übungs- und Nachbehandlung nach Verletzungen und Arthrotomien des Kniegelenkes

Die *Übungsbehandlung soll gleich nach dem Anlegen eines feststellenden Verbandes*, das ist beim Kniegelenk meist nach dem Anlegen der geschlossenen Oberschenkelgipshülse, *einsetzen.*

Mit der geschlossenen Gipshülse soll der Verletzte in der ersten Woche täglich, über den ganzen Tag verteilt, einen Kilometer gehen, wenn dabei keine Schmerzen auftreten. Die Gangleistung soll mit jeder weiteren Woche um einen Kilometer gesteigert werden. Außerdem soll das Bein einige Male am Tag bis zur Waagerechten gehoben werden, um die Oberschenkelmuskulatur weiter zu stärken.

Besonders die Gegner der konservativen Behandlung weisen immer wieder darauf hin, daß es bei einer oft bis 16wöchigen Ruhigstellung des Kniegelenkes mit einer Oberschenkelgipshülse oder einem Oberschenkelgipsverband zu einer starken Atrophie des M.quadriceps mit all ihren Nachteilen komme. Wenn jedoch die Verletzten in der oben beschriebenen Weise fleißig gegangen sind, ist bei der Gipsabnahme in der Regel kein nennenswerter Schwund des M.quadriceps vorhanden.

Nach der Abnahme des Gipsverbandes soll *immer* ein Zinkleimverband von den Zwischenzehenfalten bis unterhalb des Kniegelenkes und eine elastische Binde um das Kniegelenk angelegt werden. Die nach der Abnahme des Gipsverbandes vorhandene Bewegungseinschränkung im Kniegelenk ist bei jüngeren Verletzten gewöhnlich nach 3 bis 4 Wochen und bei älteren nach 6 bis 8 Wochen wieder verschwunden.

Die Nachbehandlung muß unter der Forderung *Böhlers* „*keine Übung darf Schmerzen verursachen*“ durchgeführt werden. Passive Bewegungen, Massage, Kalt- oder Warmwasserbehandlungen, sowie aktive Übungen, die Schmerzen verursachen, sind strengstens verboten, da es dadurch zu einer Reizung des Kniegelenkes und manchmal zu Ergüssen kommt. Auch vor übermäßiger Wärmeanwendung in jeder Form ist zu warnen. Es kommt dadurch zur Weichteilschwellung, zur Durchblutungsstörung (Marmorierung der Haut) und zum Kalkschwund im Knochen.

Zur Beseitigung der Bewegungseinschränkung im Kniegelenk und zur Stärkung des M. quadriceps sollen Übungen am Kniebeugegestell und Oberschenkelturnen in der Gruppe durchgeführt werden.

Nach Arthrotomien des Kniegelenkes soll das Bein immer auf einer *Braun*schen Schiene gelagert und am 10.Tag nach der Entfernung der Hautnähte ein Zinkleimverband für den Unterschenkel und eine elastische Binde um das Kniegelenk angelegt werden. Mit dem Zinkleim-Idealbindenverband kann der Verletzte aufstehen und herumgehen.

Während der 10 Tage Bettruhe sollen *keine* Bewegungen im Kniegelenk, *weder aktive noch passive oder Hebeübungen* des Beines durchgeführt werden, da es dadurch nur zum Auftreten eines Reizergusses kommen kann.

Zur Nachbehandlung sind weder Massage noch passive Bewegungen notwendig. Wir achten nur darauf, daß die Verletzten in den ersten Tagen nicht zu viel gehen und sich dabei nicht überanstrengen.

1. Kniegelenkübungen am Kniebeugegestell

Zur Beseitigung von Bewegungseinschränkungen im Kniegelenk, sowie zur Stärkung des M. quadriceps leistet das *Kniebeugegestell* (Abb. 153) gute Dienste.

Die Übungen sollen mit einer Dauer von 5 Minuten begonnen und jeden Tag um 5 Minuten verlängert werden, bis eine Übungszeit von 45 Minuten erreicht ist.

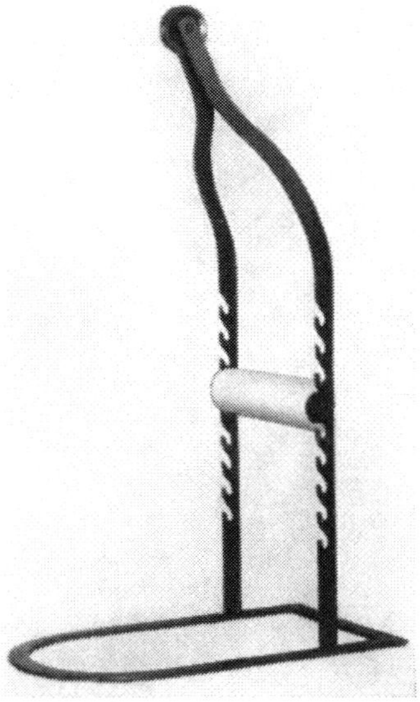

Abb. 153. Kniebeugegestell

Die Höhe des gepolsterten Querstückes des Kniebeugegestells ist so einzustellen, *daß bei aufgelegtem Bein die Ferse nicht mehr auf der Unterlage aufliegt* (Abb. 154). Knapp oberhalb des Sprunggelenkes wird eine gepolsterte Schlinge befestigt und an dieser eine Hanfschnur mit einem Handgriff.

Das Bein soll nun so lange hängen bleiben, bis Beschwerden im Kniegelenk auftreten. Dann soll der Verletzte versuchen, im Kniegelenk aktiv zu strecken. Wenn

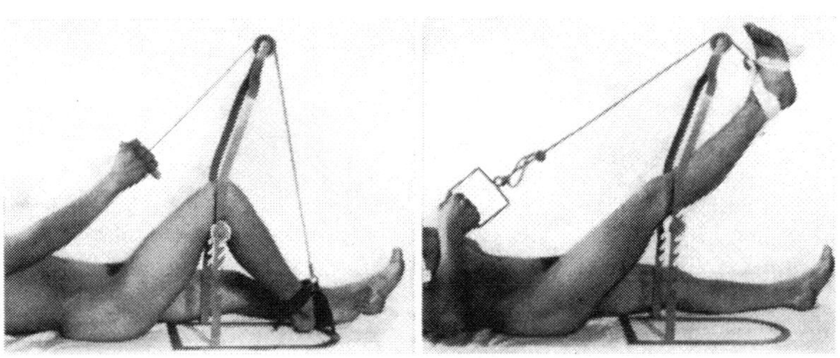

Abb. 154. Übung am Kniebeugegestell

dies nicht gelingt, wird mit dem Seilzug nachgeholfen. Die Streckung soll einige Male wiederholt werden, bis die durch die Beugung verursachten Beschwerden im Kniegelenk wieder verschwunden sind. Dann läßt man das Bein wieder hängen und wiederholt die Übungen wie oben beschrieben.

Durch *Höherstellen* des Querstückes kann die *Beugung* immer wieder *vermehrt* werden.

Wird auf diese Weise beim Beugen kein Fortschritt erzielt, so wird ein Sandsack von 1 kg auf das Sprunggelenk aufgelegt.

Bei allen Übungen ist darauf zu achten, daß *keine Schmerzen* auftreten. Wenn dies trotzdem der Fall ist, so ist die Zeit der Übungen zu vermindern bzw. das Querstück des Kniebeugegestells auf eine tiefere Stufe einzustellen.

Steht kein Kniebeugegestell zur Verfügung, so soll sich der Verletzte quer an den Bettrand setzen und zwar so, daß der Bettrand knapp oberhalb des Kniegelenkes ist und durch das Gewicht des Unterschenkels das Kniegelenk gebeugt wird. Bei hartnäckigen Fällen kann man dabei den Rist mit einem Sandsack mit einem Gewicht bis 2 kg belasten.

2. Oberschenkelturnen

Die *Dauer des Turnens* soll Vor- und Nachmittag *30 Minuten nicht überschreiten.*

Zur Bewegungsbehandlung nach Verletzungen oder Operationen des Kniegelenkes eignen sich folgende Übungen in Form von Gruppen- oder Einzelturnen:

Zuerst werden *Übungen auf dem Rücken* liegend ausgeführt. Sowohl mit dem verletzten, als auch mit dem gesunden Bein werden Radfahrübungen gemacht, dann die Beine soweit als möglich angehockt und wieder gestreckt (Abb. 154).

Anschließend legt sich der Verletzte auf die gesunde Seite und versucht das verletzte Bein soweit wie möglich zu strecken und zu beugen.

Zur nächsten *Übung* legt sich der Verletzte *auf den Bauch.* Es soll versuchen, mit dem Bein in Richtung des Gesäßes zu schlagen, wobei mit dem gesunden Bein nachgeholfen werden kann. Brustschwimmbewegungen der Beine werden als weitere Übung in Bauchlage angeschlossen.

Zum Abschluß des Turnens nimmt der Verletzte eine *Kriechstellung* (Knieen und mit den Händen auf den Boden aufgestützt) ein und federt mit dem Gesäß zu den Fersen zurück und streckt und beugt zwischendurch das verletzte Bein.

Bei schlechter Kniegelenkbeweglichkeit bewährt sich als *Anfangsübung* oft folgende: Der Verletzte steht, hält sich mit den Händen an und geht in Schrittstellung, d.h. er setzt das verletzte Bein vor. Nun federt er 5- bis 10mal mit dem verletzten Kniegelenk im Sinne der Beugung und anschließend 5- bis 10mal im Sinne der Streckung. Diese Übung soll mehrmals am Tage 5- bis 10mal gemacht werden.

Literatur

Groh, H.: Zur Übungsbehandlung des operativ versorgten Kniegelenkes. Zbl. Chir. **65**, 2545–2553 (1938).

Hein, J.: Frühzeitige Bewegung nach Kniegelenkeröffnung. Nord. Med. 1639–1643 (1942), dänisch. Ref. Z. org. ges. Chir. **108**, 223.

Kienzle, L.: Zur Nachbehandlung nach Kniegelenkoperationen. Zbl. Chir. **64**, 1424 bis 1426 (1937).

Kraus, H.: Funktionelle Nachbehandlung nach Kniegelenkoperationen. Wien. klin. Wschr. **48**, 548–552 (1935).

Meyer-Wildisen: Über die Nachbehandlung von Arthrotomien und Gelenkbinnenverletzungen, speziell am Knie. Schweiz. med. Wschr. **68**, 1297–1299 (1938).

Neff, G.: Zur Übungsbehandlung nach Kniegelenkoperationen. Zbl. Chir. **64**, 631–633 (1937).

Schwetlick, W.: Zur Nachbehandlung von Kniegelenkschäden. Mschr. Unfallheilk. **66**, 110–113 (1963).

Arthrosis deformans des Kniegelenkes

Unter den *degenerativen Veränderungen* des Kniegelenkes steht die *Arthrosis deformans an erster Stelle. Sie ist irreversibel.*

Die Arthrosis deformans ist nicht nur eine Aufbraucherscheinung des Alters, sondern kann auch in früheren Lebensjahrzehnten durch abnorme Beanspruchung (z.B. extreme Sportausübung), durch Wachstumsstörungen (O- und X-Beine), durch in schlechter Stellung geheilte Brüche vor allem im Kniegelenkbereich, die eine veränderte Statik des Beines bedingen und als Folge von Übergewichtigkeit auftreten.

Klinisch findet man eine funktionelle Minderleistung, also eine schnelle Ermüdbarkeit beim Gehen. Dann kommt es zur Bewegungseinschränkung im Kniegelenk zuerst im Sinne der Streckung und später auch im Sinne der Beugung. Außerdem bestehen Schmerzen und eine Schwellneigung im Kniebereich.

Im *Röntgenbild* ist die Arthrose leicht zu erkennen. Am Anfang sind die Spitzen der beiden Tuberkula der Eminentia intercondyloidea ausgezogen. Dann kommt es zur Entrundung und Ausziehung der Gelenkränder und schließlich zur Randwulstbildung an den Gelenkflächen. Wenn der Gelenkknorpel zerstört ist, sind Verdichtungszonen im Knochen unterhalb des Knorpels zu sehen.

Um für die verschiedenen Stufen der Arthrose immer eine einheitliche Bezeichnung zu haben (Gutachten, wissenschaftlichen Arbeiten usw.) habe ich sie in *4 Grade* eingeteilt.

Die *Klassifizierung* (Abb. 155) läßt sich am besten im Röntgenbild von vorn durchführen. Gewertet wird dabei immer die schwerste Veränderung, wobei es gleichgültig ist, ob sich diese am Oberschenkel oder am Schienbein befinden:

1. Entrundung der Gelenkränder mit beginnender Ausziehung.
2. Randwulstbildung bis zu einem Breitendurchmesser von 5 mm.
3. Randwulstbildung mit einem Breitendurchmesser von über 5 mm, wobei der Gelenkspalt *nicht* verschmälert ist.
4. Verschmälerung des Gelenkspaltes unabhängig von der Größe der Randwulstbildung.

Trotz dem Fortschritt in der Medizin kann man bis heute die Arthrosis deformans nicht heilen, sondern nur die Schmerzen lindern.

Über die Behandlung besteht *keine* einheitliche Auffassung. Selten werden für ein Leiden so viele Behandlungsarten verwendet wie gerade für die Arthrose. Die pharmazeutische Industrie ist mit zahllosen Mitteln vertreten, die physikalische Therapie mit Massagen, Moorbädern, Kurzwellen, Ultraschall und Röntgentiefenbestrahlung. Die verschiedensten Arten von orthopädischen Apparaten und Stützverbänden sind angegeben worden. Als Operationsverfahren wurde die Exkochleation der Spongiosa, die Entnervung der Kniegelenkkapsel und die Arthroplastik versucht. Die Erfolge sind aber in der Regel bescheiden und nur von kurzer Dauer.

Das *einfachste Mittel*, mit dem man eine Besserung der Beschwerden erzielen kann, ist ein *Stützverband aus Zinkleim*, der von den Zwischenzehenfalten bis unterhalb des Kniegelenkes reichen muß. Für das Kniegelenk gibt man eine elastische Binde. Zusätzlich kann man Kurzwellen anwenden.

Bei schwerst schmerzhaften arthrotischen Veränderungen kommt nur die Arthrodese des Kniegelenkes in Frage.

Zur Begutachtung ist zu sagen, daß man sich bei der Einschätzung einer Arthrose nicht allein vom Röntgenbild leiten lassen soll, da die Beschwerden nicht immer mit dem Schweregrad der röntgenologischen Veränderungen gleich sind. Es ist eine allgemein

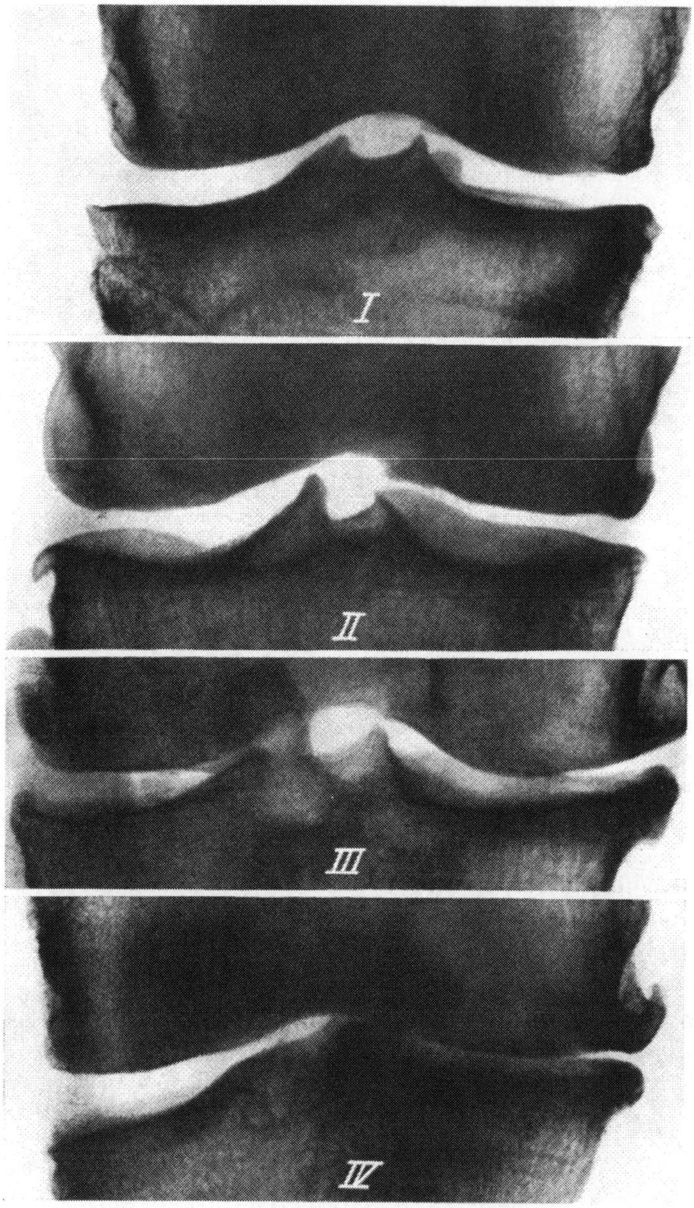

Abb. 155. Einteilung der Arthrose in 4 Schweregrade nach *Jonasch*

bekannte Tatsache, daß Arthrosen, selbst des 4. Grades meiner Einteilung häufig bei Nichtversicherten keine Beschwerden verursachen.

Als Grundlage der Begutachtung für die Arthrosis deformans können nach wie vor die Grundsätze Zollingers gelten, die ich nach Rostock zitiere (Arthritis ist durch Arthrosis ersetzt):

1. Die Arthrosis deformans stellt ein äußerst verbreitetes Leiden dar, sie kommt auch bei jüngeren Individuen ohne jedes Trauma vor.

2. Eine *rein traumatische Arthrosis deformans ist relativ selten.* Meistens bedingt der Unfall nur eine Verschlimmerung eines bereits bestehenden pathologischen Zustandes oder löst eine vorübergehende Schmerzattacke aus.

3. Eine traumatische Arthrosis deformans ist zu Anfang gewöhnlich monoartikulär, sie kann schließlich auf benachbarte, mit dem betreffenden Gelenk zu einer statischen Einheit verbundene Gelenke übergreifen. Das Übergreifen auf entferntere Gelenke unter Überspringen von benachbarten oder solchen der symmetrischen Extremität ist äußerst selten.

4. Die Tatsache, daß ein Patient vor dem Unfall vollkommen arbeitsfähig war, darf nicht als Beweis dafür, daß seine Gelenke vollständig intakt waren, gelten.

5. Nur ein *nennenswertes Trauma,* das eine erhebliche Knorpelschädigung mit nachfolgenden wesentlichen Ernährungsstörungen zur Folge hatte oder dessen Folgen, z. B. Meniskusdurchtrennung, Ablösung eines Knorpelstückes, vorstehende Frakturfragmente, einen dauernden Reiz ausüben, kann ursächlich für eine Arthrosis deformans in Frage kommen. Nach Gelenkkontusionen, Distorsionen, Erschütterungen und Überheben ohne Verletzung der Knochen oder Zwischenknorpel haben wir an einem vollkommen gesunden Gelenk nie eine Arthrosis deformans auftreten sehen.

6. Chronisch einwirkende Traumen, von denen jedes einzelne nicht den Charakter eines Unfalles im Sinne der Versicherungsgesetze zu haben braucht, können gewöhnlich, allerdings erst in Verbindung mit konstitutionellen Faktoren, zu einer Arthrosis deformans Anlaß geben.

7. Die Zeit des Auftretens der röntgenologischen und klinischen Veränderungen hängt von der Art und der Intensität der Schädigung, sowie vom Alter des Patienten ab. Jedenfalls sollte man aber mit der Annahme des Kausalzusammenhanges einer erst Jahre nach einem Unfall in Erscheinung getretenen Arthrosis deformans vorsichtig sein und eine solche erst dann annehmen, wenn das Trauma erwiesen und geeignet war, die Erkrankung auch nach längerer Beobachtung auf ein einziges Gelenk beschränkt bleibt und andere seit dem Unfall eingetretene Schädigungen mit Sicherheit auszuschließen sind.

8. Bei jeder Begutachtung einer angeblich traumatisch entstandenen Arthrosis deformans sollten auch *möglichst viele* andere Gelenke klinisch und röntgenologisch untersucht werden.

9. Das Trauma kann bei einer Verschlimmerung einer bereits bestehenden Arthrosis deformans nicht für alle späteren, vielleicht zunehmenden Beschwerden verantwortlich gemacht werden.

Rostock ergänzt diese Sätze noch mit dem Hinweis, daß die sehr häufige Annahme der Verschlimmerung einer schon bestehenden Arthrosis deformans durch einen Unfall nur dann anzuerkennen ist, wenn das Gelenk kurze Zeit nach dem Unfall auf ihn mit einem *akuten Reizzustand* (Erguß, Kapselschwellung, Bewegungsschmerz, Funktionsbehinderung usw.) reagiert hat. Je später dieser Zustand einsetzt, um so *unwahrscheinlicher* ist sein Zusammenhang mit einem Unfall. Beträgt der Zeitraum Wochen, so ist die Zusammenhangsfrage abzulehnen.

Literatur

Ahlc, H.: Die Arthrosis deformans des Kniegelenkes durch Fremdkörperverletzung. Chirurg **10**, 505–508 (1938).

Arnaudow, M.: Zur Frage der deformierenden Arthropathie als Folge der epiphysären Knochennekrose. Bruns Beitr. klin. Chir. **205**, 477–502 (1962).

Axhausen, W.: Erfahrungen mit der Excochleation der Spongiosa zur Behandlung der Arthrosis deformans. Zbl. Chir. **76**, 678 bis 680 (1951).

Bachmann, R.: Vorschlag für die Behandlung der Arthrosis deformans des Kniegelenkes. Z. Orthop. **87**, 308–310 (1956).

Barth, G.: Ergebnisse der Röntgenbestrahlung der Arthrosis deformans. Med. Welt 506–509 (1961).
Bertoldi, G.: La cura eliomarina nelle artrosi e artriti croniche non tubercolari. Arch. Ortop. Milano **63**, 104–115 (1950).
Bich, A.: Contributo sperimentale alla fisiopatologia articolare Influenza dei fattori "trauma" e "acidosi" nella produzione dell'artrite deformante. Arch. ital. Chir. **31**, 251–267 (1932).
Boppe: Arthroses déformantes du genou et pied plat valgus. Presse méd. Paris 2077 bis 2079 (1934).
Debeyre, J.: La patellectomie totale dans l'arthrose du genou. Semaine Hôp. Paris 170–175 (1952).
Ders.: 92 gonarthroses traitées par patellectomie dont quelques-unes suivies depuis 10 ans. Presse méd. Paris **70**, 2775–2778 (1962).
Debrunner, H.: Über die Arthrosis deformans. Z. Orthop. **81**, 212–224 (1951).
Eylau, O.: Zur Pathogenese und kausalen Behandlung der Kniegelenkarthrosen. Med. Klin. **55**, 2367–2370 (1960).
Ders.: Die Behandlung der Arthrosen des Knie- und Hüftgelenkes mit intraarticulären Injektionen von Mukopolysaccaridschwefelsäureestern. Verh. Dtsch. Orthop. Ges. 50. Kongr., 444–448 (1962).
Ficat, P.: Diagnostic radiologique des arthroses du genou. Rev. Orthop. Paris **41**, 234–251 (1955).
Finochietto, R.: Arthritis deformans des Kniegelenkes. Operationstechnik. Sem. méd. 1316–1318 (1940), spanisch. Ref. Z. org. ges. Chir. **100**, 317.
Frenssen, C.: Zur Behandlung der schweren Kniegelenkarthrosen. Z. Orthop. **92**, 300 bis 301 (1959).
Fürmaier, A.: Orthopädische Gesichtspunkte zur Behandlung der Arthrosis deformans. Med. Klin. **45**, 1489–1494 (1950).
Geckeler, E.: Results of complete patellectomy for osteoarthritis of the knee. Surg. Clin. N. Amer. 1731–1736 (1953).
Ders.: Patellectomy for degenerative arthritis of the knee. J. Bone Jt. Surg. **44 A**, 1109–1114 (1962).
Giuliani, K.: Die Arthrosis deformans des Fuß- und Kniegelenkes in der Sprechstunde des praktischen Arztes. Med. Klin. **55**, 338–343 (1960).
Groh, H.: Behandlungsergebnisse bei 1000 Kniearthrosen. Z. Orthop. **90**, 324–332 (1958).
Gross, D.: Die Anästhesietherapie bei Kniegelenkarthrosen. Neuralmed. **3**, 23–26 (1955).
Haase, W.: Arthrosis deformans nach Unfall, ihre Prognose und Behandlung. Med. Welt 763–767 (1941).
Häbler, C.: Arthrosis deformans als Unfallfolge. Zbl. Chir. **78**, 1113 (1953).
Henßge, J.: Die Arthrosis deformans des Patellargleitweges. Zbl. Chir. **87**, 1381 bis 1387 (1962).
Herzog, R.: Beobachtungen bei der Behandlung von Kniearthrosen mit Phosaden. Z. Orthop. **93**, 103–113 (1960).
Hübner, A.: Arthrosis deformans und Unfall. Mschr. Unfallheilk. **62**, 154–155 (1959).
Isserlin, B.: Joint debridement for osteoarthritis of the knee. J. Bone Jt. Surg. **32 B**, 302–306 (1950).
Jonasch, E.: Zur Klassifizierung der Arthrose im Kniegelenk. Verh. Dtsch. Orthop. Ges. **46**. Kongr. 579–580 (1958).
Kivel, F.: Vorläufige Mitteilung über mit Phosaden erreichten Behandlungsergebnisse bei der Kniegelenkarthrose. Med. Klin. **50**, 1710–1711 (1955).
Krautzun, K.: Beitrag zur Röntgentherapie der Kniegelenkarthrosen. Strahlentherapie **96**, 82–85 (1955).
Kreuz, L.: Arthritis deformans des Kniegelenkes. Zbl. Chir. **54**, 3105–3106 (1927).
Kummer, A.: Operative Behandlung der Arthrosis deformans des Kniegelenkes. Nederl. Tijdschr. Geneesk. 2424–2428 (1947), holländisch. Ref. Z. org. ges. Chir. **113**, 86.
Leonhardt, H.: Behandlung der Kniegelenkarthrose mit intraartikulärer Dacortin-H-Kristallsuspension und Ichtholan-Dauerverband. Münch. med. Wschr. **101**, 974 bis 975 (1959).
Loeffler, F.: Zur Behandlung der Arthrosis deformans des Hüft- und Kniegelenkes. Zbl. Chir. **77**, 2142–2146 (1952).
Ders.: Die operative Behandlung der schweren schmerzhaften Arthrose des Kniegelenkes. Zbl. Chir. **85**, 1020–1023 (1960).
Maier, R.: Über die Rolle der Zugfunktion bei der Genese der Arthrosis deformans in röntgenologischer Betrachtung. Z. Orthop. **90**, 511–518 (1958).
Matzke, H.: Die Kniegelenkarthrose und ihre Behandlung. Dtsch. med. Wschr. **85**, 1550–1553 (1960).
Merle-D'Aubigné, R.: La subluxation externe de la rotule dans l'arthrose du genou. Rev. Orthop. Paris **45**, 437–453 (1959).
Moser, A.: Neuere Gesichtspunkte zur Behandlung der Altersarthrose durch den praktischen Arzt. Wien. med. Wschr. **106**, 539–451 (1956).
Nyakas, A.: Von Kniegelenkarthrosen stammende Schmerzen, Heilung durch Denervation. Zbl. Chir. **82**, 147–158 (1957).
Payr, E.: Altes und Neues über Arthrosis deformans und Infektarthritis, die kine-

tische Kette. 63. Tag. Dtsch. Ges. Chir. Sitzg. 12.–15.4.1939. Z. org. ges. Chir. **93**, 275–277 (1939).
Plate, E.: Über das Zustandekommen schwerer Funktionsstörungen bei manchen Fällen von Arthropathia def. gen. Arch. orthop. Unfallchir. **27**, 143–155 (1929).
Platzgummer, H.: Zum Bilde der ossalen Arthropathia deformans. Fortschr. Röntgenstr. **83**, 378–382 (1955).
Polacco, E.: Cura chirurgica delle osteartriti deformanti del ginocchio. Boll. Soc. piemont. Chir. **1**, 868–885 (1931).
Ramadier, J.: Gonarthrose. Acta chir. Jugosl. 373–384 (1958). Ref. Excerpta med. **4**, 1520.
Rasmussen, P.: Knie- und Hüftgelenkarthrosen. Die Wirkung von intraartikulärer Injektion von Hydrocortisat verglichen mit dem Effekt von Röntgenbestrahlung. Ugeskr. Laeg. 1423–1426 (1955), dänisch. Ref. Z. org. ges. Chir. **144**, 276.
Real, C.: Sur la radiotherapie de l'arthrose deformante du genou. J. belge Radiol. **34**, 401–405 (1951).
Rostock, P.: Unfallbegutachtung. Walter de Gruyter Verlag, Berlin, 2. Auflg. 1951.
Rütt, A.: Beitrag zur Arthrosis deformans. Z. Orthop. Beih. **89**, 1–108 (1957).
Ders.: Zur Histologie und Pathogenese der arthrotischen Knochenzysten. Acta orthop. Scand. **27**, 1–12 (1957).
Schneider, P.: Die Frühartrose im Femoropatellargelenk des Leistungssportlers. Arch. orthop. Unfallchir. **54**, 401–416 (1962).
Schrems, H.: Über Erfolge und Mißerfolge der Röntgentherapie bei Arthrosis deformans. Münch. med. Wschr. **93**, 785–791 (1951).
Schürmann, H.: Schmerzlinderung bei deformierenden Hüft- und Kniegelenkarthrosen durch sensible Neurotomie der Gelenkkapseln. Chirurg **28**, 472–473 (1957).
Stehr, L.: Röntgenologische Studien über Ursachen und Verlauf der Arthrosis deformans. Röntgenpraxis **9**, 73–97 (1937).
Stracker, O.: Zur Behandlung der Kniearthrosen. Wien. med. Wschr. **84**, 658–659 (1934).
Stuhlfauth, K.: Zur Arthrosentherapie des praktischen Arztes. Münch. med. Wschr. **93**, 2109–2114 (1951).
Swaim, L.: Prevention of deformities of the knee in arthritis. J. Bone Jt. Surg. **10**, 742–746 (1928).
Vogel, A.: Zur operativen Behandlung der Osteoarthritis chronica deformans des Kniegelenkes. Zbl. Chir. **72**, 852–858 (1947).
Ders.: Einfluß der Exkochleation auf den Verlauf der Arthrosen. Zbl. Chir. **77**, 887–890 (1952).
Weiss, J.: Beitrag zur Frage der posttraumatischen Arthrosis deformans. Z. Orthop. **88**, 247–250 (1956).
Wittig, K.: Behandlung der Arthrosis deformans und anderer Leiden durch hyperämisierende Maßnahmen, besonders durch Injektion mit Acetylcholin. Zbl. Chir. **68**, 1390–1393 (1941).

Sachregister

N

O

P

Q

R

S

FSC
www.fsc.org
MIX
Papier | Fördert
gute Waldnutzung
FSC® C083411

Kolibri 360 GmbH
Ferdinand-Jühlke-Straße 7
99095 Erfurt, Deutschland
produktsicherheit@kolibri360.de